KOMPENDIUM

DER

INNEREN MEDIZIN

FÜR

STUDIERENDE UND ÄRZTE

VON

DR. MED. OTTO DORNBLÜTH.

DRITTE, VERBESSERTE UND VERMEHRTE AUFLAGE.

MIT ZAHLREICHEN ABBILDUNGEN IM TEXT.

LEIPZIG,
VERLAG VON VEIT & COMP.
1897.

Druck von Metzger & Wittig in Leipzig.

Vorwort zur ersten Auflage.

Bei Niederschrift dieses Buches hat mich die Auffassung geleitet, daß es Studierenden und angehenden Ärzten oft weniger an Bekanntschaft mit zahlreichen Krankheitbildern und medizinischen Einzelheiten fehlt, als an einer genauen Würdigung des Wichtigen und Typischen jeder einzelnen Erkrankung. Weil nun diese mehr kritische Kenntnis die Diagnostik und das ärztliche Handeln so sehr beeinflußt, halte ich neben den ausgezeichneten Lehrbüchern, die wir besitzen, auch ein kleines Werk für berechtigt, das das Wesentlichste des systematischen und des klinischen Lehrstoffes zusammenfaßt und so die Übersicht erleichtert und die Neigung zu eingehenderem Studium fördert.

Die kurze Darstellung der pathologisch-anatomischen Verhältnisse lehnt sich im ganzen an das vortreffliche Werk von BIRCH-HIRSCHFELD an.

Bunzlau, 15. April 1892.

Der Verfasser.

Vorwort zur dritten Auflage.

Die so schnell nötig gewordene dritte Auflage ist an Inhalt und Abbildungen erheblich vermehrt und in allen Abschnitten im Sinne der Klarheit und Vollständigkeit sorgfältig verbessert. Auf die praktische Brauchbarkeit ist überall so viel wie möglich hingearbeitet worden.

Rostock, im Herbst 1896.

Der Verfasser.

Inhalt.

I. Krankheiten der Kreislauforgane.

II. Krankheiten der Atmungsorgane.

a) Krankheiten der Nase und des Kehlkopfes.

b) Krankheiten der tieferen Luftwege.

c) Krankheiten der Pleura.

III. Krankheiten der Verdauungsorgane.

a) Krankheiten der Mundhöhle und des Rachens.

b) Krankheiten der Speiseröhre.

c) Krankheiten des Magens.

d) Krankheiten des Darmkanals.

e) Krankheiten des Bauchfells.

f) Krankheiten der Leber, der Gallenwege, der Pfortader und des Pankreas.

IV. Krankheiten der Milz.

V. Krankheiten der Harnorgane.

a) Krankheiten der Nieren.

b) Krankheiten der Nierenbecken und Ureteren.

c) Krankheiten der Blase.

VI. Krankheiten der Geschlechtsorgane.

VII. Krankheiten des Nervensystems.

a) Krankheiten der peripheren Nerven.

b) Krankheiten des Rückenmarks.

c) Krankheiten des Gehirns.

d) Zentrale Neurosen.

I. Krankheiten der Kreislaufsorgane.

§ 1. Vorbemerkungen.

Die Herzkrankheiten pflegen in ihrem Beginn unbedeutende und unbestimmte Erscheinungen zu verursachen; ihre Erkennung

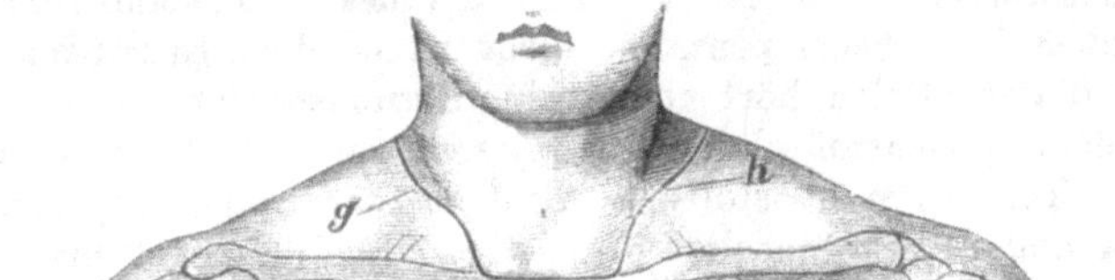

Fig. 1. Die Perkussionsgrenzen der Lungen, des Herzens, der Leber, des Magens und der Milz von vorne.

gründet sich daher wesentlich auf die Untersuchung der Herzgegend, der Reihe nach durch Betrachten, Befühlen, Perkutieren und Auskultieren. Keine dieser Methoden allein giebt brauchbare Aufschlüsse. Gesicht und Gefühl finden den Spitzenstoß normalerweise im 5. Zwischenrippenraum zwischen Parasternal- und Papillarlinie leicht sichtbar und deutlich fühlbar. Dann perkutiert man: erstens dicht neben dem linken Brustbeinrande abwärts, zweitens etwa in der Höhe der fünften Rippe von der rechten Brusthälfte nach dem Herzen zu, und drittens von links unten her gegen die Herzspitze. Als normale Grenzen ergeben sich dabei durch leise Perkussion, absolute (kleine) Herzdämpfung: vierte Rippe, linker Brustbeinrand, Gegend des Spitzenstoßes (Fig. 1). Bei tiefer Einatmung verkleinert sich die Dämpfung; im Sitzen und besonders in vorgebeugter Haltung ist sie etwas größer als im Liegen. Sodann auskultiert man mit dem Stethoskop, und zwar die Schallerscheinungen der Mitralis an der Stelle des Spitzenstoßes, die der Trikuspidalis am unteren Sternalende, die des Aortenostiums im 2. rechten und die des Pulmonalostiums im 2. linken Zwischenrippenraum dicht neben dem Brustbein. An jeder dieser Stellen hört man beim Gesunden einen systolischen (mit dem Spitzenstoß gleichzeitigen) und einen diastolischen deutlichen Ton. Der diastolische Ton an der Spitze ist von der Aorta und der Pulmonalis fortgeleitet. Endlich prüft man noch den Puls an der Radialis, bei Herzkrankheiten auch an den Halsgefäßen.

§ 2. Akute Endokarditis.

Ursachen. Verschiedene Entzündungserreger können, wenn sie ins Blut gelangen, Entzündung der innersten Herzwand erzeugen. Häufig ist die Endokarditis bei akutem Gelenkrheumatismus, seltener bei Pneumonie, Nephritis, akuten Exanthemen, Influenza. Dieser sog. rheumatoiden Gruppe mit meist verruköser, nicht selten in Nachschüben auftretender, rekurrierender Endokarditis steht die ulzeröse Endokarditis gegenüber, die einen Teil der Pyämie bildet.

Anatomie. Bei der verrukösen Endokarditis bilden sich besonders an den Schlußrändern der Klappen umschriebene zellige Wucherungen der gefäßlosen Schicht des Endokardiums, worauf sich weiße Blutkörperchen und Fibrinmassen niederschlagen, so daß warzige Gebilde entstehen, die große Ähnlichkeit mit spitzen Kondylomen haben. Bei der ulzerösen Form bilden sich durch Zerfall dieser Wärzchen oder auch primär Geschwüre, wodurch Abtrennung von Sehnenfäden, umschriebenes Nachgeben eines

Klappenteils (akutes Klappenaneurysma) und völlige Durchbohrungen von Klappen entstehen können. Am häufigsten befällt die Endokarditis die Mitralklappe, demnächst die Aortenklappen, selten und fast nur sekundär die übrigen Klappen. Ganz gewöhnlich finden sich bei der verrukösen Endokarditis embolische Infarkte in den Nieren, in der Milz, im Gehirn, bei der ulzerösen

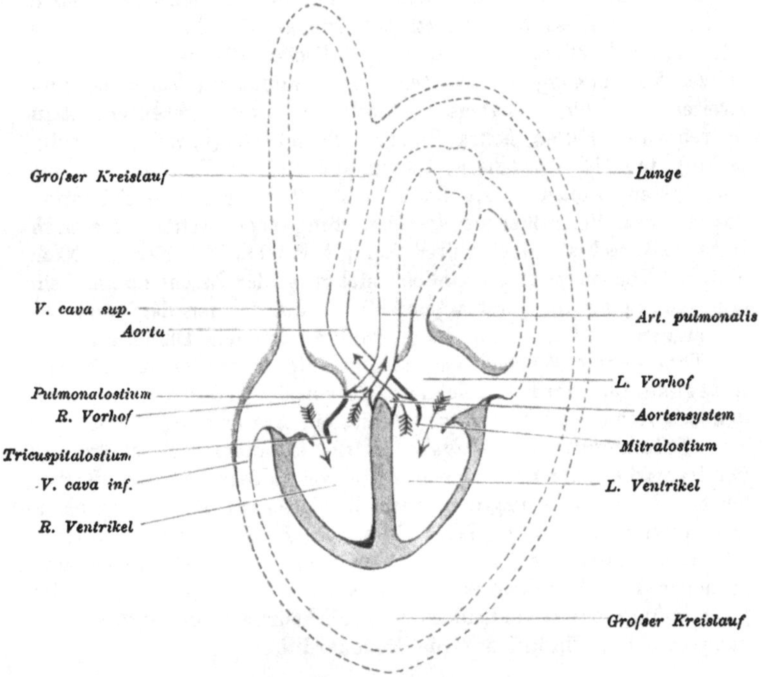

Fig. 2. Schema des Kreislaufes.

Endokarditis embolische Abszesse oder Blutungen im Herzmuskel, in Nieren, Lungen, Milz, Netzhaut und Haut.

Bei beiden Formen, regelmäßig aber nur bei der ulzerösen Endokarditis, sind mannigfache Spaltpilzarten beobachtet. Die ulzeröse Form endet stets tödlich, die verruköse in schweren Fällen häufig ebenfalls, in leichteren heilt sie durch Vernarbung, wobei gewöhnlich Verdickungen und Schrumpfungen der Klappen und der Sehnenfäden oder Verengungen der Ostien eintreten. Substanzverluste oder Wucherungen sind bei der chronischen Endokarditis selten.

Erscheinungen und Verlauf. Die verruköse Endokarditis entwickelt sich nicht selten völlig unbemerkt. Man muß daher bei allen Krankheiten, die erfahrungsgemäß dazu führen können, regelmäßig das Herz untersuchen. Bei Gelenkrheumatismus weist zuweilen ein Fieber, das nach Ablauf der Gelenkschwellungen auftritt oder diese überdauert, auf Endokarditis hin. Vermehrte oder unregelmäßige Herzaktion, systolisches Blasen an der Herzspitze, Verstärkung des zweiten Pulmonaltons im Vergleich zum zweiten Aortenton, seltener diastolisches Spitzengeräusch, dazu in schweren Fällen hohes Fieber, Embolieen (zumal Lungeninfarkte) und Hämorrhagieen, Benommenheit und Delirien sind die wichtigsten Zeichen. Oft findet sich schon bald eine Dilatation des Herzens, Vergrößerung der Dämpfung nach rechts, oder nach links und rechts, nicht selten kommt Perikarditis hinzu. Nach einigen Wochen tritt allmählich Rückgang der Erscheinungen ein oder Übergang in Herzklappenfehler. Ein solcher darf erst angenommen werden, wenn die Veränderungen der Dämpfung und der Töne über 4 Wochen lang gleichmäßig bestanden haben. Die ulzeröse Endokarditis zeichnet sich von der anderen Form durch den schweren Verlauf unter pyämischen Erscheinungen aus.

Behandlung. Die Aufgabe ist die thunlichste Beschränkung der Herzarbeit: Bettruhe, geringe Mahlzeiten (ohne Alkohol, Kaffee, Thee), dauernde Anlegung einer Eisblase auf die Herzgegend. Bei Herzschwäche sind Wein, Kampher (R. 20a und b), Koffein (R. 31b) angezeigt; nur bei schwacher, unregelmäßiger und schneller Herzthätigkeit ist Digitalis (R. 37) zu verordnen. Die Bekämpfung des Grundleidens (Gelenkrheumatismus, Pyämie) ist ohne direkten Einfluß auf die Endokarditis.

§ 3. Die Klappenfehler des Herzens.

Ursachen. Die meisten Klappenfehler entstehen durch akute Endokarditis (§ 2), die übrigen durch chronische Entartungs- und Entzündungsvorgänge des Endokardiums im Anschluß an Arteriosklerose, Gicht, Syphilis, Alkoholismus, chronische Nephritis. Einzelne Klappenfehler, besonders des rechten Herzens, sind angeboren (Entwicklungsfehler). Die Klappenfehler nach Gelenkrheumatismus betreffen meist die Mitralklappe.

Anatomie und Pathologie. Durch Schrumpfung der Klappe und Verkürzung der Sehnenfäden wird der völlige Schluß der Klappe im gegebenen Augenblick verhindert: Insuffizienz der Klappe; durch Verdickungen, Verkalkungen und Verwachsungen kann die Klappe in einen starren Ring verwandelt werden und ihre genügende Entfaltbarkeit verlieren: Stenose des Ostiums. Meist sind beide Störungen gleichzeitig vorhanden, namentlich fehlt bei der Stenose fast nie die Insuffizienz. Die Wirkung

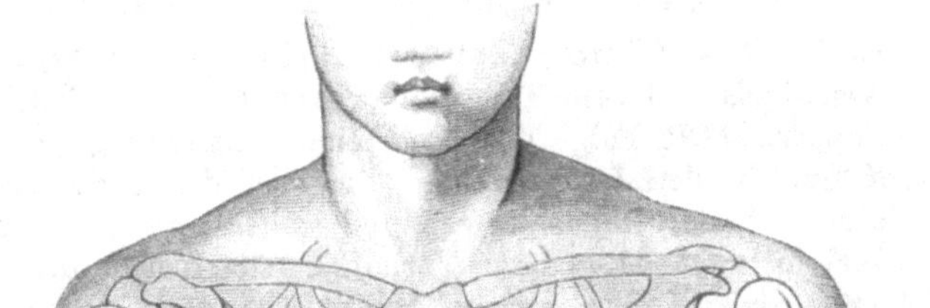

Fig. 3. Schema der Verbreiterung der Herzdämpfung nach rechts. × Spitzenstock. ×× Aorta. ××× Pulmonalis (vgl. S. 2).

beider auf den Kreislauf ist insofern gleich, als stromaufwärts von der erkrankten Stelle eine Stauung des Blutes entsteht, und zwar bei der Insuffizienz dadurch, daß das ungenügend schließende Ventil einen Teil des Inhalts zurückströmen läßt, bei Stenose dadurch, daß die verengerte Öffnung den Durchgang des Blutes erschwert. Die Ausgleichung dieser Störung ist nur durch vermehrte Arbeit des zunächst rückwärts liegenden Herzteiles (vgl. Fig. 2) möglich: der Herzfehler wird, wenn der allgemeine Ernährungszustand günstig ist, durch Hypertrophie des betreffenden Abschnittes kompensiert. So lange diese Hypertrophie nicht besteht, oder sobald durch Zunahme des Klappenfehlers oder durch Ernährungsstörungen, Fettentartung u. dgl. des Herzmuskels dessen Leistungsfähigkeit ungenügend wird, andeutungsweise auch schon bei körperlicher Anstrengung, treten Kompensationstörungen auf, die je nach der Art des Fehlers gewisse Verschiedenheiten bieten (s. u.).

Die Zeichen der wichtigsten Klappenfehler.

1. Die Insuffizienz der Mitralklappe bewirkt, daß bei jeder Ventrikelsystole ein Teil des Ventrikelblutes in den Vorhof zurückweicht. Die Folge davon ist eine Blutstauung im linken Vorhof und in den Lungenvenen, die sich durch die Lungenkapillaren auf die Pulmonalarterie und schließlich auf den rechten Ventrikel fortsetzt. Der linke Vorhof erweitert sich und hypertrophiert, soweit seine geringe Muskulatur dazu imstande ist, die Hauptkompensation hat aber der rechte Ventrikel zu leisten, der dilatiert wird und hypertrophiert. Dies ergiebt für die Perkussion eine Verbreiterung der Herzdämpfung nach rechts (bis zur Mitte oder zum rechten Rande des Brustbeins oder noch darüber hinaus, Fig. 3); die Stauung im Lungenkreislauf macht den 2. Pulmonalton lauter als den 2. Aortenton; das systolische Zurückwirbeln des Blutes durch die Mitralis bewirkt ein lautes blasendes systolisches Geräusch an der Herzspitze und häufig daselbst ein fühlbares systolisches Schwirren *(Frémissement cataire)*. Im weiteren Verlauf hypertrophiert dann auch der linke Ventrikel (Verstärkung des Spitzenstoßes und Verbreiterung der Dämpfung nach links), weil ihm von den rückwärts gelegenen dilatierten und hypertrophierten Teilen mehr Blut zugeführt wird. Die Kompensationstörung äußert sich durch Dyspnoe und Bronchialkatarrh, bläuliches Aussehen, vermehrte Füllung der Drosselvenen, Unregelmäßigkeit des sonst ziemlich kräftigen Radialpulses, weiterhin auch durch Hydrops, Hydrothorax u. s. w.

2. Wenn Stenose des Mitralostiums allein besteht, oder wenn sie überwiegt, wird der Blutstrom vom linken Vorhof in den linken Ventrikel sehr behindert: es ergeben sich: Stauungen im Lungenkreislauf (Verstärkung des 2. Pulmonaltons), Dilatation und Hypertrophie des rechten Ventrikels (Verbreiterung der Herzdämpfung nach rechts); Blutwirbel beim Passieren der Mitralis (diastolisches, meist leises Geräusch

an der Spitze); geringe Füllung des linken Ventrikels (schwacher Spitzenstoß, kleiner Radialpuls). Die Kompensationstörung tritt meist früh auf und bewirkt Stauung im Lungenkreislauf, dann in den Körpervenen, endlich hydropische Erscheinungen. Bei gleichzeitiger Mitralinsuffizienz und -stenose findet sich ein systolisch einsetzendes und durch die Diastole anhaltendes Geräusch über der Spitze bei verstärktem 2. Pulmonalton und kleinem Puls; Herzstoß und Herzdämpfung verhalten sich wie bei der Insuffizienz.

3. Die Insuffizienz der Aortenklappen läßt bei der Ventrikeldiastole Blut aus der Aorta in den Ventrikel zurückströmen, das hier mit dem vom Vorhof einfließenden zusammentrifft. Dadurch entsteht eine Dilatation des linken Ventrikels, der seine Sisyphusarbeit nur durch Hypertrophie seiner Wand verrichten kann. Daher ist der Spitzenstoß verstärkt (hebend) und nach unten außen verlagert (meist nach außen von der Papillarlinie in den 6. oder 7. Zwischenrippenraum). Die obere Herzgrenze kann bis zur zur 3. Rippe ansteigen. Der diastolische Aortenton ist wegen der entstehenden Blutwirbel durch ein Geräusch ersetzt, das gewöhnlich über dem linken oberen Teil des Brustbeins (also mehr links als die normale Auskultationstelle der Aorta) am lautesten ist und oft einen musikalischen Charakter hat. Häufig ist zugleich der 1. Spitzenton undeutlich oder gar durch ein kurzes Geräusch ersetzt, vielleicht wegen relativer Insuffizienz der Mitralis. Die peripheren Arterien pulsieren lebhaft, und der Radialpuls ist schnellend (*Pulsus celer*, vgl. Figg. 4 u. 5). Kompensationstörungen fehlen oft jahrelang; bei ihrem Eintritt werden die bis dahin meist blassen Kranken schnell kyanotisch und hydropisch. So lange das hypertrophische Herz kräftig arbeitet, kommen häufig Kopfkongestionen (Kopfdruck, Schwindel) und auch Apoplexieen vor.

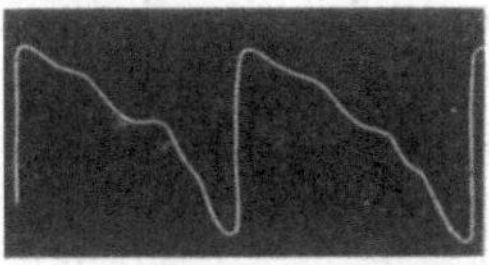

Fig. 4.
Normaler Puls.

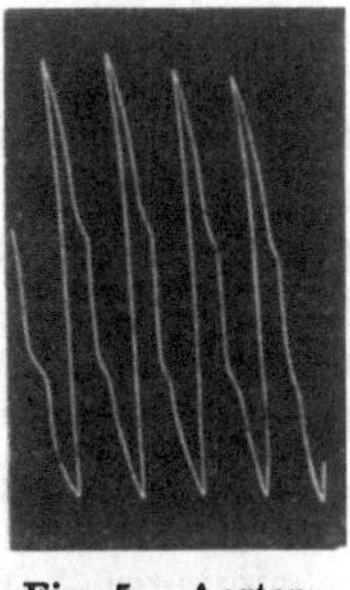

Fig. 5. Aortenklappeninsuffizienz.
Pulsus magnus et celer.

4. Die Aortenstenose bedingt durch die systolischen Wirbel ein lautes systolisches Geräusch über der Herzspitze

und besonders im 2. rechten Zwischenrippenraum; der Spitzenstoß ist nach außen verlagert, meist schwach, der Puls klein und langsam. Bei starker Stenose treten oft Zeichen von Gehirnanämie (Schwindel, Ohnmacht) ein, sonst sind die Erscheinungen oft gering. Bei begleitender Insuffizienz summieren sich die Zeichen; der Puls richtet sich nach dem vorwiegenden Fehler.

5. Die Trikuspidalinsuffizienz tritt nicht selten zu Mitral- oder Aortenfehlern hinzu; oft ist sie nur relativ, indem bei bedeutender Erweiterung des rechten Ventrikels (infolge von Stauung bei Mitralklappenfehlern, Lungenkrankheiten u. s. w.) die normalen Klappen nicht mehr schließen. Hierdurch strömt bei der Ventrikelsystole Blut in den rechten Vorhof und in die Körpervenen zurück: systolisches Geräusch über dem unteren Sternalende, Pulsieren des Bulbus jugularis und der Vena jugularis. Eine Hypertrophie des rechten Ventrikels besteht meist schon durch den primären Mitralklappenfehler. Durch die Abnahme der Blutmenge in der Pulmonalarterie wird deren bei Mitralfehlern verstärkter 2. Ton schwächer.

Von den übrigen Klappenfehlern ist praktisch wichtig nur:

6. Die angeborene Pulmonalstenose, der häufigste der angeborenen Herzfehler. Die Stenose sitzt meist im Conus arteriosus, der durch schwielige Myokarditis verengert ist; gleichzeitig finden sich gewöhnlich Entwicklungsfehler, Offenbleiben des Foramen ovale, des Ductus Botalli, Defekte in der Ventrikelscheidewand, wahrscheinlich sämtlich als kompensierende Folge der Pulmonalstenose. Das auffallendste Zeichen ist die hochgradige Blaufärbung von Lippen, Wangen und Nase. Die Endglieder der Finger sind meist ebenfalls bläulich und außerdem kolbig verdickt. Dyspnoe, Ohnmacht, Schwindel sind häufige Erscheinungen. Die Stenose bewirkt ein verbreitetes systolisches Geräusch, am lautesten über der Pulmonalarterie, Erweiterung und Hypertrophie des rechten Ventrikels. Die angeborene Pulmonalstenose läßt nur selten ein Alter von mehr als 15 Jahren erreichen; der Tod erfolgt durch zunehmenden Sauerstoffmangel und durch Hydrops oder durch die sehr häufig hinzutretende Lungentuberkulose.

7. Kombinierte Herzklappenfehler bereiten nicht selten dadurch Schwierigkeiten, daß die Zeichen des einen durch die des anderen in ihrer Reinheit gestört werden, indem z. B. die Klein-

heit des linken Ventrikels bei Mitralstenose durch gleichzeitige Aorteninsuffizienz in Hypertrophie übergehen kann.

Kurze Zusammenstellung der Befunde bei Herzfehlern.

Es handelt sich bei	um	wenn vorhanden ist	Weitere Befunde:
Hypertrophie des linken Ventrikels	Aorteninsuffizienz	Diastolisches Geräusch am oberen Sternum	Arterienpuls, Pulsus celer
	Aortenstenose	Systolisches Geräusch im 2. rechten Interkostalraum	Pulsus parvus, tardus
Hypertrophie des rechten Ventrikels	Mitralinsuffizienz	Systolisches Geräusch an der Spitze, verstärkter 2. Pulmonalton	Im weiteren Verlauf auch Hypertrophie des link. Ventrikels
	Mitralstenose	Diastolisches Geräusch an der Spitze, verstärkter 2. Pulmonalton	
	Trikuspidalinsuffizienz	Systolisches Geräusch am unteren Sternalende (eventuell leiser 2. Pulmonalton)	Venenpuls
	Pulmonalstenose	Systolisches Geräusch im 2. linken Interkostalraum	Blausucht, Kolbenfinger

Gemeinsame Erscheinungen der Klappenfehler. Manche Kranke mit Herzfehlern haben zur Zeit der Kompensation gar keine Beschwerden. Andere leiden bei der geringsten Anstrengung oder gar bei völliger Ruhe an Atemnot, Herzklopfen, Herzschmerzen, Kopfdruck, Schwindel und dergleichen; die Atemnot beruht zunächst auf der Blutstauung in den Lungengefäßen, die den Gasaustausch beeinträchtigt und durch die Ausdehnung der Kapillaren den Raum der Lungenbläschen beschränkt; oft entwickelt sich auch Bronchitis durch die Blutstauung. Das Herzklopfen kann rein subjektiv gefühlt werden, aber auch objektiv wahrnehmbar sein; zuweilen tritt es anfallweise oder (besonders bei Mitralfehlern) als Tachykardie (s. § 7) auf. Auch Anfälle von Angina pectoris (S. 12) kommen vor.

Die Kompensationstörungen können akut mit schwerer Atemnot, Präkordialangst, Pulsunregelmäßigkeit und -schwäche

(Fig. 6) und Kyanose einsetzen und schnell durch Herzlähmung zum Tode führen, oder sie entwickeln sich allmählich unter ähnlichen, aber weniger heftigen Erscheinungen, wozu sich Bronchialkatarrh, Ödem an den Knöcheln, Leberanschwellung (manchmal mit leichtem Ikterus), Abnahme der Harnmenge, Albuminurie, Verdauungstörungen und schließlich allgemeiner Hydrops, Ascites, Hydrothorax, Hydroperikardium gesellen. Diese Erscheinungen können bei Klappenfehlern ohne weitere anatomische Veränderung des Herzmuskels auftreten; oft bestehen jedoch fettige Entartungen oder schwielige Veränderungen der Muskulatur, nicht selten handelt

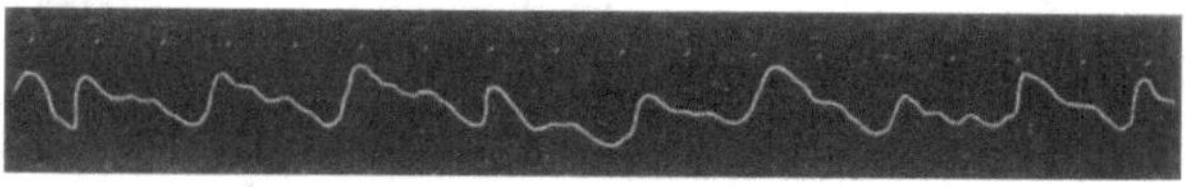

Fig. 6 Pulskurve bei Herzschwäche.

es sich auch um gleichzeitige Perikarditis (s. d.). Bei diesen Zuständen kommt es leicht zur Bildung von Thromben an den Klappen, zwischen den Trabekeln, in den Venen, und dadurch zu Embolieen (vgl. Lungeninfarkt, s. § 36, und embolische Gehirnerweichung, s. § 132). Die Kompensationstörungen können namentlich unter dem Einfluß einer geeigneten Behandlung zurückgehen; sie treten dann von Zeit zu Zeit wieder auf, doch kann das Leben besonders bei Aorten- und Mitralinsuffizienz jahrzehntelang erhalten bleiben, wenn nicht hinzutretende Krankheiten (Pneumonie, Typhus, Influenza) eben wegen des Herzleidens tödlich verlaufen. Heilung ausgebildeter Klappenfehler ist sehr selten. Bemerkenswert ist, daß die Geräusche vorübergehend fehlen können.

Behandlung. Vorbeugende Mittel sind nicht bekannt; wo Syphilis im Spiel ist, wäre im Beginn etwas von Jodkalium (R. 54) zu erwarten. Bei der Behandlung der kompensierten Herzfehler sind kräftige Ernährung, regelmäßige Körper- und Geistesthätigkeit ohne Überanstrengung, Mäßigkeit im Essen und besonders im Genuß von Alkohol, Kaffee und Thee angezeigt. Bäder oder Salzbäder von 32—34 °C. und besonders kohlensäurehaltige Bäder (vgl. Schluß des Rezeptanhanges) sind von sehr günstigem Einfluß; unter dem Gebrauch der Nauheimer Badequellen sind Heilungen frischer Klappenfehler wiederholt beobachtet. Die begleitenden Katarrhe werden nach den allgemeinen Regeln behandelt; gegen Herzklopfen und Pulsbeschleunigung empfiehlt sich die Anwendung einer mit kaltem Wasser gefüllten Herzflasche. Zeigen Ungleichheit und Arhythmie des Pulses oder gar Ödeme u. s. w. Kompensationstörungen an, so sind in erster Linie Bettruhe und örtliche Kälteanwendung nötig, die in vielen Fällen die Kompensation herstellen. Daneben ist das wichtigste Mittel die Digitalis, indem sie die Pulsfrequenz herabsetzt und die einzelnen Herzkontraktionen kräftiger macht. Dabei wird binnen einigen Tagen der Urin reichlicher nnd dünner, Atemnot und Ödem verschwinden u. s. w. Sobald der Puls unter die Norm herabgeht, ist das Mittel auszusetzen; erregt es Erbrechen, so ist oft Salzsäure- oder Chininzusatz von Wert (R. 37). Nach jeder Digitaliskur ist eine mindestens vierwöchentliche Pause nötig, in der sich oft der Gebrauch von Eisen mit Chinin (R. 40a) wertvoll zeigt. Versagt die Digitalis, oder ist der Puls von vornherein nicht beschleunigt, oder treten früh neue Kompensationstörungen ein, so sind die neueren Ersatzmittel: Koffein (R. 31) oder Strophantus (R. 93) zu versuchen, bei Hydrops das auf die Nierensekretion vorzüglich wirkende Theobromin. salicyl. = Diuretin (R. 103) und auch wohl Kalomel (R. 46a, 3—5 mal täglich 0,2 bis zum Eintritt der Diurese). Auch kann man diese Mittel mit Digitalis vereinigen. Bei höchstem Hydrops kann man das Ödem durch silberne Southeysche Kapillartrokars unter Asepsis wirksam verringern. Atemnot und Herzklopfen werden am besten durch Kodein (R. 30) oder durch Senfteige, Abführmittel u. s. w. bekämpft. Plötzliche Herzschwäche erfordert reichlich Wein oder Kognak oder Kampher (R. 20, a u. b).

§ 4. Myokarditis. Sklerose der Kranzarterien.

Anatomie. Die eitrige Myokarditis hat nur als Teil der ulzerösen Endokarditis Bedeutung. Selbständige Stellung hat dagegen die chronische oder schwielige Myokarditis, wobei durch Sklerose der Kranzarterien Teile des Herzmuskels fettig degenerieren und durch schwieliges Bindegewebe ersetzt werden. Auch echte hämorrhagische Infarkte kommen aus derselben Ursache vor. Ähnliche Endarteriitis und Schwielen kann auch die Syphilis erzeugen. Alle diese Formen können zu Herzaneurysma und Herzruptur führen.

Ursachen. Die Ursachen sind die der Arteriosklerose (s. § 10) überhaupt: chronischer Alkoholismus, Tabakmißbrauch, übermäßige Ernährung, große geistige Anstrengungen und Gemütsbewegungen.

Erscheinungen. In manchen Fällen äußert sich die chronische Myokarditis nur durch leichte, kaum beachtete Zeichen von Herzschwäche (Kurzatmigkeit, Ohnmachtgefühl, Beklemmung, allgemeine Schwäche), bis sie plötzlich nach einer stärkeren Anstrengung oder Gemütsbewegung unter schnellem Versagen des Herzens sofort oder binnen wenigen Tagen zum Tode führt (Tod durch Herzschlag). Häufiger verläuft sie chronisch in Monaten oder Jahren, zuweilen durch ein dauerndes Druck- oder Schmerzgefühl unter dem Brustbein angezeigt, während gelegentlich spontan oder nach Anstrengung, Diätfehlern, Gemütsbewegungen u. s. w. Herzklopfen, Unregelmäßigkeit, Schwäche oder häufig Verlangsamung des Pulses, Zustände von Atemnot *(Asthma cardiacum)* und Anfälle von *Angina pectoris (Stenokardie)* auftreten: heftiger Schmerz in der Herzgegend, der in den Rücken, die linke Schulter und in den linken Arm ausstrahlt, 1—30 Minuten dauert und mit schwerer Angst, Vernichtungsgefühl und Beklemmung verbunden ist. Meist ist die Herzthätigkeit schwach, und die Töne sind leise; zuweilen hört man über dem Herzen Galopprhythmus, indem nach Systole, Diastole und neuer Systole der diastolische Ton wegen mangelhafter Füllung der Aorta ausbleibt; andere Male ist der systolische Ton von einem Geräusch begleitet (relative Insuffizienz der Mitralis); auch Dilatationen der Ventrikel kommen vor. Die sichere Unterscheidung von reiner Herzhypertrophie und von Fettherz ist häufig unmöglich. Für chronische Myokarditis sprechen am meisten anhaltende Pulsverlangsamung mit Arhythmie und zwischenlaufender Angina pectoris, namentlich bei gleichzeitiger Sklerose der Radialis und Temporalis. Über nervöse Angina pectoris vgl. § 7. Selten erfolgt im stenokardischem Anfalle der Tod, öfter unter allmählich zunehmenden Kompensationstörungen.

Behandlung. Bei Plethorischen einfache, aber in jedem Falle kräftige Ernährung, Einschränkung von Alkohol- und Tabakgenuß, laue Bäder sind zu empfehlen. Die Kompensationstörungen und das Asthma cardiacum werden nach den auf S. 11 gegebenen Vorschriften behandelt, die Angina pectoris mit Morphiumeinspritzung (R. 59b) von 0,005—0,01 oder Nitroglyzerin (R. 65). Längerer Gebrauch von Jodkalium (R. 54) ist nützlich, bei Verdacht auf Syphilis dringend geboten.

§ 5. Selbständige Herzvergrößerungen.

Ursachen. Während die Erweiterung und die Hypertrophie des Herzens in den meisten Fällen auf mechanische Behinderungen des Kreislaufs durch Klappenfehler, Verengungen oder Aneurysmen der großen Arterien, Lungenkrankheiten, Arteriosklerose, chronische Nierenentzündung u. s. w. zurückzuführen sind, entstehen sie zuweilen ohne nachweisbare anatomische Grundlage primär (idiopathisch), vielleicht begünstigt durch eine individuelle Anlage, nach übermäßigen Körperanstrengungen (z. B. bei Schmieden, Trägern, Soldaten) oder infolge von gewohnheitmäßigem Mißbrauch von Nahrungs- und Genußmitteln (besonders bei Biertrinkern), endlich wohl auch nach anhaltenden Gemütserregungen. Unter Umständen treten die Dilatationen akut nach Überanstrengung des Herzens und bei Infektionskrankheiten auf.

Erscheinungen und Verlauf. Bei der idiopathischen Hypertrophie fehlen subjektive Erscheinungen oft lange Zeit, am ehesten pflegen Druck in der Herzgegend, Herzklopfen, Kurzatmigkeit aufzutreten, während die Untersuchung schon Ausbreitung der Herzdämpfung, meist nach links und nach rechts, verstärkten Spitzenstoß und dabei reine Herztöne nachweist. Weiterhin treten dann Kompensationstörungen ganz wie bei Herzfehlern ein, auch Asthma cardiacum und Anfälle von Angina pectoris kommen vor. Zu dieser Zeit sind die Herztöne meist leise, dumpf, oft unrein, die Kontraktionen und der Puls werden ungleich und arhythmisch, im Gegensatz zur Myokarditis (§ 4) gewöhnlich beschleunigt. Die Unterscheidung von Klappenfehlern, besonders von Mitralstenose, bei der ja das Geräusch fehlen kann, und von Versagen des infolge von Schrumpfniere hypertrophierten Herzens kann dann sehr schwer sein. Unter geeigneter Behandlung kann erhebliche Rückbildung und bei akuter Dilatation völlige Heilung stattfinden, meist treten aber Rückfälle und schließlich tödlicher Ausgang durch Herzlähmung ein. Beachtenswert ist der überaus schädliche Einfluß des Alkohols auf diese Zustände.

Die akute Dilatation betrifft entweder bis dahin ganz gesunde Leute, die nun nach einer Überanstrengung (Bergsteigen u. dgl.) ganz akut unter Atemnot, Angina pectoris, Ohnmacht erkrankten, oder aber solche, die von Kind auf ein schwaches Herz gehabt haben, das sich bei jeder Anstrengung durch Klopfen, Pulsbeschleunigung, Beengungsgefühl und Atemnot fühlbar macht. Hier kommt es ebenfalls unter dem Einflusse größerer Anstrengungen zu akuter Dilatation, gelegentlich mit tödlichem Ausgange. Manchmal handelt es sich übrigens um Atrophie der Herzwand nach Perikarditis, die vielleicht unbemerkt verlaufen war (vgl. § 8).

Behandlung. Beim Versagen des hypertrophierten Herzens und bei der akuten Dilatation tritt ganz die Behandlung der Kompensationsstörungen ein. In der übrigen Zeit müssen vor allem die Ursachen berücksichtigt werden. Vielfach treffen hier die OERTEL'schen Angaben zu, daß oft bei Kreislaufstörungen das Mißverhältnis zwischen der Flüssigkeitmenge des Blutes und der Gewebe einerseits und der Triebkraft des Herzens andererseits eine wesentliche Besserung erfährt, wenn der Körper durch Beschränkung der Zufuhr von Getränken und flüssigen Speisen „entwässert" und zugleich der Herzmuskel durch geeignete Körperthätigkeit, insbesondere durch methodisches Bergsteigen (Terrainkuren), sowie durch „Massage des Herzens" (Zusammendrücken der Seitenwände des Brustkorbes mit den Händen, gleichzeitig mit dem Druck der Einatmung) gekräftigt wird. Die erste Anzeige kann außerdem durch Schwitzbäder, die letzte durch Massage und Heilgymnastik gefördert werden. Stets ist bei Anordnung dieses Heilverfahrens der gesamte Zustand des Körpers und des Herzens sorgfältig zu berücksichtigen.

§ 6. Fettherz, Cor adiposum.

Anatomie urd Ursachen. Die Bezeichnung Fettherz umfaßt zugleich die bei Fettleibigkeit vorkommende Fettgewebswucherung in der Herzgegend und die fettige Entartung der Herzmuskulatur, die sich bei Perikarditis, Sklerose der Kranzarterien, Myokarditis, schweren Infektionskrankheiten (Diphtherie, Typhus), Phosphorvergiftung, chronischer Kachexie u. s. w. ausbildet.

Erscheinungen. Während bei der Fettablagerung am Herzen die auf „Herzschwäche" bezogenen Erscheinungen häufig weniger hiervon als von der Fettleibigkeit (s. § 272) abhängen, sind sie in anderen Fällen auf chronische Myokarditis oder auf selbständige Herzhypertrophie (s. diese Abschnitte) zu beziehen. Die Fettentartung ist während des Lebens nur zu vermuten, da sie keine ihr eigentümlichen Zeichen hat.

Die *Behandlung* richtet sich gegen das Grundleiden.

§ 7. Herzneurosen. Angina pectoris. Nervöses Herzklopfen. Tachykardie.

1. Die *Angina pectoris* (Stenokardie), die Seite 12 geschildert ist, kommt außer bei Myokarditis und bei Herzfehlern auch als Neurose vor (reflektorisch, hysterisch, Folge von Tabakmißbrauch). Vom Asthma cardiacum (s. S. 12) unterscheidet die

Stenokardie sich durch die nur bei jenem vorhandene heftige Dyspnoe, doch kommen beide gemeinsam vor. Die Prognose ist mit Vorsicht zu stellen, da die häufig tödliche organische Ursache der Angina pectoris fast niemals sicher auszuschließen ist. Die Behandlung erfordert Morphiumeinspritzungen (R. 59b). Manchmal schneidet Nitroglyzerin (R. 65) den Anfall ab, ferner wirken Ableitungen auf die Beine (Senfteige u. dgl.) oft günstig; für die Zwischenzeit sind Natrium jodatum (R. 54, tägl. 1—3 g Jahre hindurch) und Nitroglyzerin (monatelang) empfohlen.

2. Das nervöse Herzklopfen, *Palpitatio cordis,* ist die subjektive Empfindung verstärkten Herzklopfens bei meist wirklich etwas verstärkter Herzaktion ohne nachweisbare anatomische Ursache. Abwechselnd damit kommt auch das Aussetzen einzelner Pulse vor. Chlorose, Hysterie, Neurasthenie (s. d.), Plethora, habituelle Verstopfung sind als Ursachen wichtig. Die Behandlung berücksichtigt das Grundleiden. In den Anfällen sind Eisbeutel oder Herzflasche wertvoll, im übrigen sind Bromnatrium (1—3 g zur Zeit), Camph. monobrom. (R. 20d) und Tct. Valer. (R. 108) und Oertel'sche Herzübung (s. S. 14) zu empfehlen.

3. Die Tachykardie besteht in einer anfallweise auch ohne physikalisch nachweisbares Herzleiden auftretenden Pulsbeschleunigung auf 140—200 Schläge in der Minute. Bei länger dauernden Anfällen können sich schwere Stauungserscheinungen im Lungen- und im Körperkreislauf einstellen. Die Tachykardie beruht oft auf Lähmung der hemmenden Vagusfasern und wird dann durch Digitalis (R. 37) sofort oder nach einiger Zeit geheilt, oder sie entsteht durch Sympathicusreizung, setzt dann mit Erblassen des Gesichts und Pupillenerweiterung ein und verschwindet unter den entgegengesetzten Zeichen und unter Schweißausbruch. In diesen Fällen wirkt oft eine einzige Morphiumeinspritzung (R. 59b) heilend. Im Anfall verordnet man Bettruhe und kalte Umschläge auf das Herz. Wo die Tachykardie durch Neurasthenie, Anämie, Magenleiden, Chlorose, Klimakterium veranlaßt wird, findet die Behandlung darin besondere Anzeigen. Wenn sich Tachykardie mit Zittern der Glieder verbindet, hat man eine *forme fruste* der Basedow'schen Krankheit (§ 201) vor sich.

§ 8. Perikarditis.

Anatomie und Ursachen. Bei der serös-fibrinösen Perikarditis tritt gewöhnlich zuerst eine Fibrinausscheidung in Form eines feinen grauen bis graugelblichen Häutchens auf, das allmählich mehr gelblich wird und oft durch die Herzbewegung ein zottiges Aussehen *(cor villosum)* annimmt. Daran schließt sich dann die Bildung des Exsudats, nach dessen Aufsaugung es zu Verwachsungen der Herzbeutelblätter oder zu fibrösen Verdickungen des Herzbeutels (Sehnenflecken) kommt. Bei chronischer Perikarditis finden sich in den Auflagerungen meist Tuberkelknötchen. Die eitrige Perikarditis schließt sich meist an Eiterungen in der Nachbarschaft an. Die akute Perikarditis kann

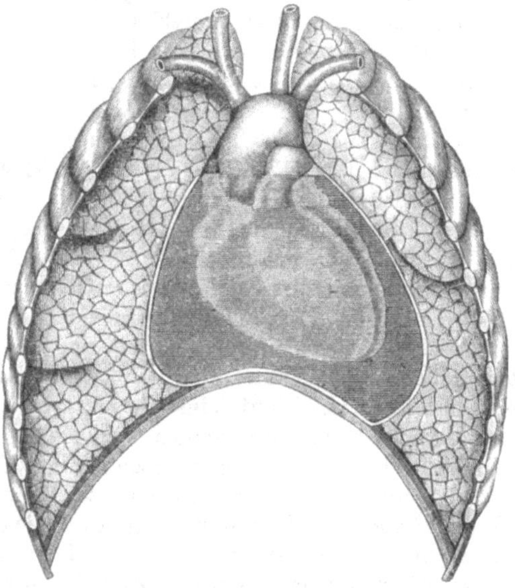

Fig. 7. **Frontalschnitt der Brust bei Perikardialexsudat.**

selbständig als andere Lokalisation der Erreger des akuten Gelenkrheumatismus entstehen, meist schließt sie sich an Gelenkrheumatismus, chronische Nephritis, Pleuritis, Pneumonie, Influenza, Endokarditis, Myokarditis, ferner an Traumen der Herzgegend an; die chronische stellt gewöhnlich eine primäre oder von der Pleura oder von Bronchialdrüsen fortgeleitete Tuberkulose dar und ist dann nicht selten mit hämorrhagischem Exsudat verbunden.

Erscheinungen und Verlauf. Die Perikarditis kann sich ganz ohne subjektive Zeichen entwickeln, oder sie äußert sich durch

Schmerz und Druckempfindlichkeit der Herzgegend, Beklemmungsgefühl und zuweilen schwere Dyspnoe. Das bei akuter Perikarditis meist vorhandene Fieber pflegt unter 40° zu bleiben und zeigt keine Regelmäßigkeit. Im Aussehen des Kranken machen sich Dyspnoe und Kyanose bemerklich. Bei großem Exsudat ist die Herzgegend vorgewölbt, die Haut daselbst etwas ödematös. Der Spitzenstoß wird mit der Zunahme des Ergusses schwächer und zudem von der Herzdämpfung nach außen und unten überragt. Die Dämpfung füllt zuerst den Winkel zwischen Herz- und Leberdämpfung aus und nimmt weiterhin eine bezeichnende Dreieck- oder Helmform an (vgl. Fig. 7); durch Erweiterung der Herzhöhlen und Retraktion der Lungen kann mit der Zeit ein größerer Erguß vorgetäuscht oder dessen Abnahme verdeckt werden. Im Sitzen vergrößert sie sich, bei Seitenlage verschiebt sie sich zuweilen um mehrere Zentimeter. Die Auskultation ergiebt bei der trocknen Perikarditis und bei nicht zu großem Erguß ein perikarditisches Reiben, zumal über der Herzbasis; es ist schabend, kratzend oder anstreifend, wird meist im Sitzen und bei Druck mit dem Stethoskop, auch wohl beim In- oder Exspirium stärker, schiebt sich unregelmäßig zwischen die Herztöne ein und ist meist nicht sehr ausgebreitet. Die Herztöne sind gewöhnlich abgeschwächt, der Puls aber zunächst meist kräftig (Pulsus paradoxus). Neben- und Folgeerscheinungen sind: Druck auf die linke Lunge (Kompressionserscheinungen vgl. § 35), auf die Speiseröhre (Schlingbeschwerden), auf den Phrenicus (Singultus), ferner Kompensationstörungen wie bei den Herzfehlern. Der Ausgang ist oft tödlich, zuweilen auch bei sonst gesunden Personen, meist aber infolge des schweren Grundleidens. Der Erguß kann auch in die Lunge durchbrechen, sodaß Pneumoperikardium (§ 9) entsteht. Die chronische Perikarditis führt oft zu Verwachsung der Perikardialblätter (Obliteration des Herzbeutels), die manchmal unbemerkt verläuft, nicht selten aber durch systolische Einziehung der Herzspitzengegend und diastolisches Abschwellen der Halsvenen erkennbar wird; sie ist insofern ungünstig, als sie oft Herzatrophie und damit Dilatation und Kompensationstörungen, Stauungsleber u. s. w. hervorruft. In anderen Fällen führt die Perikarditis zu Entzündung der Herzbeutelaußenfläche und der benachbarten Pleura *(Pleuroperikarditis)*, mit extraperikardialem Reiben an der Herzspitze, das von den Herz- und den Atembewegungen beeinflußt wird. Meist schließt sich diese Form an tuberkulöse Pleuritis an.

Die *Behandlung* erfordert strenge Ruhe im Bett, dauerndes Eisauflegen, bei beschleunigtem Puls, namentlich sobald er schwächer wird, Digitalis (R. 37), bei drohender Herzlähmung Koffein (R. 31 b) oder Strophantus (R. 91) und Reizmittel, Wein, Kampher (R. 20). Sind trotzdem starke Beklemmung oder Schmerzen vorhanden, so ist Morphium (R. 59 a, 0,005) angezeigt, bei Entwicklung von Hydrops das die Nieren anregende, die Herzthätigkeit günstig beeinflussende Theobromin (R. 101). Bei gefahrdrohend großem Erguß kann die anscheinend ungefährliche Aspirationspunktion nach vorhergehender Probepunktion (bei Rückenlage am Sternalende des 4. oder 5. Zwischenrippenraums) in Frage kommen. Gute Ernährung bei Vermeidung größerer Flüssigkeitmengen ist notwendig.

§ 9. Hydroperikardium. Hämoperikardium. Pneumoperikardium.

Die Herzbeutelwassersucht ist die nicht entzündliche Ansammlung von Serum im Herzbeutel bei starker Hydrämie und Kachexie und besonders bei allgemeiner Wassersucht infolge von Herzfehlern, Nierenleiden u. s. w. Das Fehlen des Reibegeräusches und die allerdings oft schwierige Erkennung des Grundleidens ergeben die Unterscheidung von Perikarditis. Blutungen in den Herzbeutel sind selten, ihre wichtigsten Ursachen sind Verletzungen, durchbrechende Aneurysmen der Aorta oder der Kranzarterien, Herzruptur bei Myokarditis. Meist tritt sogleich der Tod ein. Die Diagnose ist nur bei traumatischer Ursache möglich. Luftansammlung im Herzbeutel kommt vor bei Eröffnung des Herzbeutels durch äußere Verletzungen, bei Durchbruch von Geschwüren aus der Lunge, der Speiseröhre, dem Magen u. dgl. Die Diagnose ergiebt sich aus dem Fehlen der Herzdämpfung, tympanitischem Perkussionschall und Metallklang bei der Plessimeterperkussion (s. § 43) der Herztöne und Metallklang der etwaigen Reibegeräusche.

Die *Vorhersage* und die *Behandlung* dieser Zustände richten sich nach den Grundleiden und sind dem entsprechend oft aussichtslos.

§ 10. Arteriosklerose.

Anatomie und Ursachen. Die Arteriosklerose (chronische deformierende Endarteriitis, Atheromatose) besteht in einer ausgebreiteten oder umschriebenen Verminderung der mechanischen

Leistungsfähigkeit der Tunica media mit nachfolgender Dehnung, die durch fibröse Verdickung der Intima ausgeglichen wird. Dadurch entsteht eine Verdickung und Starrheit der Gefäßwand, während häufig zugleich Degenerationsvorgänge (Verfettung, Geschwürbildung) in der Intima stattfinden. Auch die Verdickung erfolgt diffus oder umschrieben (Arteriosclerosis nodosa). Die verminderte Elastizität der Arterienwände führt zu Arbeitshypertrophie des linken Ventrikels, und der verstärkte systolische Blutstoß erweitert wiederum die größeren Arterien; bei den kleinen Arterien tritt dagegen häufig Stenose ein, die zu Atrophie oder Nekrose der versorgten Organe führen kann, während die rauhe Oberfläche der Intima allgemein zu Thrombenbildung veranlagt. Die Arteriosklerose ist besonders eine Krankheit des höheren Lebensalters; anstrengende Muskelarbeit, Mißbrauch von Alkohol u. dgl., Ausschweifungen, überreiche Ernährung bei sitzender Lebensweise, Gicht, Syphilis, Diabetes, akute Infektionskrankheiten u. s. w. lassen sie oft schon in früherem Alter entstehen.

Erscheinungen und Verlauf. Die Arteriosklerose kann lange unbemerkt bestehen; Atemnot bei geringen Anstrengungen, immer wiederkehrende Katarrhe der Luftwege, Verstopfung und Blähungen, weiterhin leichte Schwindelanfälle sind hinweisende Erscheinungen, deren Bedeutung durch andauernde vermehrte Spannung des Pulses aufgeklärt wird. Schlängelung der peripheren Arterien fehlt oft lange. Allmählich bildet sich Hypertrophie des linken Ventrikels aus, oft durch Emphysem verdeckt, bei Perkussion in vorgebeugter Haltung am besten nachweisbar; der zweite Aortenton ist verstärkt, oft klingend. Wenn die Kranzarterien befallen sind, oder wenn durch allgemeine Ernährungstörungen Herzschwäche eintritt, stellen sich Angina pectoris und Asthma cardiacum und Kompensationstörungen wie bei Herzfehlern ein (vgl. S. 9 u. 12), dann wird der bis dahin harte und wenig frequente Puls klein und beschleunigt, oft unregelmäßig, der erste Spitzenton durch Geräusch ersetzt, der Harn nimmt ab, die Leber schwillt an. Je nach dem Ort der Arteriosklerose können auch Aortenaneurysmen, Blutungen, Thrombosen oder Erweichungen im Gehirn, Schrumpfniere, Altersbrand hervortreten. Auch schwerer Herznachlaß, Angina pectoris, Asthma cardiacum u. s. w. können vorübergehen und jahrelang wieder fernbleiben.

Behandlung. Außer der Vermeidung und Bekämpfung der Ursachen können zweckmäßige Körperpflege und Diät viel leisten,

Bäder, nasse Abreibungen, gute, aber nicht übermäßige Ernährung (Milch!), körperliche Übung ohne Überanstrengung, Karlsbader Kuren sind wertvoll. Bei Herznachlaß tritt die Behandlung der Kompensationstörungen (S. 11) ein, unter Entlastung des Gefäßsystems durch Abführmittel, besonders Bitterwasser und Kalomel, das zugleich diuretisch wirkt. Die besonderen Zufälle werden nach den sonst dafür geltenden Regeln behandelt.

§ 11. Aneurysmen der Aorta.

Anatomie und Ursachen. Das selbständige Aneurysma entsteht durch umschriebene oder ausgebreitete, sackförmige oder allseitige und dann oft spindelförmige Erweiterung der Arterie, besonders infolge von Arteriosklerose, aber auch nach Verletzungen. Die Höhle des Aneurysmas ist meist von Thromben ausgefüllt, die zum Teil hart, zum Teil im Zerfall begriffen sind. Am häufigsten befindet es sich an der Aorta ascendens oder am Arcus aortae; nur diese Formen sollen hier besprochen werden.

Erscheinungen und Verlauf. Zuweilen verursacht das Aortenaneurysma Schmerzen oder fühlbares Klopfen und Pulsieren. Oft fehlen subjektive Erscheinungen, physikalische Zeichen sind nur vorhanden, wenn es der Brustwand anliegt. Dann findet sich Pulsation am Sternalende des zweiten rechten Zwischenrippenraums unmittelbar nach der Herzsystole, und an derselben Stelle ist eine Dämpfung nachweisbar, die sich zuweilen über das Brustbein nach links ausdehnt. Bei Aortenaneurysma des Arcus ist die Pulsation in der Jugulargrube, bei Aneurysma der absteigenden Aorta ist sie am Rücken zwischen Wirbelsäule und linkem Schulterblatt nachweisbar; der Pulsstoß pflegt nicht nur von unten nach oben, sondern auch in seitlicher Richtung zu erfolgen. Die Auskultation ergiebt zuweilen ein dumpfes systolisches Geräusch, wenn nämlich die Gerinnselbildung nicht so ausgedehnt ist, um Wirbelbildung zu verhindern; andere Male ist der 2. Aortenton klingend. Durch Druckatrophie der Knorpel, Knochen und Muskeln kann das Aneurysma schließlich unmittelbar unter der Haut liegen, diese vorwölben und zuletzt zur Nekrose bringen. Weitere, diagnostisch wichtige Erscheinungen sind: der Puls der peripheren Arterien kann durch Kompression der dem Aneurysma benachbarten Stämme oder durch Verlegung ihrer Anfangsöffnung verändert werden, so daß z. B. der linke Radialpuls schwächer erscheint als der rechte oder die Pulse der oberen Extremitäten gegen die der unteren verspätet eintreten und umgekehrt. Das

Aneurysma kann durch Widerstandsvermehrung oder durch gleichzeitige Aorteninsuffizienz eine Hypertrophie des linken Ventrikels veranlassen; Druck auf die Pulmonalarterie kann den rechten Ventrikel hypertrophieren lassen, doch können Hypertrophieen auch durch Verschiebung des Herzens durch das Aneurysma vorgetäuscht werden. Kompression großer Venen, der Bronchien, der Lunge, des Vagus, der Interkostalnerven, des Plexus brachialis bewirkt die entsprechenden Erscheinungen, so daß das Krankheitbild sehr verschieden sein kann. Sehr häufig sind aus mehreren der genannten Ursachen schwere Anfälle von Dyspnoe, die oft nur in einer bestimmten Lage auftreten. — Das Aneurysma kann lange unbemerkt bestehen und dann plötzlich durch Berstung und Durchbruch in ein Nachbarorgan zum Tode führen; selten ist Durchbruch nach außen. In anderen Fällen erfolgt der Tod nach längerer Zeit unter den Erscheinungen der chronischen Herzleiden, Kompensationstörungen u. s. w., die durch Schmerzen und Schlaflosigkeit verschlimmert werden. Für die Differentialdiagnose kommt besonders das Lymphosarkom des Mediastinums (§ 46) in Frage.

Behandlung. Die besten Erfolge ergiebt die Galvanopunktur durch Einstechen zweier mit den Polen einer galvanischen Batterie verbundener Nadeln in das Aneurysma und Durchleitung schwacher Ströme. Die Akupunktur Velpeaus ohne Strom ist fast stets nutzlos, die Einspritzung styptischer Mittel in die Höhle sehr gefährlich (Embolieen!); v. Langenbeck hat Injektionen von Ergotin (R. 87a) in die Umgebung des Aneurysma empfohlen. Von inneren Mitteln sind Plumb. acet. (R. 74a) und namentlich bei Verdacht auf Syphilis Kal. jod. (R. 52) zu versuchen. Kommt das Aneurysma an die Oberfläche, so kann Kompression durch Pelotten angewandt werden; meist ist sie sehr schmerzhaft.

II. Krankheiten der Atmungsorgane.

a) Krankheiten der Nase und des Kehlkopfes.

§ 12. Vorbemerkungen.

Die Krankheiten der Nase und des Kehlkopfes sind erst durch die Untersuchungsmethoden der letzten Jahrzehnte einer wissenschaftlichen Behandlung zugänglich geworden. Eine richtige Diagnostik der meisten ist nur bei örtlicher Untersuchung durch vordere und hintere Rhinoskopie und durch Laryngoskopie möglich, aber zumal wegen der reflektorischen Beziehungen für jeden Arzt sehr wichtig. Die örtlichen Behandlungsmethoden fallen vielfach in das Bereich des Spezialarztes.

§ 13. Schnupfen, Coryza, Rhinitis acuta.

Der *anatomische* Vorgang des bekannten und häufigen akuten Nasenkatarrhs besteht in hyperämischer Schwellung der Nasenschleimhaut, die im zweiten Stadium zu schleimiger, sodann zu schleimigeitriger Absonderung führt, bis schließlich Heilung oder Übergang in chronischen Katarrh erfolgt. Der Schnupfen entsteht primär durch Erkältung, Staub, die Pollen von Gräsern (Heufieber), chemisch reizende Stoffe, er begleitet ferner Infektionen, Masern, Rotz, Influenza u. s. w. und findet sich sekundär bei Tripper, Bindehautblennorhoe, Diphtherie. Wahrscheinlich ist auch der primäre Schnupfen eine Infektionskrankheit (Prodrome, Milzschwellung); seine Kontagiosität ist nicht erwiesen, die Überimpfung bisher nicht gelungen. — Stirnkopfschmerz, eingenommener Kopf, Verstopfung der Nase, Niesreiz, anfangs spärliche, dann reichliche salzige Sekretion, die ein Ekzem der Oberlippe erzeugen kann, sind die Haupterscheinungen. Stärkere Beschwerden entstehen bei Beteiligung der Kiefer- oder Stirnhöhlen.

Behandlung. Einatmung einiger Tropfen Mentholchloroform (R. 56) vermag einen beginnenden Schnupfen zu kupieren, Salipyrin (R. 81) lindert oft die Beschwerden sehr.

§ 14. Chronischer Nasenkatarrh (Stockschnupfen), Rhinitis chronica.

Ursachen und Anatomie. Die chronische Rhinitis wird durch Skrophulose und durch jene allgemeine Widerstandlosigkeit gegen Erkältungseinflüsse begünstigt, die sich bei unhygienischer Lebensweise, zumal bei Mangel genügender Bewegung und Hautpflege, entwickelt. Den direkten Anlaß geben fortgesetzte Einatmung von Staub-, Kohlenstaub- und tabakdunstreicher Luft, Tabakschnupfen, Fremdkörper, Erkrankungen des Rachens, Syphilis. Der anatomische Vorgang besteht in einer teigigen Schwellung der Schleimhaut, die später durch bindegewebige Entartung in Atrophie übergeht. Häufig finden sich zugleich Schleimpolypen und, sowohl bei einfachem Katarrh wie bei Skrophulose und

Syphilis, oberflächliche oder tiefe Geschwüre, namentlich am Septum.

Erscheinungen und Verlauf. Die Haupterscheinungen sind die zeitweilige oder dauernde Verstopfung einer oder beider Nasenhälften und die vermehrte Absonderung bald schleimiger, bald trockener (borkiger) Massen. Daneben finden sich oft Juckgefühl, Nasenbluten, Nasenröte, Niesreiz, Geruchstörungen, Erosionen an den Nasenlöchern. Weiterhin beobachtet man häufig Schmerz in der Nasenwurzel- und Stirngegend, verschiedenartige Kopfschmerzen und selbst asthmatische Anfälle (vgl. § 33). Zuweilen hat die trockne Absonderung einen höchst üblen Geruch (Rhinitis foetida, *Ozaena*, Stinknase, *Punaisie*), der meist aus skrophulösen oder syphilitischen Geschwüren stammt und seinen Geruch nach Strübing einem bestimmten Bazillus verdankt. Der furchtbare Geruch macht die Kranken ihrer Umgebung unerträglich und kann, wenn er ihnen genügend zum Bewußtsein kommt, psychische Verstimmung bis zum Lebensüberdruß erzeugen. — Die Rhinoskopie ergiebt bei der chronischen Rhinitis außer Exkoriationen, blutenden Stellen und Geschwüren der vorderen Teile, die oft durch gewaltsames Ablösen der Borken hervorgerufen sind, trockne Schleimkrusten und besonders an der unteren Muschel und am vorderen Teil der mittleren Muschel und der Nasenscheidewand umschriebene oder ausgedehnte, bei Sondenbetastung sich teigig anfühlende Schwellungen, oft auch Polypenbildungen und Papillomwucherungen. Nicht selten werden solche Wucherungen durch Verkrümmungen und Auswüchse des Nasengerüstes vorgetäuscht. Die hintere Rhinoskopie ergiebt vielfach himbeerähnliche Schleimhautwucherungen an den Choanenrändern. Oft ist zugleich der Nasenrachenraum erkrankt (§ 61).

Behandlung. Neben der Behandlung des Allgemeinzustandes und einem vernünftigen Abhärtungsverfahren (nasse Abreibungen u. dgl.) sind vorsichtige Ausspülungen mit 0,5 $^0/_0$iger warmer Kochsalzlösung anzuwenden. Bei fötider Rhinitis bläst man am besten reine Borsäure ein. Exkoriationen werden mit Zinksalbe bestrichen; zuweilen genügt das Einführen kleiner Wattebäuschchen. Gegen stärkere Schwellungen empfiehlt sich die galvanokaustische Behandlung durch den Spezialarzt.

§ 15. Nasenbluten, Epistaxis.

Das Nasenbluten, das oft als Symptom bei akutem und chronischem Nasenkatarrh, bei Herzfehlern, Schrumpfniere, Leberzirrhose, akuten Infektionskrankheiten, Blutkrankheiten u. s. w. auftritt, kommt bei manchen Personen, namentlich aber in der Pubertät, gewohnheitmäßig vor und entsteht dann nach geringfügigen Verletzungen (z. B. beim Schneuzen) oder von selbst bei lebhafterer Körperbewegung u. dgl. Durch häufige Wiederholung kann auch geringes Nasenbluten anämische Zustände hervorrufen, die wiederum die Haltbarkeit der Gefäße verringern; übrigens kommen auch heftige Blutungen, bis über 1 l, vor. Im Schlaf kann das Blut verschluckt werden, so daß bei nachfolgendem Erbrechen eine Magenblutung vorgetäuscht wird. Für die Behandlung empfehlen sich völlige Ruhe bei erhöhtem Kopf und im Sitzen, Vermeiden alles Schnaubens und Wischens, Einbringen eines nußgroßen, nur bei Durchsickern des Blutes zu erneuernden Stückes Watte, Eisenchloridwatte oder Penghawar Djambi in das blutende Nasenloch, kalte Umschläge auf Nase und Stirn, Einblasen von Antipyrinpulver ins Nasenloch. Als hilfreiche Volksmittel sind Hochhalten eines Armes (Ablenkung der Aufmerksamkeit) und Einstellen der Füße in warmes Wasser zu nennen. Bei stärkerer andauernder Blutung muß von den Choanen her mit dem Bellocqschen Röhrchen tamponiert werden.

§ 16. Akuter Kehlkopfkatarrh, Laryngitis acuta.

Anatomie und Ursachen. Der akute Kehlkopfkatarrh besteht in vermehrter Schleimabsonderung meist mit reichlicher Epithelabstoßung; die Hyperämie ist verschieden ausgesprochen, das Sekret zuweilen eiterig, die Schleimhaut zeigt kleine Blutungen oder flache Geschwüre, besonders an der hinteren Stimmbandkommissur, oder tiefere, follikuläre Geschwüre, namentlich am Kehldeckel und an den aryepiglottischen Falten. Zuweilen ist auch die Submucosa durch entzündliches Ödem geschwollen. Oft schließt die Glottis nur unvollkommen (Parese der Thyreoarytänoidei durch seröse Infiltration). Die Ursache bilden Erkältungen, direkte Reize (Einatmen scharfer Gase, übermäßige Anstengung der Stimme), ferner Masern, Typhus, Keuchhusten, Rachen- oder Nasenkatarrhe und Diphtherie (s. d.).

Erscheinungen und Verlauf. Die Haupterscheinungen sind belegte, heisere oder ganz tonlose Stimme, Kitzel und Hustenreiz im Kehlkopfe, spärlicher, zäher, grünlicher Auswurf. Das Allgemeinbefinden ist bei Erwachsenen oft ungestört. Bei Kindern treten oft namentlich des Nachts die Erscheinungen des Pseudokrups ein: plötzliche Anfälle von rauhem Husten, von langgezogenen stöhnenden Atemzügen unterbrochen, ängstliche Aufregung, Kyanose u. s. w. Gewöhnlich geht ein Schnupfen oder Rachenkatarrh vorher oder schließt sich an. Meist wiederholen sich die Anfälle mehrere Nächte hindurch. Das Fehlen von Fieber, Lymphdrüsenanschwellungen und ausgehusteten Krupmembranen, ferner das meist ungestörte Befinden an den zwischenliegenden Tagen unterscheidet von dem diphtherischen Krup. Die Vorhersage ist durchaus gut. Bei Erwachsenen folgt zuweilen Übergang in chronischen Katarrh.

Behandlung. Zimmeraufenthalt, bei Kindern Bettruhe, Vermeiden des Sprechens, reichliche Zufuhr warmer Getränke (heiße Milch mit Selters oder Emserkrähnchen), Inhalation von 1 $^0/_0$iger Kochsalzlösung, Priessnitzsche Umschläge um den Hals, bei Pseudokrup heiße Umschläge sind die wichtigsten Mittel. Bei heftigem Hustenreiz bringt Morphium in kleinen Gaben (R. 57a, 0,001—0,002 2stündlich) oder Kodein (R. 30 b) bei Erwachsenen viel Erleichterung. Kalte Waschungen des Halses und der Brust vermindern die Neigung zu Kehlkopfkatarrh.

§ 17. Chronischer Kehlkopfkatarrh, Laryngitis chronica.

Anatomie und Ursachen. Beim chronischen Kehlkopfkatarrh ist die Schleimhaut verdickt, durch Anschwellung der Schleimhautdrüsen oft körnig, auf den Stimmbändern durch Wucherung des Pflasterepithels grau getrübt statt spiegelnd glatt. Oft finden sich gröbere Gefäßinjektionen, follikuläre Geschwüre, papillomatöse Wucherungen der Stimmbänder, allgemeine Verdickungen der Submucosa mit Beeinträchtigung der Beweglichkeit. Ursachen sind der verschleppte akute Katarrh oder die dauernde Einwirkung der bei diesem erwähnten Schädlichkeiten, ferner Alkoholismus, Tuberkulose und Syphilis.

Die *Erscheinungen* bestehen in Trockenheit, Kitzel, Hustenreiz und Heiserkeit, namentlich bei längerem Sprechen.

Die *Behandlung* hat in der Entfernung der oft mit dem Beruf verbundenen Schädlichkeiten eine sehr schwierige Aufgabe. Hier liegt zum Teil der Erfolg der Brunnenkuren (Ems, Salzbrunn, Reichenhall; vgl. auch künstl. Mineralwasser). Inhalationen von Kochsalz, Alaun u. s. w haben geringe Wirkung. Am meisten angezeigt ist die örtliche Behandlung mit Pinselungen unter Leitung des Kehlkopfspiegels (Arg. nitr. 1 : 30, dann 1 : 10, ja

1 : 5 alle 2—3 Tage; Jod. pur. Kal. jod. āā 0,5—1,0, Glycerini 25,0 u. a.). Sehr wertvoll ist oft die gleichzeitige Anwendung von PRIESSNITZschen Halsumschlägen und allgemeinen nassen Abreibungen u. dgl. Die Stenosen werden mit Bougierung behandelt.

§ 18. Kehlkopfknorpelentzündung, Perichondritis laryngea.

Anatomie und Ursachen. Die eitrige Entzündung der Kehlkopfknorpel schließt sich an katarrhalische, tuberkulöse, syphilitische oder typhöse Geschwüre, die in die Tiefe greifen. Es kommt dabei oft zur Nekrose von Knorpelstücken, die schließlich ausgestoßen werden.

Erscheinungen und Verlauf. Abgesehen von den Erscheinungen des Grundleidens entstehen ziemlich schnell Schmerzen und Druckempfindlichkeit des Kehlkopfs, Heiserkeit und Husten, bei Perichondritis der Aryknorpel Schmerzen beim Schlingen, dazu kommen Stenosenerscheinungen (pfeifende Atmung, Atemnot), die nicht selten überhaupt das erste Zeichen bilden. Die laryngoskopische Untersuchung läßt zuweilen die umschriebene Vorwölbung am Sitz der Perichondritis erkennen. Beim Durchbruch des Eiters tritt plötzliche Erleichterung ein, doch kann sich das abgestoßene Knorpelstück erstickend in die Stimmritze legen oder in die Lunge aspiriert werden und hier Entzündung hervorrufen. Häufig kommt es vorher zu Glottisödem oder zu Stimmbandlähmung durch die Erkrankung der Aryknorpel. Oft führt die Verschließung oder das Grundleiden zum Tode, in anderen Fällen bleibt meist eine narbige Kehlkopfenge zurück.

Behandlung. Im Beginn sind Eisumschläge und Verschlucken von Eispillen zu versuchen. Wird der Sitz des Abszesses erkannt, so ist die Eröffnung unter Leitung des Kehlkopfspiegels angezeigt. Die auftretende Stenose erfordert schleunige Tracheotomie. Kann die chronische Stenose nicht durch Bougierung erweitert werden, so muß dauernd die Trachealkanüle getragen werden.

§ 19. Glottisödem.

Das Ödem des Kehlkopfeinganges, insbesondere der aryepiglottischen Falten, ist ein praktisch wichtiger Folgezustand verschiedener Entzündungen, zumal der Perichondritis laryngea, ferner der katarrhalischen, syphilitischen, typhösen, tuberkulösen und krebsigen Kehlkopfgeschwüre, weiterhin heftiger mechanischer oder chemischer Reizungen der Kehlkopfschleimhaut, Entzündungen des Rachens, der Parotis, des Halszellgewebes. Zuweilen ist es Teilerscheinung eines allgemeinen Ödems bei Nieren-, Herz- oder Lungenkrankheiten. Endlich kann Glottisödem bei akuter Jodvergiftung auftreten. Atemnot, pfeifendes Geräusch und Einziehung des Epigastriums bei der Inspiration sind die äußeren Zeichen, laryngoskopisch ist die ödematöse Schwellung sichtbar. Bei gefahrdrohender Stenose ist, wenn nicht Skarifikationen der geschwollenen Teile vorgenommen werden können und Erfolg haben, die Tracheotomie angezeigt.

§ 20. Stimmritzenkrampf, Spasmus glottidis, Asthma Millari.

Ursachen. Der Stimmritzenkrampf kommt nur bei Kindern bis zum dritten Lebensjahre und zwar in $^2/_3$—$^3/_4$ der Fälle bei rhachitischen Kindern, sonst nicht selten zugleich mit Eklampsie vor. Seine Erklärungen durch Thymusschwellung (als *Asthma thymicum*), durch Druck vergrößerter Bronchialdrüsen auf den Recurrens oder durch direkte Gehirnreizung bei Kraniotabes sind verlassen, wahrscheinlich handelt es sich stets um abnorme Reflexvorgänge bei erblich oder durch Rhachitis neuropathischen Kindern.

Erscheinungen und Verlauf. Der Stimmritzenkrampf besteht in plötzlichen, wenige Minuten dauernden Anfällen von krampfhafter Verengerung oder Verschließung der Stimmritze mit völligem Atemstillstand nach tiefer Einatmung, unter Blässe, Kyanose, Angst und kaltem Schweiß. Die Kinder verdrehen die Augen, verlieren zuweilen das Bewußtsein oder bekommen eklamptische Anfälle. Zuweilen bleibt der Stimmritzenkrampf vereinzelt, in anderen Fällen kehrt die Erscheinung von selbst oder durch Schreck, Schreien u. dgl. alle Stunden und öfter wieder. In der Zwischenzeit ist das Befinden ungestört. Das Leiden kann Monate lang anhalten, aber auch schnell in Heilung oder durch Erstickung tödlich enden.

Behandlung. In den meisten Fällen ist die zu Grunde liegende Rhachitis (§ 243) zu behandeln, und zwar pflegt hier der Phosphor (R. 69) schnell Besserung zu bringen. Auch in den übrigen Fällen sind gute Ernährung, regelmäßiges Baden (30 bis 32° C.), abendliche kühle Waschungen anzuwenden. Von inneren Mitteln kann Bromkalium (0,2—0,5—1,0 ein- oder zweimal täglich in Baldrianthee) gegeben werden. Im Anfalle selbst setzt man das Kind auf, bespritzt das Gesicht mit Wasser, frottiert die Haut, legt Senfteige auf die Brust. In schweren Fällen empfehlen sich kühle Übergießungen des Rückens und Äthereinatmungen bis zu leichter Narkose.

§ 21. Lähmungen der Kehlkopfmuskeln.

Anatomie und Ursachen. Der Laryngeus superior ist sensibler Nerv des oberen Kehlkopfabschnittes und motorischer Nerv der Cricothyreoidei, die durch Feststellung des Schildknorpels die Stimmbänder spannen, sowie der Thyreo- und der Aryepiglottici; der Laryngeus inferior, Fortsetzung des Recurrens, versorgt alle übrigen Kehlkopfmuskeln und ist sensibler Nerv des unteren Kehlkopfteils. Den Arytaenoideus innervieren beide gemeinsam. Bei den Lähmungen unterscheidet man myopathische, durch Entzündung, Erkältung, Überanstrengung, und neuropathische: beim Lar. sup. fast nur nach Diphtherie und in der Agonie, häufig dagegen beim Recurrens, nach Diphtherie oder durch Neuritis, bei Druck auf den Nerven (der linke schlingt sich um den Aortenbogen, der rechte um die Subclavia von vorn nach hinten herum) durch Aneurysma des Aortenbogens (linkseitige) oder der Subclavia (rechtseitige Lähmung), ferner durch Schilddrüsen-, Speiseröhren-, Bronchialdrüsen- und Mediastinalgeschwülste (§ 46), erhebliche Lungenspitzenschrumpfungen, große perikardiale Ergüsse u. s. w., weiterhin durch Beeinträchtigung des Vagus- oder des Accessoriusstammes bei Geschwülsten am Halse oder durch Operationen. Namentlich bei Kindern bedingen Lymphdrüsenschwellungen nach Bronchitis recht häufig Stimmbandparesen. Zentrale Lähmungen entstehen bei Bulbärparalyse, progressiver Muskelatrophie, multipler Sklerose, endlich als funktionelle Lähmungen bei Hysterie.

Erscheinungen und Verlauf. Je nach dem Sitz und der Ursache sind die Kehlkopfmuskeln sämtlich oder teilweise gelähmt. Bei Lähmungen des Laryngeus superior steht der Kehldeckel unbeweglich, und die Schlußlinie der Stimmbänder ist leicht wellenförmig. Bei Lähmungen des Recurrens werden fast immer die abduzierenden Fasern früher als die adduzierenden oder ganz allein befallen. Nur die hysterische Lähmung äußert sich besonders gern an den Adduktoren. Die Erscheinungen wechseln je nachdem erheblich. Die Lähmung der Glottisöffner, Cricoarytaenoidei postici, gewöhnlich durch Beeinträchtigung im Verlauf des Recurrens hervorgerufen, bewirkt respiratorische Lähmung: inspiratorische Dyspnoe, geringer bei einseitiger (Fig. 8), heftiger bei der seltenen doppelseitigen (Fig. 9) Lähmung, das erkrankte Stimmband oder beide Stimmbänder bleiben bei der Einatmung nahe der Mittellinie stehen (sog. Kadaverstellung).

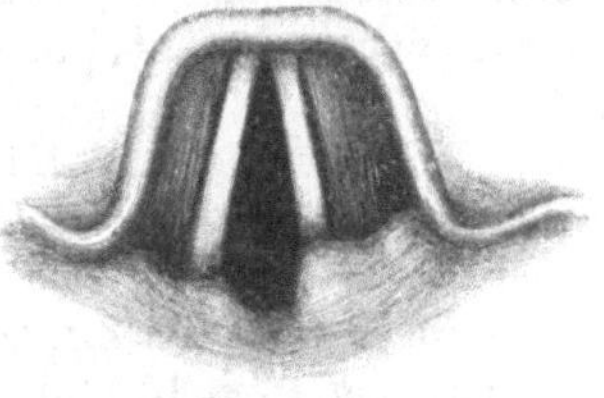

Fig. 8. Linkseitige Recurrenslähmung (Einatmung).

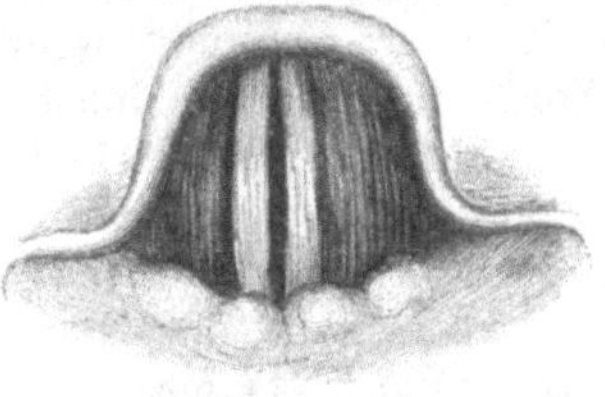

Fig. 9. Beiderseitige Posticuslähmung (Einatmung).

Dagegen bedingt die oft durch Katarrh u. dgl. entstehende Lähmung der in den Stimmbändern verlaufenden Thyreoarytaenoidei

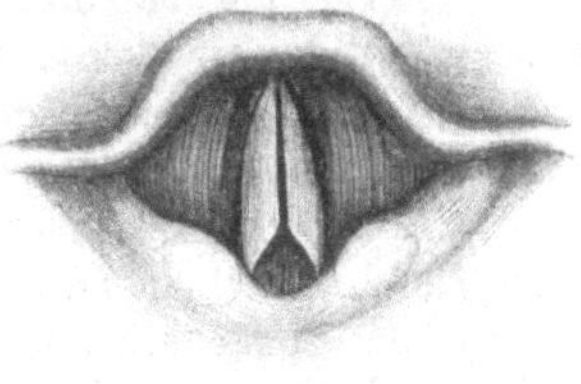

Fig. 10. Lähmung des Arytaenoideus.

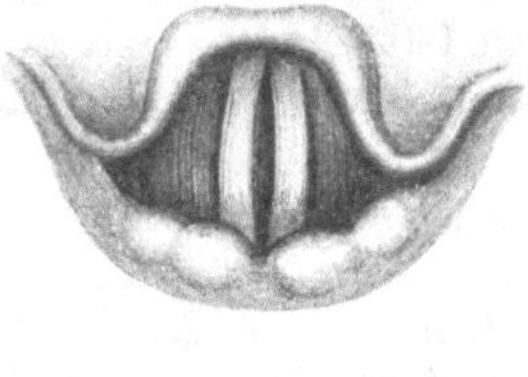

Fig. 11. Lähmung beider Thyreoarytaenoidei.

und des die Aryknorpel zusammenstellenden Arytaenoideus phonische Lähmung: Heiserkeit und Stimmlosigkeit, aber keine Atemnot. Das Spiegelbild ist dabei verschieden; ist der Arytaenoideus gelähmt, so bleibt die Glottis respiratoria, der Stimmritzenteil zwischen den Aryknorpeln, in Dreieckform offen (Fig. 10); sind beide Thyreoarytaenoidei gelähmt, so bleibt bei der Phonation die Glottis vocalis offen, während die Aryknorpel sich aneinanderlegen (Fig. 11). Diese Form kommt sehr häufig bei akuten und chronischen Kehlkopfkatarrhen, nach Überanstrengung des Kehlkopfes und endlich bei Hysterie vor;

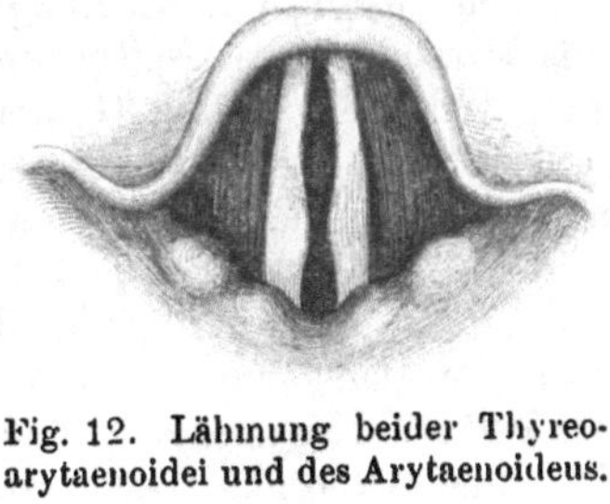

Fig. 12. Lähmung beider Thyreoarytaenoidei und des Arytaenoideus.

sie ist einseitig oder doppelseitig, oft mit Lähmung des Arytaenoideus und der vom Laryng. sup. innervierten Cricothyreoidei verbunden (Fig. 12). Die vollständige Recurrenslähmung ist fast stets einseitig und macht dann außer Rauheit der Stimme oft gar keine Symptome; wenn sie beide Seiten befällt, besteht Aphonie und Unmöglichkeit zu husten.

Die *Behandlung* richtet sich nach dem Grundleiden. Häufig wirkt es gut, wenn man den Kehlkopf von der äußeren Haut aus galvanisiert oder (bei Hysterie) faradisiert. In hartnäckigen Fällen können die intralaryngealen Elektroden von von Ziemssen in Anwendung kommen. Auch Strychnin (R. 92 a, b, 0,002—0,01 pro die) ist oft von Nutzen.

§ 22. Sensibilitätstörungen im Kehlkopfe.

Anästhesie kommt besonders bei Hysterie und bei diphtherischen Lähmungen, und zwar im oberen Teil des Kehlkopfs vor, den der Laryngeus superior versorgt (vgl. § 21). Sie bedingt Aufhebung der Reflexe, so daß leicht Speiseteile in den Kehlkopf gelangen und nicht ausgehustet, sondern in die Lunge eingeatmet werden. Nur bei Hysterie besteht diese Gefahr anscheinend nicht. Die üblen Folgen des bei Berührung mit der Sonde erkennbaren Leidens lassen sich durch Schlundsondenernährung vermeiden, die *Behandlung* ist die im vorigen Paragraphen angegebene.

§ 23. Neubildungen im Kehlkopfe.

Die häufigsten Kehlkopfgeschwülste sind die Papillome, teils durch starke Epithelwucherung den harten Warzen entsprechend, teils durch Gefäßreichtum und Rundzelleninfiltration unter zarter Epitheldecke den Kondylomen ähnlich. Sie sitzen breit oder gestielt meist an den vorderen Teilen der Stimmbänder, in einzelnen bis erbsengroßen Geschwülsten oder in reichlichen, den ganzen Kehlkopf auskleidenden Massen. Zuweilen wuchern sie in der Umgebung tuberkulöser, syphilitischer oder krebsiger Geschwüre. Sie kommen auch bei Kindern vor. Nächst häufig sind die fibrösen Polypen, Wucherungen des Schleimhautbindegewebes zu erbsen- bis haselnußgroßen, gestielten oder breit aufsitzenden, harten oder weichen Geschwülsten, die an den Stimmbändern, in der Tiefe der Morgagnischen Ventrikel oder an der Basis des Kehldeckels zu sitzen pflegen. Seltener sind die Schleimpolypen, Hydatiden, den vorigen ähnlich, aber durch die Beteiligung des Drüsengewebes davon unterschieden. Alle diese sind gutartig. Von den bösartigen ist das Sarkom, meist vom Kehldeckel ausgehend, seltener als der Krebs. Dieser entwickelt sich meist als Pflasterzellenkrebs primär von den mit Pflasterepithel bekleideten Teilen, zumal von den Stimmbändern, oder er leitet sich von der Zunge u. s. w. fort. Zunächst zeigt sich eine infiltrierte Stelle, dann verdicken sich das ganze Stimmband, der MORGAGNIsche Ventrikel und das falsche Stimmband, weiterhin werden auch die andere Seite und die mit Zylinderepithel bekleideten Teile befallen. Oft zerfällt die Infiltration zu einem Geschwür und läßt blumenkohlartige, den Papillomen durchaus ähnliche Wucherungen aufschießen. Perichondritis, Knorpelzerfall, Übergreifen auf Speiseröhre, Schlund, Halslymphdrüsen sind nicht selten. Die *Erscheinungen* sind besonders Heiserkeit, Schlingbeschwerden, Schmerzen im Kehlkopf beim Schlingen, die manchmal in das Ohr ausstrahlen, bei Geschwürbildung blutiger oder mißfarbiger Auswurf. Für die Diagnose ist die Unterscheidung von Tuberkulose oder Syphilis wichtig; hier kennzeichnen Anamnese und Erfolg der antisyphilitischen Behandlung, dort Bazillennachweis (§ 40) und Lungenbefund. Die *Behandlung* besteht bei allen Neubildungen in Ausschneidung unter Leitung des Kehlkopfspiegels, beim Krebs in Entfernung des halben oder des ganzen Kehlkopfes mit Ersatz durch künstlichen Kehlkopf.

§ 24. Kehlkopftuberkulose, Phthisis laryngis.

Anatomie und Ursachen. Die Tuberkulose des Kehlkopfs ist selten primär, meist schließt sie sich an Lungentuberkulose (s. d.) an. Die tuberkulöse Infiltration zerfällt gewöhnlich. Oft findet sich nur ein kleines tiefes trichterförmiges Geschwür mit infiltrierten Rändern, meistens dicht über der hinteren Stimmbandkommissur, in anderen Fällen bestehen zahlreiche, unregelmäßig begrenzte, oft zusammenfließende Geschwüre, die zuweilen Stimmbänder und Kehldeckel großenteils zerstören. Perichondritis und Glottisödem sind häufige Folgezustände. Zwischen den Geschwüren kann die Schleimhaut papillomatös wuchern und Stenose hervorrufen. Die Halsdrüsen pflegen zu schwellen. Gewöhnlich ist die Schleimhaut in größerer Ausdehnung katarrhalisch erkrankt.

Erscheinungen und Verlauf. Die Kehlkopftuberkulose äußert sich namentlich bei primärem Auftreten zunächst nur unter dem klinischen und laryngoskopischen Bilde des Katarrhs. Auch nach Ausbildung der Geschwüre können zunächst Zweifel bestehen, ob es sich um katarrhalische Follikelschwellungen und -geschwüre oder um Miliartuberkel handelt. Meist werden sodann Husten und Schlucken schmerzhaft, zumal wenn Geschwüre am Kehldeckel und an den Aryknorpeln sitzen. Glottisödem oder allgemeine Entkräftung führen schließlich den Tod herbei. Die Diagnose wird bei der primären Kehlkopftuberkulose oft nur durch den Bazillennachweis (§ 40) im Auswurf oder in dem mit einem Pinsel abgestrichenen Geschwürsaft sicher; gegen Tuberkulose und für Syphilis sprechen zumal etwaige Narbenbildungen.

Behandlung. Die allgemeine Behandlung ist die der Lungentuberkulose. Die örtliche Behandlung bringt namentlich bei primärer Kehlkopftuberkulose oft Heilung. Einblasen von Jodoform (0,5 pro dosi), Einpinselungen von Milchsäure werden am meisten empfohlen. Gegen die Schmerzen sind Priessnitzsche Umschläge, Pinselung des Kehlkopfeinganges mit 5—20 %iger Kokainlösung, namentlich kurz vor den Mahlzeiten, in vorgeschritteneren Fällen Kodein (R. 30 a und b) und Morphium (R. 57 a und b) anzuwenden.

b) Krankheiten der tieferen Luftwege.

§ 25. Vorbemerkungen.

Die Krankheiten der tieferen Luftwege erfordern zu ihrer Erkennung stets eine vollständige Untersuchung des Brustkorbes durch Inspektion (Lage des Kranken, Thoraxform, Atmungsveränderung der einzelnen Teile), Perkussion und Auskultation. Ferner sind die Schnelligkeit und Art der Atmung, die Hautfarbe (Kyanose) und der Auswurf zu beobachten. Bei der Perkussion sind die Ausdehnung beider Spitzen, die Herz- und Lebergrenzen und die hinteren unteren Lungengrenzen und ihre Verschiebung bei der Atmung festzustellen. Die Auskultation muß stets die gesamte Ausdehnung der Lungen umfassen.

§ 26. Akuter Tracheal- und Bronchialkatarrh, Tracheobronchitis acuta. Bronchitis capillaris.

Anatomie und Ursachen. Der akute Katarrh der Trachea und der Bronchien bietet meist nur geringe Schwellung der gleichmäßig oder fleckig und streifig geröteten Schleimhaut. Er entsteht durch Erkältung, Einatmung von Staub oder reizenden Gasen, als Teilerkrankung bei Masern, Keuchhusten, Influenza, Typhus, im Anschluß an Diphtherie und andere Rachenkrankheiten, endlich bei Aspiration von Speiseteilen und bei mangelhafter Aushustung von Sekret der oberen Wege.

Erscheinungen und Verlauf. Das erste Zeichen ist gewöhnlich der Husten, der erst nach einigen Tagen einen spärlichen, zähen oder einen reichlichen, schleimigeiterigen Auswurf, zuweilen mit Blutpünktchen, herausbefördert. Meist besteht ein Gefühl von Wundsein hinter dem Brustbein, häufig finden sich Schmerzen in den Brustmuskeln infolge des Hustens. Die Inspektion ergiebt beschleunigte Atmung, die Perkussion den normalen Befund; bei der Auskultation ist anfangs nur ein verschärftes und verlängertes Exspirium, bald auch spärliches Schnurren oder Giemen und schließlich, bei reichlicherer Absonderung, feuchtes Rasseln zu hören, das je nach der Größe der erkrankten Bronchien grob- bis feinblasig ist. Das Fieber bleibt bei Erwachsenen meist unter 39°, das Allgemeinbefinden ist mäßig gestört. Während die leichteren, in etwa einer Woche ablaufenden Bronchialkatarrhe die ganze Lunge ziemlich gleichmäßig zu befallen pflegen, sitzen die schwereren, vielleicht infektiösen, nicht selten besonders auf einer Seite oder in einem Lappen; die Bronchitis der Lungenspitzen gehört meist der Lungentuberkulose an. Der Katarrh der feinsten Bronchien, die kapilläre Bronchitis, entwickelt sich bei Geschwächten, bei Greisen und Kindern durch Fortschreiten des Katarrhs von den gröberen Bronchien her. Sie bedingt meist heftigen Husten, immer erhebliche Atembeschleunigung, Nasenflügelatmen, höheres unregelmäßiges Fieber (ca. 40°), oft eine bläuliche, später mehr blasse Hautfarbe, anfangs Unruhe, weiterhin eine gewisse Benommenheit, kleinen, stark beschleunigten Puls. Auswurf fehlt bei Kindern stets. Die unteren Seitenteile des Brustkorbes werden wegen der Entstehung von Atelektasen (s. § 35) bei der Einatmung eingezogen (bei Greisen fehlt diese Erscheinung wegen Starrheit der Brustwand); oft bilden sich lobuläre Pneumonieen (s. d.) aus, die tödlich enden; in anderen Fällen bedingt die Atembehinderung oder die Schwäche unter Cheyne-Stokesschem Atmen, Kyanose, Benommenheit, allgemeinen Krämpfen den üblen Ausgang, doch ist auch in schweren Fällen und nach vielwöchiger Dauer Genesung möglich.

Behandlung. Die Vorbeugung besteht in Abhärtung durch Gewöhnung an Luft und Wasser, bei den mit Bronchialkatarrh verbundenen Krankheiten in rechtzeitiger Anregung der Atmung. Leichte Fälle erfordern Zimmer- oder Bettaufenthalt, Schweißanregung durch Bäder (36° C.), Brustthee u. dgl., heiße Milch mit Selters oder Emser Wasser, PRIESSNITZschen Umschlag um die Brust. Das Aushusten befördern Apomorphin (R. 10a) oder Ipekakuanha (R. 49), gegen den Hustenreiz, wo er den Katarrh unterhält, giebt man Kodein (R. 30a u. b) oder Morphium (R. 57, 0,001—0,002 pro dosi); wo gleichzeitig die Expektoration angeregt werden soll, Liq. Ammon. anis (R. 6) oder Tct. Opii benzoica (R. 64d, 2stündlich 25 Tropfen). Auch Jodkalium (R. 52) ist oft von deutlichem Erfolge. Bei der kapillären Bronchitis und bei allen stärkeren ausgebreiteten Bronchitiden sind von vorzüglichster Wirkung laue Vollbäder mit etwas kühleren Übergießungen, mehrmals täglich wiederholt, oder kurzdauernde Einwicklungen in ein nasses Leinentuch. Daneben sind Wein, bei Kindern in entsprechender Verdünnung, Senega (R. 88) und Kampher (R. 20) und vor allem gute Ernährung angezeigt.

§ 27. Chronischer Bronchialkatarrh, Bronchitis chronica.

Anatomie und Ursachen. Die chronische Bronchitis entwickelt sich allmählich aus dauernder Einwirkung der im vorigen Paragraphen genannten Schädlichkeiten oder als Teilkrankheit, z. B. bei Emphysem, Herzfehlern, Nierenleiden, Pleuritis. Die Schwellung und die Hyperämie der Schleimhaut sind hier beträchtlicher als beim akuten Katarrh, oft kommt es zu ausgebreiteter Hypertrophie der Schleimhaut mit papillären Wucherungen und Vergrößerung der Drüsen zu grauweißen Knötchen, im weiteren Verlauf können die Schleimhaut und die Bronchialwand schwinden und dadurch Bronchialerweiterungen entstehen.

Erscheinungen und Verlauf. Der chronische Bronchialkatarrh äußert sich in geringen Graden zumal morgens durch Husten, mit meist geringem und zähem, selten reichlichem und dünnem Auswurf, der manchmal geringe Blutbeimischungen enthält; zuweilen nehmen der Husten und die besonders vor dem Aushusten vorhandene Atemnot gegen Abend zu. Bei sehr langer Dauer der Erkrankung, die sich über viele Jahre hinausziehen kann, treten meist mit der kühleren Jahreszeit oder mit schlechterer Witterung Verschlimmerungen ein, die zu heftigem Husten und zu Atemnot führen, so daß die Kranken die Nacht im Sitzen zubringen müssen. Die Inspektion ergiebt das Bild angestrengten Atmens mit Beteiligung der Hilfsmuskeln, bei höheren Graden Kyanose, die Perkussion ergiebt normalen Befund, die Auskultation läßt je nach Menge und Beschaffenheit des Sekrets trockene (pfeifende, giemende und schnurrende) oder feuchte (große, mittel- und kleinblasige) Rasselgeräusche neben verlängertem Exspirium und meist rauhem, unbestimmtem Inspirium hören. Wenn Bronchien durch das Sekret verstopft werden, was zumal in den Unterlappen vorkommt, kann das Atemgeräusch stellenweise abgeschwächt oder aufgehoben sein. Nach dem Auswurf und den Geräuschen werden drei Formen unterschieden: 1. Der trockene Katarrh, *Catarrhe sec* (Laennec), mit krampfhaftem, trockenem, quälendem Husten, hoher Atemnot, Kyanose, trockenem Rasseln und sehr spärlichem, zähem Auswurf; er ist meist mit Emphysem verbunden. 2. Die Bronchoblennorrhoe mit dichtem feuchten Rasseln und sehr reichlichem, dünnem Auswurf, der sich im Spuckglas gewöhnlich in zwei Schichten sondert, die untere aus Eiter, die obere aus schleimig-schaumigen Massen bestehend. 3. Der pituitöse Katarrh (Laennec), *Asthma humidum*, mit reichlichem, rein serösem, dünnflüssigem Auswurf, der in einzelnen, langdauernden Anfällen unter großer Atemnot entleert wird. Diese Form kommt fast nur bei Schrumpfniere vor, der chronische Verlauf und das blasse seröse Sekret unterscheiden sie von Anfällen von Lungenödem. — Die chronische Bronchitis führt oft zu Emphysem, Herzerweiterung, Bronchiektasie, Atelektase, chronischer Tuberkulose. Bei primärer Entstehung hängt ihre Vorhersage eng mit der Vermeidbarkeit der schädlichen Ursachen und mit der Krankheitdauer zusammen, bei sekundären Formen entscheidet das Grundleiden. Die Lebensdauer hängt ganz wesentlich von dem Verhalten der Herzthätigkeit ab.

Behandlung. Erste Bedingung ist staubfreie Luft in günstigem Klima, nötigenfalls Aufenthalt in Ägypten, Sizilien, Madeira, San Remo, Cannes, in den weniger milden Orten Gries, Arco, Meran, Montreux, Reichenhall, Wiesbaden, für den Sommer auch in Ems, Soden, Lippspringe, Reichenhall, Salzbrunn, Reinerz, bei sonstigen Anzeigen in Marienbad, Kissingen u. dgl., bei trocknen Katarrhen in den Ostseebädern. Daneben sind gute Ernährung, Hautpflege durch milde Wasserkuren, Anregung der Darmthätigkeit, Trinken der Brunnen von Salzbrunn, Ems, Fachingen u. s. w. am Ort oder im Hause (vgl. am Schluß des Rezeptanhanges) wichtig. Auch Milch-, Molken- und Traubenkuren werden viel angewendet. Inhalationen nützen weniger bei trocknen Katarrhen (Wasserdämpfe, 2 $^0/_0$ige Kochsalzlösung) als bei starker Absonderung; hier ist namentlich die Einatmung von Terpentinöl zu empfehlen, das in einer Schale durch eine Spirituslampe erhitzt wird und das ganze Zimmer mit den Dämpfen erfüllt. Viel gebraucht werden auch die pneumatischen Apparate, sowohl die pneumatischen Kabinette in Ems, Reichenhall, Salzbrunn u. s. w., wie die WALDENBURGschen tragbaren Apparate; man läßt komprimierte Luft einatmen und in verdünnte Luft ausatmen. — Den Expektorantien Ipekakuanha (R. 49), Quillaya (R. 77), Apomorphin (R. 10) ist vielfach das Jodkalium (R. 52, dreimal täglich 0,5—2,0) überlegen, bei starker Sekretion empfehlen sich Terpentinöl (R. 98) und Terpin (R. 99a und b), wo stärkere Anregung nötig ist, Senega (R. 88) und Kampher (R. 20). In den Verschlimmerungen verordnet man Senfteige, Einreibungen, PRIESSNITZsche Umschläge, daneben mit Vorsicht Narkotika, Kodein, Morphium, DOWERsches Pulver (R. 30, 57, 64a). Bei gutem Kräftezustand bringen Dampfbäder vorübergehende Besserung, im allgemeinen ist aber das abhärtende Wasserverfahren, wie kalte Abreibungen, mehr angezeigt. Bei den sekundären Bronchialkatarrhen können sich die Hebung der Zirkulation durch Digitalis (R. 37) oder Koffein (R. 31) oder die ÖRTELschen Maßnahmen (§ 5) hilfreich erweisen.

§ 28. Fötide Bronchitis, Bronchitis putrida.

Zuweilen tritt die Bronchitis von vornherein oder im chronischen Verlauf mit eigentümlich widerlich süßlich stinkendem Auswurf auf, besonders wenn Bronchiektasieen bestehen. Das putride Sekret führt häufig zu Schleimhautgeschwüren und zu brandigem Zerfall, gekennzeichnet durch das begleitende, von Schüttelfrösten eingeleitete Fieber, den Geruch und die Beschaffenheit des Auswurfs, der sich im Spuckglase in drei Schichten trennt, wovon die obere aus Schaum und schleimig-eitrigen Massen, die mittlere aus gelbgrünlichem, trübem Serum, die untere aus Eiter und Detritus besteht. Die darin erkennbaren grauweißen Pfröpfchen (DITTRICHsche Pfröpfe) bestehen aus Eiterkörperchen, Detritus, Fettsäurenadeln, Leptothrixfäden und Spaltpilzen. Im übrigen sind die Zeichen die des chronischen Bronchialkatarrhs. Dazu kommen noch die der primären oder sekundären Veränderungen, wie z. B. Bronchiektasie, Lungenbrand, eitrige oder jauchige Pleuritis, Pneumonie. Der Verlauf ist trotz des gewöhnlich stürmischen Beginns meist chronisch; vorübergehende Verschlimmerungen sind häufig, die oft tödlichen sekundären Affektionen stets zu fürchten. Die *Behandlung* ist die der chronischen Bronchitis; gegen den üblen Geruch verordnet man Einatmungen aus den CURSCHMANNschen Karbolmasken (Respiratoren mit Wattefüllung, die mit Karbolsäure und Alkohol ana getränkt ist), Terpentindämpfe (vgl. S. 36) und Terpentinöl innerlich (R. 98).

§ 29. Bronchialkrup, Bronchitis fibrinosa.

Anatomie und Ursachen. Der Bronchialkrup entsteht in der Regel durch Fortleitung aus Kehlkopfkrup bei Diphtherie (§ 61) oder aus kruposer Pneumonie, seltener aus chronischen Lungenleiden, in sehr seltenen Fällen primär bei ganz Gesunden. In den selbständigen Fällen sollen die Gerinnsel im größten Teil der Bronchien fest der Wand anhaften oder bereits abgelöst sein, das Epithel soll in seinem Verhalten wechseln.

Erscheinungen und Verlauf. Der akute Bronchialkrup beginnt häufig mit Schüttelfrost, Fieber, Husten, wozu sehr bald heftige Atemnot tritt. Meist werden bald die kennzeichnenden, sich in Wasser deutlich entfaltenden fibrinösen Gerinnsel entleert, unter krampfhaftem Husten, oft mit Blutung, sie stellen derbe, verzweigte, hohle Ausgüsse der Bronchien dar, von konzentrischer Schichtung und weißer oder rötlicher Farbe. Mikroskopisch enthalten sie die sogenannten Asthmakrystalle und CURSCHMANNsche Spiralen (s. § 33). Die physikalischen Erscheinungen sind die des einfachen Bronchialkatarrhs; bei Verstopfung größerer Bezirke kann über diesen das Atemgeräusch fehlen. Der akute Bronchialkrup dauert meist weniger als eine Woche; ein Viertel der Fälle endet tödlich. Die chronische Form kann unter gelegentlichen Verschlimmerungen jahrelang anhalten, indem zwischendurch eine gewöhnliche, oft nur unbedeutende Bronchitis besteht. Zuweilen schließt sich Tuberkulose an, oft aber erfolgt Heilung.

Behandlung. Da die Gerinnsel sich in Kalkwasser lösen, wird dies rein oder mit gleichen Teilen Wassers zu Inhalationen empfohlen, ferner Natr. carbon. 2—5 %. Innerlich hat sich Kal. jodat. (R. 52, 3mal täglich 0,5—2,0) am besten bewährt. Bei Erstickungsgefahr sind Expektorantien und Brechmittel (Apomorphin, R. 10b) angezeigt.

§ 30. Bronchialerweiterungen, Bronchiektasieen.

Anatomie und Ursachen. Bronchialerweiterungen entwickeln sich vorzugsweise an den mittleren Bronchien. Bei den sackigen Bronchialerweiterungen ist die Atrophie der elastischen und muskulösen Teile der Wand noch ausgesprochener als bei den zylindrischen, die Schleimhaut ist meist atrophisch, zuweilen verdickt, manchmal geschwürig verändert. Die Ursache des Leidens bilden meist chronische Katarrhe, indem der Einatmungszug die atrophischen Wandungen um so stärker auseinanderzieht, je größere Lungenabschnitte durch Sekretanhäufung dem Luftstrom unzugänglich geworden sind; auch der gesteigerte Druck beim Husten kann ähnliches bewirken. Eine dritte Ursache ist die Schrumpfung der Bindegewebsmassen bei chronischer interstitieller Pneumonie und gleichzeitigen pleuritischen Verklebungen.

Erscheinungen und Verlauf. Die zylindrische Bronchiektasie vermutet man, wenn bei Emphysem, nach Keuchhusten, Masern u. dgl. reichlicher Auswurf in größeren Mengen auf einmal entleert wird, der sich im Spuckglas schichtet; die übrigen Zeichen sind die der Bronchitis. Bei den sackigen Erweiterungen ist der Auswurf meist sehr massenhaft und von derselben dreischichtigen Beschaffenheit, wie bei der fötiden Bronchitis (S. 36), aber von einfach iadem Geruch. (Häufig verbinden sich jedoch Bronchialerweiterung und fötide Bronchitis.) Geschwüriger Zerfall kann zu Blutbeimischungen verschiedenen Grades Anlaß geben. Größere Hohlräume dicht unter der Oberfläche können Höhlenzeichen (vgl. § 40) geben (der Sitz im Unterlappen spricht für Bronchiektasie, die übrigens auch im Oberlappen vorkommt); sonst findet man meist nur unbestimmtes, hauchendes oder bronchiales Atmen neben reichlichem feuchten Rasseln aller Arten. Während die akuten zylindrischen Bronchialerweiterungen meist heilen, kommt dies bei den sackigen fast nie vor. Das Leben kann aber dabei lange bestehen. Die Kranken haben meist bläuliche Farbe, gedunsenes, blasses Aussehen und kolbige Endglieder der Finger. Von der Tuberkulose unterscheiden zumal die Beschaffenheit des Auswurfs und das Fehlen von Tuberkelbazillen.

Behandlung: nach den Ursachen, Emphysem, Bronchitis u. s. w.

§ 31. Tracheal- und Bronchialverengerungen, -stenosen.

Trachealstenosen entstehen meist, indem die Luftröhre durch einen Kropf, ein Aortenaneurysma, eine Mediastinalgeschwulst eingeknickt wird, seltener durch narbige Verengerung (syphilitische, typhöse Geschwüre), Neubildungen, Fremdkörper. Die Bronchialstenosen entstehen meist durch aspirierte Fremdkörper, seltener durch den Druck vergrößerter Bronchialdrüsen u. dgl. Trachealstenose bedingt langsame, von allen Hilfsmuskeln unterstützte, pfeifende Einatmung, meist auch geräuschvolle Ausatmung, ferner inspiratorische Einziehung der unteren Brustkorbgegend und der Drosselgrube. Der Kehlkopf steht im Gegensatz zu seinem Verhalten bei den Kehlkopfstenosen ziemlich oder ganz ruhig. Der Puls ist oft bei der Einatmung kleiner (*Pulsus paradoxus*). Bei Bronchialstenose besteht meist sehr bedeutende Atemnot, verringerte Atmungsweite über dem verstopften Bronchus, dabei normaler Perkussionschall, abgeschwächtes oder aufgehobenes Atmen und verminderter Stimmfremitus, zuweilen lautes Pfeifen oder Schnurren mit fühlbarer Vibration. Als Folgezustand entwickeln sich nicht selten lobuläre Pneumonieen oder Abszesse.

Die *Behandlung* ist meist chirurgisch; die Trachealstenosen durch Narben können mit Bougierung behandelt werden.

§ 32. Keuchhusten, Tussis convulsiva. Pertussis.

Ursachen. Der Keuchhusten ist eine meist in Epidemieen auftretende Infektionskrankheit der Schleimhaut der Luftwege. Das Kindesalter bis zum 6. Jahre ist besonders dazu geneigt, überstandene Masern steigern die Empfänglichkeit, dagegen ist diese mit der einmaligen Erkrankung fast immer erloschen. Die Ansteckung haftet an der Ausatmungsluft und am Auswurf, der Infektionserreger ist aber noch nicht bekannt, ebensowenig der genaue Sitz (Nase, Kehlkopf oder Bronchien).

Erscheinungen und Verlauf. Der Keuchhusten beginnt nach 2—7tägiger Inkubation mit einem gewöhnlichen Bronchialkatarrh, der oft mit Schnupfen, Conjunctivitis, Kitzel im Halse, auch wohl mit Heiserkeit verbunden ist. Gewöhnlich husten die Kinder besonders gegen Abend; sie sind außerdem verstimmt und haben auffallend gedunsene untere Augenlider, was zuweilen schon jetzt die Diagnose ermöglicht. Die Temperatur beträgt 38°—38,5°. Nach 1—2wöchiger Dauer des katarrhalischen Stadiums, zuweilen aber auch ganz ohne dieses, beginnt ohne scharfe Grenze das Stadium convulsivum mit seinen scharf abgegrenzten Hustenanfällen. Jeder Anfall besteht aus zahlreichen, krampfhaft und stoßweise erfolgenden Exspirationen und einer nachfolgenden tiefen, krähenden und pfeifenden Inspiration, sogen. *Reprise*; nachdem dieser Vorgang sich noch ein- oder mehrmal in kurzen Pausen wiederholt hat, wird ein durchsichtiger, leimartig klebriger und zäher Schleim oft unter Erbrechen herausgebracht. Im Anfall entsteht starke Kyanose, die Augen quellen vor, häufig erfolgen Blutaustritte in die Conjunctiva oder die Haut, selten ins Gehirn, unfreiwilliger Harn- und Stuhlabgang, Mastdarmvorfall, Krämpfe. Im Durchschnitt treten 15—30 solche Anfälle am Tage auf, teils von selbst, teils durch Sprechen, Lachen, Schlingen oder durch Gemütseindrücke (Schelten der Eltern) hervorgerufen. Während in der Zwischenzeit das Befinden oft vollkommen gut ist — in anderen Fällen besteht Ermattung u. dgl. — merken die Kranken das Nahen des Anfalls an einem Kitzel im Halse oder an einer Atembehinderung, werden unruhig und eilen hilfesuchend zur Mutter. Zuweilen kann man den Anfall durch Druck auf den Kehlkopf herbeiführen. Die Untersuchung vermag in der freien Zeit nur die oft sehr geringen Zeichen des Katarrhs nachzuweisen, laryngoskopisch soll sich die vordere Kehlkopfwand unterhalb der Stimmbänder sehr hyperämisch zeigen. Ein häufig vorkommendes kleines Geschwür neben dem Zungenbändchen ist nichts kennzeichnendes. Fieber pflegt zu dieser Zeit höchstens abends zu bestehen. — Das Stadium convulsivum dauert 2—12, durchschnittlich aber 4—5 Wochen. Dann werden allmählich die Anfälle seltener und weniger bezeichnend (Stadium decrementi), es kommen zwar noch wieder leichte Verschlimmerungen vor, aber in den meisten Fällen tritt nun baldige Genesung ein. Verzögert wird sie am häufigsten durch katarrhalische Pneumonieen (s. § 38), die vielfach sogar tödlich enden. Während dieser Nebenkrankheiten treten die Keuchhustenanfälle zurück. In anderen Fällen entwickeln sich Lungenemphysem oder Lungentuberkulose, äußerst selten auch Apoplexie, Meningitis oder neuritische Lähmungen. Die Sterblichkeit, die vorzugsweise von den Komplikationen abhängt, beträgt im Mittel 7,6 % (Biermer). Schwächliche Kinder sind besonders gefährdet.

Behandlung. Zur Zeit von Epidemieen ist das Verbringen schwächlicher Kinder an keuchhustenfreie Orte anzuraten. Die Erkrankten müssen sogleich von den Gesunden getrennt und in einem möglichst hellen, luftigen Raume untergebracht werden. Man verordne häufige, leicht verdauliche Mahlzeiten, besonders Milch, weniger trockne Speisen, die zum Husten reizen; namentlich muß die Zeit nach dem Anfall alsbald zur Nahrungsaufnahme benutzt werden, weil dann eine längere von Erbrechen freie Zeit erwartet werden darf. Wenn kein Fieber mehr besteht, kann man die Kranken bei Sonnenschein ins Freie schicken; im Zimmer ist ihnen feuchte Luft (durch Karbolspray u. dgl.) wohlthätig. Zweckmäßig ist es, die Kinder durch freundliches Zureden zur möglichsten Unterdrückung des Hustens, etwa zum festen Zuhalten des Mundes mit der Hand, anzuleiten.

Ein Arzneimittel, das bei richtiger Anwendung die Anfälle an Zahl und Schwere wesentlich mildert und den Verlauf des Keuchhustens abkürzt, ist das Chinin. Man giebt am besten Chin. hydrochl. (R. 26a und b) in wässeriger Lösung ohne Zusatz oder subkutan, und zwar mehrmals täglich soviel Dezigramm, wie das Kind Jahre zählt. Auch Antipyrin (R. 9) (3—4 mal mindestens soviel Dezigramm, wie das Kind Jahre zählt) und Bromoform (R. 18, s. daselbst auch die Dosierung) werden empfohlen. Bei dieser Behandlung bleiben Nebenkrankheiten meist aus. Im dritten Stadium ist neben reichlicher Ernährung Eisen (Liq. Ferr. album. 3 mal täglich $^1/_2$—1 Theelöffel) angezeigt.

§ 33. Bronchialasthma, Asthma nervosum.

Das Bronchialasthma besteht in Anfällen von starker Atemnot mit besonderer Erschwerung der Ausatmung und beruht auf einer durch nervöse Einflüsse hervorgerufenen plötzlichen Hyperämie und Schwellung der Bronchialschleimhaut mit Absonderung eines sehr zähen Schleimes und mit sekundärem Bronchialmuskelkrampf. Von Trousseau und Biermer wurde der Bronchialmuskelkrampf, von Wintrich und Bamberger der krampfhafte Zwerchfelltiefstand, von Leyden die Anwesenheit der sog. Asthmakrystalle, von Curschmann das zähe, aus spiraligen Schleimfäden bestehende Sekret (Bronchiolitis exsudativa) als das primäre angesehen. Die nervöse Ursache liegt in einer durch Erblichkeit, Rhachitis oder andere schwächende Einflüsse hervorgerufenen neuropathischen Beschaffenheit, auf deren Grundlage Bronchialkatarrhe, chronische Entzündungen der unteren Nasenmuscheln, Uterusleiden, Alkoholismus, Schwangerschaft, bestimmte Gerüche, wofür Idiosynkrasie besteht, Gemütsbewegungen, Einatmungen von Heupollen (Heuasthma) u. s. w. die Anfälle auslösen.

Erscheinungen und Verlauf. Die Häufigkeit der Anfälle unterliegt den größten Schwankungen. Der einzelne Anfall beginnt meist plötzlich, ohne Vorboten oder im Anschluß an eine Gelegenheitsursache, sehr oft in der Nacht. Der Kranke erwacht mit heftiger Beklemmung bis zum Erstickungsgefühl, sieht verfallen und bläulich aus, die Atmung ist laut pfeifend, oft beschleunigt; bei der Einatmung beugen sich Rumpf und Kopf zurück und die Halsmuskeln spannen sich, bei der keuchenden, langgedehnten Ausatmung arbeitet die Bauchpresse mit. Die Perkussion ergiebt normalen oder auffallend lauten Ton (Schachtelton) und Tiefstand des Zwerchfells (1—2 Zwischenrippenräume tiefer als normal), mit verringerter Verschiebung beim Atmen; die Auskultation weist anfangs trockne, gegen Schluß des Anfalls feuchte Rasselgeräusche neben unbestimmtem und verschärftem Atmen nach. Auswurf fehlt zuweilen, öfter ist er zähschleimig und enthält gelbliche Flocken mit Asthmakrystallen (das phosphorsaure Salz der sog. SCHREINERschen Base, wohl dasselbe wie Spermin und Piperazin) und graue Flocken mit CURSCHMANNschen Spiralen (Fig. 13), außerdem körnige eosinophile Zellen und Hämosiderinzellen (mit eisenhaltigem Blutfarbstoff). Alle diese Teile kommen übrigens gelegentlich auch ohne Asthma im Auswurf bei Bronchitis und Pneumonie vor. Nach Stunden oder auch nach Schwankungen, tage- oder wochenlangem Anhalten folgt dem asthmatischen Anfall die anfallfreie Zeit, die freilich im jahrelangen Verlauf des Leidens vielfach durch chronische Bronchitis und Emphysem getrübt ist.

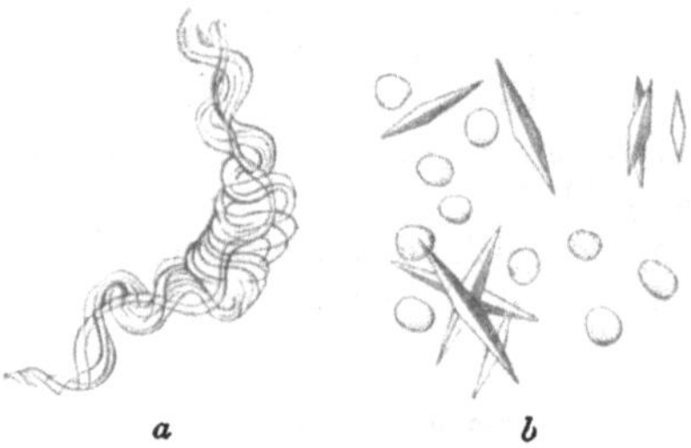

Fig. 13.
a) CURSCHMANNs Spiralen. b) CHARCOT-LEYDENs Krystalle.

Diagnose. Zur Unterscheidung von anderen Dyspnoeanfällen z. B. bei chronischer Bronchitis, bei Emphysem und bei Herzfehlern (Asthma cardiacum, S. 12), bei Hysterie, Stimmritzenkrampf und Kehlkopflähmungen muß man sich streng an das beschriebene Bild mit dem wesentlich exspiratorischen Charakter der Dyspnoe halten.

Behandlung. Einer erfolgreichen Behandlung sind vorzugsweise die Fälle zugänglich, wo das Bronchialasthma reflektorisch durch Nasenleiden (vgl. § 14) hervorgerufen wird; hier kann die galvanokaustische Beseitigung von Schwellungen oder Wucherungen der Nase oder des Nasenrachenraumes das Bronchialasthma mit einem Schlage dauernd beseitigen. Zugleich ist übrigens stets die Bekämpfung der neuropathischen Grundlage anzustreben. Bei Schwächlichen empfehlen sich gute Ernährung, Sanguinal (R. 83), Eisen mit Chinin (R. 39a), Arsenik (R. 12), bei Plethorischen hydrotherapeutische Maßregeln und unter Umständen OERTELsche Kuren (§ 5), bei Verweichlichten Gewöhnung an frische Luft und Hautpflege mit kühlem Wasser, längerer Aufenthalt an der See oder in Wald- und Höhenkurorten. Oft wird man zu der vom Verfasser angegebenen Kur greifen müssen, die in planmäßigem Gebrauche von Opium oder Kodein im Verein mit Massage und allgemeiner Faradisation u. s. w. besteht.[1] Besonders bei ausgesprochener Bronchiolitis hat das Jodkalium (R. 52, 1,5—3,0—6,0 und mehr pro die) einen geradezu spezifischen Einfluß. Wo dies versagt, sind Nitroglyzerin (R. 63), die LEBERTschen Pillen aus Chinin, Arsenik und Atropin (R. 14 b) oder Chinin (R. 26 a, 0,1—0,2 mehrmals täglich) und Inhalationen von Kochsalz und kohlensaurem Natron (āā 1,0 : 200,0, 2mal täglich) zu versuchen. Auch die pneumatische Behandlung in der beim Emphysem (§ 34) erwähnten Weise ist oft von großem Nutzen. Im Anfall selbst sind Hochlagerung, der Versuch des Intonierens beim Ausatmen, Senfteige auf Brust und Waden, Räucherungen mit Salpeterpapier, Einatmung von Salmiakgeist, Rauchen von Stramoniumzigaretten u. dgl. von Wert, von Arzneimitteln Chloralhydrat (R. 27, 1,0—2,0), Morphium (R. 57 b, 0,01—0,02 subk.), Acetanilid (R. 1).

§ 34. Lungenemphysem, Emphysema pulmonum.

Anatomie und Ursachen. Das alveoläre Lungenemphysem besteht in einer dauernden Erweiterung der Lungenbläschen mit einfachem Schwunde ihrer Wände. Es kann die gesamte Lunge gleichmäßig (substantielles Lungenemphysem) oder bei vermindertem Luftgehalt einzelner Teile die übrigen befallen (vikariierendes Lungenemphysem). Die Haupterscheinung ist der Verlust der Elastizität der Lungen; sie ziehen sich nicht wie gewöhnlich zusammen, sondern stehen dauernd in inspiratorischer Ausdehnung, so auch nach der Eröffnung der Brusthöhle an der Leiche. Die vorderen Lungenränder berühren sich, der Herzbeutel wird oft ganz von der linken Lunge überdeckt, die rechte Lunge reicht vorn bis zur 7. Rippe abwärts. Die Kapillaren der ausgedehnten Alveolarwände veröden, damit schwindet auch

---

[1] Vgl. Dr. OTTO DORNBLÜTH, Klinik der Neurosen, Teil I, Neurasthenie, Leipzig 1896.

das Gewebe der Wände und die Alveolen fließen zu größeren Hohlräumen zusammen. Die verminderte Widerstandsfähigkeit des Alveolargewebes, die zu Lungenemphysem führt, beruht nicht selten auf angeborener mangelhafter Entwickelung der elastischen Elemente, häufiger auf Ernährungsstörungen durch akute und chronische Lungenerkrankungen (Pneumonie, Staubinhalation, Bronchitis) und durch das Alter (das physiologische Altersemphysem allein vermehrt den Umfang der Lunge nicht, sondern dabei überwiegt die Atrophie). Neben dieser Anlage ist als Ursache wirksam ein abnorm hoher Druck auf die Alveolenwandungen, wie er inspiratorisch, also negativ, beim vikariierenden L., positiv dagegen durch häufige, heftige Hustenanfälle (chronische Bronchitis, Keuchhusten), angestrengte Ausatmung bei geschlossener Glottis (Heben schwerer Lasten, Glasblasen, Blasinstrumentspielen) zu stande kommt. Die Empordrängung des Zwerchfells und der Muskeldruck des unteren Brustkorbes lassen das Lungenemphysem oft besonders stark in den oberen Lungenteilen entstehen. Frühzeitiges Starrwerden der oberen Rippenknorpel begünstigt diesen Vorgang.

Erscheinungen und Verlauf. Das Lungenemphysem entwickelt sich nur selten akut, z. B. bei Keuchhusten, Asthma, meist entsteht es ganz allmählich aus chronischer Bronchitis, Asthma, den erwähnten Berufschädigungen, meist im mittleren oder höheren Alter. Atemnot, namentlich bei Körperbewegung, und Husten sind die Haupterscheinungen. Der Husten hängt von der Bronchitis ab, die entweder schon vorher bestand, oder durch die Zirkulationstörungen (Folge des Kapillarschwundes) hervorgerufen wird; die Atemnot beruht auf der mangelhaften Exspiration und dem verminderten Gasaustausch bei der verkleinerten und an Kapillaren ärmeren Alveolenoberfläche. Zuweilen treten echte asthmatische Anfälle hinzu. Die Kreislaufstörungen veranlassen bald Hypertrophie des rechten Ventrikels, dessen Erlahmen nach vieljähriger Dauer nicht selten zu schweren Kompensationstörungen und allgemeinem Hydrops führt. Oft treten sekundäre Nierenleiden, Arteriosklerose, zuweilen chronische Tuberkulose hinzu. In vielen Fällen ergiebt schon die Betrachtung einen kennzeichnenden Befund, nämlich einen breiten und auffallend tiefen, faßförmigen Thorax, der bei der Einatmung unter geringer Verschiebung der Rippen im ganzen gehoben wird. Dabei werden die Hilfsmuskeln der Atmung, die Sternocleidomastoidei, Scaleni u. s. w., lebhaft angespannt. Oft sehen die Kranken gedunsen und leicht kyanotisch aus. Die wichtigsten Zeichen ergiebt die Perkussion. Der Schall ist normal, nur zuweilen auffallend laut und tief (Schachtelton); die unteren Lungengrenzen stehen tiefer als normal, rechts vorn an der 7., ja an der 8. Rippe, hinten in der Höhe der ersten Lendenwirbel; die Herzdämpfung ist verkleinert, auch nach rechts (trotz der oft vorhandenen, aber meist nur durch Pulsieren in der Magengegend sich verratenden Hypertrophie des rechten Ventrikels), zuweilen nur bei Perkussion in vorgebeugter Haltung nachweisbar. Die Verschiebungen der Lungengrenzen bei der Atmung sind vermindert. Die Auskultation ergiebt verlängertes Exspirium, zuweilen auch verschärftes Inspirium oder unbestimmtes Atmen. Dazu kommen dann in den meisten Fällen trockne oder feuchte bronchitische Geräusche und nicht selten in den Unterlappen Zeichen von Bronchialerweiterungen (§ 30). Am Herzen ist der zweite Pulmonalton dauernd verstärkt; beim Nachlassen der Herzkraft wird der Puls klein und unregelmäßig. Zugleich treten dann Leberschwellung (§ 107) und als Zeichen der Stauungsniere Verringerung der Harnmenge mit reichlicher Uratausscheidung und oft mit geringer Albuminurie auf. Bei noch stärkeren Kompensationstörungen kann allgemeiner Hydrops entstehen und die Unterscheidung des Lungenemphysems von Herzfehlern oder chronischer Nephritis schwer machen, zumal diese Leiden sich häufig dem Lungenemphysem zugesellen. Die Dauer der Krankheit kann Jahrzehnte betragen; die Gefahren bestehen besonders in der Herzschwäche, die durch interkurrente fieberhafte Bronchialkatarrhe, Pneumonie u. dgl. oft schnell herbeigeführt wird.

Behandlung. Die Verhütung des Lungenemphysems besteht in der rechtzeitigen und zweckmäßigen Behandlung der zu Grunde liegenden Hustenkrankheit, und auch das ausgebildete Leiden verlangt in erster Linie die Beseitigung oder Linderung des begleitenden Bronchialkatarrhs. Zumal die Emphysemkranken der niederen Stände pflegen sich nur während der zeitweisen Verschlimmerungen des Katarrhs in Behandlung zu geben. Die Arzneimittel sind dann wie bei akuter Bronchitis (§ 26) zu verwenden, bei quälendem Husten bringen oft Senfteige oder Schröpfköpfe Linderung; die Dyspnoe erfordert u. a. Regelung des Stuhls; dieser Beziehung verdankt der Pulv. Liq. compos. (R. 89 b) seinen Namen Brustpulver. Recht gute Erfolge giebt der Gebrauch der transportablen pneumatischen Apparate; man läßt den Kranken komprimierte Luft einatmen und in verdünnte Luft ausatmen.

Methodische Kompression des Brustkorbes des Kranken bei der Ausatmung, entweder durch die Hände eines Zweiten oder durch besondere Vorrichtungen (TRAUBS Kompressionsapparat, zu beziehen von FRIEDRICH DRÖLL in Mannheim), wirkt ebenfalls bisweilen sehr günstig. Wenn Ödeme und andere Stauungserscheinungen auftreten, der Puls klein oder unregelmäßig wird u. dgl., so ist die Herzschwäche nach den S. 11 angegebenen Regeln zu behandeln; namentlich Koffein und Kalomel leisten hier oft gutes.

§ 35. Lungenatelektase, Lungenkompression.

Anatomie und Ursachen. Bei der Lungenatelektasie sind die Alveolen und die feinsten Bronchien luftleer und dadurch in ein festes Gewebe verwandelt; der Zustand findet sich angeboren bei ungenügender Atmung und bei Verstopfung der Luftwege Neugeborener, erworben bei Kompression von Lungenteilen durch Geschwülste, Pleuraexsudate, kyphotische oder skoliotische Verkrümmungen u. s. w., ferner bei Verstopfung von Bronchien durch Sekret oder Fremdkörper, wobei die in den Alveolen vorhandene Luft allmählich aufgesogen, aber nicht ersetzt wird; hier pflegt erhebliche Stauungshyperämie einzutreten (Splenisation). Die Lungenatelektase durch verstopfendes Sekret ist bei Kindern nach Masern, Keuchhusten u. s. w. und bei Greisen unter dem Einfluß schwacher Atmung sehr häufig und stellt hier oft das erste Stadium katarrhalischer Pneumonie dar.

Erscheinungen und Verlauf. Die Lungenatelektase bei Kindern ist im allgemeinen erst dann nachweisbar, wenn sie etwa $^1/_6$ einer Lunge umfaßt und ihre Herde einander und der Oberfläche ziemlich nahe liegen. Die Inspektion ergiebt schnelle Atmung und Einziehungen der unteren Brustgegend bei der Einatmung, durch den Zug der Zwerchfellansätze und das Zurückbleiben der atelektatischen Teile. Bei genügender Ausdehnung der Lungenatelektase läßt die Perkussion Dämpfung oder doch Tympanie, die Auskultation Bronchialatmen oder abgeschwächtes Atmen über den luftleeren Stellen erkennen. Daneben bestehen die Zeichen der Bronchitis. Im Beginn und während der Besserung kann inspiratorisches Knisterrasseln (durch Trennung der Alveolen- und Bronchialwände) auftreten. Dasselbe findet sich als Andeutung geringer Lungenatelektase in den unteren Lungenteilen nicht selten bei Typhösen u. dgl. Bei der Lungenatelektase Kyphotischer bestehen gewöhnlich Dyspnoe, Husten mit Auswurf, über den atelektatischen Partieen dumpferer Schall und verschärftes oder bronchiales Atmen, endlich Hypertrophie des rechten Ventrikels (Herzdämpfung bis zur Mitte oder zum rechten Rande des Brustbeins).

Behandlung. Die erworbene Atelektase kann vielfach durch richtige Behandlung des Grundleidens verhütet werden. Häufiger Lagewechsel, Anregung der Atmung durch Bäder mit Übergießungen, Förderung der Herzkraft durch Reizmittel sind auch nach der Ausbildung des Leidens die wichtigsten Mittel. Bei Kyphotischen sind orthopädische Mittel und Atmungsübungen, namentlich aber die Regelung der Herzthätigkeit nach den im § 5 erörterten Grundsätzen angezeigt.

§ 36. Kreislaufstörungen in den Lungen (Hyperämie, Ödem, Embolieen, Brand).

1. Aktive Lungenhyperämie kann nach starker Reizung durch eingeatmete Gase und in der Umgebung pneumonischer Infiltrate als Vorläufer des entzündlichen Lungenödems auftreten. Die Hyperämie äußert sich durch Atemnot bis zur Erstickung (Lungenschlag), das entzündliche Ödem zugleich durch schaumig-blutigen Auswurf. Wichtiger ist das einfache Lungenödem, das als Stauungserscheinung durch akuten Nachlaß des linken Ventrikels selten bei vorher anscheinend gesundem Herzen, häufiger bei Herzfehlern, Pneumonie, Alkoholismus und Nephritis auftritt, vielleicht begünstigt durch Veränderungen der Gefäßwände. Heftige Atemnot, angestrengte röchelnde Atmung, starke Kyanose, leicht tympanitischer Perkussionschall, reichliche feuchte kleinblasige Rasselgeräusche, zuweilen reichlicher serös-schaumiger oder blutig gefärbter Auswurf ergeben die Diagnose. In der *Behandlung* besteht hier noch heute die dringende Anzeige für den Aderlaß. Die Herzthätigkeit muß durch Einspritzungen von Kampher (R. 20 b) oder Koffein (R. 31 b) und durch kalte Übergießungen kräftig angeregt werden. Als sofort anwendbar sind Wein, starker Kaffee, heiße Umschläge auf die Herzgegend, Senfteige auf die Brust, Essigklystiere zu empfehlen. Die Stauungshyperämie ist meist chronisch, Folge von Mitralklappenfehlern, Myokarditis. Sie führt fast immer zu chronischer Bronchitis, bei Mitralklappenfehlern meist auch zu brauner Induration der Lunge. Diese ist dabei lufthaltig, zieht sich aber wenig zusammen, ist fest, teils gleichmäßig bräunlichgelb verfärbt, teils mit bräunlichen, ziegelroten oder gelblichen Flecken, auch wohl mit frischen Hämorrhagieen besetzt. Die Veränderungen beruhen wesentlich

auf der Erweiterung der Kapillaren, die schlingenartig in die Alveolen vorragen; das Blutpigment, von dem die braune Farbe herrührt, liegt in weißen Blutkörperchen in den Alveolen oder im Gewebe der Alveolenwand. Die pigmenthaltigen Zellen (Herzfehlerzellen) sind oft im Auswurf mikroskopisch nachweisbar und ergeben die Diagnose, da die Atemnot und das zuweilen vorhandene scharfe, puerile Atemgeräusch nicht charakteristisch sind. Stauungshyperämie der unteren Lungenteile findet sich oft bei Bettlägerigen mit schwacher Herzthätigkeit und führt oft zu Atelektase (§ 35) und Bronchopneumonie (§ 38), die durch häufigen Lagewechsel und Herzanregung verhütet werden müssen.

2. Embolieen. Die Verstopfung von Lungenarterien durch Emboli aus dem Herzen (Endokarditis u. s. w.) oder aus Thromben der Bein- oder Beckenvenen bewirkt namentlich bei von vornherein geschwächter Zirkulation, wo die kollaterale Blutversorgung ungenügend ist, hämorrhagischen Infarkt, d. h. umschriebene Blutherde, die meist wallnußgroß sind, zuweilen den größten Teil eines Lungenlappens einnehmen und bei peripherem Sitz keilförmig sind, mit der Basis auf der Pleura; enthalten die Emboli Entzündungserreger (bei ulzeröser Endokarditis, eitriger Phlebitis u. s. w.), so entstehen embolische Abszesse oder Brandherde. Nach Zertrümmerungen von Knochenmark bei Frakturen, Operationen u. s. w. kommt es oft zur Anfüllung ausgedehnter Kapillarbezirke mit Fetttröpfchen (Fettembolieen). Alle embolischen Vorgänge können durch Verkleinerung der Atmungsfläche tödlich enden, die infektiösen bieten daneben noch ihre Gefahren. Embolie des Hauptstamms oder eines großen Astes der Lungenarterie kann augenblicklichen Tod bewirken. Beim hämorrhagischen Infarkt tritt plötzlich blutiger Auswurf auf, der meist mehrere Tage anhält, daneben finden sich plötzliche Atemnot, zuweilen Seitenstechen, in manchen Fällen örtliche Dämpfung mit Bronchialatmen, Rasseln, auch pleuritischem Reiben. Besonders wichtig ist der Nachweis der ursächlichen Erkrankung. Die Fettembolieen sollen unter den Zeichen des Lungenödems verlaufen.

3. Lungenbrand, Gangraena pulmonum. Die Nekrose von Lungenteilen durch Ernährungstörungen, Embolieen u. dgl. geht oft in Gangrän über, weil die eingeatmete Luft häufig Fäulniserreger mit sich führt; außerdem wird Lungenbrand durch Aspiration von Fremdkörpern, Speichel, Speiseteilen u. s. w.

zumal in der Bewußtlosigkeit, Durchbruch von Geschwüren und Eiterungen der Nachbarorgane, zuweilen durch akute Pneumonie, fötide Bronchitis hervorgerufen. Das Gewebe wird schwarzgrünlich und zerfällt bald in eine übelriechende, nekrotische Fetzen enthaltende Jauche, so daß unregelmäßige Höhlen entstehen. Pneumonie und Pleuritis sind häufige Folgen; beim umschriebenen Brand kommt Abkapselung vor. Das Leiden wird durch die Beschaffenheit des Auswurfs erkannt, der dreischichtig und höchst übelriechend ist wie bei fötider Bronchitis (§ 28), aber zum Unterschiede davon elastische Fasern und andere Gewebsfetzen enthält. Der physikalische Befund wechselt mit der Größe und Lage der Herde, dem Vorwiegen von Infiltration oder Höhlenbildung, dem Eintreten von Pleuritis oder Pneumothorax. Meist verläuft die Krankheit mit Schüttelfrösten und hohem, unregelmäßigem Fieber, starken Schweißen, Appetitlosigkeit, Delirien, Herzschwäche, oft mit Hämoptysis; andere Fälle sind von vornherein mehr schleichend und können nach monatelanger Dauer in relative Genesung übergehen. Die *Behandlung* ist dieselbe wie bei der fötiden Bronchitis (§ 28). Bei oberflächlicher Lage kann chirurgische Behandlung, Eröffnung und Desinfektion des Brandherdes in Frage kommen.

§ 37. **Staublunge, Pneumonokoniosis.**

Die bei den meisten Städtebewohnern vorhandene schwarze Pigmentierung der Lungen ist nicht als krankhaft zu betrachten, dagegen kommen bei zahlreichen Gewerben wirkliche Staubinhalationskrankheiten vor. Nach der Art des Staubes unterscheidet man Anthrakosis (Kohlenlunge, bei Bergleuten, Heizern, Schornsteinfegern), Chalikosis (Steinhauerlunge, bei Stein- und Glasschleifern, Steinhauern, Porzellanarbeitern), Siderosis (Eisenlunge, bei Feilenhauern, Eisenpolierern, Schleifern), Tabakosis (bei Tabakarbeitern) u. s. w. Die Staubmassen werden durch das Flimmerepithel und durch Husten nicht entfernt, sondern gelangen durch Aspiration in die Alveolen. Hier werden sie teils von weißen Blutkörperchen, teils direkt von den Epithellücken und Saftkanälchen aufgenommen, gelangen in die größeren Lymphbahnen und erfüllen schließlich die Scheidewände der Alveolen. Scharfspitzige Staubarten können auch mit Verletzung der Epithelien in die Alveolarwände eindringen. Je nach den mechanisch und chemisch reizenden Eigenschaften des Staubes kommt es zu Infiltration der Umgebung mit Ausgang in narbige Schrumpfung (indurierende Lobulärpneumonie), peribronchiale, perivaskuläre oder subpleurale Schwielen. In den Lymphbahnen und Drüsen und an der Pleura bilden sich kleine, anfangs zellreiche, später fibröse Knötchen. — Klinisch sind zunächst nur die begleitende chronische Bronchitis oder ein Lungenemphysem, weiterhin die sehr häufig hinzutretende chronische Tuberkulose nachweisbar. Der Staubgehalt des Auswurfs kann zuweilen zur Diagnose führen. Die Verhütung besteht in den gewerbehygienischen Maßregeln, die Behandlung richtet sich auf die begleitenden Krankheiten.

§ 38. Katarrhalische (lobuläre) Pneumonie, Bronchopneumonie.

Anatomie und Ursachen. Die katarrhalische Pneumonie entwickelt sich stets sekundär aus Bronchitis und zwar so, daß mangelhaft ausgehustetes Bronchialsekret, bei Schwerkranken und Bewußtlosen auch Speichel, Mundepithelien, Speisereste u. dgl. in die Bronchialen und Alveolen aspiriert werden (Aspirations- und Schluckpneumonie); Kinder und Greise erkranken am häufigsten. Gewöhnlich bilden sich zunächst in einem oder mehreren Lobulis zerstreute Herde, die weiterhin zu größeren, selbst lobären Herden zusammenfließen können. Besonders oft entsteht katarrhalische Pneumonie bei Masern, Keuchhusten, Abdominaltyphus, Influenza, ferner bei Lungentuberkulose und aus Atelektase (§ 35) und Stauungshyperämie (§ 36), neuerdings ist sie öfters nach Äthernarkosen beobachtet, wohl ebenfalls durch verschlucktes Mundsekret. Den verschiedenen Ursachen entsprechend findet man auch verschiedene Spaltpilzarten, am häufigsten Streptokokken. Das Exsudat besteht gewöhnlich aus Schleim, Serum, Epithelien und Eiterkörperchen und zeigt keine Neigung zum Gerinnen. Die chronische katarrhalische Pneumonie gehört stets der Tuberkulose an.

Erscheinungen und Verlauf. Bei ganz akuter Entwickelung giebt die katarrhalische Pneumonie nur das Bild der akuten Bronchitis, nur zuweilen durch leichte Schallveränderungen und Bronchialatmen über den befallenen Teilen verstärkt. Im Verlauf der genannten Krankheiten erwecken vermehrte Atemnot, bläuliches Aussehen und steigendes Fieber (ca. 40°) den Verdacht auf katarrhalische Pneumonie, erwiesen wird die Infiltration erst durch das Auftreten von Bronchialatmen und klingendem Rasseln an einzelnen Stellen, während im übrigen die gewöhnlichen Rasselgeräusche der Bronchitis bestehen. Wenn zahlreiche oberflächliche

Herde zusammenfließen, tritt tympanitischer und weiterhin gedämpfter Perkussionschall ein, bei Kindern namentlich in symmetrischen Längsstreifen neben der Wirbelsäule (Streifenpneumonie). Oft führt das Leiden unter CHEYNE-STOKESschem Atmen, Benommenheit und Herzschwäche zum Tode, doch kann auch nach vier oder mehr Wochen Heilung eintreten. Sehr oft gesellt sich bei chronischem Verlauf Tuberkulose hinzu, zuweilen erfolgt Übergang in Eiterung oder Gangrän. Häufig besteht neben der katarrhalischen Pneumonie trockne Pleuritis, seltener seröse oder eitrige.

Behandlung. Neben rechtzeitiger kräftigender Ernährung kann eine geeignete Behandlung der Bronchitis in zahlreichen Fällen die Entwicklung der katarrhalischen Pneumonie verhindern. Dahin gehören besonders der häufige Lagewechsel und die Anregung der Atmung durch 1—4stündlich erneute nasse Einwickelungen der Brust oder des ganzen Körpers und Bäder mit oder ohne Übergießungen. Von Arzneimitteln sind besonders die anregenden Expektorantien, Senega (R. 88), Liq. Ammon. anis. (R. 6), Tct. Opii benz. (R. 64 d) und Kampher (R. 20) angezeigt.

§ 39. Genuine Lungenentzündung, krupöse (lobäre) Pneumonie, Pneumonia fibrinosa.

Anatomie. Die krupöse Lungenentzündung besteht in einer Verstopfung der Alveolen meist eines ganzen Lappens durch gerinnendes Exsudat; oft sind auch die feineren Bronchien durch Fibrinpfröpfe verschlossen. Man unterscheidet dabei anatomisch drei Stadien. In dem der Anschoppung findet man Ausdehnung der Alveolenkapillaren, rote und weiße Blutkörperchen und gequollene Epithelien in den Alveolen; der erkrankte Lungenteil ist geschwollen, derb, dunkelrot, teigig, weniger lufthaltig. Im Stadium der roten Hepatisation hat ein fibrin- und zellenreiches Exsudat die Luft völlig verdrängt, die Lunge ähnelt dem normalen Lebergewebe; die Schnittfläche erscheint fein granuliert und läßt zähe, trübe Flüssigkeit abfließen. Die Alveolarsepta sind ödematös geschwollen. Nun erfolgt ein allmählicher Übergang in das dritte Stadium, das der grauen oder gelben Hepatisation. Das Exsudat, dessen Zellen körnig getrübt werden, wird starr und drückt die Blutgefäße zusammen, daher der Übergang der Farbe von rot in grau und schließlich infolge fettiger Entartung des Exsudats in gelb. Die Festigkeit wird allmählich geringer, das Exsudat verflüssigt sich immer mehr und wird endlich aufgesogen. In selteneren Fällen tritt statt der körnigen und fettigen Umwandlung Abszeßbildung oder Brand ein; zuweilen ist das Exsudat blutreich. Neben der geschilderten Entzündung besteht meist in den nicht befallenen Teilen Bronchitis, Hyperämie, ausgleichendes Emphysem; stets findet sich trockene Pleuritis auf dem erkrankten Lappen, seltener eitrige Pleuritis.

Ursachen. Die krupöse Pneumonie tritt entweder primär, genuin, oder im Anschluß an Typhus, Pocken, Influenza u. s. w. auf. Während es sich in diesen Fällen wahrscheinlich um Ansiedlung dieser Krankheitserreger in der Lunge handelt, zuweilen mit Überwiegen der Zellenauswanderung und Zurücktreten der Fibrinbildung (Zellige Pneumonie, FINKLER), ist die genuine Pneumonie eine selbständige Infektionskrankheit, die meist auf dem Eindringen eines lanzettförmigen Doppelbazillus (A. FRÄNKEL) beruht. Er findet sich allerdings zuweilen auch in der Mundhöhle Gesunder, ist also nicht immer gleich virulent oder bedarf noch einer besonderen Disposition, um die Pneumonie zu erregen. In anderen Fällen finden sich Streptokokken oder die von FRIEDLÄNDER beschriebenen Kapselkokken (Fig. 14), ohne daß man aus dem Krankheitverlauf einen Anhalt dafür hätte. Die Infektion wird in manchen Fällen durch Erkältung oder durch Trauma gefördert; zuweilen tritt die Krankheit endemisch oder in zeitweiliger Häufung (bei starken Luftdruckschwankungen, im Frühjahr oder Herbst u. s. w.) auf; sie kommt in jedem Lebensalter vor.

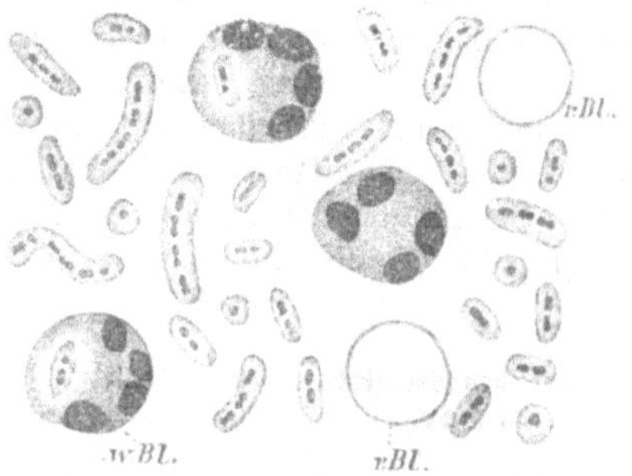

Fig. 14. Kapselkokken aus pneumonischem Exsudat vom Menschen. Nach BAUMGARTEN. Vergr. ca. 1500 : 1.

Erscheinungen und Verlauf. Die Pneumonie äußert sich durch schmerzhaften Husten, Seitenstechen (infolge der Pleuritis, daher bei zentraler Pneumonie fehlend) und Atemnot. Der Auswurf ist oft kennzeichnend: zäher, klebriger, innig mit Blut gemischter Schleim, der je nach dem Blutgehalt blutig, rostfarben oder gelblich erscheint; selten ist er grasgrün, am seltensten fehlt er ganz, namentlich bei Greisen, Kindern und Säufern. Zuweilen zeigen sich, wenn er in Wasser entleert wird, verästelte Ausgüsse feinerer Bronchien. Der erkrankte Teil bleibt bei der Atmung zurück, die Atmung ist angestrengt und beschleunigt. Die Perkussion ergiebt anfangs wenig veränderten oder infolge der Elastizitätabnahme tympanitischen Schall, im zweiten Stadium, das meist am zweiten oder dritten Tage beginnt, Dämpfung, aber nie so leeren Schall, wie über großen Pleuraexsudaten, im dritten Stadium wieder helleren oder tympanitischen Schall. Die Auskultation läßt im Anfang als Zeichen der Bronchitis gröberes und feineres feuchtes Rasseln, daneben häufig das beim Auseinanderweichen verklebter Alveolen- und Bronchiolenwände entstehende inspiratorische Knisterrasseln (Zellenknistern) hören. Im zweiten

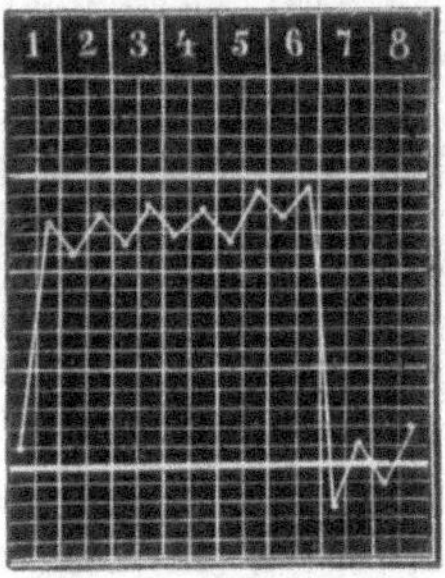

Fig. 15. **Febris continua bei krupöser Pneumonie mit Krisis am siebenten Tage.**

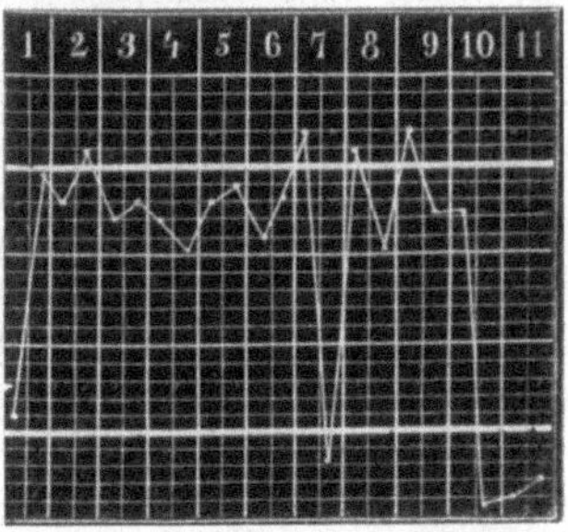

Fig. 16. **Febris continua bei krupöser Pneumonie mit Pseudokrisis am siebenten Tage.**

Stadium ist Bronchialatmen mit verschieden reichlichen, stets klingenden Rasselgeräuschen hörbar, im dritten finden sich wieder die Erscheinungen des ersten, namentlich auch das Knisterrasseln, hier *crepitatio redux* genannt. Der Stimmfremitus ist oft verstärkt. Die Pleuritis bekundet sich häufig durch Reibegeräusche.— Während die genannten Symptome allen krupösen Pneumonieen gemeinsam sind, beginnt die genuine Pneumonie meist mit heftigem Schüttelfrost und schnell bis 40° und höher ansteigendem Fieber. Nur selten gehen dem Frost allgemeine Erkrankungsgefühle vorher. Das Fieber hält gleichmäßig oder leicht remittierend meist fünf bis sieben Tage an und fällt dann in einer Krisis, meist innerhalb einer Nacht, unter die Norm, auf 36° und 35°, herab (Fig. 15 und 16). Zugleich sinkt der Puls von 80—100 auf 40—50 Schläge. Selten tritt die Entfieberung schon nach zwei oder erst nach neun und mehr Tagen auf. Zuweilen kommt vorher ein vorübergehender Abfall (Pseudokrisis) vor. Mit dem dauernden Fieberabfall ist oft ein völliges Genesungsgefühl verbunden, während die Lungenveränderungen noch das dritte Stadium zu durchlaufen haben und der normale Befund erst nach weiteren fünf bis sechs Tagen wiedererscheint.

Häufig verläuft die Fieberkurve nicht so regelmäßig, und zwar sind diese Fälle, wohl infolge schwerer Toxinvergiftung, oft durch Herzschwäche und schwere Störung des Allgemeinbefindens ausgezeichnet (asthenische oder typhöse Pneumonie). Während die typischen Fälle überwiegend einen ganzen Unterlappen, meist den rechten befallen, haben die weniger typischen häufig, wenigstens zunächst, einen zentralen Sitz, der den physikalischen Nachweis stört (hier ist die Beschaffenheit des Auswurfs wichtig), oder sie ergreifen einen der Oberlappen oder den rechten Mittellappen; auch gleichzeitige Erkrankung von zwei oder mehr Lappen oder Fortschreiten der Entzündung von einem Lappen auf den andern kommt vor *(Pneumonia migrans)*.

Gewöhnliche Begleiter der Pneumonie sind Herpes labialis, Appetitverlust, Verstopfung, Delirien (durch die Toxine bewirkt), selten finden sich Albuminurie, Ikterus (biliöse Pneumonie), Endokarditis, eitrige Perikarditis und Meningitis. Bei Kindern tritt an die Stelle des initialen Schüttelfrostes häufig ein ein- oder mehrmaliges Erbrechen, der Auswurf wird nicht nach außen befördert; oft treten Benommenheit und Krämpfe gegenüber den Lungenerscheinungen so hervor, daß man von Gehirnpneumonie sprechen kann. Bei Alkoholisten entwickelt sich gewöhnlich schon im frühen Beginn der Pneumonie das *Delirium tremens*.[1] Bei Greisen sind oft Schwäche und Appetitlosigkeit die einzigen subjektiven Zeichen der Pneumonie.

Zuweilen gesellt sich zur Pneumonie ein seröses, seltener ein eitriges Pleuraexsudat. Die größere Leere des Perkussionschalles, die Verminderung oder Aufhebung des Atemgeräusches und des Stimmfremitus ermöglichen die Erkennung. Nur wenn die Bronchien des entzündeten Lungenteiles vollkommen durch Sekret verstopft sind, kann dadurch ein Exsudat vorgetäuscht werden; hier kann nicht selten nur die stets ungefährliche Probepunktion entscheiden. Die größte Sorgfalt ist von vornherein

---

[1] Vgl. des Verfassers Kompendium der Psychiatrie, Leipzig 1894. S. 136.

der Herzthätigkeit zuzuwenden, weil die Prognose bei der Pneumonie hauptsächlich auf dem Verhalten der Herzkraft beruht. Die Oligämie durch das reiche Exsudat schädigt die Ernährung des Herzens direkt (Bollinger), während die Störung des Lungenkreislaufs hohe Ansprüche an seine Leistungen stellt. Schwäche und Unregelmäßigkeit des Pulses, zumal bei sehr hoher Frequenz (140 und darüber), sind sehr bedenkliche Zeichen.

Ungünstige Ausgänge der Pneumonie sind außer dem tödlichen Verlauf der Übergang in Eiterung, Brand oder Schrumpfung. Nur selten schließt sich Tuberkulose an. Bei verzögertem, zwei bis drei Wochen und länger dauerndem Ablauf, wo in der fieberfreien Zeit die physikalischen Erscheinungen bestehen bleiben, oder wo nach einem fieberlosen Zeitraum von neuem Fieber auftritt, bildet sich nicht selten eine deutliche Lungenschrumpfung aus. Sie kann mit der Zeit in Heilung übergehen, in anderen Fällen bleibt sie bestehen (Lungeninduration mit fibröser Verdickung der Septa, des interlobulären und sublobulären Bindegewebes).

Prognose. Die Vorhersage der krupösen Pneumonie richtet sich, wie gesagt, vor allem nach dem Verhalten des Herzens; sie ist daher im allgemeinen günstig bei gesunden Kindern und Erwachsenen, zweifelhaft bei Greisen, ungünstig bei Alkoholismus, Herzfehlern, Lungenemphysem, Nephritis. Pleuritis und Perikarditis mit Erguß sind bedenkliche Nebenkrankheiten. Wandernde und asthenische Pneumonie geben allgemein eine schlechtere Prognose.

Behandlung. Die gewöhnliche krupöse Pneumonie bedarf außer Bettruhe keiner besonderen Behandlung. Tart. stibiatus (R. 97) und Jodkalium (R. 52) werden viel empfohlen, ihre Wirkung wird aber bestritten. Nötig ist kräftige, aber leicht verdauliche Nahrung: Milch, Eier, Fleischsaft und genügende Flüssigkeitzufuhr. Gegen den atmungbehindernden Schmerz sind örtlich Eisbeutel, Priessnitzsche Umschläge, geringe Morphiumeinspritzungen anzuwenden. Bei ungenügender Atmung und bei Benommenheit und Unruhe sind Bäder oder Halbbäder von 30—33° C. mehrmals täglich oder mehrstündige nasse Einpackungen des ganzen Körpers von vorzüglicher Wirkung. Fiebermittel sind im ganzen entbehrlich. Hat man Grund, die hohen Temperaturen zu fürchten, so giebt man am besten Chinin. hydrochl. (1,0—2,0 pro dosi in Kapseln); Antipyrin (R. 9) und Acetanilid (R. 1) bewirken zuweilen Kollaps. Bei Alkoholisten sind bei der Schlaflosigkeit, die das Delirium tremens einleitet, Bäder und Opium (R. 64 a) zu geben, der früher für unentbehrlich gehaltene Alkohol wird dadurch überflüssig. Sobald Zeichen von Herzschwäche eintreten, sind den lauen Bädern kalte Übergießungen hinzuzufügen und Reizmittel zu geben (Wein, Kaffee, Kampher R. 20, Koffein R. 31). Bei verzögerter Lösung empfiehlt sich Jodkalium, 2—5 g pro die. Die Nebenkrankheiten sind nach den allgemeinen Regeln zu behandeln.

§ 40. Lungenschwindsucht, Tuberculosis pulmonum, Phthisis bacillaris.

Ursachen. Die Lungenschwindsucht, Lungentuberkulose, bazilläre Phthise u. s. w. wird durch den von Robert Koch 1881 entdeckten Tuberkelbazillus hervorgerufen. Die Infektion wird durch ererbte oder erworbene Disposition gefördert. Die ererbte Anlage verrät sich oft durch den sog. phthisischen Habitus, schlanken Bau, flache Brust, zarte Hautfarbe, Neigung zu Herzklopfen und Blutwallungen, aber auch durchaus Kräftige können der immer wiederholten Infektion beim Zusammenleben mit tuberkulösen Angehörigen erliegen. Die plazentare Vererbung, die Infektion des Foetus durch die Mutter, ist viel seltener. Erworben wird die Disposition für Tuberkulose durch schwächende Einflüsse aller Art, obenan durch ungenügende Körperbewegung im Freien und mangelhaften Genuß frischer Luft, dann durch unzweckmäßige Ernährung, Überanstrengung, anhaltende Gemütsdepression, Anämie und Chlorose, Puerperium, Alkoholismus, Diabetes, Pulmonalstenose. Besonders gefährlich ist das Zusammenwirken mehrerer von diesen Schädlichkeiten, wie es zumal in Strafanstalten, Klöstern, Fabriken u. dgl. vorkommt; hier bedingt die Lungenschwindsucht oft 30—60 $^0/_0$ der Todesfälle, in der Gesamtsterblichkeit etwa 15 $^0/_0$. Die Zahl der Lungentuberkulösen in Deutschland hat Dettweiler glaubhaft auf 1 200 000 geschätzt. Die Mehrzahl der Erkrankungen liegt vom 18.—30. Jahre, doch bietet kein Alter völligen Schutz. Erkrankungen und Reizungen der Atmungsorgane (Masern, Keuchhusten, Pleuritis, Staublunge) können zweifellos eine örtliche Disposition hervorrufen, wenn es sich auch bei vielen derartigen Fällen um das Deutlichwerden einer bis dahin latenten Tuberkulose (z. B. der Bronchial- oder Mediastinallymphdrüsen) handelt. Während bei Kindern die Bazillen meist zuerst in den Darm einwandern, und zwar am häufigsten mit der Milch tuberkulöser (perlsüchtiger) Kühe, werden bei Erwachsenen in den allermeisten

Fällen die Bazillen in die Lunge eingeatmet. Die Lungenspitzen haben, weil sie bei der Einatmung vom Brustkorbe nicht mit gehoben werden, eine geringere Thätigkeit, wodurch die Ansiedlung der Bazillen begünstigt werden mag; bei starken Hustenstößen werden sie unter ihrer nachgiebigen Wandung ausgedehnt, so daß ihr Sekret mangelhaft entleert und geradezu solches aus anderen Lungenteilen in sie hineingetrieben werden kann. Selten erfolgt die Infektion von kleinen Verletzungen der Haut aus (mit sekundärer Tuberkulose der Lymphdrüsen). Die Quelle für den Infektionsträger ist in den meisten Fällen der am Fußboden, in der Wäsche u. s. w. vertrocknete und dann staubförmig in die Luft gelangte Auswurf von Tuberkulösen.

Anatomie. Die eingeatmeten Tuberkelbazillen siedeln sich zunächst in einzelnen kleinen Herden in den Bronchiolen und Alveolen an und erregen dadurch eine lobuläre Pneumonie mit Bildung eines Exsudats, das abgestoßene Epithelien, weiße und rote Blutkörperchen enthält. Durch die Saftspalten am Übergang der Bronchiolen in die Alveolen gelangen die Bazillen in das interlobuläre, perivaskuläre und peribronchiale Bindegewebe, wo nun eine kleinzellige Infiltration um die zu epithelioiden und Riesenzellen ausgewachsenen Gewebszellen, die typische tuberkulöse Neubildung, der Tuberkel, entsteht. An der bezeichneten Aufnahmestelle in die Lymphbahnen entwickeln sich je einem Lobulus entsprechend Gruppen von kleinen grauweißen Knötchen, die die Bronchiolen ringförmig umgeben (tuberkulöse Peribronchitis); seltener pflanzt sich die Entzündung direkt durch die Bronchienwand fort. Übrigens können sich nicht nur in den Fällen, wo die Bazillen bei plazentarer Vererbung oder nach primärer Tuberkulose der Drüsen, Knochen u. s. w. aus der Blutbahn in die Lunge gelangen, sondern auch bei primärer Inhalationstuberkulose der Lungen die ersten Veränderungen auch (anstatt in den Alveolen) im interstitiellen Gewebe abspielen, indem sich die sofort vom Gewebe aufgenommenen Bazillen erst dort vermehren. Die Form der Gewebsveränderung ist dabei dieselbe, ebenso der weitere Verlauf. Sowohl die dem Auge wahrnehmbaren hirsekorngroßen (miliaren) Tuberkel, wie die durch Verschmelzung mehrerer solcher entstandenen tuberkulösen Infiltrate gehen bei dem Gefäßmangel der Neubildung und unter dem Einfluß der Bazillenprodukte durch eine Art von Koagulationsnekrose, durch Verkäsung zu Grunde. Die käsigen Partieen können verkalken und schwielig eingekapselt werden (relative

Heilung), in ungünstigen Fällen aber gehen sie in Erweichung und Zerfall über. Die zerfallenden Massen gelangen in die Bronchien, und so wird durch weitere Inhalation die Infektion immer weiter durch die Lungen verbreitet; der geschwürige Zerfall der Bronchien- und Alveolenwände führt zur Bildung unregelmäßiger, mehr und mehr zusammenfließender Hohlräume (Kavernen, *Vomicae*). Zum Teil nehmen sie ihren Ausgang von Bronchiektasieen, die in Lungen mit ausgesäter Pneumonie sehr bald entstehen. Auch die Kavernen können durch feste Schwielenbildung von der Umgebung abgegrenzt werden; bei größerer Ausdehnung ist die Schwielenbildung mit erheblicher Schrumpfung der befallenen Lunge verbunden. Die Eröffnung von Gefäßen durch die käsigen Zerfallvorgänge ist die häufigere Ursache der Lungenblutungen bei der Tuberkulose, doch können auch die Schrumpfungsvorgänge der Heilung Blutungen hervorrufen. — Neben den tuberkulösen Veränderungen entstehen sehr oft und in allen Stadien des Verlaufs atelektatische Verdichtungen und durch Sekundärinfektion mit Streptokokken katarrhalische und (seltener) krupöse Pneumonieen. Das pneumonische Exsudat ist bald schleimig-gallertig (gelatinöse Infiltration Laennecs), bald rein fibrinös, in anderen Fällen besteht es vorzugsweise aus abgestoßenen Alveolenepithelien (Desquamativpneumonie Buhls). Regelmäßig ist auch die Pleura beteiligt, entweder durch Schwielenbildung oder durch seröse, eitrige oder hämorrhagische Ergüsse oder endlich in der Form des Pneumothorax. Durch Übergang auf die Venen kommt es zu embolischer Verbreitung der Tuberkulose auf begrenzte Lungenteile oder auf beliebige entfernte Organe (allgemeine Miliartuberkulose, s. u.). Je nach der Schwere der Infektion und der Widerstandskraft des Lungengewebes überwiegen der Zerfall oder die Schrumpfungen und Schwielenbildungen, die einen mehr chronischen Verlauf und relative Heilung bedingen können.

Erscheinungen und Verlauf. Die Lungenschwindsucht beginnt fast immer schleichend. Gewöhnlich stellt sich bald Husten ein, der zunächst in trocknem „Anstoßen" besteht, bald aber auch Auswurf zu Tage fördert. Auch Schmerzen auf der Brust, zwischen den Schulterblättern oder in den Seiten treten meist bald hervor. In anderen Fällen sind die Lungenerscheinungen ganz unbedeutend, dagegen finden sich Mattigkeit, Blässe, Kurzatmigkeit, Herzklopfen, Appetitmangel, Abmagerung und ähnliche Erscheinungen, die den Verdacht auf Chlorose oder Magenkatarrh erwecken. Wenn derartige Erscheinungen bei Leuten auftreten, die den phthisischen Habitus zeigen oder an skrophulösen Lymphdrüsen-, Augen- oder Ohrenkrankheiten gelitten haben, oder in deren Familie Fälle von Tuberkulose vorgekommen sind, ist eine sorgfältige Untersuchung der Lungen doppelt nötig. Häufig aber entwickelt sich die Lungenschwindsucht auch bei anscheinend vollkommen Kräftigen und Gesunden, manchmal ohne bekannten Anlaß. Nicht selten treten die Erscheinungen ziemlich plötzlich nach einer stärkeren Erkältung, einem kalten Trunk, einer Suppressio mensium hervor, andere Male bewirkt eine Überanstrengung eine Lungenblutung, woran sich dann die Erscheinungen der Lungenschwindsucht anschließen. In allen Fällen handelt es sich wohl stets nur um eine akute Verschlimmerung der unbemerkt bereits bestehenden Tuberkulose. — Zuweilen wird der Husten von den Kranken gar nicht beachtet und in gutem Glauben in Abrede gestellt, während auf die Aufforderung, bei jedem Räuspern ein Spuckglas zu benutzen, im Laufe des Tages ein nicht unbedeutender Auswurf zu Tage gefördert wird. Manchmal ist eine plötzliche Heiserkeit, das erste dem Kranken auffallende Symptom, bereits das Zeichen einer sekundären Kehlkopftuberkulose. Frühe objektive Erscheinungen von häufigem Vorkommen sind Störungen des Blutumlaufs (beschleunigter Puls bei normaler Körperwärme, Herzklopfen, „hektische“ umschriebene Wangenröte) und abendliche Temperatursteigerungen. Diese sind in den schleichend beginnenden Fällen gewöhnlich gering, in anderen von vornherein so erheblich, daß sie den Verdacht auf Typhus erwecken können. Gleichmäßig anhaltendes hohes Fieber entspricht einem schweren, fortschreitenden Verlauf, hohe Abendtemperaturen bei starken Morgennachlässen (hektisches Fieber) finden sich besonders in späterer Zeit als Zeichen der Ansiedlung von Streptokokken, geringe remittierende unregelmäßige Fiebergrade begleiten den chronischen Verlauf. Bei anhaltender *Febris continua* hohen Grades kann die Tuberkulose in wenigen Monaten zum Tode führen (*Phthisis florida*, galoppierende Schwindsucht), während die Phthisen mit geringem oder zeitweise ganz fehlendem Fieber viele Jahre hindurch dauern oder nach kürzerer oder längerer Zeit in Heilung übergehen können. Stets ist bei chronischem Verlauf eine Steigerung des Fiebers beachtenswert weil dadurch ein frischer Nachschub der Krankheit, wenn nicht gar ein schneller galoppierender Ablauf eingeleitet wird. Neben Husten, Pulsbeschleunigung und Fieber ist die Abmagerung eine wesentliche

Erscheinung. Das Verhalten des Körpergewichts bei regelmäßigen Wägungen giebt eine brauchbare Grundlage für die Beurteilung des fortschreitenden oder stehenbleibenden Lungenprozesses; Zunahme des Gewichts, wo sie nicht etwa durch Ödem u. dgl. bedingt wird, ist ein wichtiges Zeichen der Besserung. — Die Abmagerung wird noch durch die bei Phthisikern sehr gewöhnliche Verminderung des Appetits, durch die auch mit den leichteren Fiebergraden einhergehenden nächtlichen Schweiße, durch Diarrhöen infolge von Darmkatarrhen oder tuberkulösen Darmgeschwüren, endlich durch die recht häufigen Lungenblutungen bedingt. Die fast immer eintretende Blutarmut giebt dem Kranken eine blasse, gewöhnlich schmutziggraue Gesichtsfarbe und ist neben der Beeinträchtigung des Atmungsorgans ein Grund für die Atemnot, die fast alle Phthisiker bei körperlichen Anstrengungen empfinden. — Während der Husten anfangs, wie erwähnt, kaum bemerkbar sein kann, steht er weiterhin meist im Vordergrunde der Erscheinungen. Er erfolgt oft in langdauernden, schmerzhaften und erschöpfenden Anfällen, besonders nachts, abends oder morgens, zuweilen unter Erbrechen. Der Auswurf ist meist reichlich und schleimigeitrig wie bei der gewöhnlichen Bronchitis, sehr oft aber insofern einigermaßen kennzeichnend, als die eitrigen Teile münzenförmig oder geballt zusammenhalten und nur äußerlich von Schleim umzogen sind. Sehr häufig ist ihm Blut in Streifenform beigemischt, oder es wird schaumiges, hellrotes, flüssiges Blut in wechselnder Menge, von $^1/_2$ Eßlöffel bis zu 1 Liter, ausgehustet (Hämoptysis, Blutsturz). Die Bedeutung der Lungenblutungen ist ganz verschieden, je nachdem sie als Zeichen des Zerfalls und der Höhlenbildung auftreten oder bei Heilungsvorgängen durch die Schrumpfung des Lungengewebes hervorgerufen werden. Sie entstehen zuweilen ohne erkennbaren Anlaß, häufiger nach einem schweren Hustenanfall, nach körperlicher Anstrengung oder bei heftiger Gemütsbewegung. Gewöhnlich hält der Blutauswurf mehrere Tage an, in manchen Fällen kehrt er sehr häufig wieder, aber nur selten führt er direkt zum Tode. Dagegen trägt die Aspiration des bazillenhaltigem Auswurf gemischten Blutes gewöhnlich die Infektion in andere Lungenteile weiter. Die Kranken selbst werden durch die Lungenblutung oft viel weniger erschreckt als ihre Umgebung. Überhaupt bewahrt der Phthisiker sehr häufig bis zuletzt eine vollkommene Sorglosigkeit gegenüber seinem Leiden.

Für die Erkennung der Lungenschwindsucht sind vor allem der physikalische Befund und der Nachweis von Tuberkelbazillen im Auswurf maßgebend (s. u.). Der diagnostische Wert des Tuberkulins ist ziemlich gering. Die Inspektion des Thorax ergiebt in den allermeisten Fällen einen langen, flachen Brustkorb mit vorspringenden Schlüsselbeinen und Schulterblättern (phthisischer oder paralytischer Thorax); oft sind die Formveränderungen auf der vorzugsweise erkrankten Seite mehr ausgesprochen. Die Perkussion ergiebt entsprechend der gewöhnlichen Lokalisation der Lungentuberkulose die ersten Veränderungen fast immer in den Spitzen. Am besten bestimmt man zuerst die Ausdehnung der Lungenspitzen, indem man mit dem Finger, vom Halse beginnend, vorn und hinten die Grenze zwischen dem leeren Muskel-

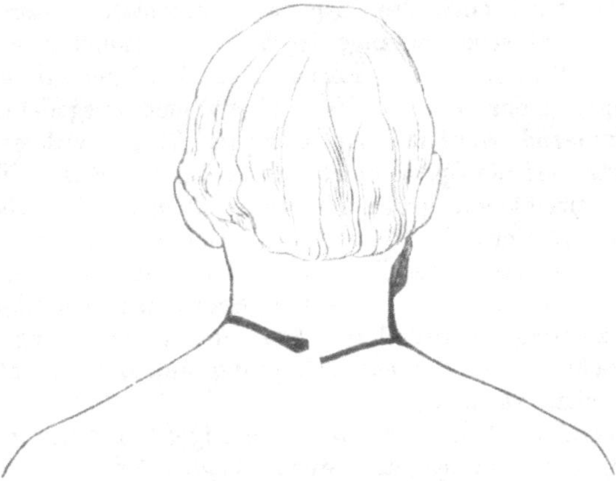

Fig. 17. Normaler Stand der linken, Abflachung der rechten Spitze.

und Knochenschall und dem tympanitischen Schall des Kehlkopfs oben und dem vollen Lungenschall unten feststellt und mit dem Dermatographen oder Blaustift aufzeichnet. Dann vergleicht man, von hinten her den Finger fest in die Oberschlüsselbeingrube einlegend, die einander entsprechenden Gegenden derselben links und rechts auf die Art des Schalles. Während bei Gesunden die Höhenausdehnung der Spitzen auf beiden Seiten vollkommen gleich ist (v. Ziemssen) (vgl. Fig. 1, S. 1), geben kleinere oder größere Infiltrate bei ihrer Rückbildung durch Schrumpfung deutliche Verkleinerung der betreffenden Spitze (vgl. Fig. 17), und zwar bei Vernarbung und Ausheilung in größerem Maße als bei Höhlenbildung. Im ersteren Falle kann im weiteren Verlauf durch Emphysem eine Ausgleichung eintreten. Die Infiltration bedingt je nach ihrem Grade eine geringere oder gröbere Spitzendämpfung, gewöhnlich zunächst in der einen Spitze (worauf der besondere Wert der vergleichenden Perkussion beruht) und anfangs oft mit tympanitischen Beiklang. Bleibt bei wieder zunehmender Spitzenausdehnung der Schall dumpf, so spricht das für das Fortbestehen eines Infektionsherdes, der bei Gelegenheit durchbrechen und die Lunge mit seinen Bazillen überschwemmen kann. Die Auskultation ergiebt bei *Phthisis incipiens* zunächst abgeschwächtes und verschärftes Vesikuläratmen, das oft auffallend abgesetzt, sakkadiert, erscheint, weiterhin ist das Atmen unbestimmt, das Exspirium wird verlängert, weiterhin bronchial, und zuletzt wird auch das Inspirium bronchial. Dazu kommen dann Rasselgeräusche, anfangs trocken und zuerst nur als ganz vereinzeltes Knacken oder Giemen nach kräftigen Hustenstößen hörbar, dann mehr feuchte, die bei genügend ausgedehnter Infiltration klingend werden. An mehreren Tagen wahrnehmbares, vollkommen auf die Spitze beschränktes Rasselgeräusch (Spitzenkatarrh) spricht mit großer Wahrscheinlichkeit für Tuberkulose. Im weiteren Verlauf können sich Dämpfungen und Rasselgeräusche über die ganzen Lungen hinziehen, in chronischen Fällen sind häufig auffallende einseitige Schrumpfungserscheinungen, Thoraxeinziehung, verminderte Ausdehnung der Lungengrenzen und Verziehung des Herzens, Dämpfung und Bronchialatmen der kranken Spitze vorhanden.

Lungenhöhlen sind viel schwieriger zu erkennen, als in der Praxis angenommen zu werden pflegt. Nur solche von mindestens Walnußgröße machen „Kavernensymptome". Dazu gehören perkussorisch der Wintrichsche Schallwechsel, wo der Perkussionschall beim Öffnen und Schließen des Mundes, und der Gerhardtsche (Biermersche) Schallwechsel, wo er bei Lageveränderung des Kranken seine Höhe verändert, ferner das Geräusch des gesprungenen Topfes; auskultatorisch lautes, amphorisches Bronchialatmen an ungedämpften Stellen (an gedämpften ist es zweifelhaft, ob es von der Infiltration oder von einer darunter liegenden Höhle herrührt); laute, oft auf Distanz hörbare, klingende großblasige Rasselgeräusche in den Spitzen; endlich das sehr bedeutsame metamorphosierende Atmen: die Inspiration beginnt mit einem scharfen zischenden Geräusch, das plötzlich einem weichen unbestimmten oder bronchialen Atmen oder dumpfen oder klingenden Rasselgeräuschen Platz macht. Alle diese Zeichen kommen aber auch den Bronchiektasieen zu, die sich bei ganz chronischer Phthise zuweilen im Oberlappen bilden. Die Kavernen finden sich vorzugsweise in den chronischen Fällen.

Der sicherste Beweis für das Vorhandensein einer Lungentuberkulose wird durch den Nachweis von Tuberkelbazillen im Auswurf gegeben. Man verreibt eine hirsekorngroße Menge der mehr eitrigen Teile des Auswurfs zwischen zwei Deckgläsern, zieht diese vorsichtig voneinander und zieht die Gläschen (mit der reinen Seite nach unten) dreimal durch eine Spiritusflamme, so daß das Sputum antrocknet. Dann legt man die Gläschen mit der bestrichenen Seite auf die in einem Schälchen befindliche Ziehl-Neelsensche Karbolfuchsinlösung (R. 110 a), erhitzt diese über der Flamme, bis Dämpfe aufsteigen, läßt sie dann 5 Minuten stehen und legt nun die Gläschen für eine Minute auf die Fränkelsche saure Methylenblaulösung (R. 110 b). Nach

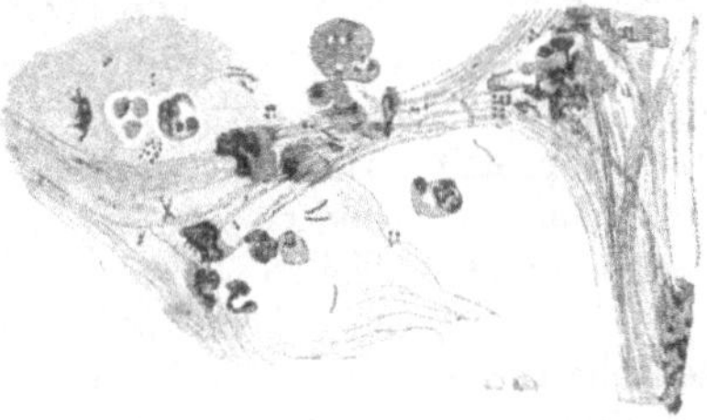

Fig. 18. Tuberkelbazillen.

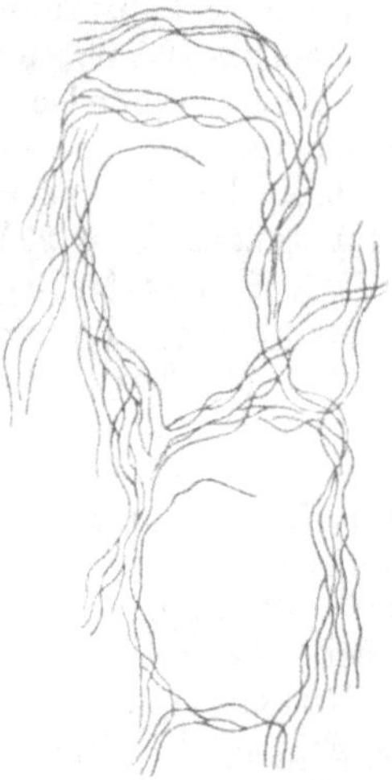

Fig. 19. Elastische Fasern.

kurzem Abspülen in Wasser trocknet man die Präparate und bringt sie mit einem Tropfen Kanadabalsam auf einen Objektträger. Zur Untersuchung genügt gewöhnlich ein gutes Trockensystem mit etwa 400facher Vergrößerung. Die Tuberkelbazillen erscheinen rot, alle anderen Spaltpilze, ferner die Eiterzellen, Epithelien u. s. w. blau (Fig. 18). Sehr reichliche Bazillen sprechen für schnell verlaufende Prozesse, spärliche im allgemeinen für langsameren Verlauf. — Ein anderer mikroskopischer Bestandteil des Auswurfs, die im ungefärbten Präparat nachweisbaren elastischen Fasern (Fig. 19) in der Anordnung der Alveolengrenzen, beweist an sich nur das Vorhandensein zerstörender Vorgänge in der Lunge, spricht aber bei Ausschließung von Lungenbrand und Abszeß für Lungentuberkulose.

Eine häufige Nebenkrankheit der Lungenschwindsucht ist die tuberkulöse Pleuritis (vergl. § 42) mit meist eitrigem oder hämorrhagischem Erguß. Das Fehlen von Streptokokken und von Pneumoniekokken in der durch Probepunktion gewonnenen Flüssigkeit spricht ziemlich sicher für Tuberkulose; Tuberkelbazillen werden darin meist vermißt. Ferner ist die Lungenschwindsucht nicht selten mit Pneumothorax (s. § 43), mit Katarrhen des Magens, mit neuralgischen Schmerzen und multipler Neuritis (§ 155), mit sekundärer Tuberkulose des Kehlkopfs (§ 24), des Darms (§ 95), des Bauchfells (§ 100) u. s. w. oder mit allgemeiner Miliartuberkulose (s. u.) verbunden. Wichtige Folgezustände sind auch die Fettleber und die amyloiden Entartungen der Darmschleimhaut, der Leber, der Milz, der Nieren (s. die einzelnen Organe), der Bronchialdrüsen (s. § 21). Seltener kommen tuberkulöse Perikarditis (§ 8) und Meningitis (§ 177) vor.

Behandlung. Ein spezifisches Heilmittel der Lungenschwindsucht wie überhaupt der Tuberkulose ist noch nicht bekannt. Die Hoffnung, daß ein solches in dem von Robert Koch (1890) dargestellten und empfohlenen Tuberkulin gefunden sei, hat sich nicht erfüllt. Das Tuberkulin, ein aus Tuberkelbazillenkulturen gewonnenes Eiweißderivat (Bazillenprotein oder Stoffwechselprodukt?) ruft allerdings außer allgemeinen Reaktionserscheinungen besondere Veränderungen in tuberkulösen Teilen hervor, aber diese Wirkungen lassen sich nicht genau genug berechnen. Die üblen Folgen, die vielfach beobachtet sind, müssen wohl vorzugsweise einer unrichtigen Anwendung des Mittels zugeschrieben werden. Deshalb halten wir in frischen Fällen, wo der Kräftezustand gut ist, kein hohes Fieber besteht und eine genaue Überwachung des ganzen Verlaufs möglich ist, einen Versuch mit Einspritzungen, zunächst von $^1/_{10}$ mg, dann in dreitägigen Zwischenräumen so langsam steigend, daß nie eine lebhafte Fieberreaktion auftritt, auch jetzt noch für gerechtfertigt.

In jedem Fall von Tuberkulose muß das Hauptgewicht auf die Allgemeinbehandlung gelegt werden, die zahlreiche Fälle von frischer Lungenschwindsucht zur Heilung bringt. Leichtverdauliche, aber kräftige Nahrung, reichlicher Genuß frischer Luft, zumal bei Muskelthätigkeit im Freien, Anregung der Haut- und Lungenthätigkeit durch Bäder, laue Wasser-

oder Salzwasser-Abreibungen u. dgl. sind nicht nur, wenn sie schon in der Kindheit und in der Schule begonnen werden, die besten Vorbeugungsmittel bei tuberkulös Veranlagten (vgl. § 267), sondern auch im Beginn der Krankheit die besten Heilmittel. Sobald Fieber, der Beweis fortschreitender Vorgänge in den Lungen, vorhanden ist, sollen die Kranken sich völlig ruhig halten, etwa den Tag liegend im Freien zubringen. Selbstverständlich müssen sie besonders sorgfältig vor jeder weiteren Schädlichkeit, vor dem Genuß tuberkulöser Milch u. dgl. bewahrt werden; ihr Auswurf ist stets in wassergefüllten Näpfen und Flaschen aufzufangen, auch um sie selbst vor der erneuten Einatmung der verstäubten Bazillen zu schützen. Die Einrichtungen guter Phthisikerheilanstalten, z. B. Falkenstein (Dettweilers Anstalt), Görbersdorf (Römplers Anstalt), Reiboldsgrün, St. Blasien u. s. w., geben darin wesentlich bessere Sicherheit, als die im übrigen höchst schätzenswerten Kurorte. Von diesen eignen sich Reinerz, Salzbrunn, Ems, Lippspringe, Soden, Reichenhall, die Nord- und Ostseebäder und die höher gelegenen Engelberg, St. Moriz besonders für Sommerkuren, während die geschlossenen Anstalten sowie Davos und die Kurorte der Riviera, für Zartere namentlich Algier, Ägypten, Ajaccio und Madeira auch für den Winter empfehlenswert sind. Sehr wichtig sind die Anstalten schon deshalb, weil auch die Unheilbaren dort lernen, hygienisch zu leben, mit ihrem Auswurf vorsichtig umzugehen, unnötige Erkältungsfurcht abzulegen u. s. w. Die an einzelnen Orten bereits eingerichteten Sanatorien für unbemittelte Lungenkranke versprechen auch in dieser Hinsicht viel gutes. Fiebernde Kranke gehören nur in Anstalten; Kranke mit vorgeschrittener Phthise, regelmäßigem, erheblichem Fieber u. s. w. sind am besten zu Hause aufgehoben. Auch hier läßt sich den angegebenen Erfordernissen bei genügender Aufmerksamkeit einigermaßen nachkommen. Am meisten Schwierigkeit macht oft die Ernährung, weil die Kranken appetitlos sind. Wechselnde Zubereitung der Fleisch- und Eierspeisen, Zusatz von Kaffee, Thee oder (mit der nötigen Vorsicht in Bezug auf Alkoholismus!) Kognak zur Milch, Ersatz der gewöhnlichen Milch durch saure oder durch gegorene Milch (Kefir), bei neurasthenischen, fieberlosen Phthisikern auch wohl eine Weir-Mitchellsche Mastkur (vgl. § 207), in späteren Stadien schwere Biere, Wein, Glühwein u. dgl. sind dabei sehr wertvoll.

Für die symptomatische Behandlung kommt vor allem

das Kreosot (R. 54) in Betracht; monatelange Gaben von 1,0 bis 4,0 täglich sind zum Erfolge notwendig und werden meist gut vertragen. In ganz frischen Fällen beeinflußt oft der Arsenik (R. 12) den Gesamtzustand sehr günstig. Auch Kampher ist empfohlen; vier Tage nacheinander je 1,0 Ol. camph. subkutan, dann 10 Tage Pause u. s. w. Gegen das Fieber giebt man zeitweise mit großem Vorteil Acetanilid (R. 1), gegen das Frösteln und die Schweiße laue, nasse Abreibungen, Milch mit Kognak u. dgl., gegen den Husten Quillaya (R. 77), Apomorphin (R. 10 a), Ipekakuanha (R. 49), Kodein (R. 30), in späteren Stadien auch Morphium (R. 57 a), gegen Brustschmerzen Priessnitzsche Umschläge, reizende Einreibungen, gegen die Appetitlosigkeit Salzsäure (R. 2), Tct. Chin. compos. (R. 26 d) u. s. w. Bei Lungenblutungen sind strenge Bettruhe, Vermeiden des Perkutierens u. dgl., Bedeckung der vorderen und oberen Brustgegend mit Eisblasen, Inhalationen von Liq. Ferri sesquichlor. (R. 39 f), subkutane Einspritzungen von Extr. Secal. cornuti (R. 87 b) oder Atropin sulf. (R. 14 c), ein Theelöffel voll Kochsalz und weiterhin Extr. Secalis cornuti innerlich (R. 87 a) die Hauptmittel. Tuberkulöse Herde, die man sicher ganz erreichen kann (Drüsen, Hautgeschwüre, bei Kräftigeren auch Empyeme u. dgl.), entfernt man chirurgisch, schwer zugängliche rührt man am besten möglichst wenig an.

Anhang. Akute allgemeine Miliartuberkulose.

Durch Verwachsung tuberkulöser Neubildungen (Lymphdrüsen, Bronchialdrüsen, Lungeninfiltrate u. s. w.) mit größeren Lymphstämmen oder mit Venen mit nachfolgendem Durchbruch kommt es zuweilen zu plötzlichem, massenhaftem Eindringen von Tuberkelbazillen in die Blutbahn und zu allgemeiner Aussaat von Tuberkeln über die meisten Organe (Lungen, Leber, Milz, Nieren, seröse Häute, Chorioidea, Gehirnhäute u. s. w.). Meist sind die Knötchen miliar, d. h. hirsekorngroß, manchmal etwas kleiner oder größer. Klinisch treten zuweilen die Allgemeinerscheinungen (Mattigkeit, Kopfschmerzen, anhaltend hohes, meist etwas unregelmäßiges Fieber u. dgl.) so in den Vordergrund, daß das Bild eines Abdominaltyphus entsteht, zumal da gewöhnlich Milzschwellung und Zeichen von Bronchitis vorhanden sind. In anderen Fällen treten Lungen- oder auch Meningitiserscheinungen mehr hervor. Fast immer bestehen auffallende Atembeschleunigung, blasses und bläuliches Aussehen und schwerer Kräfteverfall. Nach 2—4 Wochen pflegt der tödliche Ausgang einzutreten, nur einzelne Fälle mit mehr intermittierendem, an Wechselfieber erinnerndem Verlauf ziehen sich über 2—3 Monate hin. Heilungen kommen nicht vor. Die *Behandlung* ist symptomatisch.

§ 41. Geschwülste und Parasiten der Lungen. Krebs, Echinokokkus.

Von den Geschwülsten der Lungen hat nur der Krebs größere praktische Bedeutung. Sonst kommen in seltenen Fällen kleine Lymphome (bei Leukämie und Pseudoleukämie), Chondrome, Sarkome, beide meist sekundär, vor. Auch der Krebs ist meist sekundär und bei allgemeiner Karzinose entstanden. Primär kann ein Zylinderepithelkrebs von den Schleimdrüsen der Bronchialwand aus entstehen, die Zellstränge wuchern in das interlobuläre und interstitielle Gewebe hinein und füllen die Alveolen aus. Die meist weichen, weißlichen Massen folgen als breite Wälle den Verzweigungen des befallenen Bronchus und ersetzen schließlich größere Teile des Lungengewebes. Im Zentrum tritt oft Erweichung ein. Gewöhnlich werden bald die bronchialen Lymphdrüsen und die über dem Schlüsselbein befallen, häufig auch die Pleura. Die Erscheinungen bestehen in Atemnot, Husten, Brustschmerzen, Vortreibung der erkrankten Seite, Dämpfung mit Bronchialatmen u. s. w. Einigermaßen bezeichnend sind der zuweilen eigentümlich himbeergeléeartige (blutige) Auswurf, die Halslymphdrüsenschwellungen und einige Druckerscheinungen, namentlich Venenerweiterungen und Ödem am Halse, am Thorax, im Gesicht u. s. w. Endlich ist die Krebskachexie von Wichtigkeit. Die Behandlung ist rein symptomatisch.

Der Lungenechinokokkus, der bald primär, bald gleichzeitig mit Echinokokkus anderer Organe vorkommt, ist nur selten einer Wahrscheinlichkeitsdiagnose zugänglich und wird meist erst erkannt, wenn Teile seines Inhalts, Tochterblasen, Scoleces oder Häkchen (vgl. § 114), nach Durchbruch in die Bronchien in den Auswurf gelangen. Bei Sitz im Oberlappen wird meist chronische Tuberkulose vorgetäuscht; höchstens kann es auffallen, daß die auskultatorischen Zeichen im Verhältnis zur Stärke der Dämpfung gering sind, daß der Pektoralfremitus fehlt und die Supra- und Infraklavikulargegend nicht eingesunken sind. Auch bei zentralem Sitz kann der hartnäckige, quälende Husten mit schleimig-eitrigem, hin und wieder blutigem Auswurf an Tuberkulose denken lassen, wenn nicht im Auswurf, besonders in den blutigen Teilen, Echinokokkusteile nachgewiesen werden. Bei dem häufigsten Sitz des Echinokokkus in den Unterlappen gleichen die Zeichen meist genau denen des pleuritischen Exsudats; nur die Probepunktion sichert die Diagnose. In zahlreichen Fällen erfolgt nach Entleerung des Echinokokkus (oft Tausende von Blasen) durch die Bronchien Heilung; zuweilen ist die Operation möglich. Die weitere Behandlung ist rein symptomatisch.

c) Krankheiten der Pleura.

§ 42. Brustfellentzündung, Rippenfellentzündung, Pleuritis.

Anatomie und Ursachen. Die Pleuritis kommt in verschiedenen Formen vor. Die trockne Pleuritis ist meist eine chronische Entzündung mit Neigung zu Verklebung der Pleurablätter oder zu fibrinösen Auflagerungen, die sich organisieren und dicke Schwarten bilden können; sie kommt besonders bei chronischen Lungenentzündungen (Tuberkulose) vor. Die exsudative Pleuritis kann serös, serös-fibrinös oder eitrig (Empyem) sein; zuweilen durchläuft sie der Reihe nach diese Formen. Vor der Entwicklung des Ergusses ist die Pleura blutreich, glanzlos und mit zartem, grauem, häutigem Fibrinbelag versehen, der sich bald verdickt und gelbliche Farbe annimmt. Bei längerem Bestehen der Pleuritis bilden diese Beläge dicke, anfangs sulzige, später fibröse Schwarten. Die eitrige Pleuritis (Empyem) geht gewöhnlich aus der serös-fibrinösen hervor und ist als Folge des Eindringens von Eiterungspilzen zu betrachten; primär findet sie sich besonders bei Pneumonie, Influenza u. s. w. Bei Tuberkulose, Pyämie, nach Traumen, bei chronischem Alkoholismus und anderen Schwächezuständen ist der Erguß oft blutig, bei Lungenbrand und bei Geschwülsten jauchig. Ätiologisch unterscheidet man von der seltenen primären Pleuritis, die angeblich durch Erkältung bedingt, wahrscheinlich aber mit dem akuten Gelenkrheumatismus in der Infektion identisch ist, die verschiedenen sekundären Formen, die sich an krupöse oder katarrhalische Pneumonie und andere Lungenerkrankungen, besonders an Tuberkulose der Lungen und der Bronchialdrüsen, ferner an Traumen, Scharlach, Masern, Gelenkrheumatismus, Nephritis, Perityphlitis, Gicht u. s. w. anschließen. Bei Lungentuberkulose tritt die Pleuritis öfters so früh auf, daß die Lungentuberkulose noch nicht entdeckt ist; bei Verschwinden des Ergusses gewinnt es dann nicht selten den Anschein, als sei die nun hervortretende Lungenschwindsucht die Folge der Pleuritis, umsomehr, als in dem Exsudat die Tuberkelbazillen meist fehlen. Sie sind aber in solchen Fällen bei der Sektion in dem Granulationsgewebe der Pleura nachgewiesen. Bei Pleuritis nach Pneumonie finden sich oft Pneumoniekokken im Exsudat, bei anderen sekundären Fällen manchmal Staphylokokken, oft keinerlei Bakterien, beim Empyem Streptokokken oder Pneumokokken.

Erscheinungen und Verlauf. Die Pleuritis beginnt fast immer allmählich mit allgemeinem Unbehagen, Mattigkeit, Appetitlosigkeit, wozu sich Druck oder Stechen in der Seite (manchmal in der gesunden), schmerzhafter Husten, Kurzatmigkeit und Fieber gesellen. Nur zuweilen treten die letzteren Erscheinungen ziemlich plötzlich auf, nicht selten mit Erbrechen verbunden. Die Untersuchung ergiebt manchmal schon ein beträchtliches Exsudat, wenn eben erst örtliche Beschwerden aufgetreten sind. Das Fieber pflegt mittlere Grade einzuhalten und mit der Genesung, bei Exsudaten in der 3. oder 4. Woche, staffelförmig abzufallen. Bei Tuberkulose oder Übergang in eitriges Exsudat bildet sich unregelmäßiges Fieber, meist mit starken Morgenremissionen, aus. Der Puls ist beschleunigt, nicht selten klein, wegen Verschiebung oder Abknickung der großen Gefäße durch den Erguß. Der Husten ist trocken und oft sehr quälend, der Auswurf spärlich und rein schleimig.

Die trockne Pleuritis verrät sich objektiv nur durch verminderte Atmungsausdehnung der kranken Seite, abgeschwächtes Atemgeräusch und durch das kennzeichnende pleuritische Reiben, das schabend und knarrend oft in Absätzen erfolgt, dem Ohr sehr nahe erscheint und die Ein- und Ausatmung begleitet. Es verschwindet mit der Ausbildung des Exsudats. Letzteres ist erst nachweisbar, wenn es mehr als 200 ccm beträgt. Die Atmungsveränderung der kranken unteren Thoraxgegend ist dann deutlich vermindert, ihre Zwischenrippenräume sind verstrichen oder vorgewölbt, das Zwerchfell (rechts die Leber) nach unten gedrängt. Der Perkussionschall ist zunächst unten hinten und seitlich gedämpft, er klingt leerer als bei Pneumonie und giebt dem perkutierenden Finger ein weniger elastisches, weit resistenteres Gefühl. Die obere Grenze der Dämpfung steht hinten am höchsten, bei mittleren Exsudaten in der Höhe der Mitte der Skapula, und fällt nach der Seite hin allmählich ab. Vorn rechts geht die Dämpfung in die Leberdämpfung über, vorn links füllt sie den normaler Weise tympanitischen TRAUBEschen Raum (vgl. Fig. 1, S. 1) teilweise oder ganz aus. Im Bereich des Ergusses ist das Atmungsgeräusch abgeschwächt bis zu gänzlichem Fehlen, wobei der Stimmfremitus aufgehoben ist. Sehr wichtig sind die Verdrängungserscheinungen. Die retrahierte Lunge oberhalb des Ergusses giebt tympanitischen Schall, der beim Öffnen des Mundes unverändert bleibt (SKODAscher Schall); höher wird er hierbei nur bei sehr großen Exsudaten, die ihn zugleich etwas gedämpft erscheinen lassen. In dem tympanitischen Bezirk ist das Atmen unbestimmt bis bronchial. Bei rechtseitigem Erguß ist die Leber nach unten gedrängt, sie verschiebt sich nach der Atmung wenig und überragt den Thoraxrand um mehrere Zentimeter; die pleuritische Dämpfung überschreitet bei sehr großem Erguß oberhalb der vierten Rippe das Sternum nach links hin; bei mittleren geht sie gerade in die Herzdämpfung über; die Verschiebung des Herzens äußert sich durch Verlagerung des Spitzenstoßes bis in die linke vordere Axillarlinie (vierter oder fünfter Zwischenrippenraum). Umgekehrt schieben linkseitige Ergüsse schon bei mäßiger Größe das Herz so weit nach rechts, daß die Dämpfung den rechten Sternalrand erreicht. Zuweilen kommt es durch Ausbreitung der Entzündung auf die äußere Fläche des Herzbeutels namentlich in der Gegend der Herzspitze zu extraperikardialem Reiben, das sowohl von der Atmung wie von der Herzthätigkeit abhängt. Die Aufsaugung des Ergusses kündigt sich durch Sinken der Dämpfungsgrenze und Verminderung der Verdrängungserscheinungen an. Täuschungen können dadurch hervorgerufen werden, daß sich bei gleichbleibendem Ergusse die Thoraxwand durch den Druck ausdehnt. Auch beim Aufrichten des Kranken kann die obere Grenze sinken, sonst bleibt sie bei Lagewechsel im ganzen unverändert. Mit der Aufsaugung steigt die zuvor gewöhnlich auf 500—700 ccm verminderte Harnmenge meist schnell auf 2000—3000 ccm. Bei baldiger Aufsaugung mittelgroßer Ergüsse kann völlig normales Verhalten wieder eintreten, bei längerer Dauer und großer Flüssigkeitmenge, sowie bei festen pleuritischen Verklebungen und Schwartenbildungen bildet sich während der Aufsaugung eine je nach der Festigkeit des Thorax verschieden starke Einziehung der erkrankten Brustseite aus, teils durch die unvollkommene Wiederausdehnung der Lungen, teils durch die Schrumpfung der Adhäsionen hervorgerufen. Verengerung der Zwischenrippenräume und Verkrümmung der Wirbelsäule sind die deutlichsten Zeichen. Zugleich können sich in den benachbarten Lungenteilen Emphysem und Bronchiektasieen ausbilden. Übrigens können alle diese Veränderungen im Laufe von Monaten und Jahren großenteils rückgängig werden. — Bei mittelgroßen Ergüssen pflegt die Aufsaugung 4—5 Wochen zu dauern. In anderen Fällen wird der Erguß stationär, d. h. er bleibt ohne vermindernde Eingriffe unverändert. Das Fieber hört mit dem Erlöschen der Entzündung auf, es kann aber auch wiederkehren und namentlich dann höhere Grade erreichen, wenn das Exsudat allmählich eitrige Beschaffenheit annimmt. Oft ist es schwer zu entscheiden, ob das Fieber der Pleuritis oder einer gleichzeitigen Lungentuberkulose angehört. Eine sichere Diagnose, ob seröser oder eitriger Erguß vorliegt, ist nur durch die gefahrlose Probepunktion möglich. Man sticht mit langnadeliger Pravazspitze rechts im 5. oder 6., links im 6. oder 7. Zwischenrippenraume in der mittleren Axillarlinie bei sitzender oder halbliegender Stellung des Kranken ein. Gründliche Asepsis ist selbstverständlich. Erhält man keine Flüssigkeit oder ist sie blutig gefärbt, so wiederholt man den Einstich in einiger Entfernung, da jenes Ergebnis durch Eindringen in eine Schwarte oder durch Verletzung eines Gefäßes bedingt sein kann. Immer ist bei Fortdauer des Ergusses die Probepunktion nach einiger Zeit zu wiederholen, weil seine Beschaffenheit nachträglich eitrig werden kann. Nicht selten kommt es beim Empyem zum Durchbruch durch die Haut oder in die Lunge oder zur Ausbreitung der Entzündung auf das Perikardium oder das Peritoneum (subphrenischer Abszeß, § 103).

Prognose. Die Vorhersage ist wegen der Möglichkeit einer Tuberkulose stets mit Vorsicht zu stellen, der allgemeine Körperzustand, etwaige Lungenerscheinungen und die Untersuchung des Auswurfs auf Tuberkelbazillen haben hier mitzusprechen. Übrigens können auch tuberkulöse Pleuritiden ausheilen. Beim Empyem entscheidet außer dem Grundleiden vorzugsweise die rechtzeitige Operation; Empyeme mit Pneumokokken sind günstiger als solche mit den gewöhnlichen Eiterungserregern. Sehr große Ergüsse können durch Herz- und Atmungsinsuffizienz, Abknickung der großen Gefäße u. s. w. tödlich endigen. Bei Durchbruch eines Empyems in die Lunge besteht die Gefahr des Pyopneumothorax. Die trockne Pleuritis ist an sich unbedenklich und braucht nicht einmal Verklebungen zu hinterlassen.

Behandlung. Bei trockner Pleuritis kann die Behandlung sich auf Bettruhe und auf den schmerzlindernden Priessnitzschen

Umschlag beschränken. Bei akut und stürmisch beginnendem Exsudat sind Eisblase oder blutige Schröpfköpfe (8—12 Stück) angezeigt; bei den langsamer eintretenden Fällen sind PRIESSNITZsche Umschläge um die kranke Thoraxhälfte dem Kranken angenehmer. Strenge Bettruhe ist sehr wichtig. Bestehen lebhafter Schmerz und Hustenreiz fort, so sind kleine Gaben von Narcoticis (R. 57 a, 30 a) zu verabreichen. Die Flüssigkeitmenge in der Nahrung ist zu beschränken, ohne dem Nährstoffgehalt Eintrag zu thun. Die Diurese kann durch Kalomel (R. 45 a) angeregt werden. Namentlich bei der primären Pleuritis wirkt Natrium

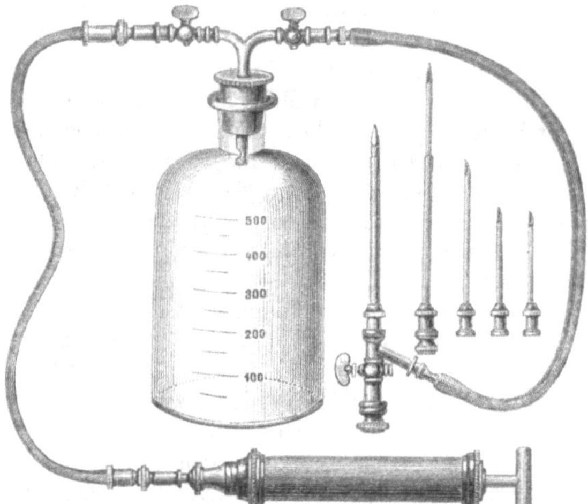

Fig. 20. Aspirateur nach DIEULAFOY.

salicylicum (R. 61) oft deutlich vermindernd auf das Exsudat ein. Nimmt mit dem Aufhören des Fiebers der Erguß nicht ab, oder wird er schon vorher so groß, daß schwere Atemnot, Kyanose oder schwacher Puls eintreten, so muß die Punktion ausgeführt werden, am besten mit der FIEDLERschen Hohlnadel, wobei Verletzungen der Pleura pulmonalis ausgeschlossen sind. Der abführende Schlauch wird mit einer antiseptischen Lösung gefüllt und mündet in dem zum Auffangen bestimmten Gefäß unter einer Flüssigkeitschicht. Der Einstich erfolgt wie bei der Probepunktion. Man läßt langsam ablaufen, nicht mehr als 1—1$^1/_2$ l zur Zeit. Zuweilen regt auffallenderweise schon die Probepunktion eine schnelle Aufsaugung an. Wenn die Heberwirkung des Schlauchs nicht ausreicht, kann man mit Vorsicht den DIEULAFOYschen Aspirateur (Fig. 20) benutzen. Während der Punktion treten häufig Ohnmachtgefühl und Husten ein; wenn dagegen ein Glas Wein nicht hilft, muß man aufhören. Für die Punktionswunde genügt, zumal wenn man vor dem Einstich die Haut etwas verzogen hat, als Verschluß ein Heftpflaster. Ergiebt die Probepunktion ein eitriges Exsudat, so empfiehlt sich die BÜLAUsche Methode: man führt in die Punktionsöffnung einen NÉLATON-Katheter ein, der mit Heftpflasterstreifen befestigt und durch einen wassergefüllten Schlauch mit einem am Boden stehenden Gefäß verbunden wird; so wird der Erguß dauernd ausgehebert. Für schwerere Fälle ist die Eröffnung des Thorax durch Schnitt mit oder ohne Rippenresektion nach den Lehren der operativen Chirurgie vorzuziehen. Gegen die zurückbleibenden Thoraxveränderungen sind orthopädische Maßregeln, aber nur im Verein mit methodischen Atmungsübungen, Anwendung des LARGIADÈRschen Arm- und Brustsstärkers (vgl. § 267), Einatmung komprimierter Luft u. dgl. anzuwenden. Auf die Verklebungen ist vielleicht eine Einwirkung durch lange fortgesetzte Einreibungen von grüner Seife (täglich walnußgroße Menge) möglich.

§ 43. Pneumothorax.

Ursachen und Anatomie. Ansammlung von Luft in der Pleurahöhle entsteht, wenn tuberkulöse Höhlen, Brandherde oder Abszesse der Lunge, Krebsgeschwüre der Speiseröhre oder des Magens in die Pleura oder Empyeme in die Lunge durchbrechen, ferner bei penetrierenden Thoraxwunden; sehr selten, indem die gesunde Lunge durch schwere Atemanstrengung beim Heben von Lasten u. ähnl. zerreißt. Die Perforationsöffnung ist wegen ihrer Kleinheit oft schwer auffindbar; die Lunge ist vollkommen zurückgesunken, luftleer, die Luft im Pleuraraum stark gespannt, so daß sie bei der Eröffnung des Thorax zischend entweicht. Gewöhnlich findet sich zugleich infolge des Eindringens von Spaltpilzen ein eitriger Erguß, Pyopneumothorax.

Erscheinungen und Verlauf. Die Entstehung des Pneumothorax ist gewöhnlich von dem schmerzhaften Gefühl einer inneren Zerreißung begleitet. Zugleich tritt heftige Atemnot ein, die in der nächsten Zeit zunimmt, indem häufig die Durchbruchöffnung bei der Inspiration von neuem Luft eintreten läßt, bei der Exspiration aber ventilartig geschlossen wird (Ventilpneumothorax).

In anderen Fällen bleibt die Öffnung dauernd offen (bei weiter Fistelöffnung mit starren infiltrierten Rändern), in noch andern schließt sie sich sogleich vollkommen. Der Druck auf das Herz und die großen Gefäße bedingt häufig zunächst Kyanose und in den ersten Tagen allgemeinen Hydrops. Nicht selten erfolgt bald, oft erst nach längerer Dauer, der tödliche Ausgang; beim geschlossenen Pneumothorax, der meist traumatisch entstanden ist, kann völlige Heilung durch Aufsaugung der Luft eintreten. Überhaupt beeinflußt das Grundleiden die Aussichten sehr wesentlich. Die Inspektion ergiebt Erweiterung der kranken Thoraxhälfte mit Vorwölbung der Zwischenrippenräume und Aufhebung der Atembewegungen daselbst. Die Perkussion giebt auffallend lauten, hell tympanitischen Schall. Bei Auskultation des mit dem Hammerstiel auf dem Plessimeter erzeugten Perkussionschalles (Heubner) ist Metallklang hörbar. Stets reicht der Lungenschall viel weiter abwärts als normal, bis nach einigen Tagen der hinzutretende Erguß in den abhängigen Teilen eine durch jeden Lagewechsel leicht verschiebliche Dämpfung hervorruft. Die Herzdämpfung ist bei rechtseitigem Pneumothorax stark nach links verschoben, bei linkseitigem liegt sie meist rechts vom Brustbein. Die Auskultation ergiebt Fehlen des Atmungsgeräusches, zuweilen aber amphorisches Atmen, das beim offenen Pneumothorax durch das Ein- und Ausstreichen der Luft, sonst durch Resonanz des Trachealgeräusches im Pneumothorax entsteht. Nach der Ausbildung des Pyopneumothorax pflegt sich die Höhe der metallischen Geräusche mit der Lage des Kranken zu ändern (Biermerscher Schallwechsel) und bei leichtem Schütteln des Patienten ein plätscherndes Geräusch *(Succussio Hippocratis)* aufzutreten.

Diagnose. Von großen Kavernen unterscheiden den Pneumothorax: die plötzliche Entstehung, die Vorwölbung der Brustwand, der abgeschwächte Pektoralfremitus, das spärliche Rasseln, der Sitz am Unterlappen, die Verdrängungserscheinungen, das Plätschergeräusch. Den geschlossenen Pneumothorax unterscheiden vom Lungenemphysem: das Verstrichensein oder die Vorwölbung der Zwischenrippenräume, das fehlende Atemgeräusch, die metallischen Geräusche, die Verdrängungszeichen, die Beschränkung der Erscheinungen auf eine Körperhälfte.

Behandlung. Die Schmerzen und die Atemnot erfordern Narcotica (R. 50 und 30); bei starker Spannung des Pneumothorax ist wiederholte Luftaspiration, bei reichlichem Exsudat Eröffnung des Thorax durch Schnitt und Drainage zu empfehlen.

§ 44. Brustwassersucht, Hydrothorax.

Die Ansammlung eines serösen Transsudats in der Pleurahöhle ohne Entzündung der Pleurablätter vollzieht sich bei Zirkulationstörungen infolge von Herz- oder Nierenkrankheiten, Lungenemphysem oder Kompression der großen Venen durch Geschwülste. Die bei den erstgenannten Leiden gewöhnlich den allgemeinen Hydrops begünstigende Hydrämie ist auch für die Entstehung des Hydrothorax wichtig und ruft ihn gelegentlich bei chronischer Dysenterie, Krebskachexie u. s. w. hervor. Gewöhnlich ist der Hydrothorax doppelseitig, auf der Liegeseite des Kranken stärker. Er bedingt in den unteren Thoraxteilen eine Dämpfung, die jener des pleuritischen Exsudats in vieler Beziehung gleicht, aber im allgemeinen durch ihre Doppelseitigkeit, durch den Wechsel der Dämpfungsgrenze bei Lageveränderung und durch das auffallend laute Kompressionsatmen in den darüberliegenden Lungenteilen davon unterschieden wird. Wegen der Doppelseitigkeit fehlen auch die Verdrängung des Herzens und die einseitige Thoraxerweiterung. Die Probepunktion ergiebt ein eiweißarmes, zellenarmes, schwer gerinnendes Serum. Die *Behandlung* richtet sich nach dem Grundleiden; die Punktion nach den im vorigen Paragraphen gegebenen Regeln und die Anregung der Diurese durch Kalomel (R. 45 a), Digitalis (R. 37), Koffein (R. 31) sind die gewöhnlich angewendeten Maßregeln; auch Theobromin (R. 101) erscheint empfehlenswert.

§ 45. Brustfellkrebs, Carcinoma pleurae.

Das Pleurakarzinom kommt ziemlich selten als primärer Endothelkrebs oder sekundär bei Krebs der Lungen, der Mamma u. s. w. vor. Gewöhnlich entstehen dabei bald Ergüsse in den Pleuraraum, die fieberlos und meist mit heftigen Schmerzen verlaufen. Die begleitende Kachexie, das erkannte Grundleiden, das Ergebnis von Geschwulstteilen bei einer Probepunktion verleihen der Diagnose Wahrscheinlichkeit oder Gewißheit. Die Behandlung ist rein symptomatisch.

§ 46. Peripleuritis. Aktinomykose der Pleura.

Sehr selten kommt es durch noch unbekannte Infektionserreger zu eitriger Entzündung des Bindegewebes zwischen Pleura costalis und Brustwand. Die Krankheit beginnt mit Schüttelfrost und hohem Fieber, die erkrankte Stelle der Brustwand wölbt sich stark vor, bei der Ausatmung stärker als bei der Einatmung. Vom Empyem unterscheidet das Fehlen von Verdrängungserscheinungen und eventuell normaler Lungenbefund unterhalb des Abszesses. Fast immer bricht dieser nach unten durch.

Ähnliche örtliche Erscheinungen, aber ohne den akuten Beginn und unter Abmagerung und hektischem Fieber, entstehen beim Durchbruch einer Aktinomykose von der Lunge her. Gewöhnlich entwickeln sich ausgedehnte Eitergänge, in denen die kennzeichnenden Pilzkörnchen (§ 237) nachgewiesen werden können.

Beide Krankheiten sind chirurgisch zu behandeln.

§ 47. Geschwülste des Mediastinums.

Aus der Thymusdrüse und den benachbarten Lymphdrüsen entwickeln sich in seltenen Fällen weiche oder harte Lymphosarkome, die durch Druck auf die Trachea oder deren Hauptzweige, auf das Herz und die großen Gefäße, auf den Ösophagus, auf den Vagus oder einen seiner Zweige und auf den Sympathicus schwere Erscheinungen hervorbringen können. Einigermaßen kennzeichnend sind die durch Venenkompression hervorgerufenen subkutanen Venenerweiterungen und Ödeme des Halses und Gesichts u. s. w. im Verein mit einer Dämpfung in der oberen Brustbeingegend (vgl. jedoch Lungenkrebs und Aortenaneurysma, § 41 und § 11). Die übrigen Erscheinungen wechseln je nach dem gedrückten Organ in bezeichnender Weise: Trachealstenose, Verschiebung des Herzens, Hydrothorax, Schlingstörung, Stimmbandlähmung, Pulshemmung u. s. w. Die *Behandlung* ist im ganzen nur rein symptomatisch, doch ist ein Versuch mit längerer Darreichung von Arsenik (R. 12) oder Jodkalium (R. 52, 3 mal täglich 0,5—1,5 in Wasser oder Selterswasser) zu empfehlen.

III. Krankheiten der Verdauungsorgane.

a) Krankheiten der Mundhöhle und des Rachens.

§ 48. Vorbemerkungen.

Die Beziehungen der Mundhöhle und des Rachens zu den Verdauungs-, Atmungs- und Sprachvorgängen geben ihren Krankheiten, auch wenn sie an sich unbedeutend sind, eine solche praktische Bedeutung, daß die Betrachtung dieser Organe bei jeder Krankenuntersuchung vorzunehmen ist. Bei zahlreichen Krankheiten, namentlich bei einer Anzahl von Infektionskrankheiten, gehört die selbständige Mitbeteiligung oder die sekundäre Erkrankung dieser Teile zum wesentlichen Bilde.

§ 49. Katarrh der Mundschleimhaut, Stomatitis catarrhalis.

Anatomie und Ursachen. Der Mundkatarrh besteht in Rötung, Schwellung und vermehrter Absonderung der Schleimhaut in den verschiedensten Graden und kann je nach der Ursache umschrieben oder ausgebreitet sein. Mechanische, chemische, thermische und bakterielle Einflüsse können Stomatitis veranlassen; am wichtigsten sind: bei Kindern Zersetzungsvorgänge durch unsaubere Nahrungsdarreichung und ungenügende Mundpflege, schwere Dentition, bei Erwachsenen Reizung durch scharfe Zahnränder, zu heiße oder zu scharfe Speisen und Getränke, Rauchen schlechter Zigarren, ferner ist die Stomatitis das erste Zeichen der Vergiftung durch eingeriebenes, eingeatmetes oder sonst wie aufgenommenes Quecksilber (S. mercurialis, s. § 50). Sekundär gesellt sich Stomatitis oft zu Gesichtsrose, zu schweren Anginen, zu akutem Magenkatarrh, Typhus, Scharlach, Masern, Pocken u. s. w.

Erscheinungen und Verlauf. Die höheren Grade der akuten Stomatitis äußern sich durch Trockenheit und Brennen im Munde, bei der Nahrungsaufnahme oft in wirklichem Schmerz, der namentlich bei Kindern zu Verweigerung der Nahrung Anlaß giebt; gewöhnlich besteht pappiger oder fauliger oder bitterer Geschmack, oft auch übler Geruch aus dem Munde, die Schleimhaut ist geschwollen, so daß die Zähne sich an der Zunge und an der Wangenschleimhaut abdrücken, sie ist ferner anfangs gerötet, später mit graugelblichem Schleim bedeckt, aus dem hirsekorngroße geschwollene Follikel mit klarem Inhalt hervorragen. Durch Bersten derselben können seichte Geschwürchen entstehen. Die Wangenschleimhaut und namentlich die Zunge zeigen meist einen dicken, grauweißen Belag aus abgestoßenen Epithelien, Spalt- und Fadenpilzen, Speiseresten u. s. w. Dieser Belag ist neben pappigem Geschmack und üblem Mundgeruch auch das Hauptzeichen der chronischen Stomatitis; sein Auftreten am Morgen ist nicht selten das Zeichen zu starker Abendmahlzeiten.

Behandlung. Bei den akuten Katarrhen läßt man Trochisci Kalii chlorici (R. 51 b) im Munde zergehen, bei Kindern den Mund mit $2^0/_0$iger Boraxlösung (R. 17) auswaschen, bei den chronischen läßt man abends kleine Rhabarberstückchen kauen und morgens nüchtern ein kohlensaures Wasser trinken. Daneben sind natürlich die Ursachen zu meiden.

§ 50. **Mundfäule, Stomatitis ulcerosa, Stomacace.**

Die Mundfäule besteht in geschwürigen Zerstörungen der Mundschleimhaut, zumal an den Zahnrändern, aber auch an der Innenfläche der Lippen und Wangen. Die Schleimhaut schwillt an und blutet leicht, weiterhin zerfällt sie in mißfarbige, leicht blutende Geschwüre mit bläulichen Rändern und oft speckigem Grunde, zuweilen tritt ausgedehnte Gangrän mit Lockerung und Abstoßung der Zähne ein. Teils gehören die Fälle zum Skorbut (§ 266), teils sind sie durch Einatmung, Einnehmen, Einspritzungen oder Einreibungen von Quecksilber entstanden, zu einem weiteren Teil bilden sie eine selbständige, nicht selten epidemisch in Spitälern u. dgl. auftretende Krankheit. Zu Verwechslungen können syphilitische Geschwüre Anlaß geben. Schmerzen im Munde, Speichelfluß und stinkender Geruch aus dem Munde, zuweilen auch Fieber begleiten die anatomischen Veränderungen. In der Mehrzahl der Fälle tritt in längstens zwei Wochen Heilung ein; ungünstiger Ausgang kann durch Sepsis erfolgen; selten ist ein mehr chronischer Verlauf. Die *Behandlung* besteht, abgesehen von der Berücksichtigung der Ursache, in innerlichem Gebrauch von chlorsaurem Kali (R. 51a und b, bei Kindern 1,0—2,0, bei Erwachsenen 3,0—5,0 pro die), Ausspülungen mit demselben Mittel und Bepinselung des Zahnfleisches mit Myrrhen- oder Ratanhatinktur. Über die Verhütung der Quecksilberstomatitis s. § 231.

§ 51. **Aphthen, Stomatitis aphthosa.**

Die Aphthen sind stecknadel- bis erbsengroße, leicht vorspringende, grauweiße bis gelbliche, rot umsäumte Bläschen oder Infiltrate, die in verschiedener Zahl und Ausbreitung in der Mundhöhle auftreten. Der Bläscheninhalt wird meist bald aufgesogen, oder es kommt durch Bersten zu seichten, schnell vernarbenden Geschwüren. Gelegentlich kommen auch Blasen und Bläschen oder gar Pusteln an anderen Teilen hinzu oder ein allgemeiner, masernähnlicher Ausschlag, der das Gesicht frei läßt. Gewöhnlich bestehen zugleich Magen- und Darmstörungen, Stomatitis, Angina, Soor, oft auch Fieber. Zahnung, Menstruation, akute Infektionskrankheiten, Neurasthenie, Kindesalter erhöhen die

Disposition zu der Erkrankung, die mit der Maul- und Klauenseuche der Rinder gleich ist und durch Milch, Butter und Käse übertragen wird. Die *Behandlung* ist symptomatisch; Kali chloricum (R. 51 a und b) und nötigenfalls Betupfen mit Höllenstein beschleunigen die Heilung.

Ganz von den Aphthen zu trennen sind die in den ersten Lebensmonaten vorkommenden BEDNARschen Aphthen, zwei linsengroße, grauweiße, rotumsäumte Flecken an den hinteren seitlichen Teilen des harten Gaumens. Sie wandeln sich zuweilen in Geschwüre um, die bei gesunden Kindern seicht bleiben, grauweiß, dann schmutziggrau erscheinen und in einigen Wochen mit geringer Narbe heilen, während sie sich bei schlecht genährten oder durch Krankheit geschwächten Kindern bis zur Knochennekrose vertiefen können. Sie sind auf mechanische Verletzungen beim Saugen zurückzuführen (Sauggeschwüre). Sie werden am besten mit Höllenstein geätzt.

§ 52. Störungen des Zahnens, Dentitio difficilis.

Die ersten Zähne erscheinen im 7.—8. Monat, und zwar zuerst die unteren inneren, dann die oberen inneren, dann die oberen äußeren und endlich (etwa im 11. Monat) die unteren äußeren Schneidezähne. Namentlich bei Rhachitis kommen sie später und nicht so regelmäßig paarweise. Mit vollendetem 2. Jahre ist erst die Minderzahl der Kinder im Besitz des Milchgebisses von 20 Zähnen. Der Zahndurchbruch verläuft oft ohne alle Störungen, häufig aber sind die Kinder verdrießlich und unruhig, auch besteht erhöhte Neigung zu Aphthen, Magendarmkatarrhen u. s. w. Schwerere Störungen, insbesondere Krämpfe (Fraisen, vgl. § 205) werden von Laien willkürlich mit der Zahnung in Zusammenhang gebracht. Die *Behandlung* hat sich auf doppelt sorgfältige Pflege, Bäder von 33° C. und ruhiges Verhalten zu beschränken. Inzisionen des Zahnfleisches, um den Durchtritt der Zähne zu erleichtern, sind überflüssig.

§ 53. Soor, Schwämmchen.

Ursachen. Bei schwächlichen oder unsauber gehaltenen Kindern und bei Erwachsenen im Verlauf schwerer Krankheiten (bes. Typhus) können sich auf der Mund- und Rachenschleimhaut Kolonieen des Soorpilzes, *Oidium* oder *Saccharomyces albicans*, ansiedeln. Der Pilz ist dem aus Alkohol Essigsäure bildenden

Pilz *Mycoderma vini* nahe verwandt und wächst je nach dem Nährboden in Hefe- oder Fadenform.

Erscheinungen und Verlauf. Der Soor zeigt sich zunächst an der Innenfläche der Lippen und Wangen und auf der Zunge in Form weißer Pünktchen oder reifähnlicher Beläge, kann aber im Rachen, im Kehlkopfeingang und im Ösophagus weiterwuchern. Anfangs ist er leicht abstreifbar, später dringt er in die Schleimhaut ein, kann dabei in die Blutbahn gelangen und Embolieen im Gehirn u. s. w. verursachen. Gewöhnlich bestehen gleichzeitig Stomatitis, Aphthen, Durchfälle u. dgl. Der primäre Soor kräftiger Kinder wird durch öfteres Betupfen mit $3^0/_0$iger Boraxlösung (R. 17) mittels eines reinen Leinwandläppchens bald beseitigt; der sekundäre Soor bei ungünstigem Allgemeinzustande ist dagegen hartnäckig und schon wegen des Grundzustandes von ungünstiger Voraussage. Sorgfältige und häufige Reinigung des Mundes bei kleinen Kindern und Schwerkranken und vollkommene Reinhaltung der Trinkgefäße bei Kindern (Sterilisierung nach Soxhlet, vgl. § 74) verhüten die Entwicklung.

§ 54. Wangenbrand, Wasserkrebs, Noma.

Die Noma ist eine sehr seltene, fast nur bei Kindern unter sieben Jahren auf der Grundlage schlechter Ernährung oder schwächender Krankheiten (Masern, Scharlach, Typhus) auftretende schnelle brandige Zerstörung der Wange, die wahrscheinlich auf Spaltpilze zurückzuführen ist. Sie beginnt mit bläulicher Röte und Verhärtung einer Schleimhautstelle, meist nahe am Mundwinkel, die äußere Haut wird an der entsprechenden Stelle zunächst rot, dann aber zu einer Brandblase und zu einem schwärzlichen Schorf umgewandelt, nach dessen Abstoßung ein Loch in der Wange zurückbleibt. Nun kann durch Granulationen Vernarbung stattfinden, aber fast stets schreitet der Zerfall fort, bis die ganze Wange zerstört ist, die Kiefer nekrotisch werden und unter Erscheinungen von Lungenbrand oder Enteritis (durch verschluckte Jauche) oder durch Sepsis der Tod eintritt. Im Anfange sind die Allgemeinerscheinungen oft auffallend gering. Für die *Behandlung* dürfte sich besonders die galvano- oder thermokaustische Zerstörung der brandigen Teile neben strenger Antisepsis und kräftiger Errährung empfehlen.

§ 55. Leukoplakia oris, Psoriasis linguae.

Auf der Zunge, an ihren Rändern oder an der Wangenschleimhaut bilden sich in seltenen Fällen Epithelhyperplasieen von weißer oder weißgelber Farbe. Die Zunge erhält durch die Flecken ein landkartenähnliches Aussehen *(Lingua geographica)*. An den Rändern der Zunge haben die Stellen oft ein narbig eingezogenes Aussehen. Das sehr chronisch und meist schmerzlos verlaufende Leiden hat nur dadurch Bedeutung, daß es mit Syphilis verwechselt werden kann und nicht selten die Grundlage für ein späteres Karzinom abgiebt. Die *Behandlung* besteht in vorsichtigen Ätzungen mit dem Höllensteinstift oder mit 5%iger Chromsäurelösung oder mit Resorcin (R. 78 b).

§ 56. Entzündung der Zunge, Glossitis.

Nach Verletzung der Zunge durch Biß, Wespenstich, thermische oder chemische Verbrennung entstehen zuweilen schwere beschränkte oder ausgebreitete Entzündungen der Zunge. In den letzteren Fällen schwillt die Zunge im ganzen an, sie wird hart, rauh und rissig, die Schwellung hindert das Sprechen, der heftige Schmerz die Nahrungsaufnahme, die Unterkieferdrüsen werden groß und hart, zuweilen treten Erstickungsanfälle durch die Schwellung, durch Druck auf die Epiglottis oder durch Glottisödem ein. Meist besteht Fieber. Verschlucken von Eisstückchen und tiefe Skarifikationen bringen am meisten Erleichterung, bei Abszeßbildung ist baldige Inzision nötig. Die Atmungshinderung kann Tracheotomie erforderlich machen. Zuweilen führt die Entzündung zu bleibender Verdickung der Zunge *(Glossitis interstitialis chronica)*.

§ 57. Zungenkrebs, Carcinoma linguae.

Der Zungenkrebs entsteht als Plattenkrebs meist von den Rändern der Zunge, anscheinend öfters aus chronischen Reizungen durch Zahnteile, aus Psoriasisflecken (§ 55) u. s. w. Er erscheint anfangs als grauweiße, flache, harte Hervorragung, bald aber als mehr und mehr zerklüftetes Geschwür mit infiltrierten, oft warzigen Rändern und jauchiger Absonderung. Dabei besitzt er eine sehr große Neigung zur Ausbreitung durch die ganze Zunge, auf alle Teile des Mundes, auf die Unterkieferlymphdrüsen u. s. w. Die Behandlung ist rein chirurgisch.

§ 58. Krankheiten der Speicheldrüsen. Parotitis. Ludwigsche Angina. Speichelfluß.

1. Die selbständige Entzündung der Parotis (Parotitis, Mumps, Ziegenpeter, Bauerwenzel), eine akute Infektionskrankheit, tritt gewöhnlich epidemisch auf, meist im Jugendalter,

nicht bei Kindern unter 2 Jahren. Nach 4—14tägiger Inkubation mit zuweilen lebhaftem Fieber und mäßiger Störung im Allgemeinbefinden, oft aber ohne jede Vorerscheinung, bildet sich unter spannendem Gefühl vor und hinter dem Ohrläppchen einer Gesichtseite eine schnell zunehmende Geschwulst, worüber die Haut ödematös und leicht gerötet ist. Zuweilen sind auch die Submaxillardrüsen geschwollen. Gewöhnlich vergrößert sich nach einigen Tagen unter ebenso geringen Beschwerden auch die andere Parotis, nach fünf oder sechs Tagen fangen die Erscheinungen an zurückzugehen, und nach 10—14 Tagen ist die komische Entstellung verschwunden. Etwa in der Mitte der Krankheitdauer tritt häufig eine Anschwellung des Hodens und seiner Hüllen ein, gewöhnlich nur auf der Seite der zuerst erkrankten Parotis; bei Weibern können die Schamlippen und die Brüste ähnlich erkranken. Die Entzündungen und entzündlichen Ödeme gehen alle etwa in der gleichen Zeit zurück. Selten erfolgt Abszeßbildung mit Durchbruch nach außen, bei der Parotis manchmal auch in den Gehörgang; sonst ist der Mumps eine Erkrankung, die nur lindernde Maßregeln, Einfettung mit Vaseline, Einwicklung mit Watte, Anlegung eines Suspensoriums u. dgl. erfordert.

2. Die sekundäre Parotitis mit ähnlichen, aber schwereren Erscheinungen wie die vorige schließt sich zuweilen an Typhus, Scharlach, Cholera, Pyämie, Entzündung des Gesichts und der Mundschleimhaut u. s. w. an. Sie besteht in kleinzelliger Infiltration, die zuweilen in dauernde Verhärtung, häufiger durch kleine, später zusammenfließende Herde in Eiterung, bei Pyämie in Verjauchung übergeht. Oft bleiben danach entstellende Narben, Facialislähmungen, chronische Ohrenleiden zurück. Meist dringen die Entzündungserreger aus der Mundhöhle durch den Stenonschen Gang in die Parotis, nur bei Pyämie auf dem Wege der Blutbahn. Die *Behandlung* ist chirurgisch.

3. Die Ludwigsche Angina ist eine von der Submaxillardrüse ausgehende phlegmonöse Entzündung am Boden der Mundhöhle. Sie beginnt gewöhnlich einseitig zwischen Kieferrand und Zungenbein, verbreitet sich aber unter heftigen Schmerzen und starker Behinderung des Kauens und Sprechens über die ganze Regio suprahyoidea; selten endet sie in Zerteilung, meist in Eiterung, die nach außen oder nach dem Munde aufbricht, manchmal in ausgedehnte Gangrän *(Cynanche gangraenosa)*. Nicht selten bestehen hohes Fieber, septische Erscheinungen und Atembehinderung durch Druck auf den Kehlkopf oder Glottisödem. Die Prognose

ist zweifelhaft. Die *Behandlung* kann zunächst versuchen, ob Blutegel, Eisblase oder Verschlucken von Eispillen die Entzündung verringern; andernfalls ist nach den Regeln der Chirurgie zu verfahren. (Vgl. Aktinomykose, § 237.)

4. Speichelfluß, Salivation, Ptyalismus, krankhaft vermehrte Absonderung des Speichels, wobei dieser nicht wie sonst unmerklich verschluckt wird, sondern teilweise nach außen ausfließt oder ausgespuckt wird. Der Speichelfluß kommt vor bei Stomatitis, Trigeminusneuralgie, Quecksilbervergiftung, bei manchen Magenleiden, psychisch bedingt bei Ekel und Gier, beim Erbrechen, in der Schwangerschaft, bei Hysterie, endlich bei blöden Geisteskranken (hier nach unserer Erfahrung besonders bei Phthisischen). In vielen dieser Fälle ist die Erscheinung als Reflex aufzufassen, dessen Zentrum im verlängerten Mark in der Nähe der Glossopharyngeus- und Facialiskerne liegt, während die sensible Bahn in den Fasern des ersten, die motorische in denen des letzteren Nerven verläuft. Die *Behandlung* richtet sich gegen die Ursache (Stomatitis u. s. w.); symptomatisch wirken Morphium (R. 57 a), Atropin (R. 14 a, 3—4 mal täglich 1 Pille zu 0,0005) und Scopolamin (R. 89, in derselben Dosis). Nach dem Aussetzen kehrt allerdings meist der Speichelfluß wieder.

§ 59. Angina catarrhalis, Pharyngitis acuta.

Anatomie und Ursachen. Die akute Pharyngitis befällt gewöhnlich zugleich die Mandeln, die Gaumenbögen, das Gaumensegel mit dem Zäpfchen und die hintere Rachenwand; die Schleimhaut aller dieser ist in verschiedenen Graden gerötet und geschwollen, anfangs trocken, später mit Schleim bedeckt. Die Verengerung der Schlundöffnung durch die Schwellung hat die Bezeichnung Angina veranlaßt. Die Uvula ist gewöhnlich stark ödematös und dadurch ebenso wie die in den oberflächlichen Schichten infiltrierten Tonsillen um das mehrfache vergrößert. Die Lymphdrüsen am Kieferwinkel schwellen meistens mäßig an. Die Ursache der Erkrankung liegt in direkter Reizung durch zu heiße oder ätzende Ingesta, stecken bleibende Gräten, übermäßiges Sprechen oder Schreien u. s. w.; öfter in Erkältungen, in Fortleitung von Katarrh und Erysipelas der Nase u. s. w. Endlich kommt die akute Paryngitis als Teilerscheinung von Scharlach, Pocken, Masern, Typhus, Influenza oder als selbständige Infektionskrankheit vor. Manche Personen neigen besonders zu akuten Rachenkatarrhen. Im reiferen Alter pflegt die Disposition abzunehmen.

Erscheinungen und Verlauf. Die Krankheit beginnt mit allgemeinem Unbehagen, eingenommenem Kopf und Fieber, Trockenheit, Kratzen und Gefühl von Wundsein im Rachen, wozu sich bald Schmerzen beim Schlingen gesellen, das unwillkürlich sehr häufig eintritt. Oft ziehen die Schmerzen nach dem Ohre hin. Die Störung des Allgemeinbefindens steht häufig in lebhaftem Gegensatz zu den geringen örtlichen Veränderungen. Das Fieber erreicht oft 40°. Bei stärkerer Schwellung wird das Schlingen sehr behindert und die Sprache undeutlich und näselnd. Nicht selten finden sich in den nächsten Tagen leicht abstreifbare Beschläge. Häufig ist die Schwellung auf der einen Seite stärker. Zuweilen zeigen sich blasige Eruptionen, die sich in flache Geschwürchen umwandeln *(Angina follicularis)*, oder Bläschengruppen von Herpesform am weichen Gaumen *(Angina herpetica)*, häufiger beobachtet man in den Krypten der geschwollenen Tonsillen weißgelbliche Pfröpfe aus Epithelien, Eiterkörperchen, Bakterien und Detritus *(Angina lacunaris)*. Diese Form kann mit Diphtherie verwechselt werden, da deren leichteste Fälle zuweilen ganz unter ihrem Bilde verlaufen. Deshalb ist die bakteriologische Untersuchung, wo Gelegenheit dazu ist, zu empfehlen. Die akute Angina geht gewöhnlich in 3—4 Tagen ohne weitere Erscheinungen zurück, doch kommen oft Katarrhe der Nase und des Kehlkopfs und Herpesausschläge an den Lippen vor.

Behandlung. Bei katarrhalischer Angina empfehlen sich Bettruhe, reichliche warme Getränke, ein PRIESSNITZscher Umschlag um den Hals und Gurgeln mit lauem Wasser. Bei stärkeren Beschwerden wirkt Kali chloricum (R. 51 a und b), sowie Salipyrin (R. 81, mehrmals täglich 1—2 g) lindernd. Mit dem Aufhören der Entzündung sind zum Gurgeln leichte Adstringentien (abgekühlter starker Thee, 1—2 $^0/_0$ige Alaunlösung) empfehlenswert. Bei Neigung zu Angina ist Abhärtung durch regelmäßiges Gurgeln mit kaltem Wasser und durch Gewöhnung des Körpers an frische Luft und kühle Waschungen zu erstreben.

§ 60. **Eitrige Mandelentzündung, Angina phlegmonosa.**

Anatomie und Ursachen. Die phlegmonöse Angina ergreift gewöhnlich zunächst oder überhaupt nur eine Tonsille. Diese schwillt erheblich an, färbt sich dunkelrot und bedeckt sich oft mit Schleim oder mit weißlichen Epithelvereiterungen oder auch mit Schleimhautnekrosen *(Angina necrotica)*. Während in jenen Fälten gewöhnlich Abszeßbildung und Durchbruch des Eiters nach dem Munde erfolgt, stoßen hier die brandigen Schleimhautteile sich ab und hinterlassen mißfarbige Geschwüre, die sich zuweilen auf die Umgebung der Mandeln ausbreiten. Oft ist bei der brandigen Form die Mandelschwellung nur gering. Die benachbarten Lymphdrüsen sind stark geschwollen, bei der brandigen Form können sie verjauchen. Die phlegmonöse Angina ist stets auf Infektion zurückzuführen; sie kommt selbständig und bei Rotz und Scharlach, seltener bei Diphtherie vor, die brandige Form ebenfalls selbständig oder im Anschluß an Diphtherie, Scharlach, bei Typhus, Dysenterie, Pocken, Hospitalbrand u. s. w.

Erscheinungen und Verlauf. Die phlegmonöse Angina ist sehr schmerzhaft, die starke Schwellung führt, namentlich wenn sie beide Mandeln betrifft, zu völliger Verlegung der Gaumenöffnung, indem das Zäpfchen eingeklemmt oder nach vorn gedrängt wird. Auch bei einseitigem Sitz wird durch Störung der Gaumenmuskelthätigkeit das Schlingen und Sprechen sehr behindert, die eingeführten Speisen kommen beim Schlingversuch durch Mund und Nase wieder heraus. Die starke Schwellung der Lymphdrüsen am Kieferwinkel, die man als runde Knoten fühlt, und die Entzündung ihrer Umgebung machen das Öffnen des Mundes höchst schmerzhaft oder unmöglich, durch Fortleitung der Entzündung auf die Tubengegend treten Ohrenschmerzen und Schwerhörigkeit auf. Die Krankheit beginnt gewöhnlich mit Schüttelfrost; Fieber und Pulszahl sind hoch, oft delirieren die Kranken. In leichteren Fällen gehen nach 4—8 Tagen die Erscheinungen allmählich zurück, meist aber entwickelt sich gegen Ende der ersten Woche fühlbare Fluktuation, und der Abszeß bricht durch, worauf die Beschwerden plötzlich nachlassen. Der Eiter wird verschluckt, zuweilen unbemerkt, oder nach außen entleert. In seltenen Fällen führen Glottisödem oder Fortschreiten der Eiterung auf das Halszellgewebe, wobei die Carotis arrodiert wird oder Sepsis entsteht, zu tödlichem Ausgange. Namentlich die brandige Form bewirkt öfters Sepsis.

Behandlung. Man kann versuchen, durch Aufstreichen von Alaunpulver mit dem befeuchteten Finger auf die Tonsille die Krankheit abzuschneiden. Im übrigen sind Eisumschläge um den Hals, womöglich Verschlucken von Eispillen und Anregung der meist angehaltenen Darmentleerung durch Kalomel (R. 45b) empfehlenswert. Sobald sich Fluktuation zeigt, kann man mit Vorteil durch Fingerdruck oder durch Einschnitt mit dem bis zur Spitze mit Heftpflaster umwickelten Messer die Entleerung beschleunigen. Bei der brandigen Form sind antiseptische Mundspülungen (Kali chloricum, R. 51 c, $2^1/_2$ %), Inhalationen und Pinselungen anzuwenden (Thymol 1 %, Karbolsäure 1—5 %). Schwäche und Benommenheit werden am günstigsten durch laue Bäder mit kalten Übergießungen beeinflußt.

§ 61. Hypertrophie der Mandeln, Angina chronica.

In Folge wiederholter Entzündungen oder auch in allmählicher, scheinbar selbständiger Entwicklung wohl auf dem Boden erblicher Anlage können die Mandeln durch Zunahme ihrer sämtlichen Gewebsbestandteile hypertrophieren. In ähnlicher Weise wie die Gaumenmandeln ist oft auch die Rachenmandel befallen, adenoide Vegetationen, mit dem Finger vom Munde aus palpierbar. Nicht selten besteht gleichzeitig chronischer Rachenkatarrh (§ 62). Auch akute Hypertrophie macht oft erst bei akuter entzündlicher Schwellung subjektive Erscheinungen. Dagegen sind gewöhnlich objektive Zeichen vorhanden: näselnde Sprache, bei adenoiden Wucherungen Atmen mit offenem Munde, wodurch das Gesicht einen auffallenden blöden Ausdruck erhält, Stickanfälle und Aufschrecken im Schlaf *(Pavor nocturnus)*. Oft schließen sich reflektorisches Asthma, habitueller Kopfschmerz, Schwerhörigkeit, Unfähigkeit zum Aufmerken *(Aprosexia nasalis*, Bresgen) an. Zugleich mit adenoiden Wucherungen finden sich oft unregelmäßige Zahnstellung und steilgewölbter harter Gaumen. Die große Neigung der hypertrophischen Mandeln zu akuten Entzündungen macht ihre Beseitigung wünschenswert, man trägt sie am besten mit dem Messer ab, da das Tonsillotom an Konkrementen der Mandel hängen bleiben kann. Die adenoiden Wucherungen bilden sich oft zur Zeit der Pubertät von selbst zurück, wo sie aber deutliche Störungen machen, soll man sie mit dem Störkschen Ringmesser vom Munde aus entfernen. Pinselungen der hypertrophischen Organe mit Jodtinktur u. dgl. sind von ungenügender Wirkung.

§ 62. Chronischer Rachenkatarrh, Pharyngitis chronica.

Ursachen. Der chronische Rachenkatarrh entsteht seltener aus akuten Entzündungen als durch andauernde Einwirkung bestimmter Schädlichkeiten: Alkohol- und Tabakmißbrauch, überanstrengendes berufsmäßiges Sprechen. Manche Personen neigen besonders zu dieser Krankheit und gleichzeitig zu chronischem

Nasen- oder Kehlkopfkatarrh. Auch ungenügende Blutzirkulation, wie bei Emphysem, erhöht die Neigung.

Erscheinungen und Verlauf. Die Kranken klagen gewöhnlich über Trockenheit oder Kratzen im Rachen oder über das Gefühl, als sei eine Fischgräte oder dgl. dort stecken geblieben. Sie räuspern und spucken daher beständig, besonders lange und stark am Morgen, um ein spärliches, zähes Sekret zu entfernen, häufig tritt dabei Würgen oder Schleimerbrechen ein (*Vomitus matutinus*, vgl. § 75). Gewöhnlich beschäftigt das Leiden den Kranken sehr, bringt ihn auf die Vermutung, tuberkulös oder syphilitisch zu sein u. s. w., weil die Beschwerden oft mit ausgesprochener allgemeiner oder örtlicher Hyperästhesie zusammenfallen. Diese neurasthenische Grundlage erklärt es auch, daß nicht selten Kopfdruck, Kopfschmerz und asthmatische Zustände hinzukommen. An den Wänden des Pharynx und am Gaumensegel finden sich fleckige Rötungen, erweiterte Venen und verschieden reichliche miliare oder größere Granula, d. h. lymphatische Wucherungen um die Ausführungsgänge hypertrophischer Schleimdrüsen. Zuweilen zerfallen die Follikel und bilden kleine Geschwüre. Die Schleimhaut des Rachens und noch mehr die des weichen Gaumens ist geschwollen, oft von sammetartigem Aussehen, das Zäpfchen ist verlängert und verdickt. Auf der Schleimhaut des Rachens liegt gewöhnlich schleimiger Eiter, auch in den späteren Stadien, wo die Schleimhaut vollkommen atrophisch werden kann. Bei der rhinoskopischen Untersuchung zeigt sich auch im oberen Teile des Rachens und an der Hinterfläche des weichen Gaumens reichliches, zum Teil borkiges Sekret, sehr oft, namentlich im Kindesalter, ist auch die Rachenmandel (vgl. § 61) zu adenoiden Vegetationen ausgewachsen, ferner können die Tubenmündungen mit in die Entzündung hineingezogen sein, was sich klinisch in Schwerhörigkeit und Ohrensausen äußert. Weiterhin finden sich sehr oft in der Nase und im Kehlkopf die Zeichen des chronischen Katarrhs.

Prognose. Der chronische Rachenkatarrh ist immer sehr hartnäckig, nur bei ausdauernder Behandlung und Fernbleiben aller Schädlichkeiten ist Heilung möglich.

Behandlung. Der Schwerpunkt der Behandlung liegt in den örtlichen Eingriffen. Von Gurgeln und Inhalationen darf man nichts wesentliches erwarten, dagegen sind Pinselungen der ganzen erkrankten Schleimhaut, auch oberhalb des Gaumensegels, von großem Wert. Man pinselt in 3—1tägigen Zwischenräumen mit

Jodglyzerin (R. Jod. pur., Kal. jod. ana 0,5, Glycerini 25,0); bei der atrophischen Form kann man die Lösung bis doppelt so stark nehmen. Die höheren Teile der Rachenhöhle kann man mit Höllensteinspray (1%) von der Nase aus behandeln. Die Granula werden am besten galvanokaustisch zerstört, wegen der reaktiven Entzündung zunächst sehr vorsichtig und in langen Zwischenräumen. Hypertrophische Mandeln und adenoide Wucherungen (§ 61), die den Katarrh unterhalten, Nasen- und Kehlkopfkatarrhe sind nach den besonderen Regeln zu behandeln. Günstig wirken auf den ganzen Zustand der Schleimhäute geeignete Brunnenkuren, zumal mit Emser, Salzbrunner, Kreuznacher, Kissinger oder Marienbader Wasser, im Hause auch mit den Sandowschen Brunnensalzen (vergl. am Schluß des Rezeptanhanges).

§ 63. Diphtherie, Rachenbräune.

Ursachen. Die Diphtherie ist eine akute Infektionskrankheit, die durch Ansiedlung des Löfflerschen Diphtheriebazillus (Fig. 21) im Rachen hervorgerufen wird. Dieser durch Gestalt, Kulturform und pathogene Wirkung auf Tiere vollkommen gekennzeichnete Spaltpilz wird bei wirklicher Diphtherie stets gefunden, zuweilen noch Monate nach dem Aufhören des Fiebers; er erzeugt ein 1888 von Roux und Yersin nachgewiesenes und erforschtes Gift (Diphtherietoxin), das die örtlichen und allgemeinen Erscheinungen hervorruft. Die Diphtheriebazillen verbleiben lediglich an der erkrankten Stelle. Sie haften lange an einmal infizierten Orten, in Häusern, Kleidern u. dgl. Sie werden leicht durch Anhusten und ähnliches unmittelbar übertragen, dagegen ist die Ansteckung eines Zimmergenossen im Krankenhause durch einen im Nebenbett liegenden Diphtheriekranken recht selten. Am häufigsten erkranken Kinder. Eine mehrmalige Infektion ist selten. Die noch nicht genügend bekannten Verhältnisse der Immunität erklären es auch, daß zuweilen virulente Diphtheriebazillen im Munde gesunder Menschen gefunden werden.

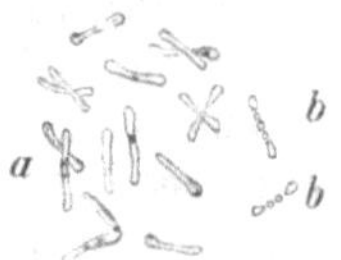

Fig. 21.
Diphtheriebazillen aus Kultur (nach Flügge).
a. Junge Bazillen
b. Involutionsformen.
Vergr. 1200 : 1.

Anatomie. Die Ansiedlung der Diphtheriebazillen bewirkt in der Schleimhaut der Rachengebilde nach Weigert in den meisten Fällen krupöse Entzündung, d. h. oberflächliche Koagulationsnekrose mit aufgelagertem Gerinnungsprodukt. Ist dabei die Schleimhaut tiefer entzündet und das fibrinöse Exsudat zellenreich, so spricht man (pathologisch-anatomisch) von pseudodiphtheritischer Schleimhautaffektion (während es sich klinisch um wirkliche Diphtherie handelt); die im pathologisch-anatomischen Sinne wirkliche diphtheritische Veränderung, wobei die Schleimhaut selbst durch ein geronnenes Exsudat anschwillt und der Nekrose verfällt, findet sich bei der Diphtherie meist nur sekundär und in geringer Ausdehnung, während sie weit reiner z. B. bei der Scharlachdiphtheritis (s. § 219) vorkommt. Man bezeichnet daher zweckmäßig die pathologisch-anatomische Gewebsveränderung, die z. B. auch im Darm und in der Vagina vorkommt, als Diphtheritis, die spezifische, im Rachen und Kehlkopf lokalisierte Infektionskrankheit als Diphtherie. Im Kehlkopf verhält sich die Auflagerung insofern anders, als sie hier, gleich dem von ihr ersetzten Zylinderepithel, lockerer an der Schleimhaut haftet und deshalb leichter in großen häutigen Röhren (Krupmembranen) abgelöst und ausgehustet wird.

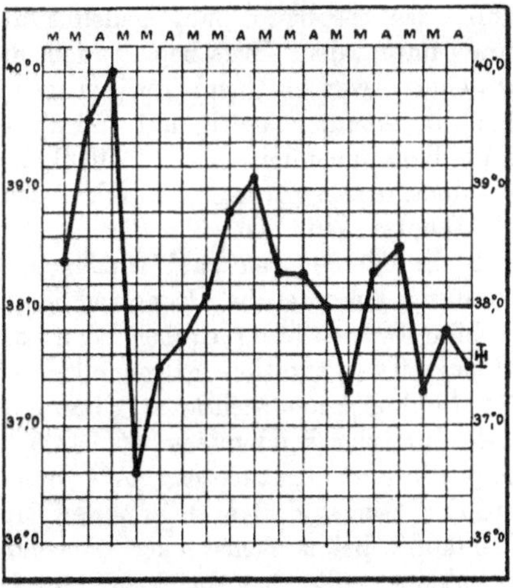

Fig. 22. Diphtherie des Rachens und der Nase mit Ausgang in Gangrän.

Erscheinungen und Verlauf. Die Inkubation dauert zwei bis fünf Tage. Die ersten Erscheinungen bestehen in Schmerzen beim Schlingen, Unwohlsein, Kopf- und Nackenschmerz und allmählich ansteigendem Fieber. Die Lymphdrüsen am Kieferwinkel sind schon früh erheblich geschwollen und schmerzhaft. Unter starker, dunkler Rötung der Rachengebilde zeigen sich gewöhnlich zuerst auf den Mandeln, seltener am weichen Gaumen oder an den Rachenwänden rundliche grauweiße Flecken, die bald zusammenfließen und sich unter Umständen auf die ganzen Rachengebilde ausdehnen. Sie haften fest an ihrer Unterlage, ragen immer deutlicher hervor und nehmen allmählich eine mehr schmutziggraugelbliche oder dunkle Farbe an; zuletzt stoßen sie sich in Fetzen los und hinterlassen eine unebene, blutende Erosion. Das Allgemeinbefinden wird durch Aufnahme des Toxins mehr und mehr beeinträchtigt; oft kommt es auf diese Weise zu Benommenheit, akuter Herzschwäche und Herznervenlähmung. Die örtlichen Veränderungen und das Fieber sind auch in schweren Fällen manchmal sehr gering, die Temperatur kann sogar dauernd subnormal sein, andere Male treten durch Sekundärinfektion mit Streptokokken ausgedehnte brandige Zerstörungen der Rachenteile, paketförmige Schwellungen der Kieferdrüsen und allgemeine Sepsis ein. Häufig setzt sich die Erkrankung auf die Nase (diphtherischer Schnupfen), durch die Tube auf das Mittelohr *(Otitis media purulenta)* oder abwärts auf den Kehlkopf fort. Bei Kindern wird durch den diphtheritischen Kehlkopfkrup häufig eine atembehindernde Stenose herbeigeführt. Nach einleitender Heiserkeit stellt sich bellender Husten ein, bald wird die Atmung geräuschvoll, das Inspirium lang gedehnt und sägend, die Gegend über und unter dem Brustbein, auch die unteren seitlichen Thoraxgegenden werden inspiratorisch eingezogen, der Kehlkopf steigt bei der Atmung heftig auf und ab, es entstehen Kyanose, Unruhe und Benommenheit und schließlich alle Zeichen der tödlichen Kohlensäurevergiftung. Durch Aushusten häutiger Ausgüsse des Kehlkopfes kann schnelle Besserung eintreten, meist aber bilden sich die Membranen bald wieder. Häufig geht die krupöse Entzündung auch in die Bronchien abwärts, so daß auch bei freiem Kehlkopf Erstickung drohen kann, oder es entstehen ohne direktes Übergreifen kapilläre Bronchitis oder lobuläre Pneumonieen. Gewöhnlich findet sich auch Albuminurie, zuweilen akute Nephritis. Bei einzelnen Epidemieen ist häufigeres Vorkommen von Gelenkschwellungen beobachtet. Als besondere Verlaufseigentümlichkeiten sind der Beginn der Diphtherie in der Nase oder im Kehlkopf, bei zunächst oder dauernd geringer Rachenaffektion zu erwähnen. (Es besteht kein hinreichender Grund, die primäre oder vorwiegende Kehlkopfdiphtherie als Krup von der reinen Diphtherie zu trennen, wie das bis vor kurzem vielfach geschah.) Recht oft führt auch die günstig verlaufende Diphtherie zu einer Reihe von nervösen Nachkrankheiten, die wahrscheinlich auf periphere Neuritis durch das Toxin zu beziehen sind. Sie treten gewöhnlich in der zweiten Woche nach der Heilung der Rachenerkrankung auf; nach der Reihenfolge der Häufigkeit handelt es sich um Lähmung des Gaumens (näselnde Sprache,

Verschlucken in Kehlkopf und Nase), der Akkommodation (Undeutlichkeit des Nahesehens), der Stimmbänder, des Zwerchfells, der Glieder. Die motorischen Lähmungen werden meist von Anästhesie oder Parästhesieen begleitet; an den Gliedern ist zuweilen nur hochgradige Ataxie oder Erlöschen der Patellarreflexe vorhanden.

Diagnose. Die sichere Erkennung ist in vielen Fällen nur durch den Nachweis der Diphtheriebazillen möglich, da echte Diphtherie unter dem örtlichen Bilde einer Angina verlaufen kann. Andererseits sind in etwa einem Viertel der Fälle, die klinisch völlig der Diphtherie gleichen, nicht Diphtheriebazillen, sondern Streptokokken die Krankheiterreger.

Prognose. Die Prognose der Diphtherie ist immer mit großer Vorsicht zu stellen, da, wie erwähnt, auch bei geringen örtlichen Veränderungen ein tödlicher Ausgang durch die Allgemeininfektion oder durch Fortschreiten auf den Kehlkopf herbeigeführt werden kann. Namentlich zu Zeiten von Epidemieen sieht man Rachenerkrankungen, die nur das Bild der follikulären oder der nekrotischen Angina bieten, sich durch den tödlichen Verlauf oder die Nachkrankheiten als echte Diphtherie erweisen. Die Sterblichkeit beträgt 20—50 %. Die Prognose der nervösen Nachkrankheiten ist im ganzen günstig, bis auf die zuweilen noch in der Rekonvaleszenz zum Tode führende nervöse (übrigens oft mit mikroskopischen Muskeldegenerationen und kleinen myokarditischen Herden verbundene) Herzlähmung. Die Nephritis führt selten zu bedeutenderen klinischen Erscheinungen.

Behandlung. Die Hygiene verlangt gründliche Desinfektion aller mit Diphtheriekranken und namentlich mit ihren Rachenabsonderungen in Berührung gekommenen Gegenstände, Besserung ungesunder Wohnungen, Vermeidung oder wenigstens Sterilisierung von Milch, die aus diphtherieverdächtigen Gehöften stammt, u. dgl. m.; für den Einzelnen Abhärtung der Rachenorgane durch regelmäßiges Mundspülen und Gurgeln mit kaltem Wasser. Die Genesenen können noch viele Wochen lang virulente Bazillen im Rachen führen. Wo die Gefahr der Infektion besteht (bei Epidemieen, Hauserkrankungen u. s. w.), ist die Immunisierung nach dem Behringschen Verfahren angezeigt. Dasselbe beruht auf der Thatsache, daß das Blutserum von Tieren, die eine Diphtherie überstanden haben, einen — noch unbekannten — immunisierenden Stoff, ein Antitoxin, enthält. Behring gewinnt es, indem Pferde zunächst mit abgeschwächten und weiterhin mit immer giftigeren Diphtheriekulturen geimpft werden, und bezeichnet ein Serum, wovon 0,1 ccm genügt, um 1 ccm Normalgiftserum im Reagenzglase ungiftig zu machen, als Normalantitoxinlösung. Als Normalgiftserum bezeichnet er eine Toxinmenge, wovon 0,4 ccm genügen, um 1 kg Meerschweinchen bei subkutaner Injektion sicher zu töten. Von dem Normalantitoxin spritzt man zur Immunisierung 150 Einheiten aseptisch in den Weichen oder am Oberschenkel ein. Wenn dadurch auch anscheinend nicht immer volle Immunität erzielt wird, so verläuft doch die Diphtherie danach mindestens abortiv. Zur *Behandlung* wird dasselbe Antitoxin verwendet, und zwar in der Stärke von 600 Antitoxineinheiten für ganz frische und 1000 bis 1500 Einheiten für vorgeschrittenere Fälle. Die Erfolge in Bezug auf den örtlichen Zustand und das Allgemeinbefinden sind oft glänzend; dagegen treten hinterher zuweilen Hautausschläge, Fieber, Gliederschmerzen u. s. w. auf. Immerhin wird man bis zur Sicherung der Ergebnisse der Heilserumbehandlung und für die Fälle ohne Diphtheriebazillen die bisher erprobten Methoden im Auge behalten müssen. Darunter haben sich 1—2stündliche Inhalationen von 5 $^0/_0$iger Karbollösung, immer 2—3 Minuten lang, und häufiges Gurgeln mit $2^1/_2$ $^0/_0$iger Lösung von Kalium chloricum, einigermaßen bewährt. Letzteres Mittel (R. 51) hat auch zum innerlichen Gebrauch vielfach Empfehlung gefunden (halbstündlich zu nehmen, bei Kindern bis 2,0, bei Erwachsenen bis 6,0 in 24 Stunden, nie bei nüchternem Magen). Noch zahlreiche innere Mittel, Terpentinöl (mehrmals täglich $^1/_2$—1 Theelöffel voll), Liq. Ferr. sesquichlor. (2,0 : 100,0 Glyzerin u. Aq. āā stündl. 1 Theelöffel, Tag und Nacht hindurch für jedes Alter des Kindes), Pilocarpin. (0,03—0,05 : 100, stündl. 1 Theel.), Natr. benzoic. (5,0—25,0 pro die) u. s. w., sowie Einblasungen von Zucker- oder Schwefelpulver u. dgl. sind außerdem empfohlen, aber einen durchschlagenden Erfolg hat keines erzielt. Bei Nasendiphtherie empfiehlt sich öfteres Eingießen von $^1/_2$ $^0/_0$iger Kochsalz- oder 1 $^0/_0$iger Salizyllösung in die Nasenlöcher, bei Kehlkopfdiphtherie werden am meisten Inhalationen mit Kalkwasser (mit Aq. āā) angewendet. Sobald bei Kindern unter 10 Jahren schwere Kehlkopfstenose auftritt, ist die Tracheotomie oder die Intubation des Larynx nach O'Dwyer vorzunehmen; bei älteren beruht eine auftretende Stenose stets auf Bronchialkrup, wogegen die Tracheotomie nutzlos wäre. Von Priessnitzschen Umschlägen um die Kieferwinkelgegend und um den Hals, die im allgemeinen der Eisauflegung vorgezogen werden, erwartet man vielfach eine Art Schutzwirkung.

Besondere Rücksicht verdient der Allgemeinzustand. Bei den lebhaften Schlingbeschwerden müssen namentlich Kinder zum Genuß von Milch, Bouillon, Fleischsolution, Eiern u. s. w. und zu reichlichem Trinken immer wieder aufgefordert werden; bei hohem Fieber ist Chinin. hydrochl. (0,3—1,0) angezeigt, Benommenheit und Atmungschwäche werden am günstigsten durch Bäder von 32° C. mit kühlen Übergießungen beeinflußt. Das Verhalten der Herzthätigkeit verdient stete Sorgfalt; Wein, Kampher, Koffein (R. 31) sind immer bereit zu halten.

In der Genesung und gegen die nervösen Nachkrankheiten wirken Landaufenthalt, Ferrum und Chinin (R. 39a), Sanguinal (R. 83) sehr gut. Gegen die Lähmungen kann man außerdem noch mit dem galvanischen Strom und mit Strychnin (R. 92) vorgehen.

§ 64. Rachentuberkulose.

Die Rachentuberkulose gesellt sich wohl nur zu Lungen- und Kehlkopftuberkulose hinzu. Sie besteht in kleinen kraterförmigen und größeren flachen Geschwüren mit gelbgrauem Belag, die teils aus Miliartuberkeln, teils aus diffuser tuberkulöser Infiltration hervorgehen. Sie finden sich besonders am Gaumensegel, an der Uvula und an der hinteren Rachenwand und veranlassen meist starke Schlingbeschwerden durch ihre Empfindlichkeit und durch das entzündliche Ödem ihrer Umgebung. Bei akuter Entstehung können sie mit Angina herpetica (§ 59) verwechselt werden; bei chronischem Verlauf kommt besonders die Unterscheidung von Syphilis in Betracht. Der Bazillennachweis im Geschwürsafte und das Versagen der Jodkaliumbehandlung entscheidet für Tuberkulose. Die Behandlung ist dieselbe wie bei Kehlkopftuberkulose.

§ 65. Retropharynealabszeß.

Ursachen. Die eitrige Entzündung des Zellgewebes zwischen hinterer Rachenwand und Wirbelsäule kommt namentlich bei Kindern in den ersten Lebensjahren vor und entsteht meist akut aus infektiöser Pharyngitis, vielleicht unter Beteiligung von Lymphdrüsen, oder in chronischem Verlauf durch Wirbelkaries.

Erscheinungen und Verlauf. Die Krankheit beginnt mit Schlingbeschwerden, die sich bei kleinen Kindern nur durch

Nahrungverweigerung und Weinerlichkeit verraten. Die Sprache und das Schreien nehmen einen gewissen Gaumenton an, die Atmung wird namentlich im Schlafe schnarchend, beim Trinken gelangen Teile in die Nase oder in den Kehlkopf. Man sieht im Rachen schon früh eine Vorwölbung an der hinteren Rachenwand, die für den fühlenden Finger deutliche Fluktuation bietet. In der zweiten Woche pflegt schwere Stenose (vgl. S. 90) bis zur Erstickung aufzutreten, durch spontanen Eiterdurchbruch kann rasche Heilung eintreten, doch bringt Einfließen des Eiters in den Kehlkopf die Gefahr der Erstickung oder tödlicher Pneumonie mit sich. Bei dem Retropharyngealabszeß durch Wirbelkaries besteht wegen des Grundleidens wenig Aussicht auf Heilung.

Behandlung. Der Abszeß muß möglichst früh in aufrechter Stellung des Kindes mit einem bis zur Spitze umwickelten Messer geöffnet werden, dann wird das Kind schnell vornübergebeugt, um den meist reichlichen Eiter durch den Mund abfließen zu lassen. Gewöhnlich erfolgt dann baldige Heilung. Die chronischen Abszesse dürfen nur bei Erstickungsgefahr geöffnet werden.

b) Krankheiten der Speiseröhre.

§ 66. Entzündung und Geschwüre der Speiseröhre.

Anatomie und Ursachen. Die akute katarrhalische Entzündung der Speiseröhre (Hyperämie und vermehrte Epithelabstoßung ohne gesteigerte Schleimabsonderung) entsteht durch den Reiz von Fremdkörpern oder durch thermische oder chemische Verbrennung. Bei dem viel häufigeren chronischen Katarrh findet sich starke Epithelverdickung, nicht selten in umschriebenen plattenartigen Wucherungen, die Schleimhaut ist schiefrig verfärbt, die Muskulatur atrophisch oder hypertrophisch. Bei beiden Formen des Katarrhs können flache Erosionen und Geschwüre entstehen. Phlegmonöse, eitrige Oesophagitis wird zuweilen durch festsitzende Fremdkörper hervorgerufen, mit dem Ausgang in Perforation in die Trachea, die Aorta, das Mediastinum. Unter günstigen Umständen kann nach dem Eiterdurchbruch Heilung eintreten. Eine brandige Verschorfung der ganzen Ösophaguswand (Oesophagitis corrosiva) bis in die Muscularis wird zuweilen durch Verschlucken von Lauge, Schwefelsäure u. dgl. erzeugt; der Ausgang ist der sofortige Tod oder schwere narbige Verengerung.

Evscheinungen und Verlauf. Erschwerung und Schmerzhaftigkeit des Schluckens, Schmerzen zwischen den Schulterblättern, in schwereren Fällen Gefühl von Steckenbleiben des Bissens in der Speiseröhre, Zurücktreten des genossenen sind die wesentlichen Zeichen der heftigeren Oesophagitis; der gewöhnliche Katarrh macht keine Erscheinungen. Das Vorhandensein von Geschwüren läßt sich aus Blutspuren an der eingeführten Schlundsonde erschließen. Die anamnestischen Erhebungen ergeben das Weitere für Diagnose und Prognose, letztere ist bei Anätzungen sehr vorsichtig zu stellen (Perforation, Stenose, gleichzeitige Magenveränderungen).

Die *Behandlung* besteht in Verschlucken von Eisstückchen, Ernährung mit eisgekühlter Milch u. dgl., oder mit Nährklystieren, in Morphiumeinspritzungen (R. 57 b) gegen Schmerzen.

§ 67. Verengerung der Speiseröhre.

Anatomie und Ursachen. Stenosen der Speiseröhre können durch Druck von benachbarten Geschwülsten (Lymphdrüsen, Struma, Aortenaneurysma u. dgl.), durch Verbrennungsnarben, syphilitische Geschwürsnarben bedingt werden, ihre allerhäufigste Ursache aber ist das Ösophaguskarzinom (§ 69). Oberhalb der Verengerung pflegt eine Erweiterung einzutreten, je nach der schnelleren oder langsameren Entstehung der Stenose mit Atrophie oder mit Hypertrophie der Muscularis. Die früher angenommene *Dysphagia lusoria*, infolge von Kompression der Speiseröhre durch eine abnorm verlaufende Arteria subclavia dextra, ist sehr unwahrscheinlich. Vorübergehend können Stenoseerscheinungen durch nervöse Einflüsse zu stande kommen (vgl. § 71).

Erscheinungen und Verlauf. Die meist langsam entstehende Stenose bewirkt zuerst ein Gefühl, als wenn die ersten Bissen nicht recht durch wollten und erst durch nachgetrunkenes Wasser hinuntergespült werden müßten, weiterhin Behinderung im Verschlucken gröberer Bissen oder überhaupt fester Speisen, endlich sogar die Unmöglichkeit, Flüssigkeiten hinunter zu bringen. Je höher der Sitz der Verengerung, um so schneller wird das genossene zurückgebracht, die normalen Zusammenziehungen des Rohres zwingen seinen Inhalt, nach der Seite des geringeren Drucks auszuweichen. Hat sich oberhalb der Stenose eine Dilatation entwickelt, so tritt die Entleerung oft erst nach Stunden ein. Die Speisen sind dann nur erweicht und mit Schleim, bei Vorhandensein von Geschwüren auch wohl mit Blut oder Eiter gemischt. Genaueren Aufschluß über den Sitz, die Weite und Länge der Verengerung ergiebt die Untersuchung mit der Fischbeinsonde, deren Spitze mit Elfenbeinoliven von verschiedener Stärke ausgerüstet werden kann. Der Anfang der Speiseröhre ist etwa 15 cm von den Schneidezähnen entfernt, die Speiseröhre selbst ist 25 cm lang. Die schwersten Stenosen sind auch für die dünnsten Sonden nicht durchgängig, jedoch kann ein Divertikel die Sonde fangen und eine schwere Stenose vortäuschen. (Eine spastische Verengerung läßt die Sonde nach kurzer Zeit durch, § 71.) — Die Auskultation des Schluckgeräusches an der linken Seite des Halses und links neben der Wirbelsäule läßt zuweilen den Sitz der Verengerung dadurch erkennen, daß es unterhalb der letzteren aufhört, doch kann das auch bei Lähmungen der Speiseröhre (vgl. § 71) vorkommen. Die Natur der Stenose läßt sich gewöhnlich mit einiger Sicherheit aus der Anamnese, aus dem Nachweis von Tumoren, Aneurysmen u. s. w. erschließen. Bei Leuten reiferen Alters ist, wenn keine direkte Ursache für die Stenose vorliegt, ein Karzinom sehr wahrscheinlich. Die Behinderung der Nahrungszufuhr bewirkt schnell hochgradige Abmagerung, Blässe, subnormale Körpertemperatur, langsamen trägen Puls, Eingesunkensein des Leibes und dauernde Stuhlverstopfung.

Behandlung. Die Stenosen durch Fremdkörper werden durch deren Entfernung behoben. Narbenstenosen können durch Erweiterung mit allmählich stärkeren Sonden geheilt werden, während dadurch bei krebsigen Strikturen wenigstens vorübergehend erhebliche Besserungen erzielt werden. Die eingeölte Sonde wird unter Leitung des linken Zeigefingers mit der rechten Hand in den Rachen des aufrecht sitzenden, zu regelmäßigem Tiefatmen aufgeforderten Kranken eingeführt und dann vorsichtig und langsam weitergeschoben. Sobald es gelingt, anstatt der anfangs gewöhnlich nötigen soliden Sonden (oder gar Darmsaiten), ein englisches Schlundrohr einzuführen, gießt man durch einen darauf gesetzten Trichter konzentrierte flüssige Nahrung (Milch, Ei, Milchkakao, Suppen aus Hygiama u. dgl.) langsam ein. Wo das nicht möglich ist, bleibt nur die Ernährung vom Rektum aus, die wenigstens den Hungertod für einige Wochen hinausschieben kann. Am besten eignen sich dazu Leubes Fleischpankreasklystiere: 150 g feingeschabtes und zerhacktes fettfreies Rindfleisch mit 50—100 g feingehackter fettfreier frischer Bauchspeicheldrüse vom Kalb, Rind oder Schwein, mit 150 g lauen Wassers zu Brei gerührt und mit Kochsalz versetzt (Grützner), werden nach vorhergegangener Irrigation des Darms mit einer Klystierspritze vorsichtig in den Mastdarm eingespritzt. Außer der künstlichen Ernährung durch Klystiere bleibt bei undurchgängigen Stenosen noch die Anlegung einer Magenfistel, wodurch z. B. bei Verbrennungsverschließungen ein unbeschränktes Leben ermöglicht wird.

§ 68. Erweiterungen der Speiseröhre.

Anatomie und Ursachen. An der Speiseröhre kommen allgemeine Erweiterungen mit Schwund oder mit Hypertrophie der Wand vor, namentlich nach Narbenstenosen. Ferner giebt es umschriebene Erweiterungen von Sack- oder Taschenform, Divertikel, durch Druck auf die Wandung von innen her (Pulsionsdivertikel) oder durch Zug an der Wand von außen her (Traktionsdivertikel) entstanden. Jene werden durch Einklemmung von Fremdkörpern vorzugsweise an der muskelschwachen hinteren Wand des untersten Schlundteiles erzeugt, diese namentlich an der Gabelung der Luftröhre durch die narbige Schrumpfung von Lymphdrüsen bei chronischer Tuberkulose u. dgl.

Erscheinungen und Verlauf. Die allgemeinen Erweiterungen äußern sich durch fühlbares Steckenbleiben und nachträgliches Zurücktreten der Speisen, die sehr seltenen Pulsionsdivertikel, die meist im höheren Alter vorkommen, führen zum Steckenbleiben von Speisen und damit zu Kompression der Speiseröhre, die so lange zunimmt, bis der Sack durch Würgen und Brechen wieder einmal entleert ist; beide beeinträchtigen die Ernährung gewöhnlich sehr. Die namentlich im Kindesalter häufigen Traktionsdivertikel machen wegen ihrer Kleinheit meist gar keine Erscheinungen, geben aber nicht selten die Ursache zur Perforation der Speiseröhre mit Ausgang in scheinbar spontanen Lungenbrand oder jauchige Mediastinitis. Die Sondenuntersuchung kann bei der allgemeinen Erweiterung nur die etwa vorhandene Stenose nachweisen; bei größeren Divertikeln ist es ziemlich bezeichnend, daß die Sonde bald stecken bleibt, bald glatt durchgeht, je nachdem sie zufällig in das Divertikel gerät oder nicht. Zuweilen ist das gefüllte Divertikel als Geschwulst zur Seite des Kehlkopfes fühlbar. Die *Behandlung* beschränkt sich auf Ernährung durch die Magensonde u. s. w., wie es im vorigen Paragraphen ausgeführt ist.

§ 69. Geschwülste der Speiseröhre, bes. Speiseröhrenkrebs.

Anatomie und Ursachen. Selten kommen an der Speiseröhre kleine Fibrome, Lipome, Myome, Papillome oder gestielte fibröse

Polypen vor, dagegen ist der primäre Plattenepithel-Krebs die häufigste und wichtigste Krankheit der Speiseröhre. Er kommt vorwiegend in höherem Alter vor, besonders oft bei Säufern, sitzt meist an der Kreuzungstelle der Speiseröhre mit dem linken Hauptbronchus, ist meist ringförmig bei geringer Längenausdehnung, springt glatt oder mit zottigen Auswüchsen in die Speiseröhre vor und bewirkt eine zunehmende Verengerung, die nur zeitweise durch Bildung eines Krebsgeschwürs verringert wird. Gewöhnlich greift er auch nach außen um sich, auf den Magen, auf Trachea, Bronchien, Lunge oder Pleura, wodurch dann Lungenbrand entsteht. Metastasen in Leber, Lungen u. s. w. kommen häufig vor.

Erscheinungen und Verlauf. Der Speiseröhrenkrebs äußert sich als langsam zunehmende Stenose (vgl. § 67); das Fehlen einer Ursache dafür, höheres Lebensalter, stechende Schmerzen zwischen den Schulterblättern oder in der Seite, bald eintretende Kachexie und zeitweilige Minderung der Verengerung (durch Zerfall der Geschwulst) weisen auf Krebs hin. Die Krankheit dauert gewöhnlich 1—2 Jahre, den Tod bedingen die ungenügende Ernährung, die Kachexie, Lungenbrand durch Perforation oder durch Aspiration beim Würgen.

Die *Behandlung* ist rein symptomatisch; die Bougierung der Stenose (vgl. § 67) hat vorübergehend meist gute Erfolge. Neuerdings will man Heilungen durch Tinct. Cantharidum, 3mal täglich 3—6 Tropfen in Haferschleim, beobachtet haben.

§ 70. Perforation der Speiseröhre.

Perforation der Speiseröhre entsteht durch Geschwürbildung in Divertikeln und Krebsgeschwülsten, seltener durch gewaltsames Sondieren, spitze Fremdkörper u. dgl., an der gesunden Speiseröhre z. B. beim Degenschlucken. Die scheinbar spontane Zerreißung im unteren Teil beruht auf Erweichung der Wand durch zurückgetretenen Mageninhalt. Der Durchbruch erfolgt meist in einen Bronchus, in die Trachea, Lunge oder Pleura, gewöhnlich unter heftigem Schmerz und schwerem Verfall. Fast immer entsteht Hautemphysem am Halse und am Thorax. Die Diagnose ist leicht, wenn bei Durchbruch in die Luftwege Speiseteile ausgehustet werden, sonst kann das vorher erkannte Grundleiden des Ösophagus die richtige Deutung geben.

§ 71. Nervöse Schlingbeschwerden.

Ein Gefühl von Zusammenschnürung des Schlundes und der Speiseröhre entsteht nicht selten durch abnorme Erregung der sensiblen Nerven dieser Teile bei Hysterie *(Globus hystericus)* und auch bei Neurasthenie. Auch wirkliche Schlingkrämpfe (Ösophagismus) kommen bei derartigen Kranken vor, zum Teil im Anschluß an örtliche Hyperästhesieen, ferner bei Entzündungen der Speiseröhre, bei Tetanus und Wutkrankheit. Je nach dem Sitz der spastischen Verengerung finden die Speisen oder die Sonde bald oder später ein Hindernis, das für die Sonde meist nach einigen Minuten verschwunden ist, während die Speisen sämtlich oder mit einer gewissen Auswahl wieder heraufgebracht werden. Die *Behandlung* richtet sich nach der allgemeinen und der örtlichen Ursache; oft ist regelmäßiges Sondieren von Vorteil.

Schlinglähmungen finden sich bei Hysterie, nach Diphtherie, bei Bulbärparalyse und anderen Erkrankungen der Glossopharyngeus-, Vagus- und Accessoriusursprünge, ferner bei Apoplexieen, Epilepsie, progressiver Paralyse, allgemein in der Agone. Die Lähmung des Schlundes äußert sich hauptsächlich durch Verschlucken, die der Speiseröhre durch Steckenbleiben der Bissen. Die Untersuchung durch Inspektion und mit der Sonde ergiebt das Weitere. Die *Behandlung* ist die des Grundleidens; bei vorübergehenden Schlinglähmungen, wie sie bei Epileptischen u. s. w. vorkommen, ist die Ernährung zunächst auszusetzen, im Notfall durch das Schlundrohr zu bewirken.

c) Krankheiten des Magens.

§ 72. Vorbemerkungen.

Fünf Sechstel des Magens liegen links, ein Sechstel liegt rechts von der Mittellinie; die kleine Kurvatur liegt hinter dem linken Leberlappen, der Pylorus ebenfalls (und zwar dieser in der rechten Parasternallinie in der Höhe der Spitze des Schwertfortsatzes), die Kardia hinter dem Sternalende der linken 7. Rippe. Der tympanitische Perkussionschall des Magens grenzt sich nach rechts und oben gegen den dumpfen Schall der Leber ab, nach links und oben gegen die Herzdämpfung und gegen den vollen Lungenschall, nach links und außen gegen die Milzdämpfung, nach den übrigen Richtungen ziemlich unvollkommen gegen den im allgemeinen etwas höher tympanitischen Schall des Darmes (vgl. Fig. 1, S. 1). Der obere Teil des tympanitischen Magenschallraumes heißt halbmondförmiger oder Traubescher Raum; er wird bei stark gefülltem Magen und bei linkem Pleuraerguß gedämpft, bei Schrumpfung der linken Lunge vergrößert. Künstliche Aufblähung des Magens durch Kohlensäure (zuerst ein Theelöffel doppeltkohlensaures Natron, dann ebensoviel Weinsteinsäure, beides in Wasser gelöst) läßt die Grenzen besser erkennen. — Die Anamnese fragt nach örtlichen Beschwerden und nach ihrem Zusammenhang mit der Nahrungsaufnahme. Die Besichtigung stellt fest, ob die Magengegend flach, aufgetrieben oder eingesunken ist, und ob peristaltische oder pulsierende Bewegungen da sind; die Palpation forscht nach dem Ort vorhandener Schmerzen, nach umschriebener oder verbreiteter Druckempfindlichkeit, Plätschergeräuschen, Tumoren. Um ein Urteil über die Verdauung zu gewinnen, verschafft man sich eine Probe des Mageninhalts, indem man einen weichen Magenschlauch mit hinreichend weiten Öffnungen einführt und nun entweder durch Würgen und Pressen unverdünnten Speisebrei nach außen fördern läßt oder laues Wasser eingießt und das verdünnte Gemisch heraushebert (Fig. 23). Man unternimmt diese Untersuchung zu verschiedenen Zeiten, nach einem früh nüchtern genommenen Probefrühstück (Tasse Thee und trockne Semmel, Ewald) oder nach einem Probemittagmahl (Teller Fleischsuppe, 200 gr Beefsteak, 50 gr Brot und Glas Wasser, Leube-Riegel) oder endlich morgens, nachdem abends 8 Uhr eine große Tasse Thee und zwei Weißbrötchen mit Butter und kaltem Fleisch genossen sind (Boas). Zwei Stunden nach dem angegebenen Probefrühstück, 6—7 Stunden nach einer größeren Mahlzeit ist ein normaler Magen ganz leer. Enthält die Speiseflüssigkeit dann noch Speisereste, so ist die Magenthätigkeit gestört. Aussehen und Geruch ergeben bereits wichtige Hinweise. Um die Beschaffenheit des Magensaftes zu bestimmen, entnimmt man die Probe eine Stunde nach dem Probefrühstück. Sie wird filtriert und mit rotem Kongopapier auf ihre Reaktion geprüft; färbt dies sich deutlich blau, so ist freie Säure vorhanden, und zwar sehr wahrscheinlich freie Salzsäure, da Milchsäure wohl nie in der dazu erforderlichen Konzentration auftritt. Den sicheren Beweis giebt die Probe mit Phlorogluzin-Vanillin (Günzburg)[1]. In der ersten halben Stunde der Ver-

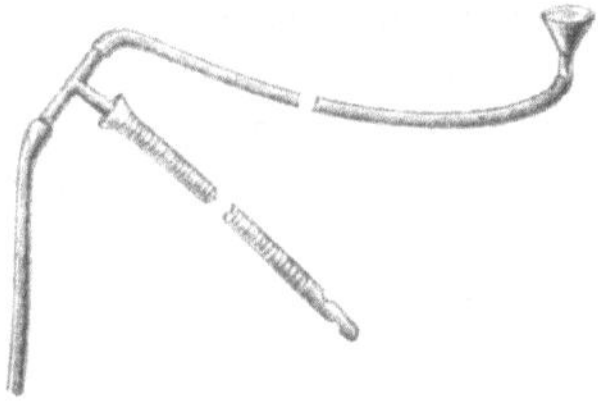

Fig. 23. Magensonde mit Hebervorrichtung.

[1] Von Phlorogluzin 2,0, Vanillin 1,0, Alcohol. absol. 30,0 werden einige Tropfen mit ebensoviel Magensaft in einem Porzellanschälchen ge-

dauung (amylolytisches Stadium) findet man auch normaler Weise keine freie Salzsäure, nach den größeren Mahlzeiten ist sie durch die Eiweißstoffe gebunden. Übermäßige Salzsäuremenge stellt man durch Titrierung mit Natronlauge bei Gegenwart von Eosin fest (JOLLES); über 0,3 % gilt als krankhaft, freie Salzsäure morgens im nüchternen Magen oder 7 Stunden nach einer größeren Mahlzeit beweist Hypersekretion. Weiterhin prüft man noch die verdauende Kraft des Saftes an ihrer Einwirkung auf eine dünne Scheibe von geronnenem Eiereiweiß (normaler Magensaft löst bei Körperwärme das Scheibchen in $1\frac{1}{2}$ Stunde auf), und schließlich noch auf Labferment; wenn man im Reagenzglase einige Tropfen Magensaft auf 10 ccm rohe Milch einwirken läßt, bewirkt das Labferment in höchstens einer halben Stunde Gerinnung. — In derselben Weise kann man erbrochenes untersuchen. Über die Bedeutung der Ergebnisse und über die Feststellung der Erweiterung s. bei den einzelnen Krankheiten. Bei der Beurteilung des Erbrechens muß man daran denken, daß es symptomatisch bei Gehirnreizung (Hirndruck, Urämie), im Beginn akuter Infektionskrankheiten, bei Schwangerschaft, Bauchfellentzündung, Darmverschließung vorkommt.

§ 73. Akuter Magenkatarrh, akute Dyspepsie, Gastritis acuta.

Anatomie und Ursachen. Beim akuten Magenkatarrh ist die Schleimhaut zumal in der Pylorushälfte gerötet, geschwollen und mit Schleim bedeckt; die Falten treten stark hervor und zeigen oft punktförmige Blutungen. Die leichtesten Grade, die man gewöhnlich als Dyspepsie bezeichnet, verlaufen vielleicht ohne anatomische Veränderungen. Die Ursache liegt in zu reichlicher oder zu häufiger Nahrungsaufnahme oder in der Einfuhr unzweckmäßiger, mechanisch, chemisch oder thermisch reizender Speisen und Getränke. Bei Schwächlichen, Anämischen, Rekonvaleszenten und Fiebernden ist die Salzsäureabsonderung dauernd herabgesetzt und wegen der dadurch veranlaßten abnormen Zersetzungen die Neigung zu Magenkatarrhen erhöht (febrile u. s. w. Dyspepsie).

Erscheinungen und Verlauf. Der akute Magenkatarrh verrät sich durch Druck und Vollsein, oft durch schmerzhaftes Brennen im Magen, daneben bestehen Widerwille gegen Nahrung, zuweilen

---

mischt und über einer Flamme erhitzt; freie Salzsäure läßt am Rande der Flüssigkeit Rotfärbung auftreten.

Verlangen nach pikanten Speisen, die dann aber auch zurückgewiesen werden, oft Erbrechen, ferner allgemeine Mattigkeit und Kopfschmerz, wohl durch Autointoxikation (Zersetzungen der Ingesta) bedingt, wofür Schwefelwasserstoff- oder Acetongeruch (§ 271) des erbrochenen sprechen. Mit Frösteln und Fieber verlaufende Fälle bezeichnet man wohl als gastrisches Fieber (vgl. jedoch Typhus, § 224). Die Zunge ist meist stark belegt, die Magengegend druckempfindlich, nebenher besteht Verstopfung oder Durchfall. Bei zweckmäßigem Verhalten tritt in wenigen Tagen Heilung ein.

Behandlung, Wo der abnorme Mageninhalt noch nicht durch Erbrechen hinreichend entleert ist, kann man durch reichliches Trinken lauen Wassers oder durch Apomorphin (R. 10 b) dafür sorgen. Im übrigen empfehlen sich völlige Nahrungenthaltung oder wenigstens strengste Diät, Schleimsuppen u. dgl., bei heftigem Erbrechen Eispillen und verdünnte Salzsäure (R. 2 a, 5 bis 10 Tropfen in einem Weinglase Wasser, mehrmals täglich, ferner Priessnitzsche Umschläge um den Leib. In schweren Fällen spült man den Magen durch den Heberschlauch (S. 100) mit lauer Salizylsäurelösung (3 : 2000) aus. Die begleitende Verstopfung erfordert Rizinusöl (R. 80) oder Kalomel (R. 45 a). Wegen des Durchfalls s. § 95.

§ 74. Akuter Magenkatarrh der Kinder. Cholera infantum.

Ursachen. Der akute Magenkatarrh und schon seine geringen, als Dyspepsie bezeichneten Grade stellen in den ersten Lebensjahren eine ernste Erkrankung dar, die wesentlich an der großen Kindersterblichkeit beteiligt ist. Schon verhältnismäßig geringe Fehler in der Ernährung können schwere Folgen herbeiführen. Meist handelt es sich um an sich oder durch mangelhafte Sauberkeit ungeeignete Nahrung, die außerdem in zu kurzen Zwischenräumen verabreicht wird.

Erscheinungen. Die Erkrankung äußert sich durch Appetitlosigkeit, Aufstoßen, Erbrechen, Kolikschmerzen, angehaltene oder vermehrte Entleerungen, die grünlichgelb und gehackten Eiern ähnlich sind und säuerlich oder widerlich riechen. Bei Vernachlässigung oder bei heftigeren Ursachen kommt es zu Cholera infantum mit beständigem Erbrechen und Durchfall, starkem Durst, schnellem Verfall, Einsinken der Fontanelle, blassem oder bläulichem Aussehen; nicht selten treten die Erscheinungen des Hydrokephaloïds, Krämpfe und Cheyne-Stokessches Atmen, hinzu, bis zum tödlichen Ausgange. In anderen Fällen schließt sich chronischer Magen- und Darmkatarrh an.

Verhütung. Nur wenn wirkliche Gründe die Brusternährung ausschließen, sollte im ersten Lebensjahre die künstliche Ernährung in Frage kommen. In beiden Fällen ist es wichtig, daß bei gesunden Kindern zwischen den Mahlzeiten im ersten Monat jedesmal $2^1/_2$, von da ab 3 Stunden liegen. Nur in den ersten 6 Wochen soll nachts einmal Nahrung gegeben werden. Die beste künstliche Nahrung ist die Kuhmilch; sie ist reicher an Kasein als die Muttermilch und wird dieser ähnlich gemacht, indem man sie anfangs mit doppeltsoviel, später mit gleichen Teilen Wasser verdünnt; zum weiteren Ausgleich setzt man Milchzucker (5 gr auf 1 l des Gemisches) und Rahm zu. Die beste Lösung des Milchproblems bietet bis jetzt die GÄRTNERsche Fettmilch, wobei durch Zentrifugieren der gewünschte gesteigerte Fettgehalt und verminderte Kaseingehalt erreicht wird. Bedingung für die Bekömmlichkeit ist ferner Milch aus gesunder Herde (sicherer als von Einzelkuh) und von sauberer Gewinnung. Zum Gebrauch wird sie durch Erhitzen (relativ) sterilisiert; das SOXHLETsche Verfahren hat den großen Vorzug, daß die Einzelportionen sterilisiert sind, also nicht vor dem Genuß noch wieder infiziert werden können; für ärmere Verhältnisse empfiehlt sich der von FLÜGGE empfohlene Kochapparat. Die käuflichen neueren Milchkonserven vermeiden zwar den übergroßen Zuckergehalt der Schweizermilch, sind aber fast nie wirklich steril. Erst vom 6. Monat ab dürfen Kindermehle zur normalen Ernährung herangezogen werden. Peinliche Sauberkeit in allen Einzelheiten der Ernährung, um dem Ideal der Asepsis möglichst nahe zu kommen, ferner Sorge für Licht und Luft, Reinlichkeit des Lagers und der Kleidung (Waschen, nicht bloßes Trocknen der Windeln u. dgl.) sind überaus wichtig.

Behandlung. Bei einfacher Dyspepsie genügt es oft, die Fehler zu beseitigen und richtige Ernährung einzuführen. Wenn Durchfall und stärkeres Erbrechen bestehen, muß die Milch weggelassen und durch dünnen Gerstenschleim, Kalbfleischbrühe, Eiweißwasser (ein Eiweiß mit 200 ccm gekochten Wassers und 1 Eßlöffel gestoßenen Zucker gut verrührt) ersetzt werden; gegen den Durst giebt man zwischendurch abgestandenes Selterwasser oder kalten chinesischen Thee. Erst nach einigen Tagen beginnt man vorsichtig wieder mit Milch. Sehr zweckmäßig und für Kinder mit schwachem Magen auch als dauernde Nahrung vorzüglich geeignet ist Dr. Theinhardts lösliche Kindernahrung (nach der jeder Dose beigegebenen Anweisung mit Milch und Wasser zu versetzen). Von Arzneimitteln giebt man zunächst 6—8 Kalomelpulver (2stündlich 0,005—0,01—0,03, R. 45 c), vom nächsten Tage ab Salzsäure (R. 2 b), bei fortgesetzten übelriechenden Durchfällen daneben Resorcin (R. 78 a). Bei allen schwereren Fällen muß man von vornherein an Reizmittel denken: Liq. Ammon. anis., $^1/_2$stündl. 3—5 gtt., Acid. benzoic. 0,06, mehrmals täglich in Pulver, Äther subkutan, 1—2 Spritzen in 12—24 Stunden u. dgl. Daneben kann man auch in leichteren Fällen Umschläge um den Leib und Klystiere mit lauwarmem Kamillenthee, Frottieren des Leibes mit warmem Öl u. dgl. anwenden.

§ 75. Chronischer Magenkatarrh. Gastritis chronica. — Dyspepsia acida.

Anatomie. Beim chronischen Magenkatarrh ist die Schleimhaut namentlich in der Pylorushälfte gleichmäßig oder fleckig bräunlich oder grauschwärzlich gefärbt und im ganzen hypertrophisch, durch Schwellung ihrer Drüsen warzig uneben *(Etat mamelonné)* oder mit polypösen Wucherungen bedeckt. Auch die Muskeln und das Bindegewebe der Muscularis sind oft hypertrophisch, und im Anschluß daran treten besonders bei Säufern schließlich nicht selten erhebliche Schrumpfungen ein, die den Magenraum verkleinern. Die Schleimhaut atrophiert bei langdauerndem Katarrh stets, nicht selten atrophieren sämtliche Schichten der Wand.

Ursachen. Der chronische Magenkatarrh bildet sich aus dem akuten oder entsteht von vornherein durch dauernde Einwirkung geringer Schädlichkeiten. Schwer verdauliche Gerichte, ungenügendes Zerkleinern der festen Nahrung, zu heiße oder zu kalte Speisen, zu häufige oder zu seltene Mahlzeiten, gewohnheitmäßige Überfütterung, übermäßiger Alkohol- oder Tabakgenuß üben schädliche Reize auf die Schleimhaut aus, mangelnde Geistes- und Körperruhe nach der Mahlzeit stört die Innervation der Drüsen und der Peristaltik und giebt dadurch zu längerem Verweilen und zu Reizungen durch zersetzte Speisen Anlaß. Vertikalstellung des Magens, die besonders häufig bei Frauen als Folge des Schnürens angetroffen wird, und Verlötungen des Magens mit Nachbarorganen machen nur ausnahmsweise objektive Verdauungstörungen. Sekundäre Magenkatarrhe finden sich besonders als Folgen der Blutstauung bei Leberzirrhose, Herz- und Lungenkrankheiten.

Erscheinungen und Verlauf. Die Haupterscheinungen sind Druck in der Magengegend, Sodbrennen mit Gefühl der Zusammenschnürung längs der Speiseröhre, Aufstoßen von faden Gasen oder saurer Flüssigkeit, unreiner oder übler Geschmack im Munde, Übelkeit, oft auch Erbrechen. Gewöhnlich ist die Magengegend etwas aufgetrieben und druckempfindlich. Nebenher bestehen leicht belegte Zunge, Verstopfung oder Durchfall (namentlich bald nach dem Essen), Neigung zu Blähungen, Mattigkeit, eingenommener Kopf, hypochondrische oder neurasthenische Verstimmung, Schwindelgefühl, Anfälle von Pulsbeschleunigung oder Atemnot *(Asthma dyspepticum).* Der Appetit ist gewöhnlich herabgesetzt, oft sehr launenhaft, auch dann immer sehr bald gestillt. Die Ernährung leidet oft sehr erheblich. — Miterkrankung des Duodenums kann Gelbsucht hervorrufen (s. § 106). Die Störung der Magenthätigkeit beim Katarrh beruht auf mehreren Umständen. Erstens ist die verdauende Kraft des Magensaftes (wenigstens in den meisten Fällen) durch mangelhafte Absonderung von freier Salzsäure beeinträchtigt, die Umwandlung wird verlangsamt, und es treten abnorme Zersetzungen ein. Die Untersuchung des Mageninhalts nach § 72 ergiebt daher schwache, manchmal auch fehlende Salzsäurereaktion, zuweilen bei hohem Gehalt an Milch-, Butter- und Essigsäure.[1]

Zweitens wird die Verdauung durch die vermehrte Schleimabsonderung beeinträchtigt, die den Magensaft verhindert, frei an die Speiseteile heranzutreten. Drittens ist immer die Bewegung des Magens gestört, zunächst weil der veränderte Magensaft die Peristaltik nicht in der normalen Weise anregt, dann aber auch wegen der Beteiligung der Muskulatur (vgl. § 80) an der Erkrankung. So werden die Verreibung der Speisen mit dem Magensaft und die Fortbewegung des verdauten in den Darm verlangsamt. Endlich viertens leidet durch den Katarrh der Schleimhaut auch die Resorption im Magen, namentlich die der Peptone, und deren Anhäufung hemmt die weitere Peptonisierung der Eiweißkörper. Aus allen diesen Gründen findet man 6 bis 7 Stunden nach der Mahlzeit (vgl. § 72) noch unverdaute Speisen, außerdem reichlichen Schleim; die mikroskopische Untersuchung weist häufig Hefezellen und Sarcina ventriculi nach.

---

[1] Buttersäure verrät sich durch ranzigen Geruch, Milchsäure durch zeisiggrüne Färbung bei Zusatz von dünner Eisenchloridlösung zum zehnfach verdünnten Filtrat des Mageninhalts.

Ebenso verhält sich das erbrochene: es kann Reste des Abendessens noch am anderen Morgen erkennen lassen. In anderen Fällen besteht es jedoch nur aus wässrigem Schleim und verschlucktem Speichel, so namentlich bei dem Erbrechen der Trinker am frühen Morgen (*Vomitus matutinus*, Wasserkolk, vgl. § 62).

Nicht selten ist übrigens beim chronischen Katarrh die Salzsäureabsonderung vermehrt, und zwar entweder nach jeder Mahlzeit, *Dyspepsia acida*, Hyperazidität, oder auch in der Zwischenzeit, Hypersekretion, wie man an der auffallend starken Salzsäurereaktion und genauer durch Titrierung (S. 101) erkennt. Manchmal handelt es sich dabei um nervöse Einflüsse (vgl. § 76), andere Male um den Reiz, den die verweilenden Speisereste ausüben. Gewöhnlich bestehen in diesen Fällen besonders heftiges Sodbrennen, stark saures Aufstoßen und starke Schmerzen, die in die Nabelgegend ausstrahlen; der Appetit ist oft weniger herabgesetzt, als launenhaft, die Amylazeenverdauung (wegen des Säuregrades) besonders gestört. Die Hyperazidität tritt oft in Anfällen mit Erbrechen und Kopfschmerz (migräneartig) auf.

Diagnose. Der chronische Magenkatarrh ist, außer bei Alkoholisten, im Gegensatz zu der noch vor wenigen Jahren herrschenden Ansicht, durchaus kein häufiges Leiden. Namentlich sind sehr viele der früher angenommenen Magenkatarrhe nichts als nervöse Dyspepsie (vgl. § 76). Die Unterscheidung von Magengeschwür s. § 78, von Krebs § 79. Sehr zu beachten sind auch die Magenstörungen bei chronischer Nephritis und die Stauungskatarrhe infolge von Herz-, Lungen- und Leberleiden. Auch Verwechslungen mit den Verdauungstörungen bei Melancholie kommen vor.

Behandlung. Die diätetischen Grundsätze lassen sich kurz so zusammenfassen: täglich drei größere und zwei kleinere Mahlzeiten in 2—3 stündigen Zwischenräumen, pünktlich zu festgesetzten Stunden (etwa 7, 10, 1, 4, 7 Uhr); Verbot aller groben, zähen, in Zersetzung befindlichen, stark gewürzten, sehr sauren, sehr salzigen oder fetten Speisen (von Vegetabilien sind Kartoffeln, Hülsenfrüchte und Mehlspeisen nur in geringster Menge und zartester Zubereitung erlaubt); sorgfältiges Zerkleinern, Kauen und Einspeicheln aller Speisen, mittlere Temperatur des genossenen, Vermeiden reichlichen Trinkens zu den Mahlzeiten und bei alkoholischer Grundlage völliges Verbot des Alkoholgenusses. Von den meisten Kranken werden gut vertragen und, was stets zu beachten, gern genossen: Milch, Kefir, weich gekochte oder geriebene, hart gekochte Eier, geschabter Schinken, LEUBE-ROSENTHALsche Fleischsolution, VALENTINES *Meat juice*, Dr. THEINHARDTS Hygiama, weiterhin Tauben- oder Huhnbraten, Kalbsbraten, Lendenbeefsteak u. dgl., als Zuspeise Semmel ohne Butter, oder Zwieback, als Getränk Wasser, dünner Thee, entölter Kakao, Kaffee ist nur da zu gestatten, wo er gut bekommt; $^1/_2$ bis 1 Glas leichten roten Bordeauxweins wirkt oft recht günstig. Nach dem Essen ist für 1 Stunde Ruhelage bei leichter Gedankenbeschäftigung einzuhalten, Schlaf ist weniger zweckmäßig.

Von inneren Mitteln ist in erster Linie die verdünnte Salzsäure zu versuchen. Man giebt $^1/_2$ Stunde nach der Mahlzeit 10 bis 15 Tropfen in einem Weinglas Wasser. Nur bei der Dyspepsia acida verursacht sie vermehrte Beschwerden; hier sind die neutralisierenden Alkalien, doppeltkohlensaures Natron oder gebrannte Magnesia, messerspitzenweise, vorzuziehen. Starke Gährungen, die den Kranken oft namentlich nachts quälen, bekämpft man durch Acid. salicyl., 0,3—0,5 pro dosi in Kapseln, ein- oder mehrmals täglich. Bei beiden Formen ist es gleichmäßig angezeigt, den Magen einmal täglich durch eine zugleich schleimauflösende Salzlösung auszuwaschen, am besten durch Karlsbader Salz, dessen Glaubersalzgehalt zugleich den Stuhlgang befördert. Im Hause des Kranken läßt man SANDOWsches Karlsbader Salz, zu einem kleinen Theelöffel voll in $^1/_2$ Liter möglichst heißen (ca. 50° C.) Wassers gelöst, morgens nüchtern langsam trinken, erst $^1/_2$ Stunde nachher darf das erste Frühstück folgen. Die Kranken binden sich bei einer solchen „Kur" auch strenger an die Diät.

Nach mehrwöchiger Anwendung der angegebenen Diät- und Arzneikur muß man, um einer Erschlaffung des Magens vorzubeugen, zu einer weniger reizlosen, der gewöhnlichen Kost ähnlicheren Ernährung übergehen, und in dieser Zeit sind auch die sogenannten Stomachica, Rheum (R. 79), Tct. Chin. compos. (R. 26 d), Tct. Strychni (R. 92 c), Salzsäure mit amaris (R. 2 c, d) u. s. w. angezeigt. Pepsinwein ist durch seinen hohen Alkoholgehalt unzweckmäßig, das Pepsin ist im ganzen überflüssig, weil die geringen erforderlichen Mengen dieses Ferments wohl stets im Magen vorhanden sind; der wirksame Bestandteil des Präparats, die Salzsäure, wird billiger rein gegeben.

In hartnäckigen Fällen unentbehrlich ist die mechanische Behandlung der Magenleiden. Dazu gehört in erster Linie die einige Zeit lang vorzunehmende Auspumpung des Magens, wobei man den abnorm lange weilenden Inhalt durch eine an das Schlundrohr angesetzte Spritze heraussaugt oder durch die Heberwirkung mit eingegossenem Wasser herausschwemmt (vgl. Fig. 23, S. 100); kommt das Spülwasser klar heraus, so spült man auf dieselbe Weise mit schwacher Sodalösung oder künstlichem Emser Wasser nach. Die Wirkung auf die Magenbeschwerden, das Erbrechen, den Appetit und die Peristaltik ist meist vortrefflich. Zur Anregung der Bewegungen und der Absonderung des Magens, namentlich bei den schlaffen Formen der Verdauungstörung, empfiehlt sich ferner sehr die Magenelektrisation nach von Ziemssen; man setzt zwei 500—600 qcm große mit Schwamm gepolsterte, mit heißem Wasser gut angefeuchtete Elektroden im Abstand von 2 cm in der Magengegend auf, und zwar auf die vordere Bauchwand vom Pylorus zum Fundus und auf die seitliche Bauchwand zwischen Fundus und Wirbelsäule, und läßt starke faradische und durch den Stromwender unterbrochene galvanische Ströme durchgehen. Endlich können auch die Massage der Magengegend oder eine fingerdicke Strahldusche, die alle 10—20 Sekunden zwischen 35° und 15° C. wechselt, vorteilhaft anregend wirken. Sehr zweckmäßig sind nächtliche Priessnitzsche Umschläge um den Leib.

In hartnäckigen Fällen erzielt oft der Gebrauch eines Brunnens an der Quelle Erfolge, die bei dem Gebrauch im Hause des Kranken ausgeblieben sind. Die Loslösung von den Berufsgeschäften, die ortsüblich strenge Diät, der Kohlensäuregehalt des frischen Brunnens und manches andere geben genügende Erklärung dafür. Je nach den begleitenden Umständen wählt man als Kurort Karlsbad, Kissingen, Marienbad, Tarasp, Vichy u. s. w.

Die Verdauungstörungen, die bei Herz- und Lungenleiden, bei Chlorose und Anämie u. s. w. auftreten, werden nach dem Grundleiden behandelt, bei den durch Nephritis verursachten ist man im wesentlichen auf diätetische Anordnungen und Salzsäuredarreichung angewiesen.

§ 76. Nervöse Dyspepsie, Neurasthenia gastrica.

Recht häufig kommen Fälle vor, wo nach der Nahrungaufnahme lebhafte Magenbeschwerden auftreten, Druck und Gefühl von Aufgetriebensein, Aufstoßen u. s. w., während die Untersuchung des Mageninhalts ganz normale Verdauung und rechtzeitige Entleerung des Magens nachweist. Es handelt sich dabei also in Wirklichkeit gar nicht um eine Dyspepsie, sondern teils um abnorme Empfindung normaler Vorgänge (ähnlich wie bei dem subjektiven Herzklopfen), teils um verstärkte Peristaltik des Magens (peristaltische Unruhe des Magens, KUSSMAUL). Diese gewöhnlich als nervöse Dyspepsie bezeichneten Zustände sind nichts anderes als eine Neurasthenie mit vorwiegenden Magensymptomen. Dafür spricht zunächst der für Neurasthenie bezeichnende Umstand, daß die Beschwerden am stärksten sind, wenn der Leidende sich nach der Mahlzeit allein und in Ruhe befindet, daß sie aber ganz fehlen, wenn er einmal nach dem Essen thätig sein muß, oder wenn er ein vielleicht weit schwereres Mahl in angeregter Gesellschaft eingenommen hat. Ferner fehlt es nicht an anderen Zeichen der Neurasthenie: Beklemmung, Herzklopfen, Kopfdruck und Hitze, Schwindel, Schläfrigkeit, die sämtlich nach dem Essen auftreten. Auch das nicht seltene Erbrechen ist als nervöse Erscheinung zu betrachten. Außerdem besteht gewöhnlich Verstopfung und Neigung zu Blähungen. Durch die Furcht vor den Beschwerden und die Annahme eines ernsten Magenleidens kommen die Kranken nicht selten zu ganz ungenügender Nahrungaufnahme, sie magern schließlich so ab, daß auch dem Arzt der Verdacht auf Krebs u. dgl. entstehen kann. Zuweilen findet sich ein Tiefstand des Magens (Gastroptose, GLÉNARD), der an sich bedeutungslos ist, aber eine Neigung zu nervösen Beschwerden zu schaffen scheint.

Viel schwieriger ist die Diagnose in den Fällen von gastrischer Neurasthenie höheren Grades,[1] wo Störungen der Magensaftsekretion, der Magenbewegungen und der Magenausdehnung vorkommen (nervöse Magenatonie) und auch bei ausreichender Ernährung zu erheblicher Abmagerung führen können. Die Untersuchung ergiebt je nach dem Einzelfalle Salzsäuremangel oder Hyperazidität, Magenerweiterung (vgl. § 80) u. s. w. Der Beweis, daß es sich dabei um Teilerscheinungen der Neurasthenie handelt, wird wesentlich durch das Gesamtbild der neurasthenischen Erkrankung, aus dem Wechsel der Beschwerden je nach äußeren Umständen und unabhängig von der Art der Nahrung, ferner aus dem Fehlen organischer Ursachen der Magenerweiterung, aus dem Erfolge der Behandlung geliefert. Sehr schwer ist oft die Unterscheidung vom Magengeschwür, das ja oft bei anämischen und neurasthenischen Menschen auftritt. Meist verhalten sich

---

[1] Vgl. des Verfassers Klinik der Neurosen, Teil I, Neurasthenie, Leipzig 1896.

aber hier die Beschwerden genau nach Maß und Schwere der Speisen.

Die Neurasthenia gastrica entsteht besonders nach geistiger Überanstrengung, Sorgen und Ärger. Über die *Behandlung* vgl. § 206.

§ 77. Magenentzündung, Gastritis phlegmonosa und toxica.

Sehr selten kommt selbständig oder bei Pyämie eine eitrige Entzündung der Magenwand vor, von der Submucosa ausgehend, umschrieben oder ausgebreitet. Heftige Schmerzen, Erbrechen, hohes Fieber, Benommenheit sind die Haupterscheinungen. Der Ausgang ist meist tödlich, die Diagnose wird fast immer erst bei der Sektion gefunden. — Schwere Entzündungen kommen auch durch Einwirkung ätzender Flüssigkeiten und scharfer Gifte (Arsenik) zu stande; hier sichern die Anamnese und die Erscheinungen im Munde und Ösophagus und an anderen Organen die Erkennung (vgl. §§ 276 ff.).

§ 78. Magengeschwür, Ulcus ventriculi rotundum s. perforans.

Anatomie und Ursachen. Störung der Blutversorgung an kleinen Stellen der Magenschleimhaut vermindert deren Alkaleszenz und kann dadurch zu Selbstverdauung des Magens führen. Solche Störungen und die darauf beruhenden peptischen Geschwüre kommen besonders bei Chlorose und allgemeiner Anämie vor, ferner bei kleinen arteriellen Embolieen und Thrombosen, bei Krampf kleiner Arterien, bei venösen Stauungen durch Kontraktionen der Muscularis u. s. w. Die Geschwüre sind meist bis Zehnpfennigstück groß, trichterförmig, wie stufenförmig ausgeschnitten, meist rund, ihr Rand glatt oder geschwollen, weiterhin verhärtet, der Grund gewöhnlich ebenfalls glatt und blaß, zuweilen narbig. Meist sitzen sie in der Nähe der kleinen Kurvatur, nächst häufig in der Pylorusgegend. Oft sind mehrere vorhanden. Die Heilung erfolgt durch strahlige Narbe oft mit späterer Schrumpfung, so daß am Pylorus Verengerungen, in der mittleren Magengegend ringförmige Einschnürungen (Sanduhrform) entstehen. Häufig führt das Magengeschwür zu Blutungen oder zu Durchbruch in den Bauchfellraum oder in das Pankreas, die Leber u. s. w. Durch Verlötung und narbige Schwielenbildung kann relative Heilung eintreten, in anderen Fällen bilden sich Fisteln zwischen Magen und Kolon u. s. w., Lungen- und Leberabszesse u. dgl. Jugendalter und weibliches

Geschlecht neigen besonders zu Magengeschwür. Ein ganz entsprechendes Geschwür kommt in sehr seltenen Fällen im Duodenum vor: peptisches Duodenalgeschwür.

Erscheinungen und Verlauf. Das Magengeschwür kann ganz unbemerkt oder nur unter dyspeptischen Erscheinungen verlaufen, die einem sekundären Katarrh entstammen, und die Diagnose wird erst klar, wenn Blutbrechen oder Durchbrucherscheinungen auftreten. Oft sind jedoch die Erscheinungen bezeichnender. Dahin gehört zunächst ein anhaltender, eng auf den Sitz des Geschwürs beschränkter dumpfer Schmerz, der durch äußeren Druck sehr verstärkt wird, ferner heftige Schmerzen bald nach dem Essen, die oft nach der Umgebung des Magens ausstrahlen, zuweilen mit der Lage des Körpers wechseln und regelmäßig nachlassen, wenn der Magen durch Erbrechen entleert ist. Erbrechen findet sich bei $^4/_5$ der Fälle, Blutbrechen (vgl. § 81) bei $^1/_3$. Kleinere Blutmengen gehen unbeachtet durch den Darm ab oder geben dem zufällig erbrochenen eine schmutzigbraune Färbung, größere veranlassen Ohnmacht, Übelkeit, gewöhnlich auch Erbrechen klumpig geronnenen Blutes; in den nächsten Tagen ist der Kot teerartig. Zuweilen führt die Blutung zum Tode, selten ohne daß es zum Erbrechen gekommen ist, meist wiederholt sie sich einigemal, so daß die Kranken äußerst blaß werden und schwere Zeichen der Anämie bieten (Ohnmacht, Schwindel, Angstgefühl, Pulsbeschleunigung, Herzklopfen, Atemnot, mäßiges Fieber). Trotzdem kann in wenigen Wochen Heilung erfolgen, zuweilen mit Bildung einer tastbaren, plattenförmigen Geschwulstnarbe. Tödlicher Ausgang wird nicht selten durch Perforation in die Bauchhöhle, mit nachfolgender Peritonitis, oder in die linke Pleura, mit nachfolgendem Pyopneumothorax, herbeigeführt. Der Verlauf ist meist chronisch, umsomehr, da Rückfälle oft vorkommen; auch kann die Narbe zu periodischen Kardialgieen, und wenn sie am Pylorus sitzt, zu Magenerweiterung Anlaß geben. Das Duodenalgeschwür ist in seinen Erscheinungen fast nie von Magengeschwür zu unterscheiden.

Diagnose. Vom Magenkatarrh unterscheidet sich das Magengeschwür durch das Blutbrechen, die eigenartigen Schmerzen und unter Umständen durch die fühlbare Narbe; wo Blutbrechen und Narbe fehlen, ist die Unterscheidung von Katarrh und von nervöser Dyspepsie unsicher, doch ist im Zweifelfalle das schlimmere, das Geschwür, anzunehmen. Ähnliche Schmerzen kommen ohne anatomische Grundlage beim Magenkrampf vor (s. § 82). Blutbrechen und fühlbare Geschwulst kommen außer bei Magengeschwür auch bei Krebs vor, in solchen Fällen sprechen Jugend, günstiger Ernährungszustand und reichliches Blutbrechen für Magengeschwür. Über einige andere Ursachen von Blutbrechen vgl. § 78.

Behandlung. Bei Verdacht auf Magengeschwür sind völlige Bettruhe und reizlose Nahrung anzuordnen. Zunächst giebt man nur LEUBE-ROSENTHALsche Fleischsolution oder Fleischsaft in 4 bis 5 täglichen Mahlzeiten, nach einigen Tagen auch Milch bis zu 2 oder 3 Litern täglich; gegen Durst und Brechreiz sind Eispillen wertvoll. Außerdem läßt man warme Breiumschläge (LEUBE) auf die Magengegend machen. In der zweiten Woche der Behandlung kann man vorsichtig zu der beim chronischen Magenkatarrh (S. 106) empfohlenen reizlosen Kost übergehen. Von Arzneimitteln ist nur das Karlsbader Salz, 1 Theelöffel voll in $^1/_2$ Liter warmen Wassers, morgens nüchtern langsam getrunken, zur Neutralisation des Magensaftes angezeigt. Heftige Schmerzen und peritonitische Reizungen erfordern Morphium (R. 57 b) oder Kodein (R. 30 b), Verstopfung wird durch Wassereingießungen in den Darm behandelt. Bei Blutbrechen verordnet man Eispillen, für mehrere Tage völlige Nahrungenthaltung, Kodeineinspritzungen. Macht später die Narbe erhebliche Beschwerden oder stört sie die Bewegungen und die Entleerung des Magens in höherem Grade (vgl. Magenerweiterung, § 80), so kann eine Operation in Frage kommen. Bei dem Durchbruch bildet sie das einzige Mittel. Die Behandlung des Duodenalgeschwürs weicht nicht von der des Magengeschwürs ab.

§ 79. Magenkrebs, Carcinoma ventriculi.

Vorkommen und Anatomie. Der primäre Magenkrebs gehört bei den Männern zu den häufigsten Karzinomen, bei den Weibern folgt er an Häufigkeit dem Krebs des Uterus und der Mamma. Meist kommt er jenseits des 50. Jahres vor, seltener schon im dritten Jahrzehnt. Vererbung und vorausgegangenes Magengeschwür erhöhen die Anlage für Magenkrebs. Er entwickelt sich, vom Drüsenepithel ausgehend, in mehreren Formen, die vielfach ineinander übergehen, nämlich als weicher Markschwamm (Medullarkrebs), als harter Faserkrebs (Skirrhus) oder als Gallertkrebs. Der rasch wuchernde Markschwamm zeigt am meisten Neigung zu tiefem geschwürigem Zerfall, nächst ihm der Gallertkrebs;

beim Skirrhus treten gewöhnlich nur flache Geschwüre auf. Der Ausbreitung nach unterscheidet man ringförmigen, wandständigen (insulären) und flächenhaften Krebs; der ringförmige sitzt meist am Pylorus, der wandständige bildet Ringwälle an einzelnen Stellen der Magenwand, der flächenhafte Krebs nimmt große Teile der Pylorus- oder der Kardiahälfte ein. Allgemein sind der Pylorus und die kleine Kurvatur am häufigsten befallen. Regelmäßig durchsetzt der Krebs allmählich die ganze Tiefe der Magenwand und greift dann direkt auf das Bauchfell, das Pankreas, die Leber, das Colon transversum u. s. w. über. Metastasen finden sich am häufigsten in der Leber, in den Lymphdrüsen, im Bauchfell und am Halse.

Erscheinungen und Verlauf. Manche Fälle von Magenkrebs verlaufen ganz unter dem Bilde schwerer Abmagerung und Anämie und allgemeiner Schwäche, meist aber finden sich daneben hartnäckige Magenstörungen: Appetitlosigkeit, Vollsein und Aufstoßen nach dem Essen, umschriebener Magenschmerz, häufiges Erbrechen. Diagnostisch wertvoll ist die kaffeesatzartige Beschaffenheit des erbrochenen, die durch Beimischung zersetzter kleiner Blutmengen bewirkt wird. Größere Blutungen sind selten. In vielen Fällen kann die Neubildung als harte, höckerige Geschwulst im Epigastrium oder (bei sekundärer Magenerweiterung, s. § 89) in der Nabelgegend und weiter unten gefühlt werden. Im allgemeinen zeigen Magengeschwülste keine Verschiebung mit der Atmung. Weit häufiger als bei anderen Magenleiden fehlt beim Magenkrebs auf der Höhe der Verdauungszeit die freie Salzsäure ganz; ein regelmäßiges Ausbleiben der Salzsäurereaktion (§ 72) ist daher diagnostisch nicht unwichtig, zumal gegenüber dem Magengeschwür, wo meist erhöhte Säureabsonderung besteht. Für Krebs spricht auch deutliche Milchsäurereaktion (S. 105). — Gewöhnlich schreitet die Kachexie unaufhaltsam fort, doch kommen vorübergehende Stillstände und Besserungen unter geeigneter Diät und Behandlung vor. Die mittlere Krankheitdauer ist $1^1/_2$ Jahre, selten besteht ein harter Krebs länger als drei Jahre, ohne daß die Ernährungstörung oder das Übergreifen auf andere Organe oder die Metastasen den Tod herbeiführen.

Behandlung. Der Magenkrebs ist, wie alle Karzinome, nur operativ heilbar, leider wird er nur selten früh genug sicher erkannt. Spezifische Mittel gegen den Magenkrebs giebt es nicht; die Kondurangorinde (R. 33) ist nur ein gutes Stomachicum. Wesentlich ist die Regelung der Diät nach den beim chronischen

Magenkatarrh gegebenen Vorschriften. Gegen das Aufstossen, das Erbrechen und die Schmerzen bewähren sich Magenausspülungen oft sehr gut, gegen das Erbrechen nicht selten *Cerium oxalicum* (R. 24). Da die Salzsäureabsonderung stets herabgesetzt ist, empfiehlt sich der regelmäßige Gebrauch von Acid. hydrochl. (R. 2) nach jeder Mahlzeit. Nur mit Vorsicht sind gegen die Schmerzen und das Erbrechen Narcotica zu geben, damit sie nicht in den qualvollen Endstadien versagen.

§ 80. **Magenerweiterung, Dilatatio ventriculi, Gastrektasie.**

Anatomie und Ursachen. Magenerweiterung entsteht am häufigsten durch Aufstauung von Mageninhalt bei Verengerung des Pylorus (durch Magengeschwür, Krebs, Druck von verlagerten oder geschwulstartig veränderten Nachbarorganen). Bei langsamer Ausbildung der Stenose hypertrophiert zunächst die Muscularis, später atrophiert sie. Vorübergehende Erweiterung bewirkt oft die muskuläre Atonie, die mechanische Insuffizienz des Magens bei Anämie, Chlorose und Neurasthenie (vgl. S. 109) und bei chronischem Magenkatarrh.

Erscheinungen, Diagnose und Verlauf. Neben allerlei dyspeptischen Erscheinungen bewirkt die Magenerweiterung periodisches Erbrechen bedeutender Speisemengen, die in lebhafter saurer Gärung sind und zum Teil tagelang im Magen geweilt haben; die Besichtigung ergiebt Vorwölbung der Magengegend, die Palpation Schwappen und Plätschern bei nüchternem Magen. Dagegen ist die Größen- und Lagebestimmung unsicher, da bei physiologisch großem Magen, bei Vertikalstellung u. s. w. ganz ähnliche Befunde vorkommen. Doch spricht es einigermaßen sicher für Dilatation, wenn Einführung eines Liters Wasser in den vorher leeren Magen einen Dämpfungstreifen unterhalb des Nabels bewirkt (PENZOLDT). Die Magenerweiterung führt gewöhnlich erhebliche Ernährungstörungen herbei, auch wenn kein Krebs ihre Ursache bildet.

Behandlung. Wird eine Stenose des Pylorus erkannt, so ist in jedem Falle die operative Entfernung angezeigt. Im übrigen kommen die diätetische und namentlich die physikalische Behandlung (Ausspülungen und Elektrisation) nach § 75 zur Anwendung. Gegen einen Teil der Beschwerden erweist sich oft das Tragen einer Leibbinde als vorteilhaft.

§ 81. Magenblutungen.

Anatomie und Ursachen. Außer bei Magengeschwür und Magenkrebs kommen erhebliche Magenblutungen infolge der venösen Stauung vor, die sich bei Leberzirrhose und bei Pfortaderverschließung entwickelt, ferner nach mechanischen oder chemischen Verletzungen der Magenwand, endlich bei Skorbut, Morbus Werlhofii, Hämophilie, Leukämie. Kleine Hämorrhagieen und hämorrhagische Erosionen finden sich beim chronischen Magenkatarrh, ohne daß im Leben Erscheinungen darauf hinweisen. Das Vorkommen „vikariierender" Blutungen ohne anatomische Grundlage, an Stelle von ausbleibenden Uterus- oder Hämorrhoidenblutungen, ist streitig. Auch bei sicher organisch bedingten kapillären Blutungen ist die Quelle bei der Sektion oft nicht nachweisbar.

Erscheinungen und Verlauf. Größere Magenblutungen äußern sich alsbald durch Ohnmachtgefühl, bleiches Aussehen und Übelkeit und führen fast immer zu Erbrechen. Das Erbrochene ist gewöhnlich mit Speiseresten gemischt, dunkel, klumpig geronnen und von saurer Reaktion, zuweilen gelangen Teile davon in den Kehlkopf und werden durch Husten herausbefördert, so daß der Eindruck eines Bluthustens entstehen kann. Durch den Darm werden blutige und in den nächsten Tagen teerartige Massen entleert, die auch beim Fehlen des Blutbrechens die Diagnose sichern. Trotz der sich einstellenden schweren Anämie führt die Blutung selten zum Tode, vielmehr tritt auch bei mehreren Rückfällen meist allmählich Besserung ein. Zuweilen bewirken die Magenblutungen auf noch unbekannte Weise unheilbare doppelseitige Blindheit.

Diagnose. Die Beschaffenheit des durch den Mund entleerten Blutes entspricht nicht in allen Fällen der bekannten Regel, die für das Blutbrechen dunkle, klumpige Massen, für den Bluthusten helles, schaumiges Blut als kennzeichnend hinstellt. Außerdem kann Blut aus den Luftwegen, aus dem Rachen, aus der Nase oder aus dem Zahnfleisch namentlich im Schlafe unbemerkt verschluckt und hinterher ausgebrochen oder mit dem Stuhl entleert werden. Man muß daher besonderen Wert auf die etwa vorhergegangenen Krankheiterscheinungen legen und außerdem, soweit der Zustand des Kranken es zuläßt, alle in Frage kommenden Teile durch Besichtigung und die physikalischen Methoden untersuchen. Außerdem muß man wissen, daß z. B. Phthisiker nicht ganz selten an Magengeschwüren erkranken.

Verwechslung von ausgebrochener Kirschsuppe, Rotwein u. dgl. mit Blut kann dem Sachverständigen höchstens beim ersten Anblick vorkommen; die mikroskopische, chemische oder spektroskopische Untersuchung ist daher selten notwendig.

Die *Behandlung* besteht in völliger Geistes- und Körperruhe, strenger Nahrungenthaltung und Darreichung von Eispillen. Diese und eine leichte Eisblase auf dem Epigastrium bekämpfen auch das Erbrechen am besten. Nur im Notfall greift man zu kleinen Opium- oder Morphiumgaben (R. 57 a und b) oder gegen die Schwäche zu Kamphereinspritzungen (R. 29 b); zur Beruhigung des Kranken und seiner Angehörigen kann man dann auch Ergotin subkutan (R. 87 b) oder Ferropyrin (R. 38, 0,5 mit Elaeosach. Menth. aa mehrmals täglich) versuchen.

§ 82. Nervöses Erbrechen. — Magenkrampf.

Außer dem Erbrechen bei Magenkrankheiten, bei Gehirnkrankheiten, Urämie und anderen Vergiftungen findet man nicht selten Fälle, wo sich kein rechter Anlaß für das Erbrechen, angeben läßt und wesentlich die nervöse Anlage[1] für den abnormen Reflex angeschuldigt werden muß. Ein derartiges Erbrechen stellt sich ein z. B. bei Aufregungen, bei peinlichen Eindrücken, beim Beischlaf, bei Schulkindern besonders morgens vor der Schule, wenn sie frühstücken sollen, vor der Menstruation, während der Schwangerschaft (als sog. unstillbares Erbrechen), als Reflex von Nasenleiden, ferner an stelle von Migräneanfällen (vgl. § 197) oder verbunden mit Anfällen von Dyspepsia acida (vgl. S. 106). Oft wird ohne weitere Beschwerden der jedesmalige Mageninhalt herausgebracht oder Schleim ausgewürgt, nicht selten aber kommt es zu Magenkrampf oder -neuralgie: heftige zusammenschnürende Schmerzen in der Magengegend, Ohnmachtgefühl und Todesangst, kalter Schweiß, quälendes Würgen. Gewöhnlich folgen sich mehrere Anfälle mit 3—5 Minuten Dauer mit ebenso langen Zwischenräumen. Für den neuralgischen Charakter des Schmerzes ist es bezeichnend, daß äußerer Druck ihn lindert.

Für die *Diagnose* handelt es sich vor allem um Ausschließung organischer Grundlagen, wobei außer den erwähnten namentlich die gastrischen Krisen der Tabes, oft ein sehr frühes

---

[1] Vgl. des Verfassers „Klinik der Neurosen", Teil I, Nervöse Anlage und Neurasthenie. Leipzig, 1896.

Zeichen dieser Krankheit, zu bedenken sind. Die Feststellung einer zu Grunde liegenden nervösen Anlage oder einer Hysterie ist von nicht geringerer Wichtigkeit. Die *Behandlung* hat diese Ursachen besonders zu berücksichtigen. Beim Erbrechen der Schwangeren bewährt es sich oft, wenn man sie im Bett frühstücken und im Liegen essen läßt. Im Anfall von Magenkrampf legt man trockne heiße Tücher auf den Leib und läßt etwas heißen Thee trinken, im übrigen aber fasten. Sehr heftige Schmerzen können Morphium (R. 57) oder Kodein (R. 21) subkutan erfordern. Gegen das Erbrechen wirkt oft Cerium oxalicum (R. 24). In der Zwischenzeit der Magenkrampfanfälle verordnet man oft Atropin (R. 14 a), Strychnin (R. 92 a) und Bismut. subnitr. (R. 16).

d) Krankheiten des Darmkanals.

§ 83. Vorbemerkungen.

Bei allen Erscheinungen, die auf eine Störung der Darmthätigkeit hinweisen (Verstopfung, Durchfall, Kolik, Blähungen, Stuhldrang, Entleerung von Schleim oder Blut aus dem Darm u. s. w.), ist eine physikalische Untersuchung des Bauches anzustellen, sobald die Störung nicht ganz vorübergehend ist. Die Besichtigung ergiebt unter anderem, ob der Bauch aufgetrieben, flach oder eingezogen, die Palpation, ob er hart oder weich ist oder fluktuiert, ob allgemeine oder beschränkte Empfindlichkeit besteht; die Perkussion sucht normale und anormale Dämpfungen auf. Selbstverständlich verdienen auch die Ausleerungen genaue Beobachtung, ebenso das Verhalten des Magens. Die Untersuchung thut aber damit noch nicht genug. Die Anatomie der Bauchgefäße bedingt, daß Leberkrankheiten, Herz- und Lungenleiden auf die Zirkulation in den Darmvenen einen besonders großen Einfluß haben, und deshalb liegt auch für die Untersuchung jener Organe eine besondere Anzeige vor. Endlich muß man sich erinnern, daß bei Nierenleiden häufig Darmerscheinungen vorkommen, also stets auch der Urin untersucht werden muß. Besonders wertvoll ist in vielen Fällen die Aufblähung des Kolons mit Kohlensäure vom Mastdarm aus, entsprechend der künstlichen Magenaufblähung (S. 100), und die Fingeruntersuchung des Mastdarms.

§ 84. Darmkatarrh, Catarrhus intestinalis, Enteritis.

Anatomie und Ursachen. Der akute Darmkatarrh verläuft unter Hyperämie und gleichmäßiger oder auf die Follikel beschränkter Schwellung der Schleimhaut. Die Epithel- und Schleimabsonderung ist vermehrt; zuweilen werden die Epithelien in größeren Fetzen abgestoßen. Bei höheren Graden finden sich flache Substanzverluste, katarrhalische Geschwüre, von weniger als Linsengröße, oder kraterförmige Follikular-Geschwüre. Beim chronischen Katarrh ist die Hyperämie geringer (außer bei Stauungskatarrhen), meist ist schiefrige Pigmentierung vorhanden; die Schleimhaut kann hypertrophisch oder atrophisch sein, es finden sich Geschwüre von größerer Ausdehnung als beim akuten Katarrh, mit infiltrierten Rändern und die Darmwand tief durchsetzend. Die Muskularis ist häufig fettig entartet. — Als Ursachen des Darmkatarrhs sind besonders zu nennen: Reizung durch ungenügend verdaute oder in Zersetzung begriffene Speisen, Gifte (Arsenik, Sublimat, Koloquinten), sehr feste Kotmassen u. s. w. Auch Erkältungen geben oft zu Darmkatarrh Anlaß. Sekundäre Darmkatarrhe entstehen durch Stauungen im Pfortadergebiet bei Pfortaderverschließung, Leber-, Herz- und Lungenleiden, bei chronischer Nephritis, Tuberkulose, Malaria. Je nachdem die genannten Schädlichkeiten stark oder schwach, einmal oder dauernd einwirken, entstehen akute oder chronische Darmkatarrhe.

Erscheinungen und Verlauf. Das wichtigste Symptom des Darmkatarrhs ist der Durchfall (die Diarrhoe), abnorm häufige, dünne oder breiige Stuhlentleerungen. Die verminderte Festigkeit des Stuhlganges beruht teils auf der reflektorisch beschleunigten Peristaltik, die den Darminhalt austreibt, bevor die flüssigen Teile genügend aufgesogen sind, teils auf übermäßiger Transsudation aus der katarrhalisch veränderten Schleimhaut (die beschleunigte Peristaltik kann auch ohne gleichzeitigen Katarrh Durchfall hervorrufen, so z. B. bei Schreck). Die Darmausleerungen, die in einer Zahl von 2 oder 3 bis zu 10 und mehr am Tage auftreten, bestehen zunächst gewöhnlich aus breiigem, unverdaute Speiseteile enthaltendem Kot, weiterhin sind sie dünnflüssig und gelblich oder durch unzersetzte Galle grünlich, oft sehr übelriechend, zuletzt wässrig und farblos. Häufig findet sich Schleim, und zwar bei Dünndarmkatarrh innig mit den Kotteilen vermischt, bei Dickdarmkatarrh außen daran haftend, bei Mastdarmkatarrh neben Eiter als einziger Bestandteil der Entleerung. Die in seltenen, chronischen Fällen zuweilen entleerten Schleimabgüsse des Darms von mehr als Fingerlänge (*Colitis membranacea*) sind wahrscheinlich kein Entzündungsprodukt, sondern es handelt sich dabei um eine hysterische Angioneurose.

Blut enthält der katarrhalische Stuhl nur bei Vorhandensein von Geschwüren. Mit den Durchfällen sind fast immer unbehagliches Gefühl und Kollern im Bauch, Leibschneiden, Druckempfindlichkeit der Därme, Appetitlosigkeit, Durst, oft auch Frösteln, Blässe des Gesichts und dunkle Umrandung der Augen verbunden. Periodisch treten heftige Kolikschmerzen auf. Der Urin ist vermindert und konzentriert und scheidet beim Erkalten Urate aus *(Sedimentum lateritium)*. Häufig bestehen mäßige Fieberbewegungen. Beim Mastdarmkatarrh findet sich regelmäßig die oft sehr schmerzhafte Empfindung beständigen Stuhldranges *(Tenesmus)*, in leichten Graden lebhaftes Jucken im After. Die reflektorische Zusammenziehung des Sphinkters kann bei Katarrhen, die auf den Mastdarm beschränkt sind, Verstopfung bewirken, so daß nur in längeren Zwischenräumen oder mit Nachhülfe die harten, äußerlich mit Schleim- oder Blutstreifchen bedeckten Kotballen unter Schmerzen entleert werden. Nicht selten geht der Katarrh des Mastdarmes als Entzündung auf das umgebende Bindegewebe über *(Periproktitis)*. Es entstehen dann harte Infiltrationen neben dem After, die gewöhnlich bald phlegmonös werden und oft zu ausgedehnten Vereiterungen führen. Besonders häufig findet sich die Periproktitis bei Phthisikern. Nicht mit Diarrhoe verbunden ist der Katarrh des Duodenums, der nur bei begleitendem Ikterus sicher erkannt werden kann, und zweitens wenigstens zeitweise die ganze Gruppe der chronischen Darmkatarrhe. Hier tritt mit der Zeit eine Trägheit der Peristaltik ein, der Kot wird nur alle paar Tage und in runden Ballen *(Skybala)* entleert, die mit Schleim innig gemischt sind. Häufig werden sie zugleich mit äußerlich anhaftendem Schleim, wässrigem Transsudat und reichlichen Darmgasen entleert; dem Laien kann dann diese Folge der Darmreizung durch eingedickten und zersetzten Kot als hartnäckige periodische Diarrhoe erscheinen. Da bei diesen Formen gewöhnlich der Darmkanal in seiner ganzen Länge erkrankt ist, finden sich im Kot besonders viel unverdaute Speisereste (Lienterie). Unvollkommen verdaute Mehlteile haben oft die Form von gequollenen Sagokörnchen und können mit den bei Follikulargeschwüren des Kolon vorkommenden gleichgeformten Schleimklümpchen verwechselt werden.

Behandlung. Für die Gesamtheit der akuten Darmkatarrhe des Erwachsenen ist die Anordnung einer strengen Diät die Hauptsache: Gerstenschleim, Fleischbrühe, Thee u. dgl. Daneben spielen Bettruhe und Bedecken des Leibes mit heißen trocknen Tüchern oder einem PRIESSNITZschen Umschlage die Hauptrolle. Die Arzneibehandlung hat sich durchaus nach dem Verhalten der Ausleerungen zu richten; nur wo diese ganz wasserdünn sind, und wo Palpation und Perkussion keine festen Massen im Darm ergeben, darf das beliebte Opium (mehrmals 5 Tropfen der Tinktur) verordnet werden; in allen anderen Fällen sind zunächst Abführmittel angezeigt. Am besten sind Rizinusöl (eßlöffelweise mit heißem schwarzen Kaffee) und Kalomel (R. 45b, 0,3—0,5 mehrmals in Pulvern). Auch Salol (R. 82, 3 mal tägl. 1,0) und Naphthalin (R. 59, 4 mal 0,3) finden hier ihre Anzeige, da man eine Desinfektion des Darmes von ihnen erwartet. Erst wenn der Darm genügend gereinigt ist, ist Opium in kleinen Gaben, mehrmals 5 Tropfen, zu verordnen. Sitzt der Katarrh wesentlich in den untersten Darmabschnitten, so sind Ausspülungen mit lauem Wasser oder lauer Tanninlösung (vgl. S. 126) mehrmals täglich das beste. Bei Periproktitis ist, sobald Fluktuation eintritt, eine Inzision mit nachfolgender antiseptischer Ausspülung und Drainierung vorzunehmen. Beim chronischen Darmkatarrh ist die Diät nach den beim chronischen Magenkatarrh angegebenen Regeln festzusetzen; auch hier darf nicht zu lange eine sehr reizlose Kost gegeben werden. Bei allen chronischen Darmkatarrhen haben sich Brunnenkuren am besten bewährt, und zwar am meisten die alkalisch-salinischen Wässer (Karlsbader Sprudel, Marienbader Kreuzbrunnen, Tarasper Luciusquelle) und die Kochsalzwässer (Kissinger Rakoczy, Kreuznacher Elisenquelle, Wiesbadener Kochbrunnen). Die genannten wirken bei geeigneter Dosis auch bei den mit regelmäßiger Diarrhoe verlaufenden Fällen günstig, wo die sonst ebenfalls viel gebrauchten Bitterwässer (Friedrichshaller, Ofener, Püllnaer u. s. w.) nicht gegeben werden dürfen. Wo die Patienten nicht in der Lage sind, die Brunnenkur an der Quelle durchzumachen, bieten die SANDOWschen Mineralwassersalze (vgl. am Schluß des Rezeptanhanges) der genannten Brunnenquellen Ersatz nach Beschaffenheit und Maß und zu billigem Preise; in vielen Fällen sind hier besonders SANDOWS Mineralwasserbestecke zu empfehlen, die den Brunnen mit seinem natürlichen, anregenden Kohlensäuregehalt liefern. Bei stärkeren Durchfällen verordnet man Naphthalin (R. 59) oder Adstringentien: Bismuth. subnitr. (R. 16), Plumbum aceticum (R. 74b), Radix Colombo (R. 32), allein oder mit Opium (O. pulv. 0,03 pro dosi); neuerdings werden Tannigen (R. 96) und ganz besonders Tannalbin (R. 95) empfohlen. Die chronischen Katarrhe des Dickdarmes werden am besten mit Darmausspülungen mit lauem Wasser oder 2‰iger Salizyllösung, 1% Tanninlösung u. dgl. behandelt; bei den mit Tenesmus verbundenen Mastdarmkatarrhen sind außerdem Stärkeklystiere oder Suppositorien mit Opium (R. 64e) zu setzen.

§ 85. Darmkatarrh der Kinder.

Der akute Darmkatarrh kleiner Kinder geht fast immer aus der akuten Dyspepsie hervor und ist ihr regelmäßiger Begleiter, sodaß schon bei ihrer Besprechung (§ 74) das nötige gesagt ist. Eine besondere, meist subakut verlaufende Form zeichnet sich dadurch aus, daß die Entleerungen zu $^2/_3$ aus Fett bestehen, Fettdiarrhoe; der Kot ist dabei reichlich, graugelb oder graurötlich, schmierig und fettglänzend. Der chronische Darmkatarrh befällt gewöhnlich den Darm in seiner ganzen Ausdehnung samt den Follikeln und Mesenterialdrüsen; es besteht meist Durchfall mit zahlreichen, schmerzhaften, wässrigen, gasreichen, stinkenden, oft froschlaichähnlichen Entleerungen, manchmal auch Verstopfung, wobei alle paar Tage bröcklige oder lehmartige Kotballen unter Schmerzen entleert werden. Die Kinder sind gewöhnlich skrophulös oder rhachitisch und haben einen aufgetriebenen Leib, der mit der schlecht entwickelten Brust, den mageren Beinchen und dem greisenhaften Gesicht einen auffallenden Gegensatz bildet. Die Umgebung des Afters wird rot und wund, die Mundhöhle von Soor bedeckt. Nicht selten geht der Katarrh in Darmtuberkulose *(Tabes mesaraica)* mit gaslosen, blutigen und schleimigen, Eiter oder Exudatfetzen enthaltenden, sehr schmerzhaften Entleerungen über, der Bauch sinkt ein, es treten Krämpfe und schließlich der Tod ein.

Behandlung. Beim akuten Darmkatarrh und bei Fettdiarrhoe sind die Diät und die Arznei wie beim akuten Magenkatarrh einzurichten. Beim chronischen Katarrh sind Milch, Alaunmolken (durch Trochisci seripari aluminati, 1 auf $^1/_4$ l kochende Milch verrührt) und Dr. Theinhardt's Kindernahrung (vgl. S. 104) in häufigen, jedesmal geringen Mahlzeiten (zuerst 1, dann 2 stündlich) zu reichen. Bei Durchfall und starken Schmerzen ist Opium oft nicht zu entbehren (beim Säugling $^1/_2$—2 gtt. pro die), weiterhin giebt man Bismuth. subnitr. (0,03—0,05 in Pulver mehrmals täglich) oder Plumb. acet. (0,1 : 60,0,3, stdl. 1 Theel.). Bei chronischer Verstopfung bewährt sich Rizinusöl in Emulsion (R. 80b). Bei Katarrh und Entzündung des Dickdarmes spült man diesen mit verdünntem Liq. Alumin. acet. (1 Eßlöffel auf $^1/_4$ l Wasser) aus. Bei dieser Form finden auch die Kindermehle von KUFEKE, NESTLÉ u. s. w., LOEFLUND's Milchzwieback u. dgl. gute Verwendung, man muß sie aber ziemlich dünn kochen lassen. Tägliche warme Bäder, laue Kamillentheeumschläge u. dgl. sind ebenfalls von Wert.

§ 86. **Brechdurchfall, Cholera nostras.**

Erkrankungen an heftigen akuten Magen- und Darmkatarrhen kommen namentlich im Hochsommer nicht selten ohne genügende diätetische Ursache so gehäuft vor, daß ein infektiöser Ursprung äußerst wahrscheinlich ist. Von der asiatischen Cholera unterscheidet der Brechdurchfall sich durch das Fehlen des Kommabazillus. Der von FINKLER und PRIOR bei Brechdurchfall gefundene, dem Bazillus der asiatischen Cholera in der Form ähnelnde Spaltpilz besitzt keine pathogene Bedeutung. Die anatomischen Veränderungen beschränken sich auf geringe katarrhalische Injektion. Zuweilen gehen mehrtägige Verdauungstörungen voraus, meist aber beginnt die Erkrankung plötzlich (oft in der Nacht) mit heftigem Erbrechen, Magendruck, Kollern im Leibe, Kolikschmerzen und häufigen Durchfällen. Die Entleerungen nach oben und nach unten bestehen bald nur noch aus wässrigem, gelbgrün gefärbtem Schleim, zuweilen werden die Stühle reiswasserähnlich wie bei der echten Cholera. Heftiger Durst, Verminderung der Harnausscheidung, verfallenes Aussehen, höchste Mattigkeit, schmerzhafte Zusammenziehungen der Extremitätenmuskeln, kalte und bläuliche Haut und Pulsschwäche vervollständigen das schwere Krankheitbild. Die Temperatur ist gewöhnlich anfangs erhöht, später subnormal. Auch Todesfälle kommen vor. (Über den Brechdurchfall der Kinder vgl. § 74.)

Die *Behandlung* besteht in Bettruhe und völliger Nahrungenthaltung; nur Eispillen und geringe Mengen von Schleimsuppen und Rotwein sind gestattet. Bäder von 36° C. und nachfolgende Einwicklungen in heiße trockne Tücher sind zweckmäßig. Von Arzneimitteln sind besonders Kalomel (R. 45 a), bei Erwachsenen 2 bis 3mal 0,5, weiterhin Acid. hydrochlor. dil. (R. 2), bei Erwachsenen mit Opium, 2stündlich 5 Tropfen, und Cotoin (R. 35) zu empfehlen. Bei stärkerem Verfall macht man Kamphereinspritzungen (R. 20b).

§ 87. **Cholera, Cholera asiatica.**

Ursachen. Die asiatische Cholera ist eine im Gangesdelta endemische, von Zeit zu Zeit durch Epidemieen nach Europa verschleppte akute Infektionskrankheit, die durch den von ROBERT KOCH 1883 entdeckten, seiner Gestalt nach Kommabazillus (Fig. 24) genannten Spaltpilz hervorgerufen wird. Für die Praxis ist besonders wichtig, daß er sich im ersten Krankheitstadium im Darm und (bis zum 10. Krankheittage) in den Ausleerungen nahezu in Reinkultur vorfindet, in Flüssigkeiten (unreines Wasser, Bouillon, Milch) von 30—40 °C. am besten gedeiht, unter 16 ° sich nicht mehr vermehrt, aber am Leben bleibt, durch Sauerstoffmangel, durch Austrocknen und durch Mineralsäuren getötet wird. Die ursächliche Bedeutung des Kommabazillus ist zweifellos, doch kann er bei mangelnder Disposition den Darmkanal passieren, ohne krankhafte Erscheinungen hervorzurufen. Die Bazillen werden durch die Ausleerungen der Cholerakranken auf den Wegen des menschlichen Verkehrs verschleppt und gelangen mit dem Trink- oder Gebrauchwasser oder durch verunreinigte Speisen, Geräte oder Finger in den Verdauungskanal. Da der normale Magensaft die Kommabazillen tötet, gelingt die Infektion vor allem bei nüchternem Magen oder bei gestörter Salzsäureabsonderung, im wesentlichen beruht die Disposition aber auf der Beschaffenheit des Blutserums, das nach überstandenener Erkrankung direkt immunisierende Eigenschaft hat. Von PETTENKOFER wurde als allein wichtig für die Vermehrung des Cholerakeimes die Bodenbeschaffenheit bezeichnet; die Bazillen sollten den Darm in nicht infektionsfähigem Zustande verlassen und erst ektogen, in geeignetem Boden, wieder infektionsfähig werden; daher die Zunahme der Epidemie beim Sinken des Grundwassers (und umgekehrt) und die Immunität von Orten auf festem Felsboden u. s. w. (Lokalisationstheorie); ferner sollte die Übertragung nur durch die Luft stattfinden; im wesentlichen sind diese Ansichten durch die neueren Erfahrungen widerlegt. Die Epidemieen fallen vorzugsweise in den Sommer, doch kommen sie auch in kalten Wintern vor.

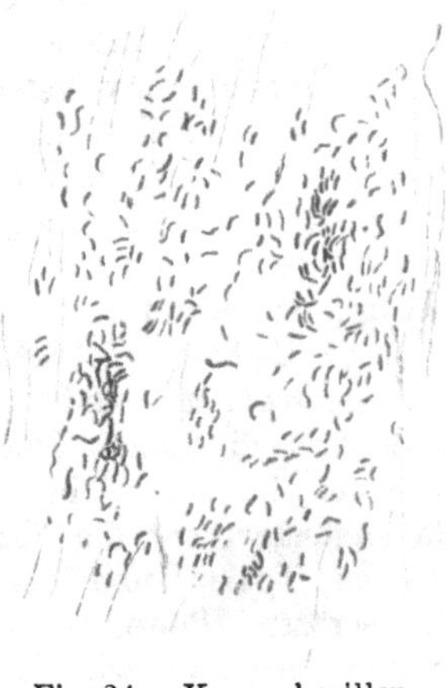

Fig. 24. Kommabazillen.

Anatomie. In frühen Stadien der Cholera besteht Hyperämie der Dünndarmschleimhaut, auch die Serosa ist hellrosa und bläulich gefärbt, an ihrer Oberfläche mit einem seifenartigen, klebrigen Beschlage bedeckt. Die Darmschlingen sind mit dünnflüssigem, weißgrauem, reiswasserähnlichem, fade riechendem Inhalt schwappend gefüllt. Auf der Schleimhaut liegen zähe graue Schleimmassen. In den unteren Dünndarmteilen ist sie zuweilen gleichmäßig dunkelbraunrot gefärbt, von zahlreichen Blutungen durchsetzt und wulstig geschwollen, manchmal ist die Hyperämie auf den Rand der Peyerschen Plaques und der Solitärfollikel beschränkt. Der Dickdarm ist häufig ganz normal. Im Typhoidstadium finden sich öfters krupöse oder diphtheritische Schleimhautentzündungen im unteren Dünndarm, manchmal auch im Dickdarm. In der späteren Zeit ist die Schleimhaut stets nicht mehr hyperämisch und geschwollen, häufig dagegen schiefrig pigmentiert; zuweilen atrophiert die ganze Darmwand. — Die Kommabazillen finden sich nur im Darm, in seiner Schleimhaut und oft auch in den Gallengängen, auf die übrigen Organe wirken die von ihnen erzeugten Toxine und die Bluteindickung durch die Diarrhöen. Die serösen Häute der Brusthöhle zeigen oft denselben seifenartigen Beschlag wie die Darmserosa. Sämtliche Organe sind trocken und blutleer.

Erscheinungen und Verlauf. Nach 1—4 tägiger Inkubation treten meist plötzlich die Erscheinungen des Choleraanfalls auf. Es giebt leichte, aber durch die Anwesenheit des Kommabazillus für die Verbreitung der Infektion sehr gefährliche Fälle, wobei nur heftige Diarrhöe ohne andere Erscheinung vorhanden ist, und mittelschwere Fälle, sogenannte Cholerine, wo sich zu einer vielleicht wenig beachteten, „prämonitorischen" Diarrhöe wirkliche, aber mäßige Cholerasymptome, heftiges Erbrechen, große Mattigkeit, heisere Stimme, Kälte der Haut, Wadenkrämpfe und Harnverminderung hinzugesellen. Bei schwachen Personen endet auch die Cholerine nicht selten tödlich, kräftige genesen nach einer oder zwei Wochen. Der eigentliche Choleraanfall beginnt gewöhnlich nach einer mehrtägigen Diarrhoe, selten ganz unvermutet, mit den schwersten Erscheinungen, die binnen wenigen Stunden zum Tode führen können. Unter großer Mattigkeit treten schmerzlos zahlreiche und massige, anfangs breiige, dann bezeichnend reiswasser- oder mehlsuppenähnliche Durchfälle von fadem Geruch und neutraler oder alkalischer Reaktion auf (Reiswasserstühle); sie enthalten Kochsalz, kohlensaures Ammoniak, wenig Eiweiß, im ganzen höchstens 2 $^0/_0$ feste Stoffe; oft ist ihnen etwas Blut beigemengt. Gleichzeitig tritt häufiges Erbrechen ein, das zunächst Speisereste, dann ebenfalls wässrige Massen herausbefördert. Daneben bestehen Singultus, Magenschmerz, brennender Durst, Gefühl von Druck und Hitze in der Nabelgegend. Der Bauch ist flach oder eingezogen, die schwappend gefüllten Därme geben oft gedämpften Perkussionschall. Nur selten gelangt der flüssige Darminhalt nicht in Diarrhöen nach außen: *Cholera sicca.* In den Gliedern, besonders in den Waden, treten schmerzhafte tonische Muskelzusammenziehungen auf. Die Harnabsonderung wird vermindert oder hört tagelang ganz auf (Choleraanurie), infolge der Wasserentziehung oder der häufigen Choleranephritis. Die Herzthätigkeit wird äußerst schwach, es tritt Präkordialangst ein, der Puls wird klein oder unfühlbar, die Haut allmählich eiskalt, ihre Farbe bläulichgrau, die Lippen sehen fast schwarz aus, um die eingefallenen Augen bildet sich ein dunkler Ring, erhobene Hautfalten bleiben stehen, die Nase wird spitz, die Stimme klanglos und matt *(Vox cholerica)*. Die Rektumtemperatur ist dabei oft gesteigert, 38—39^0. Dies erste Stadium *(Stadium algidum s. asphycticum)* dauert von 2 bis zu 36 Stunden; häufig (in 25—75$^0/_0$) erfolgt noch im Laufe des ersten Tages unter zunehmender Apathie und höchster Entkräftung der Tod. Bei günstigem Verlauf tritt nun das zweite Stadium ein, Durchfälle und Erbrechen hören allmählich auf, die Herzthätigkeit wird kräftiger, die Kyanose und Kälte der Haut nimmt ab, die Nieren sondern wieder Harn ab, der meist viel Eiweiß, rote Blutkörperchen und Zylinder enthält. Bei dieser sogenannten vollständigen Reaktion erfolgt die Genesung gewöhnlich in wenigen Wochen. Bei der unvollständigen oder zögernden Reaktion stellen sich Rückfälle ein, nicht selten mit tödlichem Ausgange durch Herzschwäche, oder es bildet sich ein drittes Stadium aus, das Choleratyphoid, ein typhusähnlicher, schwer fieberhafter Zustand, der verschieden bedingt sein kann. Es handelt sich entweder um Folgen der Bluteindickung und Toxinresorption oder um örtliche Entzündungen: diphtheritische Veränderungen im Darm, im Kehlkopf, in der Blase oder in den weiblichen Genitalien, Debukitusgeschwüre, Gangrän der Finger und Zehen, Pyämie, Erysipele, Pneumonie u. s. w., oder endlich um Urämie: Erbrechen, Kopfschmerz, Benommenheit, Koma, Delirien, allgemeine Krämpfe. Häufig finden sich in diesem Stadium Hautausschläge: Erytheme, Roseolen, Urticaria u. s. w. Die beiden letzten Formen des Typhoids enden meist tödlich, die erste, die am häufigsten mit den Exanthemen verbunden ist, giebt bessere

Prognose. Schwere Ernährungs und nervöse Störungen bleiben oft lange zurück.

Diagnose. Die Erkennung bietet nur bei den ersten Fällen einer Epidemie Schwierigkeiten gegenüber der Cholera nostras (§ 86). Der Nachweis der Kommabazillen entscheidet. Man verstreicht dazu ein kleines Schleimklümpchen aus einer Entleerung zwischen zwei Deckgläschen zu einer dünnen gleichmäßigen Schicht, läßt die Deckgläser getrennt an der Luft trocknen, zieht sie mit der bestrichenen Seite nach oben dreimal eine Sekunde lang durch eine Spiritusflamme und läßt sie dann zwei Minuten lang auf einer wässrigen Lösung von neutralem Fuchsin schwimmen. Die Kommabazillen, die dann rot gefärbt sind, verhalten sich zu den FINKLER-PRIORschen wie Tintenkommata zu Bleistiftkommata. Bestehen noch Zweifel, so entscheidet das Außere der anzulegenden Reinkultur; die Kommabazillen wachsen bei Brütwärme auf Kartoffeln in Form eines gelben oder gelbbraunen umschriebenen Flecks, während die FINKLERschen Bazillen darauf schon bei Zimmerwärme wachsen und einen schmierigen, ausgebreiteten Belag bilden. Während der Epidemie ist jeder Durchfall als beginnende Cholera zu behandeln.

Behandlung. Die Prophylaxe erfordert Isolierung der ersten Fälle, Desinfektion der Ausleerungen durch gleiche Mengen Kalkmilch, der beschmutzten Gegenstände durch hohe Temperatur in Trockenöfen, möglichste Reinlichkeit bei der Zubereitung und beim Verzehren der Speisen, Verwendung gekochten Wassers auch zu Reinigungzwecken, Beibehaltung der gewohnten mäßigen Lebensweise, sorgfältige Behandlung jeder Dyspepsie mit Salzsäure (R. 2) und jedes Durchfalls mit Bettruhe, Wassersuppendiät und Kalomel. Vor dem Gebrauch opiumhaltiger Mixturen und Pulver warnen erfahrene Beobachter dringend; die dadurch gestillten prämonitorischen Diarrhöen geben oft die schwersten Cholerafälle. Man gibt zunächst zwei oder drei Pulver von 0,5 Kalomel (R. 45 b) in dreistündigen Zwischenräumen, vom nächsten Tage ab drei- bis viermal täglich solche von 0,05—0,1, je nach Wirkung und Erscheinungen. Gegen das Erbrechen dienen Eispillen, kalte kohlensaure Getränke, subkutane Morphiumeinspritzungen, im Stadium algidum wirken Champagner, feurige Weine, warme Vollbäder, Einwicklung in heiße Tücher, Kamphereinspritzungen (R. 20 b) u. dgl. oft lebensrettend. Außerdem kann man Darmeingießungen (CANTANIS Enteroklyse) mit Tannin 3,0—6,0 und Gummi arabicum 50,0 auf 2 Liter warmen gekochten Wassers anwenden, bei starker Bluteindickung auch subkutane Infusionen mit 38 °C. warmer Kochsalzlösung (Natr. chlor. 6,0, Natr. carb. 1,0, Aq. dest. 1000,0). Die Anhänger der Opiumbehandlung geben 2—3 stündlich 10 bis 20 Tropfen Tct. Op. spl. Das Choleratyphoid wird je nach seiner Art behandelt; bei der toxischen und bei der urämischen Form dürfte sich wiederum das Kalomel empfehlen. Stets ist noch in der Rekonvaleszenz vorsichtige Diät zu beobachten und gegen jede Dyspepsie Salzsäure zu geben. Ob die immunisierende Wirkung des Serums frisch Geheilter für die Behandlung verwertbar ist, muß noch dahingestellt bleiben.

§ 88. Kolik, Enteralgie.

Begriff und Ursachen. Man versteht unter Kolik Schmerzen im Unterleibe, die anfallweise auftreten, entweder ohne erkennbare Ursache, z. B. bei Hysterie, oder reflektorisch, etwa nach Erkältung des Unterleibes und der Füße (nervöse Kolik, Neuralgia mesenterica), oder als Reaktion auf Reizung des Darms durch Kot, Gase, Würmer, Fremdkörper, Abführmittel u. dgl. (Colica saburralis, stercoralis, flatulenta, verminalis). Das Verhältnis der bei Darmreizung oft vorhandenen krampfhaften Zusammenziehung des Darms zu der als Sympathicusneurose aufzufassenden Kolik ist noch unklar. Eine besondere Bedeutung hat die Kolik als erstes Zeichen der chronischen Bleivergiftung, Bleikolik (vgl. § 277).

Erscheinungen und Verlauf. Die Kolik besteht in einem schneidenden Schmerz (Bauchkneipen) in der Nabelgegend, der gewöhnlich durch Kollern eingeleitet wird und minutenlang anhält, meist kommen mehrere Anfälle kurz nacheinander. Heftige Kolik verbindet sich oft mit Erbrechen, Beklemmung, Ohnmachtgefühl, Harndrang und Zittern. Gewöhnlich bestehen nebenbei die Zeichen der Darmüberfüllung, Auftreibung, Kollern u. s. w. Verwechslung mit Magenkrampf und Leberkolik (§ 82 und 116) sind häufig.

Behandlung. Meist muß man den ursächlichen Reiz durch Rizinusöl, laue Eingießungen, Wurmmittel beseitigen. Bei Erkältung und nervöser Kolik helfen heiße Tücher auf den Leib, Trinken von Kamillenthee, einige Tropfen Baldrian- oder Opiumtinktur.

§ 89. Verstopfung und Stuhlträgheit.

Beim gesunden Menschen sind etwa vom vollendeten zweiten Lebensjahre ab 1—2 Darmentleerungen in 24 Stunden die Regel. Bleibt der Stuhlgang länger aus, sodaß er erst nach

2—3 Tagen, und dann entweder abnorm hart oder als Gemisch von Knollen und flüssigem Kot (vgl. S. 119) erscheint, oder sind die Entleerungen ungenügend, sodaß allmählich Kotanhäufung im Darm stattfindet, so spricht man von Verstopfung. Sie tritt oft vorübergehend auf, durch veränderte Lebensweise, Mangel der gewohnten Bewegung u. dgl. und begleitet häufig den Beginn akuter Krankheiten, sehr oft aber stellt sie ein gewohnheitmäßiges Leiden dar. Besonders neigen dazu geistig Arbeitende, zumal bei sitzender Lebensweise, ferner Frauen, bei denen durch Schwangerschaft die Bauchwandungen erschlafft sind, Nervöse und geistig Deprimierte. Diesen Fällen von atonischer Stuhlträgheit, die oft mit Magenatonie (vgl. S. 114) verbunden ist, stehen andere gegenüber, wo ein chronischer Darmkatarrh (vgl. S. 119) die Ursache ist. Gewöhnlich bewirkt die Verstopfung drückende Gefühle im Unterleib oder in der Magengegend, oft auch Herzklopfen, Tachykardie, Atemnot, Schwindel, trübe Stimmung, Erscheinungen, die zum Teil auf Autointoxikationen beruhen dürften. So besteht eine Wechselwirkung zwischen hypochondrischer Gemütslage und Verstopfung, wodurch die Frage des Stuhlganges für viele Kranke sehr bedeutungsvoll wird.

Behandlung. Die vom Arzte nicht ernst genommenen habituell Verstopften stellen einen großen Teil der treuen Anhänger von Brandts Schweizerpillen u. dgl. Je mehr Wichtigkeit der Arzt nicht der Schwere, aber dem Unangenehmen des Leidens beilegt, um so besser werden seine Erfolge sein. Die ganze Lebensweise muß geregelt werden: die Kranken sollen pünktlich aufstehen und womöglich auch schlafen gehen, früh nüchtern ein Glas kaltes Wasser oder Selterswasser trinken, danach einen kurzen Spaziergang oder einige gymnastische Übungen, namentlich Rumpf- und Kniebeugen vornehmen, den Abtritt an bestimmter Stunde aufsuchen, auch wenn kein Bedürfnis dazu antreibt, Obst, Honig und grüne Gemüse, ferner Grahambrot, Pumpernickel, Leguminosen und ähnliche Speisen genießen, die den Stuhlgang mechanisch anregen. Nächtliche Priessnitzsche Umschläge, Massage und Faradisation des Bauchs und nach Forels Vorschlag hypnotische Suggistion können die Neigung zu Verstopfung dauernd beseitigen. — Während man bei vorübergehender Verstopfung, bei Kotanhäufung und bei der leider oft für Durchfall angesehenen Entleerung von Knollen und flüssigem Kot mit Vorteil Darmeingießungen mit lauem Wasser und Abführmittel verordnet: Rizinusöl (R. 80), Kurellasches Brustpulver (R. 89b), Friedrichshaller oder Hunyadi-

Janos-Bitterwasser (je $^1/_2$—1 Weinglas), Glyzerinstuhlzäpfchen u. s. w., soll man bei habitueller Stuhlträgheit von Arzneimitteln möglichst absehen, namentlich aber nur solche verwenden, die den Darm nicht reizen und ihn nicht nachträglich erschlaffen. In letzterer Richtung sind auch die Wassereingießungen und Klystiere durchaus nicht einwandfrei, eher vielleicht tägliche Klystiere von 300—400 ccm warmen Öls. Zu längerem Gebrauch eigen sich am meisten: Rhabarber (R. 79), Podophyllin (R. 75), Cascara sagrada (R. 23), Faulbaumrinde (R. 41), Sennesblätter (R. 89a), zeitweise auch Aloe (R. 5). Die atonische Form wird oft besonders gut durch Belladonna (R. 15) und durch Strychnin (vgl. R. 79a) beeinflußt. Die katarrhalische Form erfordert kurmäßigen Gebrauch von Karlsbader oder Marienbader Brunnen am Kurorte oder mit Sandowschen Salzen (s. am Schluß des Rezeptanhanges). Die begleitenden neurasthenischen Erscheinungen werden zugleich nach den dafür geltenden Regeln behandelt (§ 208).

§ 90. Blinddarmentzündung, Typhlitis und Perityphlitis.

Anatomie und Ursachen. Die anatomischen Verhältnisse des Blinddarms und seines wurmförmigen Fortsatzes begünstigen die Ansammlung von Fremdkörpern, Kirschkernen u. dgl. und von Kotmassen, die entweder vollkommen fest werden (Kotsteine) und namentlich unter dem Einfluß gelegentlicher Traumen (Reiten, Klettern, *Lawn-tennis*) oder Erkältungen mechanisch reizen, oder in Zersetzung übergehen und dadurch die Darmwand zur Entzündung bringen können. Die so entstandene Blinddarmentzündung, *Typhlitis stercoralis,* führt nicht selten zu tiefen Geschwürbildungen und geht schließlich auf das Zellgewebe an der hinteren Wand *(Perityphlitis)* oder an der vorderen Wand auf das Bauchfell über *(Peritonitis).*

Erscheinungen und Verlauf. Gewöhnlich gehen der Erkrankung Unregelmäßigkeiten in der Stuhlentleerung und Koliken voraus. Kennzeichnend ist dann ein plötzlich auftretender oder allmählich zunehmender Schmerz oberhalb der rechten Leistengegend, der in das rechte Bein ausstrahlt und dessen Bewegungen sowie das Rumpfbeugen erschwert. Meist treten zugleich mäßiges Fieber und Brechreiz auf, der Stuhlgang beschränkt sich auf geringe Mengen von Mastdarminhalt oder fehlt ganz. Der ganze Bauch ist etwas aufgetrieben, im Bereich der rechten Darmbeinschaufel fühlt man dicht unter der Haut eine wurstförmige, druckempfindliche, teigige Geschwulst, die dem entzündlich geschwollenen und prall gefüllten Darm entspricht. Bei der Perkussion giebt diese dumpfen oder dumpf tympanitischen Schall. Dehnt sich die Entzündung auf die Umgebung aus, wozu sehr oft ein Durchbruch des vereiterten Wurmfortsatzes führt, so nehmen der Schmerz, die Druckempfindlichkeit und das Fieber zu, es entsteht ein nachweisbares Exsudat oder schlimmsten Falles eine allgemeine Peritonitis; auch ein abgesacktes Exsudat kann zu diesem Ausgange führen, während es in anderen Fällen durch die Bauchdecken, in das Colon ascendens u. s. w. durchbricht. In den meisten Fällen geht die Typhlitis ohne Perforation in Besserung über, doch bleiben meist noch lange die Geschwulst, eine gewisse Schmerzhaftigkeit, endlich eine Neigung zu Verstopfung und namentlich zu Rezidiven bestehen.

Die *Behandlung* darf nur bei ganz geringer Druckempfindlichkeit der Blinddarmgegend zur Entfernung der Kotmassen Rizinusöl und große laue Darmeingießungen anwenden. Bei der klinisch von der Blinddarmentzündung nicht trennbaren Entzündung des Wurmfortsatzes ist ja ohnehin keine große Wirkung davon zu erwarten. In den allermeisten Fällen thut man das richtige, wenn man den Darm durch Opium vollkommen ruhig stellt; man giebt zuerst einmal 30 Tropfen der Tinktur und weiterhin 5 Tropfen zur Zeit, so oft der Schmerz wieder mehr hervortritt. Auch bei Kindern giebt man Opiumtinktur tropfenweise, bis zu leichter Somnolenz. Zweckmäßig legt man eine leichte Eisblase auf die Blinddarmgegend. Auf möglichst regungslose Bettruhe und geringe Zufuhr lediglich flüssiger Nahrung ist streng zu halten. Erst wenn alle Schmerzen verschwunden sind, und sei es nach mehr als einer Woche, darf man das Opium aussetzen, mit Eingießungen und Rizinusöl den Darm entleeren und durch Priessnitzsche Umschläge die noch bestehende Verdickung zu erweichen suchen. Bei Peritonitis, bei Perforation und auch dann, wenn bei geringem Fieber der Kranke verfallen aussieht, kleinen frequenten Puls hat und mangelhaft Harn entleert, ist die Operation angezeigt. Die Neigung zu Rückfällen und die zurückbleibenden Verhärtungen behandelt man mit Moorumschlägen und leichten Marienbader Kuren.

§ 91. Hämorrhoiden.

Hämorrhoiden sind variköse Erweiterungen der Venenplexus, die das untere Ende des Mastdarms umspinnen. Sie sind gewöhnlich von chronisch entzündetem Zellgewebe umgeben und stülpen sich mit diesem in Knotenform samt der Schleimhaut vor, teils außerhalb, teils innerhalb des Afters (äußere und innere Hämorrhoiden). Indem sie zeitweise durch stärkere Stauung (Druck von Kotmassen, Überfüllung des Pfortadersystems bei Exzessen in Speise und Trank, Leber-, Lungen- und Herzleiden) und durch entzündliche Kongestion (Mastdarmkatarrh, geschlechtliche Exzesse) anschwellen, bilden sie bläulichrote, bis wallnußgroße, schmerzhafte und druckempfindliche Geschwülste, die das Sitzen und namentlich den Stuhlgang sehr erschweren. Oft bestehen gleichzeitig eitrige Proktitis oder Periproktitis (vgl. S. 114). Durch Bersten der Gefäße kommt es zu kleineren oder stärkeren Blutungen (fließende Hämorrhoiden, goldene Ader, im Gegensatze zu den Schleimhämorrhoiden, dem Produkt des Mastdarmkatarrhs). Die Blutungen können sowohl die örtliche Entzündung wie die Überfüllung des Pfortadersystems vorübergehend günstig beeinflussen.

Die *Behandlung* fällt zum großen Teil mit der der Stuhlträgheit (S. 125) zusammen, doch müssen schwer verdauliche Speisen hier vermieden werden. Große Darmeingießungen mit kaltem Wasser, Verflüssigung des Stuhlgangs und Beseitigung der Abdominalplethora durch Bitterwässer und Brunnenkuren (vgl. S. 115); fleißiges Spazierengehen, PRIESSNITZsche Umschläge, Bauchmassage sind zu empfehlen. Oft erweist sich das in den After eingelegte Hantelpessar zweckmäßig. Während der Entzündungen läßt man Bleiwasserumschläge und kalte Ausspülungen machen oder Kalomel mit dem Finger auftragen; bei Fissura ani wirken Jodoformsuppositorien (R. 48) schmerzstillend und antiseptisch. Wo die Blutungen nach Darmeingießungen nicht bald aufhören, müssen die Knoten chirurgisch oder thermokaustisch entfernt werden.

§ 92. Darmblutungen.

Als Ursachen von Darmblutungen sind zu nennen: Ruhr, Typhus, follikuläre und tuberkulöse Darmgeschwüre, peptisches Duodenalgeschwür, Darmkrebs, Hämorrhoiden, Invagination, Vergiftungen mit Sublimat (z. B. nach Uterusausspülungen im Wochenbett), ferner Stauungen im Pfortadergebiet (Pfortaderverschließung, Leber- Herz- und Lungenkrankheiten), endlich Hämophilie, Skorbut und Morbus Werlhofii. Geringere Darmblutungen verraten sich nur bei der Betrachtung des Stuhlganges, starke Blutungen bewirken plötzliche schwere Anämie (Pulsschwäche, Erbleichen,

9*

Schwindel, Ohnmachtgefühl, Flimmern vor den Augen). Das entleerte Blut ist nur bei massenhaften Blutungen aus den unteren Teilen des Darms hellrot, meist sieht es theerartig aus, gewöhnlich sind Kotteile und bei Darmentzündungen und Geschwüren Schleim beigemischt. Die Anamnese und die allgemeine Untersuchung suchen festzustellen, ob das Blut etwa aus dem Magen stammt oder etwa gar aus dem Rachen oder den Luftwegen durch den Magen in den Darm gelangt ist, und gewöhnlich läßt sich ebenso auch das Grundleiden feststellen. Wichtig ist die Inspektion und Palpation des Afters und des Mastdarms. Die Prognose ist bei stärkeren Darmblutungen immer bedenklich. Nicht selten enden sie unmittelbar tödlich.

Die *Behandlung* richtet sich nach dem Grundleiden; symptomatisch sind strengste Bettruhe und Nahrungsenthaltung, Eisbeutel oder Senfteige auf den Unterleib und Opium zur Beruhigung der Peristaltik anzuwenden. Bei Dickdarmblutungen sind Eingießungen von Eiswasser oder eiskalten 1—2 $^0/_0$igen Lösungen von Tannin oder Liq. ferr. sesquichlorat. von zweifelloser Wirksamkeit, bei Mastdarmblutungen kommen außerdem Tamponade und Blutstillung auf chirurgischem Wege in Frage. Bei Dünndarmblutungen ist Ergotin subkutan (R. 87 b) und Liq. Ferr. sesquichl. innerlich (R. 39 e) zu versuchen. In schweren Fällen wird man auch die Transfusion nicht unterlassen.

§ 93. **Darmverengerung und Darmverschließung, Ileus, Miserere, Kotbrechen.**

Anatomie und Ursachen. Verengerung und Verschließung des Darms können sehr verschiedene Ursachen haben. Man unterscheidet bei den Ursachen nach Leichtenstern zweckmäßig erstens Kompressionen (Einklemmungen in Löchern, Spalten und Bruchpforten; Strangulation durch Pseudoligamente, den Wurmfortsatz und Divertikel; Kompression durch Geschwülste, durch das Mesenterium, durch verlagerte Bauchorgane, Achsendrehung und Knotenbildung), zweitens Obturationen (Gallensteine, Darmsteine, Fremdkörper, Kotmassen, Neubildungen von Polypenform; Invaginationen), drittens Strikturen und Inflexionen (Konstriktionen, Verziehungen und Knickungen durch chronische Peritonitis; Narbenstenosen und Neubildungen, die durch Wandinfiltration oder durch Konstriktion verengen). Die Invagination (Intussuszeption) besteht in der Einstülpung eines Darmteiles in den zunächst darunter (seltener darüber) liegenden, ähnlich als wenn ein Handschuhfinger in seinem mittleren Teile in sich zurückgestülpt wird. Invaginationen finden sich am häufigsten bei Kindern, indem ein kontrahiertes Darmstück durch lebhafte Peristaltik in das folgende, erweiterte hineingeschoben wird. Oft sind keine besonderen Ursachen nachweisbar. Die größte Ausdehnung erlangt erklärlicher Weise die Einstülpung des Dünndarmendes in den Dickdarm. Die Zerrung des Gekröses bewirkt Zirkulationstörungen, Entzündung mit Stenosenbildung, schließlich Gangrän, wenn nicht rechtzeitig die Rückbildung eintritt. Übrigens können bei Gangrän nach Abstoßung des invaginierten Teils die äußeren verwachsen; gewöhnlich geschieht das mit Narbenstenose.

Erscheinungen und Verlauf. Man unterscheidet klinisch die Darmverengerungen von der Darmverschließung. Die Darmverengerung äußert sich als hartnäckige Verstopfung. Der Kot hat, namentlich wenn die Stenose im unteren Darmabschnitt liegt, die Dicke und Form eines zylindrischen oder platten Bleistifts, was sonst nur bei Fissura ani u. dgl. vorkommt, die Darmteile oberhalb der Verengerung sind aufgetrieben, es entstehen Völle, Aufstoßen, Übelkeit, Kolikschmerzen. Abführmittel können die Erscheinungen für einige Zeit beseitigen, bei Invaginationen aber werden die Beschwerden durch die Erregung der Peristaltik nur noch größer, und es pflegen dann zahlreiche schleimigblutige Entleerungen aufzutreten. Die Darmverschließung, die entweder aus der Darmverengerung hervorgeht oder sich primär und oft sehr plötzlich entwickelt, macht viel stürmischere Erscheinungen. Zu der Verstopfung gesellen sich trommelartige Auftreibung des Leibes, wobei einzelne Darmschlingen mit lebhafter Peristaltik hervorragen, heftige Koliken, starke Übelkeit, öfteres Erbrechen galliger Massen; Abführmittel vermehren die Beschwerden nur; das Gesicht wird verfallen und blaß, der Puls schwach, die Harnentleernng hört auf, die äußersten Teile werden kühl. Die Kranken werden unruhig und können es im Bett nicht mehr aushalten. Das Erbrechen nimmt Kotgeruch und bald auch kotige Beschaffenheit an: der Darminhalt weicht der eigenen Spannung, dem Pressen und der Peristaltik nach der Seite des geringeren Druckes aus. Gewöhnlich treten nun als Zeichen der entstehenden Peritonitis starke Druckempfindlichkeit des Leibes und Fieberbewegungen hinzu. Meist erfolgt, wenn die Verschließung nicht gehoben werden kann, in wenigen Tagen der Tod; doch kann auch nach schweren Erscheinungen noch volle Heilung eintreten, wenn die Ursache zu beseitigen und die Ernährungstörung der Darmwand noch ausgleichbar ist.

Diagnose, Verwechslung der Verengerung oder Verschließung mit Cholera, Arsenikvergiftungen und Perforationsperitonitis kann nur bei sehr akutem Beginn vorkommen. Dagegen ist die Ursache oft sehr schwer zu erkennen. Erstens ist eine äußerst sorgfältige Anamnese zu erheben, besonders über die Dauer, die ersten Zeichen, das frühere Verhalten des Darms, über etwa eingetretene Ernährungsstörungen, überstandene Peritonitis, Typhlitis, Darmkatarrh mit Geschwürbildung. Zweitens muß der ganze Leib sorgfältig untersucht werden: ob äußere Hernien vorhanden, ob einzelne Teile besonders aufgetrieben, empfindlich, gedämpft sind (bei der Invagination kann die Geschwulst im Verlauf des Colon transversum und descendens fühlbar sein); es ist vom Mastdarm und von der Vagina aus auf Tumoren, Uterusretroflexionen, Invaginationen u. dgl. zu fahnden, endlich kann die Aufblähung des Dickdarms mit Kohlensäure (S. 117) wichtige Aufschlüsse geben. Über den Sitz giebt auch der Verlauf gewisse Hinweise: je höher der Sitz der Verschließung, um so eher treten Erbrechen und Anurie auf (hier sind schon Verwechselungen mit Gallen- oder Nierensteinkolik vorgekommen), und um so geringer ist der Meteorismus; je tiefer die Stenose sitzt, um so kotiger ist das Erbrechen.

Behandlung. Wo sich kein Angriffspunkt für eine ursächliche Behandlung ergiebt, ist zunächst die Beruhigung der übermäßig erregten Peristaltik durch Opium anzustreben (einmal 30 Tropfen, dann 1—2stündlich 5 Tropfen bis zum Beginn einer leichten Narkose). Alle Abführmittel, selbzt Rizinusöl, verschlimmern bei Darmverschließung den Zustand nur oder bringen gar Gefahr. Bei bloßer Darmverengerung kann man Rizinusöl in Gaben von 1—2 Eßlöffeln mehrmals täglich anwenden und das die Darmnerven anregende Physostigmin (R. 70) versuchen. Dagegen sind in allen Fällen Masseneingießungen von lauem Wasser mit dem Irrigator mehrmals täglich zu geben, am besten in Knieellenbogenlage und unter geringem Druck, weil dabei größere Massen einfließen. Hierdurch können Invaginationen, Kotstauungen im Dickdarm u. dgl. vollkommen beseitigt werden. Auch Ölklystiere (vgl. S. 129) können in Frage kommen. Wo die örtliche Untersuchung harte Kotmassen im Mastdarm nachweist, was namentlich bei älteren Leuten vorkommt, kann man genötigt sein, mit den Fingern oder mit einem Löffel die Massen zu entfernen. In keinem Falle von Verengerung oder Verschließung des Darms sollte die von KUSSMAUL empfohlene frühzeitige und mehrmals täglich wiederholte Magenausspülung unterlassen werden. Oft findet sich schon in den ersten Tagen, ohne daß irgend ein Zeichen darauf hinweist, flüssiger Kot im Magen. Durch die Ausspülung wird der Darmkanal mechanisch entlastet und zugleich von Fäulniserregern und Giftstoffen befreit. Nicht selten wird damit direkt die Heilung eingeleitet. — Bei hoher Spannung der Därme kann man auch durch Punktion tympanitischer Schlingen mit einer PRAVAZschen Nadel, über die ein längerer, mit Karbollösung gefüllter Gummischlauch gezogen ist, einen Teil der Darmgase entfernen; das Verfahren ist bei gründlicher Antisepsis ungefährlich und bringt oft große Erleichterung. — In ganz verzweifelten Fällen ist die Laparotomie zu empfehlen.

§ 94. Gonorrhoe und Syphilis des Mastdarms.

Durch direkte Infektion bei widernatürlichem Beischlaf und häufiger durch hinüberfließendes Sekret von den weiblichen Geschlechtsteilen her kommt es nicht selten zu Gonorrhoe des Mastdarms, die sich in eitriger Schleimhautentzündung mit Stuhldrang und schmerzhafter Stuhlentleerung äußert Die Entzündung kann chronisch werden und mit Geschwüren verlaufen, die man früher meist der Syphilis zuschrieb. Sie führen häufig zu Strikturen des Mastdarms. Ähnliche Folgen kann die Infektion mit dem Gifte des weichen Schankers haben.

Bei Syphilis entwickeln sich zuweilen Gummata im Mastdarm, die geschwürig zerfallen und ebenfalls mit Strikturbildung verheilen können. Gewöhnlich wird das Leiden zunächst für Hämorrhoiden oder Mastdarmkatarrh angesehen, wofür die Blutungen und die Eiterabsonderung zu sprechen scheinen, allmählich wird aber die Verengerung deutlich durch Tenesmus und schmerzhafte Entleerung bleistiftdicken Kots. Die Untersuchung mit dem Finger ergiebt eine trichterförmige Verengerung mit meist scharfem Rande, oberhalb davon Entzündung und Geschwüre durch Kotstauung. Das Allgemeinbefinden leidet oft sehr, sodaß der Gedanke an Krebs erweckt wird.

Die örtliche *Behandlung* besteht während des akuten Stadiums in häufigen Ausspülungen, Einführung von Jodoformsuppositorien (R. 48) oder Tampons (Hantelpessar u. dgl.). Die Strikturen werden bougiert oder chirurgisch behandelt.

§ 95. Darmkrebs.

Der primäre Darmkrebs ist selten im Duodenum, etwas häufiger im Ileum, am häufigsten im unteren Teil des Kolons und am oberen und unteren Ende des Mastdarms, überall vom Zylinderepithel der Drüsen, nur an der Aftermündung vom Pflasterepithel ausgehend. Der Form nach ist er flach oder polypös (oft zottig); häufig breitet er sich ringförmig aus. Gewöhnlich veranlaßt er zunächst Darmstenose mit Ausdehnung der oberhalb gelegenen Teile; mit dem bald eintretenden Zerfall schwindet die Verengerung, und es kommt zur Durchbrechung der Darmwand und zu Peritonitis oder zu Fistelverbindung mit Nachbarorganen. Metastasen finden sich besonders in den zugehörigen Lymphdrüsen und in der Leber. Gewöhnlich entsteht der Darmkrebs im höheren Alter, doch ist Mastdarmkrebs verhältnismäßig oft in den beiden ersten Jahrzenten beobachtet.

Die *Erscheinungen* des Darmkrebses sind wenig bezeichnend. Krebs des Dünndarms oder des Kolons bewirkt gewöhnlich Stuhlverstopfung und unbestimmte Schmerzen im Bauche. Zuweilen treten vorübergehend Zeichen von Darmverengerung oder Darmverschließung (§ 93) ein. Selten ist eine deutliche Geschwulst nachweisbar und durch ihre Verschieblichkeit als Darmgeschwulst zu erkennen. Dagegen macht der Mastdarmkrebs oft Erscheinungen, die zur örtlichen Untersuchung anregen: abwechselnd Verstopfung und Durchfall, Entleerung von Blut oder Schleim auch unabhängig vom Stuhlgang, Tenesmus, Jucken oder Schmerz im After, unfreiwilliger Abgang von flüssigen Teilen. Bei der Untersuchung mit dem Finger oder mit dem Spekulum ist dann die höckrige Geschwulst nachweisbar. Die Kachexie tritt beim Mastdarmkrebs oft erst spät auf.

Für die Behandlung kommt nur die Exstirpation in Frage. Wird sie zeitig vorgenommen, so kann namentlich beim Mastdarmkrebs der Erfolg recht gut sein.

§ 96. Darmtuberkulose.

Anatomie und Ursachen. Die Darmtuberkulose entsteht meist im Anschluß an chronische Lungentuberkulose durch verschluckten Auswurf oder bei allgemeiner Tuberkulose durch Infektion vom Blute aus. Nur bei Kindern wird häufiger eine primäre Darmtuberkulose durch Milch perlsüchtiger Kühe hervorgerufen; zuweilen gelangen die Tuberkelbazillen ohne anatomische

Schleimhautverletzung zunächst in die Mesenterialdrüsen. Gewöhnlich schwellen zuerst die Solitärfollikel, sie zerfallen dann durch Verkäsung in rundliche Geschwüre, die meist in der Querrichtung des Darms um sich greifen (Ringgeschwüre). Die Ränder sind unregelmäßig, wie angenagt und derb infiltriert, den Grund des Geschwürs bildet meist die Submucosa, doch pflegt diese ebenso wie die Serosa entsprechend dem Geschwür mit Tuberkeln durchsetzt und besetzt zu sein. Durchbruch ist selten. Neben der Tuberkulose findet sich häufig amyloide Degeneration der Schleimhaut (vgl. § 113).

Erscheinungen und Verlauf. Die sekundäre Darmtuberkulose verändert das vorhandene Krankheitbild nur durch Hinzutreten schmerzhafter Duchfälle, und auch die primäre Darmtuberkulose der Kinder ist nach den Erscheinungen vom chronischen Darmkatarrh mit Geschwürbildung kaum zu unterscheiden. Man darf aber auch hartnäckige Durchfälle bei Lungenschwindsüchtigen nicht ohne weiteres auf Darmgeschwüre beziehen. Beweisend ist nur der Nachweis von Tuberkelbazillen (Methode S. 63) im Stuhl. Häufig schließen sich tuberkulöse Meningitis oder allgemeine Tuberkulose an.

Die Behandlung ist dieselbe wie beim chronischen Darmkatarrh.

§ 97. Ruhr, Dysenterie.

Anatomie und Ursachen. Die Dysenterie ist eine Infektionskrankheit, deren noch unbekannte Erreger (vielleicht Amöben??) sich im ganzen Dickdarm und im unteren Ileum ansiedeln. Sie ist in den Tropen endemisch und tritt in Deutschland in verschieden scharf ausgeprägten Epidemieen zumal im Frühling und im Herbst auf. Sie ist nicht ansteckend, die Infektion scheint aber durch die Ausleerungen weitergetragen zu werden und im Boden zu haften. Anatomisch unterscheidet man die katarrhalische Form von der diphtheritischen oder brandigen, je nachdem nur starke Hyperämie der Schleimhaut und der Submucosa mit reichlicher Schleim- und Epithelabscheidung oder zugleich ausgedehnte Epithelnekrose und rötlichgraues eitriges Exsudat besteht. Die innere Darmwand erscheint dann wie mit Kleie bestäubt, später mit einer mißfarbigen unebenen Auflagerung versehen, die von zahlreichen kleinen Geschwüren durchsetzt ist. Die ganze Schleimhaut kann auf diese Weise nekrotisch abgestoßen werden. Heilung kann durch Narbenbildung, oft mit

Darmverengerung, erfolgen. — Anatomisch verwandte Vorgänge kommen bei Pyämie und anderen schweren Infektionskrankheiten vor.

Erscheinungen und Verlauf. Die Ruhr beginnt ziemlich plötzlich mit sehr häufigen dünnen, anfangs kothaltigen, bald nur fetzigen, schleimig-blutigen oder rein blutigen Entleerungen. Dabei besteht beständiger schmerzhafter Tenesmus, so daß die Kranken sich kaum vom Nachtstuhl weggetrauen. Die Menge der einzelnen Entleerungen ist etwa ein Eßlöffel voll. Gewöhnlich besteht zunächst unregelmäßiges Fieber mittleren Grades. Der Appetit fehlt meist ganz, der Durst ist groß, die Kräfte nehmen schnell ab, und es kann schon in den ersten Tagen der Tod eintreten. Gewöhnlich werden aber mit dem Ende der ersten Woche die Entleerungen spärlicher und mehr rein schleimig oder dem normalen Kot ähnlich, in anderen Fällen wird die Dysenterie chronisch, in ihrem Verlauf nicht von den gewöhnlichen Dickdarmkatarrhen verschieden außer durch die sich nicht selten bildenden Stenosen (vgl. § 93). Von Nebenkrankheiten sind Leberabszesse und hämorrhagische Nephritis zu nennen. Die Prognose der vereinzelt auftretenden Dysenterie ist günstig, bei der epidemischen Dysenterie sterben in Deutschland etwa 20 %, in den Tropen 80 % der Kranken.

Behandlung. Bettruhe, warme Einhüllung des Leibes, Beschränkung der Nahrungzufuhr auf Schleimsuppen, Fleischbrühe mit Reis oder Ei, gekochtes oder zart gebratenes Fleisch, Thee, Rotwein mit Wasser, Selterswasser sind die ersten Erfordernisse. Erst wenn das Blut aus den Ausleerungen verschwindet, kann man Milch, Zwieback, Hygiama u. dgl. erlauben. In den ersten drei bis vier Tagen giebt man jeden Morgen 1 bis 2 Eßlöffel voll Rizinusöl, später wiederholt man dies mindestens jeden dritten Tag. Nebenher kann man mehrmals täglich 3—5 Tropfen Opiumtinktur geben. Außerdem sind zu empfehlen Darmausspülungen mit 34° C. warmer konzentrierter Salizylsäurelösung oder 1 %iger Tanninlösung, mehrmals täglich, zu 1—3 Litern. Von inneren Mitteln wird Ipekakuanha (R. 49) viel angewendet. Gegen die Schmerzen und den Stuhlzwang verordnet man Opium in Stärkeklystieren (20 Tropfen zur Zeit). Bei der chronischen Ruhr ist die Behandlung des chronischen Darmkatarrhs (S. 120) einzuleiten.

§ 98. Darmparasiten, Helminthiasis.

1. Bandwürmer. Mit rohem oder ungenügend gekochten oder gebratenem Fleisch gelangen die Zystizerken (Finnen) dreier

Bandwurmarten in den Verdauungskanal des Menschen: *Taenia solium* vom Schwein, *Taenia mediocanellata* vom Rind, *Bothriocephalus latus* vom Hecht oder Lachs. Aus dem Kopf, Skolex, des Zystizerkus sprossen nun ein langer, dünner Hals und daran sich anschließend in einer oft viele Meter langen Reihe zahllose Glieder, Proglottiden, die je einen reich verzweigten Uterus und als männlichen Geschlechtsapparat mehrere kleine Bläschen enthalten. Die geschlechtsreifen Glieder stoßen durch eine seitliche Geschlechtsöffnung die befruchteten Eier aus, die nun mit dem menschlichen Darminhalt in den Magen der betreffenden Tierart gelangen. Hier wird ihre

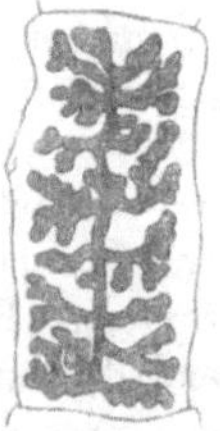

Fig. 25. Reife Proglottide von *Taenia solium* mit Uterus. 3fach vergr.

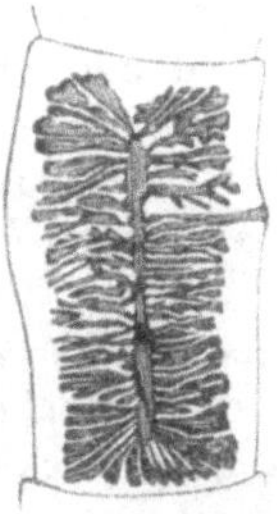

Fig. 26. Glied von *Taenia mediocanellata* 4fach vergr.

Fig. 27. Glied von *Bothriocephalus latus.* 4fach vergr.

Schale aufgelöst, die Embryonen dringen in die Gewebe des Zwischenwirts ein und wachsen hier zu Zystizerken aus, die 3—6 Jahre leben und von neuem den Menschen infizieren können. Die Glieder erlangen in 8—12 Wochen Geschlechtsreife und werden dann teilweise abgestoßen; der Kopf kann jahrelang im Darm festhaften. Gelangen die Glieder auf irgend eine Weise in den Magen des Menschen, so können die Zystizerken auch hier frei werden und dann auswandern; so ist der *Cysticercus cellulosa,* der Embryo des Schweinebandwurms *Taenia solium*, beim Menschen häufig im Gehirn, im Auge u. s. w. gefunden worden. Die anatomischen Unterschiede der reifen Glieder der genannten Bandwurmarten ergeben sich aus den Abbildungen (Figg. 25 bis 27). Zur Bestimmung drückt man ein Glied zwischen zwei Objektträgern flach. Die beiden ersten sind in Deutschland ziemlich gleichmäßig verbreitet, der Bothriocephalus dagegen kommt hier fast nur in Hamburg, Pommern und Ostpreußen vor.

In vielen Fällen machen die Bandwürmer gar keine Erscheinungen, in anderen verursachen sie Leibschmerzen, Übelkeit,

Heißhunger, Speichelfluss, Unruhe und dgl. Der Bothriocephalus bewirkt oft schwere Anämie. Die Glieder der T. solium gehen, einzeln oder in Ketten, nur mit dem Stuhlgang ab, die der mediocanellata kriechen oft auch ohne sonstige Entleerung zum After heraus. Man thut gut, den Bandwurm nur anzunehmen, wenn man selbst Glieder gesehen hat, weil die abenteuerlichsten Verwechselungen vorkommen.

Die *Behandlung* hat besonders dringend bei Taenia solium die Entfernung des Wurms zur Aufgabe. Man reinigt den Darm durch Rizinusöl (2 Eßlöffel voll) und Darmeingießungen, läßt einige Tage leichte Nahrung und am Abend vor der Kur reichlich Häringsalat oder Preißel- und Johannisbeeren genießen. Am Morgen nimmt der Kranke nur etwas süßen schwarzen Kaffee und danach das Bandwurmmittel, entweder *Extractum Filicis* (R. 40) oder *Cortex Granati* (R. 42). Wesentlich zur Wirkung ist, daß man ein frisches Präparat hat. Sehr wirksam scheint das aus der Granatwurzelrinde hergestellte *Pelletierinum tannicum* (R. 67) zu sein; es ist außerdem fast geschmacklos, während die anderen Mittel schlecht schmecken und oft Erbrechen erregen. Neuerdings wird *Ammonium embelicum* (Merck) zu 0,3 in caps. amyl. als wirksam und unschädlich empfohlen. Bei Kindern kann man versuchen, ob sich der Bandwurm durch Kalomel oder Natr. salicyl. abtreiben läßt, das den Magendarmkanal weniger belästigt. Gewöhnlich geht nach einigen Stunden der Bandwurm ab, nötigenfalls giebt man nachher Rizinusöl, bei Filix jedoch Kalomel. Wenn die Kur gelungen ist, findet sich beim Auswaschen des Stuhlgangs mit Wasser der Kopf vor. Zuweilen wird er übersehen; dann richtet sich das Urteil danach, ob in den nächsten Monaten Glieder abgehen oder nicht.

2. Spulwürmer. Der *Ascaris lumbricoides* (Fig. 28) ist blaßrötlich oder bräunlich, bis bleistiftdick, in der Form dem Regenwurm ähnlich; die Weibchen sind etwa 25 cm, die Männchen unter 25 cm lang. Die Übertragung geschieht wahrscheinlich direkt durch Verschlucken der Eier, die im Stuhl der Befallenen reichlich vorhanden sind, also ohne Zwischenwirt. Kinder, Geisteskranke und Ungebildete sind von den Spulwürmern bevorzugt. Die Schmarotzer leben im Dünndarm und verirren sich von hier nicht selten in den Magen, von wo sie durch Erbrechen entleert werden können, oder in die Gallengänge oder in die Luftwege, auch ist beobachtet, dass sie Darmgeschwüre durchbohrt haben und in die Bauchhöhle gelangt sind. Im allgemeinen verursachen

sie nur leichte dyspeptische Erscheinungen, bei nervös erregbaren Kindern aber zuweilen auch Krämpfe u. dgl. Wenn sie in die Gallenwege gelangen oder in großen Mengen den Darm erfüllen, können sie Leberabszesse oder Darmstenose veranlassen. Man vertreibt sie, indem man mehrere Tage hintereinander morgens nüchtern 2—3 Santoninzeltchen (zu 0,025) zugleich mit einigen Kalomelpulvern (zu 0,03—0,05—0,1) nehmen läßt.

3. Springwürmer. Der *Oxyuris vermicularis*, Spring- oder Madenwurm (Fig. 29) ist ein kleiner weißer Rundwurm, das Männchen 1/2, das Weibchen 1 cm lang. Die jungen Tiere und die Männchen leben im Dünndarm, die Weibchen im Blinddarm (Heller), von wo sie in den Mastdarm hinabwandern. Hier und außerhalb des Afters legen sie ihre Eier ab; ihr Umherwandern erregt lebhaftes Jucken (Anreiz zur Onanie). Die kratzenden Finger verschleppen die Eier und führen so namentlich bei Kindern zu immer neuer Infektion. Zur Beseitigung giebt man zunächst an einem Tage drei Kalomelpulver (R. 45, bei Erwachsenen je 0,3, bei Kindern 0,05—0,1), an den folgenden beiden Tagen Naphthalin (R. 59, je nach dem Alter 0,15—0,4 pro dosi). Nach 10—14 Tagen und nach 3—4 Wochen wiederholt man diese Kur, die man durch reichliche Darmeingießungen mit Salizyllösung (0,5 %) oder Liq. Alum. acet. (1 Eßl. auf 1 l Wasser) vervollständigen kann.

4. Ankylostomum duodenale (Dochmius s. Strongylus duodenalis, Fig. 30), ein Rundwurm mit etwas dickerem Kopfende und glockenförmiger, mit sechs Haken besetzter Mundkapsel, das Männchen bis zu 1, das Weibchen bis zu 2 cm lang. Der Wurm hält sich besonders im Duodenum auf, weniger schon im Jejunum, bohrt die Schleimhaut an und saugt Blut aus. Bei großer Zahl der Würmer entsteht das ganze Bild der perniziösen Anämie (s. § 262); so ist der

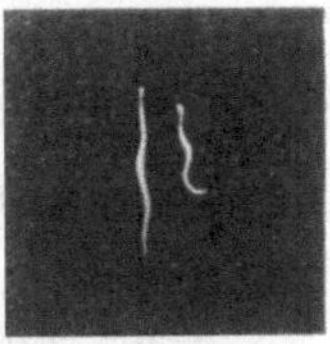

Fig. 29. Männchen und Weibchen von *Oxyuris vermicularis.*

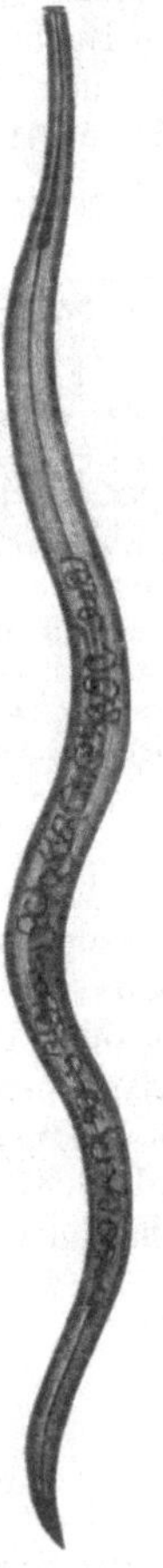

Fig. 28. Weibchen von *Ascaris lumbricoides.*

Natürl. Größe.

Parasit die Ursache der ägyptischen Chlorose, der Gotthardarbeiter- und der rheinischen Ziegelbrenneranämie, die bei ganz chronischem Verlauf häufig tödlich enden. Die Diagnose gründet sich auf den Nachweis der Eier (Fig. 31; ähnlich, aber etwas grösser sind die des Ascaris lumbricoides) oder des Wurmes selbst (nach Rizinusöl!) im Stuhl. Die Behandlung besteht in Darreichung von Extr. Filicis (R. 40) oder Thymol (R. 102, 2 mal tgl. 2,0).

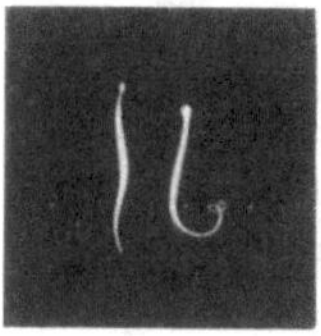

Fig. 30. Männchen und Weibchen von *Ankylostomum duodenale*. Nat. Größe.

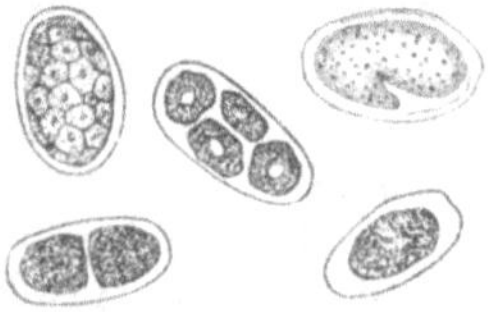

Fig. 31. Eier von *Ankylostomum duodenale*. Vergr. ca. 300.

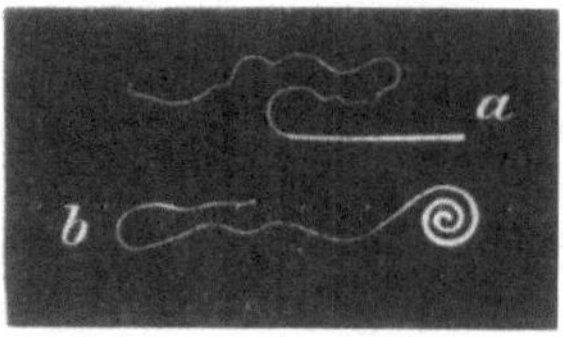

Fig. 32. Männchen und Weibchen von *Trichocephalus dispar*. Natürl. Größe. *a*. Weibchen, *b*. Männchen.

5. Peitschenwurm, *Trichocephalus dispar* (Fig. 32), ein Bewohner des Blinddarms, der ebenfalls schwere Anämie und außerdem nicht selten blutige Durchfälle (Darmgeschwüre) bewirken kann. Die Eier des Peitschenwurms sind hart, dickschalig, gelbrot oder dunkelbraun bis schwarz, an beiden Polen mit charakteristischen Pfropfen verschlossen (etwa 300 fache Vergrößerung notwendig). Außerdem findet man im Stuhl Charcotsche Krystalle (vgl. S. 42). Über die Behandlung der bis vor kurzem für harmlos gehaltenen Parasiten steht noch nichts fest.

e) Krankheiten des Bauchfells.

§ 99. Akute Bauchfellentzündung, Peritonitis.

Ursachen und Anatomie. Man unterscheidet nach der Ausbreitung eine allgemeine und eine umschriebene Bauchfellentzündung. Von vornherein ist fast nur die seltene selbständige (wohl dem Gelenkrheumatismus verwandte) und die bei chronischer Nephritis und die metastatisch bei Gelenkrheumatismus oder bei Pyämie entstehende Bauchfellentzündung über das ganze Peritoneum verbreitet. Die sekundäre Bauchfellentzündung dagegen, die sich als unmittelbare Fortsetzung von Entzündungen der vom Bauchfell bekleideten Organe (Darmkanal, weibliche Geschlechtsorgane u. s. w.) oder endlich infolge von Bauchwunden, Durchbruch von Magen- und Darmgeschwüren, Leber-, Milz-, Nieren-, Blasenabszessen sowie nach Pleuritis u. s. w. entwickelt, ist gewöhnlich zunächst umschrieben und bleibt es gelegentlich, wenn bei vorhandenem Erguß die örtlichen Verhältnisse eine Absackung begünstigen. Die seröse beginnt mit Hyperämie und mit Auflagerung eines zarten, grauen Fibrinbelags, der sich mit dem Auftreten von Eiterzellen im Exsudat mehr und mehr mit gelben Flocken bedeckt und in festere Pseudomembranen übergeht. Der dichteste Flockenbelag befindet sich in den zuerst erkrankten und in den abhängigsten Teilen des Bauchfellraumes. Bei serösen Ergüssen kann völlige Aufsaugung erfolgen, bei zellreichen bleiben meist die festeren Teile in den Absackungen als gelbliche, bröcklige Massen zurück, die gelegentlich durchbrechen können; die vorhandenen fibrinösen Verklebungen pflegen mit der Zeit in festere, oft erheblich schrumpfende Narben überzugehen, so daß das Netz, das Mesenterium, die Beckenorgane und die Darmschlingen stark verlagert werden (*Peritonitis deformans*). Bei Darmperforation und bei puerperaler Sepsis ist das Exsudat oft jauchig; blutig besonders bei Tuberkulose und Krebs.

Erscheinungen und Verlauf. 1. Die akute allgemeine Bauchfellentzündung entwickelt sich, wo die Grundkrankheit, z. B. ein Magengeschwür, bis dahin ohne Erscheinungen verlaufen war, anscheinend aus voller Gesundheit, sonst aber im Anschluß an das vorhandene Krankheitbild eines Typhus, einer umschriebenen Bauchfellentzündung u. s. w. meist unter sehr deutlichen Zeichen. Nur bei sehr schweren Erscheinungen des Grundleidens (Pyämie u. dgl.) kann ihre Entwickelung übersehen werden. Das Hauptzeichen ist ein heftiger schneidender Schmerz, anfangs begrenzt, dann über den ganzen Bauch verbreitet; er ist anhaltend, nimmt zeitweise zu und wird durch Lagewechsel und durch den leisesten äußeren Druck ins unerträgliche gesteigert. Daneben finden sich Übelkeit, Erbrechen, oft auch Singultus, ferner Frost, hohes Fieber, Auftreibung des Leibes (Meteorismus) durch Gasanhäufung im Darm. Das Zwerchfell wird dadurch bis zur 5. Rippe hinaufgeschoben, die Leber in die sog. Kantenstellung gedrängt, wobei ihr Dämpfungsbezirk sich stark verkleinert; die Atmung ist oberflächlich und geschieht vorwiegend mit dem oberen Teil des Brustkorbes. Der Stuhlgang ist meist angehalten, selten dünn, die Harnabsonderung vermindert, die Blase nicht selten überfüllt, ihre Entleerung schmerzhaft, der Schlaf sehr gestört. In schweren Fällen ist der Puls klein, die Haut kühl und mit Schweiß bedeckt, das Gesicht verfallen und blaß. Der flüssige Erguß verursacht erst bei reichlicherer Menge eine Dämpfung in den abhängigen Teilen des Bauches. Nur selten wird die akute allgemeine Bauchfellentzündung geheilt, meist erfolgt der Tod in den ersten Tagen. Die beste Aussicht bieten die an akuten Gelenkrheumatismus und an nicht septische Frauenkrankheiten sich anschließenden Fälle. Häufig gehen aber auch diese in die chronische Form über.

2. Die akute umschriebene Bauchfellentzündung macht im ganzen dieselben Allgemeinerscheinungen wie die vorige Form, aber der Shock, das Fieber, der Meteorismus und das Erbrechen sind meist weniger heftig. Die Schmerzen beschränken sich auf den Sitz der Entzündung, in der Mehrzahl der Fälle die Blinddarmgegend (vgl. Perityphlitis, § 90) oder das kleine Becken (Perimetritis, § 149). Gewöhnlich wird hier bald der abgesackte Erguß nachweisbar. Die Prognose ist weniger ungünstig, als bei der vorigen Form, doch werden die meisten Fälle chronisch (s. u.), und immer besteht die Gefahr des Durchbruchs des abgesackten Herdes in das Bauchfell mit nachfolgender allgemeiner Bauchfellentzündung. Bricht dagegen der Abszeß in den Darm oder nach außen auf, so kann Heilung eintreten.

Diagnose. Eine akute Bauchfellentzündung kann durch verschiedene Erkrankungen der Bauchorgane vorgetäuscht werden, namentlich durch Abdominaltyphus, Darmgeschwüre, Darmverschließung, auch wohl durch Magenkrampf, durch Gallenstein- oder Uteruskolik mit Hyperästhesie der Bauchdecken u. dgl. m. Die Beurteilung der Ursachen ist oft erst im Verlauf möglich.

Behandlung. Die Perforationsperitonitis ist (als einzige Rettung!) in allen Fällen operativ nach den Regeln der Chirurgie zu behandeln, ebenso die Abszesse, die der Diagnose zugänglich sind. Eine antiseptische Probepunktion kann unbedenklich vorgenommen werden. In allen anderen akuten Fällen ist sofort eine nachdrückliche Opiumbehandlung einzuleiten, 30 Tropfen der Tinktur zu Anfang und dann stündlich 5—10 Tropfen so lange, bis die Schmerzen und das Erbrechen aufhören. Wird das Opium ausgebrochen, so kann man es zunächst durch subkutane Morphiumeinspritzungen (R. 57 b) ersetzen. Außerdem hängt man (an Drahtkörben) Eisbeutel über dem Bauch auf, so daß sie diesen berühren. Die Stuhlentleerung darf auch durch Darmeingießungen nicht befördert werden. Gegen den Durst giebt man nur Eispillen oder etwas eisgekühlte Milch, bei schwerem Kräfteverfall Wein (Champagner); hier sind auch Kamphereinspritzungen (R. 20) unentbehrlich.

§ 100. Chronische Bauchfellentzündung.

Die chronische Peritonitis besteht am häufigsten in Verklebungen benachbarter Teile des Bauchfells infolge von mäßigen Entzündungsreizen (Perimetritis, Perihepatitis, Perisplenitis u. s. w.) und hat dann geringe klinische Bedeutung. Bei Perihepatitis ist öfters ein Reibegeräusch zu hören. Chronische exsudative Peritonitis stellt häufig den Ausgang einer akuten Entzündung dar, seltener schließt sie sich an typhöse oder tuberkulöse Darmgeschwüre. Gewöhnlich besteht Druckempfindlichkeit ohne selbständigen Schmerz; der vorhandene freie oder abgekapselte Erguß ist meist leicht nachweisbar. Oft besteht unregelmäßiges Fieber, das durch seine lange Dauer die Kräfte sehr mitnimmt und das Leben bedroht. Ferner bewirkt die Schrumpfung der gebildeten Bindegewebstränge oft schwere Darmverengerung (vgl. § 93). Die Unterscheidung von tuberkulöser Peritonitis kann unmöglich sein.

Behandlung. Abgekapselte Herde, die Fieber erregen, müssen chirurgisch behandelt werden. Im übrigen sucht man das Grundleiden zu heben, die Ernährung zu fördern, die Resorption durch PRIESSNITZsche Umschläge, tägliche Einreibungen des Bauches mit Sapo kalinus, Monate lang, Moor- und Soolbäder, Kuren in Landeck, Franzensbad, Marienbad u. s. w. anzuregen.

§ 101. Tuberkulose des Bauchfells.

Die Bauchfelltuberkulose ensteht meist von tuberkulösen Darmgeschwüren, Retroperitoneal- oder Mesenterialdrüsen aus, seltener im Anschluß an tuberkulöse Pleuritis, Urogenitaltuberkulose u. dgl. Sie verläuft entweder als tuberkulöse Peritonitis, mit akutem typhusähnlichen oder mit schleichendem Beginn, unter mäßigem Fieber, Appetitlosigkeit, Schmerz und Druckempfindlichkeit des Leibes, Brechreiz, Unregelmäßigkeit des Stuhlganges, meist mit unbedeutenden, abgesackten, oft blutigen Ergüssen, zwischen denen geschrumpfte Teile der Peritonealverklebungen und resistente Höcker und Stränge fühlbar sein können. Auch entzündliches Ödem an Stellen der Bauchwand kommt vor. Nicht selten ist der untere Rand der vergrößerten Leber fühlbar. Größere Ergüsse können durch Perkussion nachweisbar sein, durch geringe Verschieblichkeit von Aszites unterschieden. In anderen Fällen findet man eine einfache Tuberkulose des Bauchfells, wobei ohne Entzündungserscheinungen, ohne Schmerz u. s. w. Transsudate aufzutreten pflegen. Diese Form schließt sich recht oft an Leberzirrhose (§ 110) an. Der Nachweis tuberkulöser Erkrankungen in anderen Organen und das Ergebnis blutiger Flüssigkeit bei der Probepunktion geben oft die Unterscheidung von gewöhnlicher chronischer Peritonitis. Der Verlauf beider Formen ist oft schnell, nicht selten aber auch wechselnd, durch Jahre hindurch. Wiederholt ist beobachtet, daß Tuberkulose des Bauchfells und tuberkulöse Peritonitis nach Entleerung der Ergüsse durch Punktion oder Laparotomie heilten. Ein Versuch damit ist deshalb stets anzustellen.

§ 102. Krebs des Bauchfells.

Primärer Bauchfellkrebs ist sehr selten, öfters aber greift der Krebs vom Magen, Mastdarm, Pankreas auf das Bauch fell über. Gewöhnlich sitzen zahlreiche miliare oder größere Platten oder Knoten der Bauchfelloberfläche auf. Zahlreiche Knoten pflegt das Netz zu enthalten; zuweilen schrumpft es wie bei Tuberkulose (§ 101) strangförmig zusammen. Die Bauchhöhle enthält meist klares oder milchiges Transsudat, so daß das Bild des Aszites entsteht; dazu gesellen sich häufig Zeichen von Darmverengerung, ferner Druckempfindlichkeit und Kachexie, die beim Fehlen anderer Ursachen der Bauchwassersucht (§ 103) auf Krebs hinweisen.

Die *Behandlung* ist rein symptomatisch; PRIESSNITZsche Umschläge u. dgl. werden als Linderungsmittel viel angewendet, in den Endstadien sind Narcotica nicht zu entbehren.

§ 103. Bauchwassersucht, Aszites.

Anatomie und Ursachen. Als Bauchwassersucht bezeichnet man ein nicht entzündliches seröses Transsudat in der Bauchhöhle. Sie findet sich teils bei allgemeiner Wassersucht durch Hydrämie, Nieren-, Herz- und Lungenkrankheiten, teils bei Kreislaufstörungen im Pfortadergebiet durch Zirrhose oder Syphilis der Leber, Pfortaderverschließung u. s. w. Übergänge zur Bauchfellentzündung kommen namentlich bei Bauchfelltuberkulose vor. Die Menge wechselt von wenigen Eßlöffeln voll bis zu vielen Litern, die Flüssigkeit ist klar oder durch Blutbeimischungen gelblich gefärbt, zuweilen durch Zerreißung von Chylusgefäßen milchig getrübt.

Bei längerer Dauer ist das Bauchfell verdickt und getrübt und zuweilen mit zahlreichen grauen Epithelknötchen bedeckt, die mit Tuberkeln verwechselt werden können.

Erscheinungen und Verlauf. Bei allgemeinem Hydrops treten die Zeichen der Bauchwassersucht gewöhnlich so zurück, daß das Leiden erst bei der Untersuchung entdeckt wird, dagegen macht die Bauchwassersucht aus örtlichen Kreislaufstörungen sich meist bald durch Auftreibung und Schwere des Leibes bemerkbar. Dazu kommen Atemnot, Verstopfung, Harnverminderung. Die Besichtigung läßt an dem aufgetriebenen Bauche blaue Stränge erweiterter Venen bemerken, oft auch schon Ödem der Genitalien und der Beine. Die Perkussion ergiebt an den abhängigen Teilen des Bauches dumpfen Schall; seine Grenzen sind in der Rückenlage anders als im Stehen oder in der Seitenlage, weil die freie Flüssigkeit dem Gesetz der Schwere folgt. Differentialdiagnostisch kommen Tuberkulose und Karzinom des Bauchfells und große Ovarialzysten in Frage. Immer giebt die Verschieblichkeit der Dämpfungsgrenzen den Ausschlag für Bauchwassersucht. Natürlich muß auch das Grundleiden festgestellt werden. Der Aszites ist stets ein ungünstiges Zeichen, weil er die Verdauungsorgane sehr beeinträchtigt u. s. w.

Die *Behandlung* hat das Grundleiden in Angriff zu nehmen. Bei großem Erguß ist die Punktion mit einem mittelstarken Troikar an einer abhängigen gedämpften Stelle, selbstverständlich antiseptisch, vorzunehmen.

§ 104. Subphrenische Abszesse.

Nach Durchbruch von Magen- oder Kolongeschwüren, Leber-, Nieren-, Psoasabszessen u. dgl. sowie im Anschluß an Perityphlitis und an Empyem der Pleura kommt es zuweilen zu Eiteransammlung zwischen Leber- und Zwerchfell, seltener zwischen Milz und Zwerchfell. Die Abszesse liegen je nach ihrer Entstehung extra- oder intraperitoneal, in letzterem Falle abgekapselt nach Art der abgesackten Peritonitis (vgl. § 99,2). Gewöhnlich bestehen dabei allgemeine Schwäche bis zu schwerem Verfall, unregelmäßiges, manchmal wie bei Pyämie intermittierendes Fieber; bei rechtseitigem Abszeß ist die Leber nach unten, das Zwerchfell auf derselben Seite nach oben gedrängt, sodaß die Erscheinungen zunächst an Empyem denken lassen. Wenn die Abszesse aus dem Magen oder Darm stammen, können sie auch Luft enthalten (sog. Pyopneumothorax subphrenicus). Zuweilen ist Durchbruch des Abszesses in den Darm oder durch das Zwerchfell in die Pleura oder die Haut der Lendengegend beobachtet. Die Diagnose der Eiteransammlung geschieht meist erst durch Probepunktion, die Unterscheidnng von Pleuraempyem wird durch die abweichende (kuppelartige) Form des subphrenischen Abszesses gegeben. Die Behandlung kann nur chirurgisch sein.

f) Krankheiten der Leber, der Gallenwege, der Pfortader und des Pankreas.

§ 105. Vorbemerkungen.

Die Krankheiten der Leber sind vor allem durch die physikalische Untersuchung des Organs der Diagnose zugänglich. Die obere Dämpfungsgrenze der Leber (= der unteren der Lunge) liegt in der Papillarlinie im 6. Zwischenrippenraum und verläuft von da nach links und rechts annähernd horizontal. Die untere Dämpfungsgrenze wird in Rückenlage des Kranken bestimmt, indem man leise auf den fest aufgelegten Finger perkutierend vom Bauche her gegen die Leber vorgeht. Dabei findet man sie normaler Weise in der Papillarlinie am Thoraxrand, in der Axillarlinie etwas darüber, in der Mittellinie mitten zwischen Schwertfortsatz und Nabel oder etwas höher. Von da steigt sie nach links schräg auf, bis sie in der Nähe des Spitzenstoßes endet. Die Grenzen des linken Leberlappens schwanken auch im normalen ziemlich bedeutend. Bei krankhaften Vergrößerungen und Verkleinerungen ändert sich nur die untere Dämpfungsgrenze, außer wenn Meteorismus, Bauchfellergüsse oder Geschwülste des Bauches das Herabtreten der vergrößerten Leber verhindern oder wenn Geschwülste an ihrer Konvexität auftreten (§§ 109, 114, 115), Täuschungen über die wirkliche Größe des Organs können entstehen, wenn Magen oder Kolon mit dumpf oder tympanitisch schallenden Massen gefüllt sind oder die Leber nach unten (Pleuraerguß, Geschwülste) oder oben (Aszites, Meteorismus) verschoben ist. Durch die normalen Bauchdecken kann man die Leber nur bei vermehrter Festigkeit palpieren, dann können aber namentlich bei tiefen Inspirationen über ihre Form und Beschaffenheit sehr wertvolle Aufschlüsse gewonnen werden. Wesentlich entscheidet die Palpation bei Schnürleber, wobei eine Furche über die vordere Leberfläche verläuft, und bei Wanderleber.

§ 106. Gelbsucht, Ikterus.

Als Cholämie bezeichnet man die Anwesenheit der wichtigsten Gallenbestandteile im Blut, die nach Stunden oder Tagen speziell die Gallenfarbstoffe in die Gewebe austreten läßt und damit zu sichtbarer Gelbfärbung der Schleimhäute und der Haut, Gelbsucht, Ikterus, führt. Die Gelbsucht entsteht durch Gallenstauung, Stauungsikterus, wenn bei Duodenalkatarrh der Ductus choledochus durch einen Schleimpfropf verstopft wird, oder wenn Gallensteine, Echinokokkenblasen, Spulwürmer, benachbarte Geschwülste und Narben den Ductus choledochus oder die größeren Gallengänge verlegen, oder endlich bei Katarrh der mittleren oder feineren Gallengänge durch Vergiftung (z. B. mit Phosphor) oder durch Eindringen von Infektionskeimen vom Darm her. Auch verminderte Zwerchfellbewegung bei Pleura- und Lungenkrankheiten, Kreislaufstörungen bei Herzleiden, der veränderte Blutumlauf bei Neugeborenen, endlich die Herabsetzung des Pfortaderblutdruckes bei Pylethrombose (§ 117) und nach starken Blutverlusten begünstigen den Übertritt von Galle ins Blut, der stets durch die Lymphgefäße und den Ductus thoracicus erfolgt. Manche Autoren sind geneigt, in allen diesen Fällen das wesentliche in einer bakteriellen Infektion zu sehen. Eine solche liegt jedenfalls vor bei der Weilschen Krankheit (§ 227). — Bisher stellte man dem hepatogenen oder Resorptionsikterus einen hämatogenen Ikterus gegenüber; hierbei sollte im Blute der Blutfarbstoff in Gallenfarbstoff umgewandelt werden, durch Stoffe, von denen die roten Blutkörperchen aufgelöst werden (Äther, Chloroform, Schlangengift u. s. w.) Wahrscheinlich handelt es sich auch hier stets um katarrhalischen Ikterus.

Erscheinungen und Verlauf. Die hepatogene Gelbsucht beginnt mit Mattigkeit und gastrischen Störungen, die wohl gewöhnlich auf den begleitenden Magen- und Duodenalkatarrh zu beziehen sind. Bald wird der Harn bräunlich mit grünlichem Schimmer und läßt Gallenfarbstoffe[1] und Gallensäuren[2] erkennen.

---

[1] Man filtriert eine größere Menge des Harns und übergießt nachher die Filterinnenfläche mit Salpetersäure, der ein Tropfen rauchende Salpetersäure zugesetzt ist, dabei bilden sich nebeneinander ein grüner, blauer, violetter und roter Farbenring.

[2] Man versetzt den Harn mit einigen Tropfen Zuckerlösung und tröpfelt $^2/_3$ konzentrierte Schwefelsäure hinzu, bis die Wärme 50—70° C. erreicht. Bei Anwesenheit von Gallensäuren tritt purpurviolette Färbung ein.

Nicht selten enthält er etwas Eiweiß und hyaline Zylinder (vgl. § 123). Nach einigen Tagen werden das Weiße des Auges, die Haut und der Schweiß deutlich gelb. Der Kot wird durch den Gallenmangel mehr oder weniger entfärbt und durch den hohen Gehalt an unverdautem Fett weiß und thonartig, durch Zersetzung sehr übelriechend. Die Leber ist meist deutlich vergrößert, durch Gallenstauung; nicht selten kann die Gallenblase am unteren Rande als Vorragung gefühlt und durch Perkussion festgestellt werden; bei dauerndem Verschluß ihres Ausganges bildet sie eine prallgespannte Blase, *Hydrops vesicae felleae.* Gewöhnlich besteht etwas Druckgefühl in der Lebergegend, fast immer lebhaftes Hautjucken, Verstopfung, Pulsverlangsamung. Mit dem Ablauf einer Woche pflegt die Gelbsucht wieder abzunehmen, nachdem die subjektiven Zeichen bereits geschwunden sind. Nur bei längerer Dauer der Gallenstauung oder bei sehr reichlicher Anwesenheit der Gallensäuren im Blut entsteht cholämische Intoxikation *(Icterus gravis)*: bedeutende Puls- und Atmungverlangsamung, tiefe Verstimmung, Schlaflosigkeit, Krämpfe, geistige Aufregung, schließlich Apathie, Koma, auch wohl eine allgemeine hämorrhagische Diathese. Die Erscheinungen sind wohl hauptsächlich den die roten Blutkörperchen zerstörenden Gallensäuren, zum Teil der mangelhaften Fettverdauung im Darm und der Zurückhaltung von Zerfallstoffen, die sonst in der Galle ausgeschieden werden, (Acholie), zuzuschreiben. Selten wird eine anhaltende Gelbsucht länger als $^1/_2$ Jahr ertragen.

Behandlung. Man verordnet Bettruhe und strenge Diät, namentlich Vermeidung von Fett, künstliches Karlsbader Salz (1 Theelöffel voll in $^1/_2$ l recht heißen Wassers morgens nüchtern langsam getrunken), tägliche Darmausspülungen mit 1—2 l Wasser zunächst von 15 °C., nach einigen Tagen bis zu 22 °C. Als Cholagogum wird Natr. salicyl. (R. 61, mehrmals täglich 0,5—1,0) empfohlen.

§ 107. **Wanderleber, Hepar migrans.**

Zuweilen sinkt bei Frauen, die geboren haben, aus unbekannten Gründen die Leber von ihrem gewöhnlichen Ort in die Mittelbauchgegend herab. An Stelle der normalen Leberdämpfung findet sich dann tympanitischer Schall; weiter abwärts lassen Form, Umfang, Dämpfung und Reponierbarkeit die Wanderleber erkennen. Gewöhnlich bestehen lebhafte Schmerzen. Für die Behandlung ist eine breite, feste Bauchbinde zu empfehlen.

§ 108. Leberhyperämie.

Ursachen und Anatomie. Durch Stauungen im Gebiet der unteren Hohlvene (Kompression durch Pleuraerguß, Aortenaneurysma u. s. w., Insuffizienz des rechten Herzens bei Herzleiden, Lungenemphysem, Kyphoskoliose, Pleuraerguß u. dgl.) und durch Überfüllung des Pfortadergebiets (bei sitzender Lebensweise und überreicher Ernährung, Alkoholmißbrauch), bei ausbleibenden Uterus- oder Hämorrhoidalblutungen, vor dem Eintritt der Menstruation, endlich nach Traumen und bei einer Reihe von Infektionskrankheiten kommen Hyperämieen der Leber vor, die sich teils deutlich als Folge von Stauung kennzeichnen, teils wohl als aktive Kongestionen aufzufassen sind. Bei längerer Dauer entstehen dadurch Erweiterung der Lebervenen und Kapillaren zumeist im Zentrum der Acini und Schwund der dort liegenden Zellbalken (zentrale rote Atrophie). Gesellt sich dazu bei starker Stauung gelbliche Färbung der peripheren Acinusteile durch Ansammlung von Gallenfarbstoff und durch Fettinfiltration, so bezeichnet man das bunte Bild seinem Aussehen nach als Muskatnußleber. Mit dem Schwunde zahlreicher Leberacini sinkt die Oberfläche der Leber an den entsprechenden Teilen ein, sie wird dadurch fein granuliert, und das anfangs vergrößerte Organ wird deutlich atrophisch.

Erscheinungen und Verlauf. Die Leberhyperämie bewirkt Vollsein im rechten Hypochondrium, beim Tiefatmen und beim Bücken oder nach reichlicheren Mahlzeiten Schmerzen, die nach der rechten Schulter ausstrahlen, häufig auch Gelbsucht. Gewöhnlich bestehen zugleich Verdauungsstörungen, nicht selten Aszites, beide als Folge des Grundleidens. Die Vergrößerung ist durch die Perkussion und oft auch durch die Palpation nachweisbar; die untere Lebergrenze steht um 1—10 cm tiefer als normal. Mit dem Eintreten der Atrophie oder mit dem Rückgange der Leberhyperämie geht die Größe des Organs langsam oder schnell zurück. Im Gegensatze zu der Leberzirrhose (§ 110) tritt hier der Aszites gewöhnlich erst nach Ausbildung von Knöchelödem auf und schwillt die Milz nicht an. Die Prognose richtet sich nach dem Grundleiden.

Behandlung. Wo Kreislaufstörungen zu Stauungen in der Leber führen, ist nach Möglichkeit gegen jene vorzugehen; bei der durch Unterleibsplethora bewirkten Leberhyperämie ist vorzugsweise eine diätetische Behandlung am Platze. Bei diesen und bei den mit menstruellem Blutandrang zusammenhängenden

Formen kann man außerdem vorteilhaft durch Abführmittel und namentlich durch Brunnenkuren einwirken, die gleichmäßig durch ihre Flüssigkeitmenge und durch ihre chemischen Eigenschaften den Kreislauf in den Bauchorganen anregen: Karlsbader, Marienbader, Kissinger u. s. w., entweder an der Quelle oder in Form der SANDOWschen künstlichen Brunnen (vgl. am Schluß des Rezeptanhangs). Besonderer Einfluß auf die Leber wird von Vielen dem Podophyllin (R. 75) zugeschrieben. Gegen die örtlichen Beschwerden erweisen sich PRIESSNITZsche Umschläge nützlich.

§ 109. **Leberabzeß, Hepatitis suppurativa.**

Ursachen und Anatomie. Die eitrige Hepatitis gehört in den Tropen zu den häufigsten Krankheiten, wahrscheinlich durch besondere Infektion hervorgerufen und durch unzweckmäßige Diät begünstigt; in Deutschland beobachtet man sie nur selten bei Pyämie, nach Traumen, typhösen Verschwärungen der Gallenwege, Einwanderung von Spulwürmern, Embolieen in die Pfortader bei Darmgeschwüren (namentlich bei dysenterischen), bei Typhlitis, bei Pfortaderentzündung (§ 117). Es bestehen einzelne, runde, bis kindskopfgroße Herde oder zahlreiche kleinere Herde, wobei sich häufig der Ursprung aus kapillären Embolieen durch Spaltpilzmassen nachweisen läßt. Kleinere Abszesse können aufgesogen oder eingekapselt werden, größere brechen nicht selten in die Bronchien, in die Bauchhöhle, nach außen u. s. w. durch.

Erscheinungen und Verlauf. Der Leberabszeß beginnt mit den Erscheinungen der Leberhyperämie: Schwellung und Schmerz der Leber, der häufig in die rechte Schulter ausstrahlt, und Verdauungstörungen; dazu gesellt sich remittierendes Fieber und zuweilen Ikterus, reflektorischer Husten (Leberhusten) und Singultus, weiterhin wird das Fieber intermittierend, es treten Anfälle von Frost, hohem Fieber und starkem Schweiß auf, die Vergrößerung und die Schmerzhaftigkeit der Leber nehmen zu, und nicht selten kann man den Abszeß als flache, fluktuierende Vorragung fühlen. Gewöhnlich ist auch der Bauchfellüberzug der Leber entzündet (Perihepatitis, S. 138, vermehrte Schmerzen und Auftreten von Reibegeräuschen). Andere Fälle verlaufen unter dem unbestimmten Bilde einer fieberlosen oder hektischfieberhaften Kachexie. Der Durchbruch des Abszesses kann plötzlichen Tod durch Perforationsperitonitis, Pneumonie u. s. w. bewirken, nach Entleerung des Eiters auf der äußeren Haut, in den

Magen oder in den Darm kann Heilung eintreten. Die Prognose ist übrigens meist schon durch das Grundleiden sehr ungünstig.

Behandlung. Bei der akuten Hepatitis sind örtliche Eisanwendung, reizlose Kost und einige Kalomelgaben (0,3 mehrmals) angezeigt, weiterhin läßt man PRIESSNITZsche Umschläge machen und namentlich bei mehr chronischem Verlauf Brunnenkuren (vgl. S. 120) anwenden. Sobald ein größerer Leberabszeß nachgewiesen wird, ist die chirurgische Behandlung einzuleiten.

§ 110. Leberzirrhose, Hepatitis interstitialis chronica s. fibrosa.

Ursachen und Anatomie. Vorzugsweise nach andauerndem Mißbrauch von Branntwein, schweren Bieren oder Weinen, seltener nach Malaria, Syphilis und anderen Infektionskrankheiten oder nach chronisch verlaufender Phosphorvergiftung, zuweilen auch durch Übergreifen chronischer Peritonitis entwickeln sich in der Umgebung der Pfortaderverzweigungen zahlreiche Bindegewebswucherungen, die allmählich in schwieliges, gewöhnlich eine Gruppe von Acinis umgebendes Narbengewebe übergehen; durch die dazwischen sich vorwölbenden normal gebliebenen Läppchengruppen wird die Leberoberfläche grobgranuliert (Schuhzweckenleber); auf dem Durchschnitt heben sich die gelben Parenchyminseln scharf von dem Bindegewebe ab (Zirrhose von κιῤῥος, gelb). Die Schrumpfung kann mit der Zeit die anfangs vergrößerte Leber auf die Hälfte des normalen Umfangs verkleinern, während das Gewicht sich verhältnismäßig erhöht und die Festigkeit erheblich zunimmt, so daß das Gewebe beim Durchschneiden knirrscht. Übrigens bestehen Wucherungs- und Schrumpfungsvorgänge von vornherein nebeneinander.

Erscheinungen und Verlauf. Die Krankheit beginnt unbemerkt oder seltener mit Schmerzen in der Lebergegend, ferner gewöhnlich mit Magenbeschwerden, zuweilen auch mit Anfällen von Gelbsucht und Fieber. In dieser Zeit ist die Leber bis zum Nabel und mehr vergrößert, glatt und sehr hart anzufühlen und dickrandig. Allmählig bilden sich unter zunehmenden Magenbeschwerden und Verstopfung Abmagerung, Schwäche und fahle Gesichtsfarbe aus, die Leber verkleinert sich, zunächst im linken Lappen, die Milz schwillt durch Stauung oder aus denselben Ursachen, wie die Leber an, es entstehen Aszites und weiterhin Knöchelödem, Magen- oder Darmblutungen, Durchfälle, Haut- oder Schleimhautblutaustritte. Nicht selten erweitern sich die subkutanen Bauchvenen der Nabelgegend zu geschlängelten Kranzfiguren (Medusenhaupt, vgl. § 117). Fieber und Gelbsucht finden sich jetzt nur ausnahmsweise. Allgemeine Schwäche, Lungenödem oder hinzutretende Krankheiten führen endlich meist binnen einem Jahre nach Auftreten des Aszites den Tod herbei. Die Leber verkleinert sich schließlich so sehr, daß ihre Dämpfung durch die aufgetriebenen und vom Aszites nach oben gedrängten Darmschlingen ganz verschwindet; ist der Rand fühlbar, etwa in linker Seitenlage oder nach Punktion des Aszites, so erscheint er nun dünn, scharf und uneben. Sehr deutlich ist die Granulierung in den Fällen fühlbar, wo gleichzeitige Amyloidentartung oder Fettinfiltration die Leber trotz der Schrumpfung vergrößert erhalten. Die Verschiebung bei der Atmung unterscheidet die Rauhigkeit von Unebenheiten der Bauchwand. Von Nebenkrankheiten sind besonders chronische Nephritis und Myokarditis, Amyloidentartung und Fettinfiltration der Leber, Herzfehler und Lungenemphysem zu nennen.

Für die Unterscheidung von ähnlich verlaufenden Krankheiten kommen wesentlich folgende Punkte in Frage. Die Pfortaderverschließung (§ 117) tritt nie primär und stets mit sehr rascher Ausbildung der Stauungserscheinungen auf; sie bewirkt nie Vergrößernng und auch keine so beträchtliche Verkleinerung wie die Zirrhose. Bei der einfachen Atrophie (bei dekrepiden Personen) verkleinern sich beide Lappen gleichmäßig, bei der Stauungsatrophie (§ 108) sind die verursachenden Kreislaufstörungen nachweisbar, außerdem tritt hier das Knöchelödem vor dem Aszites auf. Bei der Speckleber besteht stets ausgesprochene Kachexie, während sie bei der Zirrhose im Stadium der Vergrößerung noch fehlt. Am schwierigsten ist oft die Unterscheidung von chronischer Peritonitis.

Seltenere Formen von Leberzirrhose sind die klinisch nicht davon trennbare Leberinduration, wobei die einzelnen Läppchen, nicht Gruppen davon, von Bindegewebswucherung umgeben sind (monolobuläre Zirrhose), und die biliäre oder hypertrophische Leberzirrhose, wobei die Schrumpfung ausbleibt und meist frühzeitig Gelbsucht auftritt und dauernd besteht; namentlich französische Ärzte nehmen für diese Form die feineren Gallenwege als Ausgangspunkt der Bindegewebswucherung an. Hier fehlen die Magenblutungen und das Aszites immer; der Tod erfolgt häufig unter Delirien und Koma nach 2—4jähriger und noch längerer Krankheitdauer. Es giebt schließlich noch eine sekundäre, biliäre Zirrhose, die nach anhaltender Gallenstauung durch Verlegung der größeren Gallenwege eintritt; sie ist klinisch wohl nie von der vorigen zu trennen.

Behandlung. Nur wo Syphilis (§ 231) oder Malaria (§ 229) vorliegt, kann die Behandlung die Ursache treffen. Sonst ist vor allem eine leicht verdauliche Kost, etwa wie beim chronischen Magenkatarrh (§ 73), anzuordnen, daneben Kuren mit Karlsbader, Marienbader, Kissinger u. ähnl. Brunnen, deren Wirkung auch wegen des Meteorismus und der Stuhlträgheit vorteilhaft ist. Der Allgemeinzustand wird häufig durch Ferrum ohne oder mit Chinin (in kleinen Gaben, R. 39 a) deutlich besser. Gegen den Aszites ist häufig das Balsam. Copaiv. (R. 34, 3 mal täglich 1—3 Kapseln zu 0,6) von Nutzen; neuerdings werden zu demselben Zwecke Hydrarg. chlorat. (R. 45 a), Theobromin. (R. 101) und Harnstoff (R. 105) empfohlen. Bei gefahrdrohender Menge des Ergusses ist die Punktion (s. S. 147) vorzunehmen.

§ 111. Lebersyphilis, Hepatitis syphilitica.

Ursachen und Anatomie. Die Lebersyphilis gehört im allgemeinen dem tertiären Stadium der Syphilis an, kommt aber zuweilen auch schon in früherer Zeit vor. Zunächst wuchert das interlobuläre Bindegewebe und bringt das Drüsenparenchym zur Atrophie, dann schrumpft das Bindegewebe, so daß bis hierher die Veränderungen denen bei Leberzirrhose gleichen. Dagegen neigt die syphilitische Neubildung sehr zu fettigem und käsigem Zerfall, wonach ihre Produkte vollkommen aufgesogen werden können. Außerdem tritt die Lebersyphilis gewöhnlich in den einzelnen Teilen der Leber ungleich stark auf, so daß auf der Oberfläche nicht regelmäßige Granulierung, sondern unregelmäßige Einziehungen (gelappte Leber) sichtbar wird. Von dieser Form giebt es alle möglichen Übergänge zu der umschriebenen Lebersyphilis (Gumma oder Syphilom der Leber). Hier finden sich in der Leber ein oder mehrere, selten sehr zahlreiche Gummiknoten von Erbsen- bis Hühnereigröße, die meist spärliche, selten reichliche käsige Einlagerungen enthalten, oft nur aus narbigen Schwielen bestehen. Wenn sie in der Nähe der Leberpforte sitzen, kann Ikterus durch Druck auf die Gallengänge entstehen. Durch ihre narbige Schrumpfung entstehen an der Oberfläche tiefe Einziehungen. Die angeborene Lebersyphilis der Kinder tritt besonders häufig in der Form der gleichmäßigen Induration auf, die gummöse Hepatitis kommt sowohl bei Kindern wie bei Erwachsenen vor.

Erscheinungen und Verlauf. Die Lebersyphilis macht gewöhnlich fast gar keine subjektiven Zeichen. Die Untersuchung kann dagegen fast immer eine Vergrößerung und an der Oberfläche meist deutliche glatte, harte Höcker bis zu Hühnereigröße nachweisen. Der Leberrand ist meist stumpf und zeigt oft Einkerbungen. Manchmal entstehen dumpfes Druckgefühl oder lebhafte Schmerzen (Perihepatitis, S. 145) oder Aszites durch Verschluß zahlreicher Pfortaderzweige; selten kommt Ikterus vor, dagegen ist die Hautfarbe oft erdfahl oder blaßbräunlich. Der Verlauf ist sehr chronisch, der Ausgang oft durch gleichzeitiges Amyloid bedingt. Die Diagnose beruht großenteils auf dem Nachweis gegenwärtiger oder früherer Syphilis an anderen Organen. Die *Behandlung* ist die der Syphilis (§ 231).

§ 112. Akute gelbe Leberatrophie.

Ursachen und Anatomie. Die äußerst seltene akute Leberatrophie kommt am häufigsten bei Frauen vor, namentlich in der Schwangerschaft. Manchmal schließt sie sich an Zirrhose oder an akute Infektionskrankheiten (Puerperalfieber, Typhus) an; zuweilen tritt sie gehäuft bei Gliedern einer Familie oder Leuten eines Schiffes auf. Anatomisch handelt es sich um akuten körnigen Zerfall der Leberzellen; die Läppchenzeichnung wird verwischt, und die Schnittfläche erscheint gleichmäßig gelb oder von roten Herden durchsetzt, in späteren Stadien oft ganz rot. Wahrscheinlich handelt es sich in den meisten Fällen um Ptomainwirkung bei einer akuten Infektionskrankheit; dafür sprechen auch die fast stets vorhandene akute Milzschwellung und die gewöhnlich vorhandene körnige Entartung des Herzmuskels und der Nierenepithelien.

Erscheinungen und Verlauf. Die Krankheit beginnt wie ein akuter Magenkatarrh, mit Appetitlosigkeit, Erbrechen, Kopfschmerz und mäßigem Fieber. Nach einigen Tagen stellt sich Gelbsucht ein. Bald treten Gehirnerscheinungen hinzu: Benommenheit, Unruhe, Delirien, Krämpfe. Gleichzeitig nimmt die anfangs häufig vergrößerte Leberdämpfung rasch ab, nur in Ausnahmefällen bleibt sie groß; die Milzdämpfung wächst, das Erbrechen fördert Blut zu Tage, der Urin enthält Leucin und Tyrosin, die Körperwärme wird normal oder subnormal, nur gegen das Ende hin kommen wieder hohe Fiebergrade vor. Meist dauert die Krankheit vom Beginn der Leberverkleinerung ab nur einige Tage, selten einige Wochen, ganz ausnahmsweise einige Monate.

Die *Behandlung* könnte versuchen, die Giftstoffe durch reichliche Flüssigkeitzufuhr und kräftige Abführmittel und Diuretica (Kalomel) zu beseitigen.

§ 113. Fettleber, Hepar adiposum, und Speckleber, Amyloidleber.

Als Fettleber bezeichnet man eine gleichmäßige Fettinfiltration der Leber, die zu Vergrößerung des Organs führt. Sie kann durch übermäßige Nahrungszufuhr, aber auch aus noch unbekannten Gründen durch Ablagerung unverbrannten Fettes bei Phthisikern, bei Phosphorvergiftung, Alkoholismus u. s. w. entstehen. Das mikroskopische Bild zeigt die Leberzellen ganz oder teilweise durch zusammengeflossene Fetttropfen ersetzt. Klinisch ist die Fettleber durch die gleichmäßige, stumpfrandige Vergrößerung erkennbar; sie pflegt nur Druckerscheinungen zu veranlassen.

Die Speckleber entsteht nach langen Knocheneiterungen, bei Syphilis, Tuberkulose u. dgl. fast immer mit Amyloidentartung der Milz, oft auch mit solcher der Nieren, der Intima der großen Gefäße und der Darmschleimhaut verbunden. Bei ausgebreiteter Entartung ist die Speckleber bedeutend vergrößert, stumpfrandig, fest und unelastisch, auf dem Durchschnitt wachsgelb, mattglänzend und blutarm. Die Amyloidentartung betrifft namentlich die Wände der Leberkapillaren. Der Verlauf ist sehr chronisch. Die *Erscheinungen* sind, abgesehen von der nachweisbaren Vergrößerung, nur die des Grundleidens und der Miterkrankungen, die *Behandlung* richtet sich auf die veranlassende Krankheit (Soolbäder, Jodquellen, Sir. Ferr. jod. R. 40d).

§ 114. Leberkrebs, Carcinoma hepatis.

Anatomie und Ursachen. Der Leberkrebs kommt selten primär und in einzelnen Knoten, häufig sekundär durch fortkriechende ausgebreitete Wucherung oder durch metastatische Übertragung in meist zahlreichen scharf umschriebenen Knoten von Hirsekorn- bis Faustgröße vor, seltener in Form gleichmäßiger Infiltration. Sehr oft sind die Gallenblase oder die größeren Gallenwege befallen. Die Festigkeit der Knoten wechselt sehr, von schwieliger Härte bis zu käsiger oder breiiger Weichheit; oft findet sich dunkle Pigmentierung. Der primäre Krebs sitzt am häufigsten im Magen (mit direktem Weitergreifen auf den linken Leberlappen) und in anderen Organen des Pfortadergebietes. Erblichkeit und höheres Alter erhöhen die Anlage.

Krebs der Gallenblase findet sich ziemlich oft gleichzeitig mit Gallensteinbildung.

Erscheinungen und Verlauf. Der Leberkrebs verläuft oft längere Zeit unbemerkt, so daß nur die bei unbestimmten Verdauungsstörungen allmählich eintretende Kachexie (Abmagerung und Anämie) zu einer sorgfältigen Untersuchung veranlaßt; aber auch diese kann zuweilen nichts nachweisen. Oft aber ist das Bild sehr deutlich. Neben Verdauungstörungen und Kachexie stellen sich schmerzhafte Empfindungen in der Lebergegend ein, die sich zeitweise verschlimmern, häufig auch in die rechte Schulter ausstrahlen; es entsteht Ikterus der Augenbindehaut oder der gesamten Haut, die Leber ist deutlich, zuweilen sehr stark vergrößert, fühlt sich hart an und läßt an der Vorderfläche oder am Rande knollenförmige, meist druckempfindliche Vorragungen erkennen. Verwechslungen mit Leberabszeß und Echinokokkus sind bei der Verschiedenheit der ganzen Krankheitsbilder leichter zu vermeiden als solche mit Kotanhäufungen im Kolon, mit Darm-, Magen- oder Netzgeschwülsten; die genaue Palpation des Leberrandes und die Untersuchung bei verschiedenen Füllungzuständen des Darms und des Magens entscheiden. Zuweilen bereitet die bei Leberkrebs sehr häufige Perihepatitis (vgl. S. 145) diagnostische Schwierigkeiten, weil sie das Leberleiden verdeckt. Auch die fortgeleitete Peritonitis und der durch Druck auf die Pfortader hervorgerufene Aszites können die Untersuchung sehr erschweren. Für die Unterscheidung von Zirrhose und von Speckleber ist es noch von Wert, daß bei Leberkrebs die Milz fast nie vergrößert ist. Die Krankheit führt durchschnittlich in einem halben Jahre zum Tode, trotz vorübergehender Besserungen ist schon eine einjährige Dauer selten. Der Hinzutritt einer rechtseitigen Pleuritis (bei Krebsknoten an der Konvexität), Durchbruch in die Bauchhöhle, hartnäckiges Erbrechen u. s. w. können den Ausgang beschleunigen.

Die *Behandlung* ist auf diätetische Mittel und auf Schmerzlinderung beschränkt.

§ 115. Leberechinokokkus.

Ursachen und Anatomie. Der Echinokokkus ist der Finnenzustand der *Taenia echinococcus,* eines beim Hunde vorkommenden, 3- bis 4-gliedrigen, etwa 4 mm langen Bandwurms. Die Bandwurmeier gelangen vom After der Hunde an deren Zunge und dann mit dem Trinkwasser, mit den menschlichen Fingern (wie bei dem vielfach herrschenden engen Verkehr mit Hunden leicht erklärlich) u. s. w. in Mund und Magen des Menschen. Der Embryo gelangt wahrscheinlich durch die Blutbahn in den Körper und verwandelt sich hier in eine walnuß- bis kindkopfgroße Blase mit geschichteter Wand (Fig. 33), an deren Innenfläche sich im Laufe von Monaten zahlreiche Brutkapseln und darin Scoleces, mit Saugnäpfchen und Hakenkranz versehene Köpfchen (Fig. 34), entwickeln. Häufig entstehen weiterhin in dem äußeren, konzentrisch geschichteten Teil der Blasenwand zahlreiche Tochterblasen, die beim Menschen meist ins Innere der Blase hineinwachsen (*Echinococcus hydatidosus*). Im übrigen ist die Mutterblase mit einer klaren, eiweißfreien, hauptsächlich Kochsalz und Traubenzucker und machmal Bernsteinsäure enthaltenden Flüssigkeit gefüllt. Eine besondere Form des Echinokokkus ist der *Echinococcus multilocularis*, eine aus zahlreichen, höchstens erbsengroßen, mit gallertigen Massen gefüllten Bläschen bestehende, bis kindskopfgroße Geschwulst, die sich gegen das umgebende Gewebe durch eine fibröse Kapsel scharf abgrenzt. Er entsteht durch eine andere Spezies der Taenia echinococcus, die sich u. a. durch längere, schwächer gekrümmte Haken auszeichnet. Am häufigsten entwickelt sich der Echinokokkus in der Leber, seltener in der Lunge (§ 41), im Gehirn u. s. w. Die Verbreitung der Krankheit wechselt sehr; im Auslande sind Island und Südaustralien, in Deutschland Mecklenburg und Pommern am meisten befallen, teils mit dem Hundereichtum, teils mit der ausgedehnten Rinder- und namentlich Schafzucht im Zusammenhang.

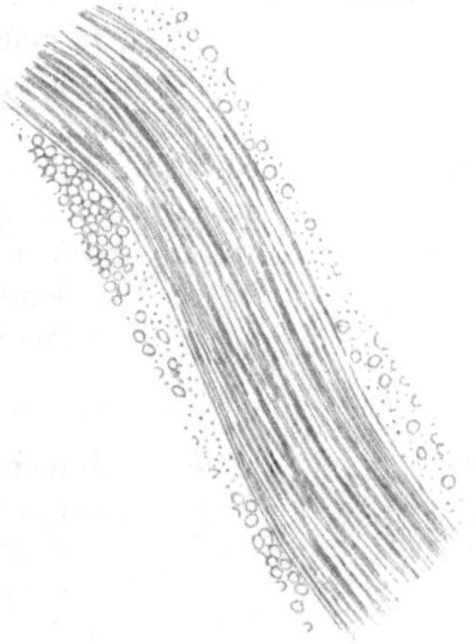

Fig. 33. Echinokokkuskutikula. 300 fach vergrößert.

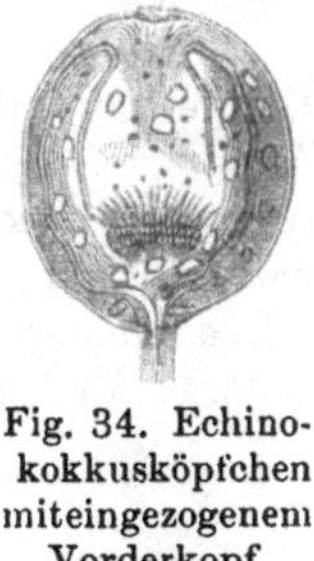

Fig. 34. Echinokokkusköpfchen miteingezogenem Vorderkopf. 100 fach vergr.

Erscheinungen und Verlauf. Der Leberechinokokkus bewirkt meist am unteren Leberrande eine rundliche Vorragung von glatter elastischer Oberfläche und deutlicher Fluktuation; zuweilen entsteht bei der Palpation ein eigentümliches Krepitationsgefühl

(Hydatidenschwirren). Die Geschwulst braucht zu ihrer Entwickelung oft viele Jahre und bewirkt meist geringe Beschwerden, niemals Fieber. In anderen Fällen sitzt die Geschwulst an der Zwerchfellfläche der Leber und veranlaßt eine Dämpfung der unteren Lungengegend, wobei die nach oben konvexe Dämpfungsgrenze und die meist in einem der vorgetriebenen Zwischenrippenräume fühlbare Fluktuation den Leberechinokokkus von einem Pleuraerguß unterscheiden lassen. Nicht selten macht der Durchbruch des Leberechinokokkus in die Bauchhöhle, in die Gallengänge und den Darm (Abgang von Blasen mit dem Stuhl), in die Pleura, in die Bronchien (Aushusten von Blasen) u. s. w. besondere Erscheinungen; wenn die Geschwulst auf die großen Gallengänge drückt, kann starker Ikterus entstehen, während Druck auf die Pfortader Aszites hervorruft. Manchmal tritt Entzündung der Bindegewebskapsel des Echinokokkus ein und führt zu Leberabszeß. Dagegen bewirkt der Eintritt von Galle in den eröffneten Echinokokkussack dessen Verödung. Die Diagnose kann häufig durch eine Probepunktion gesichert werden, die bei Echinokokkus eiweißfreie Flüssigkeit sowie Häkchen (Fig. 35) oder geschichtete Wandfetzen ergiebt. Der multilokuläre Leberechinokokkus bietet oft besondere diagnostische Schwierigkeiten gegenüber dem Leberkrebs.

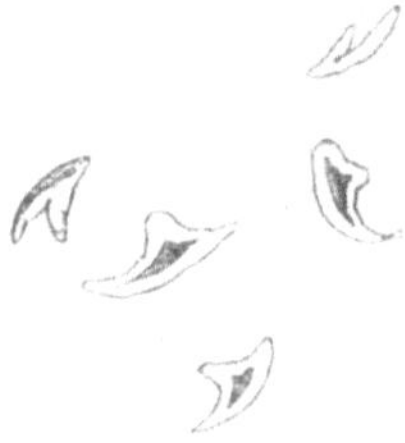

Fig. 35. Echinokokkushäkchen.

Behandlung. Der Durchbruch des Echinokokkus in die Lunge oder in die Gallenwege kann zur vollkommenen Heilung führen. Die Perforation in anderen Richtungen ist sehr gefährlich, und es kann daher, auch ohne daß die örtlichen Beschwerden dazu nötigen, ein operativer Eingriff wünschenswert sein. Nicht selten genügt die Punktion, um Verödung herbeizuführen; in anderen Eällen ist nach den Lehren der Chirurgie zu verfahren.

§ 116. Gallensteine, Cholelithiasis.

Anatomie und Ursachen. Die Steine der Gallenblase sind hirsekorn- bis über hühnereigroß, rund oder durch gegenseitige Abschleifung facettiert, die der Gallenwege oft zylindrisch oder verzweigt. Sie bestehen aus Cholestearin oder aus Cholestearin, Gallenfett und Bilirubinkalk; oft finden sich Ablagerungen von kohlensaurem Kalk darin. Die Härte und die Färbung wechseln nach der Zusammensetzung. Die Ursache der Gallensteine liegt nicht in einem Überschuß der sie zusammensetzenden Stoffe oder in einem mangelhaften Lösungsvermögen der Galle, sondern hauptsächlich in einer Stauung der Galle, die bei Frauen durch das Schnüren und durch die Schwangerschaft (Zerrung der Baucheingeweide, Stillstand des die Gallenausscheidung anregenden Zwerchfells) begünstigt wird; daher die $4^1/_2$ mal größere Häufigkeit der Gallensteine bei Frauen und die verhältnismäßige Häufigkeit im Greisenalter durch Nachlaß der Gallengangmuskeln. Die Grundlage bilden zerfallende Gallenblasenepithelien, die dabei Cholestearin und Kalk liefern; ihre Abstoßung wird durch Stauungskatarrh oder durch Infektion der Galle vom Darm aus hervorgerufen. Zuweilen rufen die Steine Verschwärung und schließlich Durchbruch hervor, nicht selten werden sie durch den Ductus cysticus entleert, doch bleiben schon Gallensteine von 2—5 mm oft darin stecken; wenn sie sich einkeilen, kommt es zu Entzündung (manchmal mit nachfolgender Krebsbildung) und zu Perforation, oder zu Verschluß der Gallenblase, *Hydrops vesicae felleae* (vgl. S. 150). Der Durchbruch erfolgt am häufigsten ins Duodenum, selten in den Magen, ins Kolon, in die Harnwege, in die Pfortader, nicht ganz selten durch die Bauchdecken nach außen.

Erscheinungen und Verlauf. Sehr häufig bleiben die Gallensteine ganz unmerkbar. In den anderen Fällen unterscheidet man die reguläre Cholelithiasis, die sich in typischen Gallensteinkoliken äußert, und die irreguläre Cholelithiasis, wobei die örtlichen Entzündungvorgänge in den Vordergrund treten: Katarrh der Gallenwege mit Gelbsucht und Cholämie (§ 106), Hydrops vesicae felleae (S. 150), Leberabszeß mit Kachexie und intermittierendem pyämischen Fieber, endlich Durchbruch. Die Gallensteinkolik besteht in plötzlichen vereinzelten oder in kurzen Zwischenräumen mehrere Tage nacheinander wiederkehrenden äußerst heftigen Schmerzanfällen, oft mit Frost, Fieber, Pulsverlangsamung, Erbrechen und Verfall verbunden; die Schmerzen sitzen meist in der Magengrube, strahlen aber häufig weithin aus. Zur Diagnose ist deshalb die nachweisbare Vergrößerung der Leber oder der Gallenblase oder die meist vorhandene Gelbsucht oder der Abgang der Gallensteine mit dem Stuhl u. s. w. notwendig. Bei der irregulären Form kann die nicht ungefährliche Probepunktion der vergrößerten Gallenblase oder die Laparotomie entscheiden. Die Prognose ist wegen der Folgen recht ernst; durch chirurgische Eingriffe wird sie viel günstiger.

Behandlung. Gegen die Kolik empfehlen sich Morphium (R. 57), Chloralhydrat (R. 27) oder Chloroformnarkose; Bedecken des Leibes mit heißen Tüchern, warme Bäder u. dgl. Gegen die veranlassenden und begleitenden Magen- und Darmstörungen sowie zur Verflüssigung der Galle sind Karlsbader und Marienbader Kuren (vgl. S. 120) angezeigt. Beim Herannahen einer Kolik oder bei mehrtägiger Einklemmung des Steines werden innerlich größere Mengen von Olivenöl, $^1/_4$ l für den Tag, große Darmeingießungen mit kaltem Wasser und endlich Natr. salicyl. (R. 61, mehrmals täglich 0,5—1,0 längere Zeit hindurch, nach dem Essen) empfohlen.

§ 117. Pfortaderverschließung, Pylethrombosis, und Pfortaderentzündung, Pylephlebitis.

Druck auf die Pfortader durch Geschwülste oder durch chronische Peritonitis in der Umgebung der Leberpforte, ferner Kreislaufstörungen in den Pfortaderästen bei Zirrhose und bei Syphilis der Leber bewirken Thrombose der Pfortader und damit Aszites, Milzschwellung, Durchfälle, Magen- und Darmblutungen, Erbrechen. Die Gallenabsonderung kann durch Eintreten der Arteria hepatica erhalten bleiben, das Pfortaderblut fließt durch die Verbindungen der Eingeweidevenen mit den Zweigen der Iliaca interna, der Azygos und Hemiazygos ab; nicht selten erweitern sich auf diese Weise die Hautvenen der Nabelgegend zu gewundenen blauen Strängen, *Caput Medusae,* vgl. S. 154. Die Diagnose ist fast nur da zu stellen, wo die besondere Ursache erkennbar geworden und die Veranlassung der Stauung durch ein Leberleiden oder durch Druck auf die untere Hohlvene oder durch Herzstörungen ausgeschlossen werden kann. Die *Behandlung* ist diätetisch und symptomatisch, ähnlich wie bei Leberzirrhose.

Die Pfortaderentzündung ist eine Phlebitis mit Thrombose durch eitrig oder jauchig zerfallene Massen; sie schließt sich an Venenentzündungen im Pfortadergebiet an, am häufigsten an Perityphlitis, seltener an Dysenterie, Entzündungen des Mastdarms oder der Mesenterialdrüsen, an Leber- oder Gallenwegabszesse, bei Neugeborenen an septische Infektion der Nabelvenen. Die Erscheinungen gehören zum Teil dem Grundleiden an; auf die Pylephlebitis selbst weisen Schmerz in der Magen- oder in der Lebergegend, schmerzhafte Leberschwellung und Gelbsucht hin, bei genügend langer Dauer der Krankheit auch Aszites oder

Peritonitis. Daneben besteht Milzanschwellung, und es treten alle 2—3 Tage hohe, durch Schüttelfrost eingeleitete Fieberanfälle auf, denen tiefe Senkungen mit reichlicher Schweißbildung folgen. Die Sepsis oder pyämische Abszesse der Leber u. s. w. führen oft in wenigen Tagen zum Tode, selten dauert die Krankheit vier bis sechs Wochen, stets aber nimmt sie tödtlichen Ausgang. Die *Behandlung* ist rein symptomatisch.

§ 118. **Krankheiten des Pankreas.**

Von den Krankheiten des Pankreas sind nur gewisse Vergrößerungen dieses Organs zuweilen einer Diagnose zugänglich, nämlich erstens die durch Konkremente des Ausführungsganges (oder durch Pankreaskrebs) entstandenen Zysten, die zuweilen bis zu den Bauchdecken vorragen und in einigen solchen Fällen operativ geheilt sind, und zweitens der ziemlich häufige Pankreaskrebs. Er sitzt meist im Kopf des Pankreas, kann aber auch in den übrigen Teilen entstehen oder allmählich das ganze Organ einnehmen; am häufigsten sind harte Formen. Sekundär erkranken am häufigsten die benachbarten Lymphdrüsen, die anliegende Duodenalwand, die Leber und das Bauchfell. Gewöhnlich tritt auffallend schnell Kachexie ein, der Fettgehalt des Kots ist meist vermehrt, oft entsteht Gelbsucht durch Druck auf die Gallenwege oder Aszites durch Druck auf die Pfortader; auch Glykosurie kommt vor. Zuweilen ist die Geschwulst fühlbar, doch ist ihre Zugehörigkeit fast nie sicher nachweisbar.

IV. Krankheiten der Milz.

§ 119. **Vorbemerkungen.**

Die Milzdämpfung wird am besten bestimmt, während der Kranke im Bett ein Mittel zwischen Rückenlage und rechter Seitenlage einhält. Perkutiert man dann der Reihe nach von oben, von unten, von vorn und von hinten her nach der Milzgegend (Fig. 36) hin, so findet man die normale Dämpfung zwischen dem 8. und 11. Zwischenrippenraum, etwa 5 bis 6 cm breit und 8 cm lang. Nach vorn soll die normale Milz eine vom linken Schlüsselbein- Brustbeingelenk zur Spitze des elften linken Rippenknorpels gezogene Linie nicht überragen. Dämpfender

Inhalt des Magens oder Darms kann eine Milzvergrößerung vortäuschen. Die Milz verschiebt sich mit der Atmung und kann dabei im vergrößerten Zustande mit den unter den Thoraxrand eindringenden Fingern gefühlt werden.

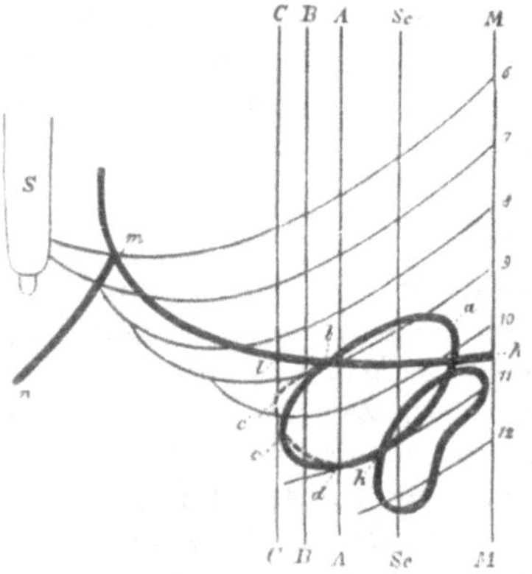

Fig. 36. Lage der Milz (nach WEIL). *S* Sternum. — *M* Mittellinie am Rücken. — *Sc* Scapularlinie. — *A* hintere, *B* mittlere, *C* vordere Axillarlinie. — *abcd* ovale Form der Milz (rechts daneben die Niere). — *abc'd* rhomboidale Form derselben. — *dhg* Milznierenwinkel. — *klm* unterer Rand der linken Lunge. — *nm* Rand des linken Leberlappens.

§ 120. Wandermilz, Lien migrans.

Die peritonealen Verbindungen der Milz können von Geburt an oder durch Zerrung bei chronischer Vergrößerung des Organs so locker sein, daß die Milz bis zur Darmbeingegend hinabsinkt. Gewöhnlich zieht sie dabei das gedehnte Ligamentum gastrolienale, die Milzgefäße und das Pankreas nach sich, wodurch gelegentlich Störungen bewirkt werden; manchmal zerreißt diese Verbindung ganz, sodaß die Milz verödet. Die *Behandlung* besteht in der Anlegung einer geeigneten Bauchbinde, schlimmstenfalls in Exstirpation der Milz.

§ 121. Akute Milzschwellungen.

Sie finden sich bei zahlreichen akuten Infektionkrankheiten, z. B. Malaria, Typhus, Pyämie, Flecktyphus, Rückfallfieber, akuten Exanthemen, oft auch bei Diphtherie, Pneumonie, Influenza u. s. w. Wahrscheinlich handelt es sich in allen Fällen um Kongestionshyperämie nach Bakterienansiedlung in der Milz. Das Organ vergrößert sich auf das doppelte oder dreifache, die Pulpa wird weich und dunkelrot, die Kapsel ist dünn und gespannt. Oft treten Anhäufungen weißer Blutkörperchen und Wucherungen der MALPIGHIschen Follikel hinzu, wodurch die Milz fester und ihre Schnittfläche mehr graurot wird. Sehr selten tritt durch Zerreißung der ausgedehnten Milz (bei Typhus, Intermittens, Choleratyphoid) der Tod ein. Meist wird sie nach Ablauf der Krankheit wieder normal bis auf Runzelung der Kapsel; öfters nach Malaria, selten auch nach Typhus bleiben chronische Hyperplasieen zurück, in anderen Fällen tritt (besonders nach Typhus) Atrophie ein. Bei Herzfehlern u. dgl. kommt es häufig zu hämorrhagischem Infarkt der Milz, der sich durch Schwellung und Schmerz, oft auch durch Erbrechen äußert. Milzabzesse kommen bei ulzeröser Endokarditis und Pyämie vor, seltener nach Verletzungen oder bei Malaria und Typhus; sie können in die Bauchhöhle durchbrechen und Peritonitis erregen. Die akuten Milzschwellungen bewirken höchstens Druckgefühl oder Stechen, die Perkussion weist ihre Vergrößerung nach, bei stärkerem Grade sind sie auch palpabel. Die *Behandlung* richtet sich nach dem Grundleiden.

§ 122. Chronische Milzschwellungen.

Sie kommen vor als Stauungsmilz bei Pfortaderverschließung, Leberzirrhose und langdauernden Herzfehlern, ferner aus der akuten Schwellung hervorgehend bei manchen Infektionskrankheiten, namentlich bei Malaria, weiterhin bei Leukämie und Pseudoleukämie, endlich nicht selten bei Syphilis, namentlich bei angeborener. Die Schwellung beruht auf ausgebreiteter Hyperplasie; die Kapsel ist verdickt und getrübt oder mit Sehnenflecken besetzt, die Pulpa ist oft etwas fest und bräunlich oder grau gefärbt, die Follikel sind häufig gewuchert, die Balken verdickt, die lymphoiden Elemente vermehrt. Die syphilitische Milzschwellung besteht im wesentlichen in einer fibrösen Induration. Eine andere Form der chronischen Milzschwellung ist die Amyloidentartung (vgl. § 113, Amyloidleber). Sie tritt in der Milz in zwei Formen auf, erstens als sogenannte Sagomilz, wobei die allein amyloid entarteten Follikel als graue, gekochtem Sago ähnliche Knötchen auf der Schnittfläche hervortreten, und zweitens als Speckmilz, wobei die gleichmäßige Entartung die Milz bis auf das fünffache vergrößert und dem Durchschnitt eine braungelbliche bis hellbraunrote Farbe verleiht. — Geschwülste der Milz sind selten, zuweilen kommt Milzechinokokkus vor.

Die *Erscheinungen* hängen wesentlich von dem Grundleiden ab, doch sind die Kranken mit großen Milzschwellungen gewöhnlich sehr blutarm und matt, zu Atemnot, zu Nasenbluten und Hautblutungen geneigt. Die Milz ist wegen ihrer Härte meist leicht fühlbar, so daß man an ihrem vorderen Rande die ein- oder mehrfache Einkerbung nachweisen kann. Bei Leukämie und Pseudoleukämie reicht die Milz zuweilen bis in die rechte Darmbeingrube.

Die *Behandlung* richtet sich nach der Ursache. Im allgemeinen haben den größten Einfluß: Chinin (R. 26a), Ferr. jod. (R. 39d), Acid. arsenic. (12), sowie örtliche Faradisation und kalte Duschen.

V. Krankheiten der Harnorgane.

a) Krankheiten der Nieren.

§ 123. Vorbemerkungen.

Die Krankheiten der Nieren machen im allgemeinen geringe örtliche Erscheinungen und werden vorzugsweise aus gewissen Harnveränderungen (Albuminurie, Harnzylinder) und an Fernwirkungen (Herzhypertrophie, Hydrops und Urämie) erkannt.

1. Die Albuminurie, das Auftreten von Eiweiß im Urin, kommt in geringem Grade und vorübergehend auch bei Gesunden vor, namentlich nach stärkeren Muskelanstrengungen. Erhöhte Durchlässigkeit der Gefäßwände, Schädigungen des Glomerulusepithels und Verminderung des Blutdrucks in den Glomerulusschlingen sind ihre Ursachen. Höhere Grade von Albuminurie, wo Kochen des Harns[1] im Reagensglase einen deutlichen Niederschlag giebt, der sich durch nachherigen Zusatz von Salpetersäure nicht löst, kommen als Nebenbefund bei schwerer Anämie, bei Leukämie, Diabetes, akuten Infektionskrankheiten, während der Schwangerschaft, nach epileptischen Anfällen, im Delirium tremens u. s. w. vor, endlich auch durch Eiterbeimischung zum Harn bei Blasenkatarrh u. s. w. Als wesentlicher Befund kommt die Albuminurie zwei Gruppen von Nierenleiden zu: der Stauungsniere und der großen Gruppe der Nierenentzündungen. Nie darf daher aus der Albuminurie eine Nephritis erschlossen werden.

2. Harnzylinder (Fig. 37) heißen ihrer Form nach mehrere Bestandteile des Harns. Man entnimmt seinem Bodensatz mit der Pipette einen Tropfen und untersucht mit dem Mikroskop bei 180—300facher Vergrößerung. Die Zylinder sind Ausgüsse der Harnkanälchen und werden unterschieden als hyaline Zylinder (glashell oder hellkörnig, schon bei kurzdauernder

---

[1] Trüber Harn muß vorher filtriert werden. Zur Bestimmung der Eiweißmenge benutzt man das billige, einfach zu handhabende Albuminimeter von ESBACH.

arterieller oder venöser Nierenhyperämie, in frühen Stadien der Nephritis u. s. w.), körnige Zylinder (den vorigen ähnlich, aber mit feinen dunklen Körnchen oder mit Fetttröpfchen besetzt, besonders bei chronischer Nephritis), Epithelzylinder (in Zylinderform zusammenhängende Epithelien der Harnkanälchen, bei akuter Nephritis), und Wachszylinder (gelblich, mattglänzend, oft durch Sprünge und Knickungen unregelmäßig geformt, häufig viel breiter als die vorigen, bei chronischer Nephritis). Häufig findet man auch, daß den erwähnten Formen Epithelien, Blutkörperchen oder harnsaure Salze anhaften. Von zufälligen

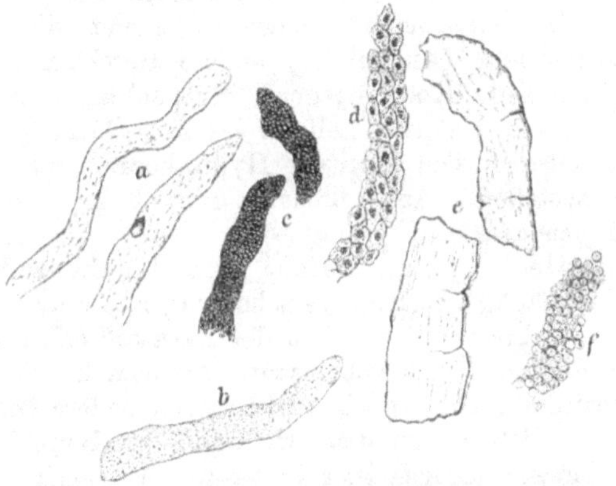

Fig. 37. *a* und *b* hyaline, *c* körnige, *d* Epithel-, *e* Wachszylinder, *f* Pseudozylinder aus roten Blutkörperchen.

zylinderförmigen Ballungen roter Blutkörperchen, harnsaurer Salze u. s. w. unterscheiden sich die wirklichen Zylinder durch ihre scharfen Umrisse.

3. Herzhypertrophie. Bei allen Formen der Nierenentzündung kommt Herzhypertrophie vor, teils wegen des Unterganges einer größeren Anzahl von Nierengefäßen, teils durch den Reiz der im Blut zurückgehaltenen Harnbestandteile, in manchen Fällen wohl auch infolge von allgemeiner Arteriosklerose *(arteriocapillary fibrosis)*, die dann zugleich die Ursache der Nephritis ist. Das Zusammentreffen allgemeiner Arteriosklerose und der Verödung zahlreicher Nierengefäße mag die Ursache sein, daß Herzhypertrophie am frühesten und regelmäßigsten bei der Schrumpfniere auftritt (§ 128). Aber auch bei den anderen

chronischen Formen bleibt sie dauernd nur dann aus, wenn der allgemeine Ernährungszustand zu ungünstig ist.

4. Hydrops. Die Kreislaufstörung in den Nierengefäßen und zumal in den Glomerulusschlingen bewirkt verminderte Wasserausscheidung aus dem Blute (Hydrämie), und da durch die ebenso bedingte Albuminurie und durch die Zurückhaltung von Harnbestandteilen überdies die Ernährung der Gefäßwände leidet, kommt es zu Wasserausscheidung in die Gewebe (Wassersucht, Hydrops). Die sich ausbildende Herzhypertrophie kann bis zu einem gewissen Grade ausgleichend eintreten, während das Nachlassen der Herzkraft natürlich das Eintreten des Hydrops sehr begünstigt. Im allgemeinen schwellen zuerst die Teile mit lockerem Zellgewebe (Augenlider, äußere Geschlechtsteile) oder die abhängigen Teile (Knöchelgegend, Rücken) an, und erst nachdem das gesamte Unterhautzellgewebe mit Ödem (Anasarka) erfüllt ist, pflegen sich Aszites, Hydrothorax und Hydroperikardium einzustellen. Am seltensten kommt es zu Glottisödem und zu Lungenödem.

5. Urämie. Die Anhäufung von Harnbestandteilen im Blut veranlaßt häufig Vergiftungserscheinungen, die man als Urämie bezeichnet. Wahrscheinlich spielt der Harnstoff dabei die Hauptrolle (nach Frerichs das kohlensaure Ammoniak, das sich bei seiner Zersetzung bildet), doch wirken auch andere Harnbestandteile mit, die sich gleich dem Harnstoff im Blute Urämischer nachweisen lassen (dagegen ist kohlensaures Ammoiak darin bisher nicht aufgefunden). Ein Teil der Erscheinungen beruht übrigens wahrscheinlich auf anatomischen Veränderungen des Gehirns, Ablagerungen von Harnstoff u. dgl. in der Rinde; für einzelne Fälle wird auch die Traubesche Theorie zutreffen, daß ein akutes Gehirnödem die Ursache der Urämie sei. Gewöhnlich tritt sie ein, nachdem die Harnmenge einige Tage hindurch sehr gering gewesen ist, manchmal auch gleich nach dem Verschwinden ausgebreiteter Ödeme, zuweilen aber geht keine nachweisbare Veränderung des Harns vorher, während umgekehrt hochgradige Harnverminderung nicht notwendig Urämie zur Folge hat.

Die akute Urämie entsteht zuweilen ganz plötzlich mit Kopfschmerz, Beklemmung, Übelkeit, Erbrechen und Durchfall, wozu sich Benommenheit und nicht selten tonische oder klonische Krämpfe, Delirien und Halluzinationen gesellen. Häufig kommen urämische Krampfanfälle genau unter dem Bilde des epileptischen Anfalls (§ 204) vor, zuweilen in gehäufter Folge und mit langdauerndem

Koma. Wenn sie nicht, wie häufig, zum Tode führen, kann für einige Tage völlige Blindheit (bei normalem Augenbefund) zurückbleiben. In anderen Fällen tritt die Urämie chronisch auf mit Kopfschmerz, Mattigkeit, Übelkeit, Singultus, andauernder oder anfallweise sich einstellender Atemnot *(Asthma uraemicum)*, Pulsverlangsamung, Erbrechen, Durchfall und Sehstörungen, letztere auf der Grundlage einer *Retinitis albuminurica*. Die Magen- und Darmausleerungen und der Schweiß enthalten dabei regelmäßig Harnstoff, der auch als die Ursache des häufigen quälenden Hautjuckens betrachtet wird. Die Körperwärme ist in schweren Fällen bald sehr erhöht, bald erheblich herabgesetzt (34—33°).

§ 124. **Wanderniere.**

Die Nieren ragen etwa mit ihrem unteren Drittel neben der Wirbelsäule unter dem hinteren Thoraxrande hervor. Bei Mageren kann man sie in Rückenlage palpieren, indem eine Hand vom Bauche her eindrückt, die andere von den Weichen her gegendrückt. So läßt sich auch eine geringe Verschiebung mit der Atmung nachweisen. Eine Verlagerung der Niere kommt, meist erworben, namentlich bei Frauen vor, die geboren haben, ferner bei erheblicher Abmagerung vorher fetter Menschen, endlich bei Geschwülsten der Niere. Meist ist die rechte Niere betroffen. Die Wanderniere bewirkt zunächst gewöhnlich unbestimmte nervöse Beschwerden, Magenstörungen u. dgl., nach schnellen oder heftigen Bewegungen kommt es zu kolikartigen Schmerzen (vgl. § 134) nebst Frost und Schwäche (sog. Einklemmung der Niere), zu umschriebener Bauchfellentzündung, zu intermittierender Hydronephrose (vgl. § 133), die von Spannung, Übelkeit, Erbrechen, Frost u. dgl. begleitet wird, manchmal treten durch Druck auf das Kolon die Erscheinungen der Darmverschließung auf. — Die *Diagnose* beruht auf den Nachweis der an ihrer Form erkennbaren Niere an einer anderen Stelle des Bauches, während die richtige Stelle leer ist und bei der Perkussion tympanitischen Schall giebt. Die *Behandlung* besteht, wenn nicht eine Leibbinde die Beschwerden beseitigt, in Festnähung der Niere (*Nephropexie*).

§ 125. **Nierenhyperämie.**

Anatomie und Ursachen. Aktive Nierenhyperämie kommt als erstes Stadium der akuten Nierenentzündung vor, ist aber anatomisch und klinisch nicht scharf davon zu trennen. Dagegen ist die passive Nierenhyperämie, Stauungsniere, ein häufiges und erkennbares Leiden. Sie beruht gewöhnlich auf allgemeinen Kreislaufstörungen bei Herz- oder Lungenkrankheiten, am häufigsten begleitet sie dauernd die Mitralklappenfehler. Die Niere ist dabei vergrößert und fest, an der glatten dunkelbläulichen Oberfläche treten die Venensterne deutlich hervor, die Kapsel ist leicht abziehbar, auf dem Durchschnitt sind die Markkegel dunkelblaurot, die Rinde lebhaft gerötet, die Glomeruli als schwärzliche Punkte erkennbar. Das Bindegewebe nimmt auf die Dauer erheblich zu (kyanotische Induration). Zuweilen gesellen sich Epithelverfettungen an den Harnkanälchen hinzu.

Erscheinungen und Verlauf. Bei der Stauungsniere ist die Harnmenge herabgesetzt, in schweren Fällen bis auf wenige hundert ccm, der Harn ist konzentriert, läßt leicht harnsaure Salze ausfallen und enthält eine geringe, aber bei der Kochprobe (S. 166) deutlich nachweisbare Menge Eiweiß; gewöhnlich sind spärliche hyaline Zylinder (S. 167) vorhanden. Bei der allgemeinen Stauung kommt es leicht zu Hydrops, dagegen kommt Urämie hier nicht vor. Die erfolgreiche *Behandlung* des Grundleidens, zumal die einer Kompensationstörung des Herzens (vgl. S. 11), macht in kurzem den Harn wieder eiweißfrei und reichlich.

§ 126. Akute Nierenentzündung, Nephritis acuta, akute Brightsche Krankheit.

Ursachen und Anatomie. Die akute Nierenentzündung ist eine Folge örtlicher Reizung der Nieren durch infektiöse oder toxische Stoffe, die darin zur Ausscheidung gelangen, zumal bei Scharlach, Diphtherie, Masern, Pocken, Flecktyphus, Rückfallfieber, seltener bei Windpocken, Pneumonie, Ruhr, Gelenkrheumatismus, Influenza u. s. w., ferner bei Vergiftung mit Mineralsäuren, Phosphor, Arsenik, Blei, Kanthariden, Kopaivbalsam, Terpentinöl, chlorsaurem Kali, Teerpräparaten, Karbolsäure u. s. w., zum Teil auch nach äußerlicher Anwendung. Zuweilen entsteht akute Nierenentzündung nach heftiger Erkältung, Durchnässung oder traumatischer Erschütterung des Körpers, manchmal ist keine bestimmte Ursache erkennbar, so bei der nicht ganz seltenen Nierenentzündung in den letzten Schwangerschaftmonaten.

Die Veränderungen bei der akuten Nierenentzündung verlaufen teils als entzündliche an den Gefäßen und im interstitiellen Gewebe, teils als degenerative an den Epithelien der Harnkanälchen.

Lediglich degenerative Zustände, die man früher als „parenchymatöse“ Entzündung bezeichnete, finden sich z. B. bei Phosphorvergiftung, bei schwerer Anämie; sie gehören streng genommen nicht zur Nierenentzündung, aber häufig schließen sich entzündliche Veränderungen zumal der Glomeruli daran an. Die Entzündung äußert sich an den Glomerulis in Trübung, Wucherung und Losstoßung der Epithelien an der Innenfläche der BOWMANschen Kapsel, ferner häufig in hyaliner Entartung der Gefäßwand, Zuschwellung oder Verstopfung der Gefäße durch farblose Blutkörperchen; in dem bindegewebigen Stroma findet man entzündliches Ödem und in der Umgebung kleiner Rindenvenen Anhäufungen weißer Blutkörperchen, endlich in den Kapselräumen, in den Harnkanälchen und im intertubulären Gewebe auch Blutungen von verschiedener Größe (hämorrhagische Nephritis). Die Epithelien der Harnkanälchen sind trübe geschwollen, oft in reichlicher Abstoßung, seltener in fettiger Entartung oder in hyaliner Nekrose begriffen; in den Kanälchen liegen Harnzylinder (vgl. S. 167). Bei Scharlach und anderen Infektionskrankheiten betrifft die Entzündung oft wesentlich die Glomeruli: akute Glomerulonephritis.

Erscheinungen und Verlauf. Geringe Veränderungen am Glomerulusepithel äußern sich nur in mäßiger Albuminurie, wie sie häufig die akuten Infektionsfieber begleitet. Bei ausgesprochener Entzündung besteht dagegen starker Eiweißgehalt (vgl. S. 166) des konzentrierten, spezifisch schweren (1027—1030) und in seiner Tagesmenge auf 800—400 ccm herabgesetzten Harns. Läßt man den Harn in einem Spitzglase sich absetzen und entnimmt dem sich bildenden Bodensatz mit der Pipette einen Tropfen zur mikroskopischen Untersuchung, so findet man zahlreiche hyaline, körnige und Epithelzylinder, zuweilen reichlich mit roten oder weißen Blutkörperchen besetzt. Bei erheblicher Blutbeimischung wird der sonst meist trübgelbliche Harn rötlich oder sogar dunkelrot. Zuweilen verursacht der konzentrierte Harn Brennen beim Urinieren, in anderen Fällen bestehen Schmerzen in der Nierengegend. Fast immer stellt sich sehr bald beträchtlicher allgemeiner Hydrops ein; bei dem gewöhnlichen günstigen Verlauf pflegt er unter Zunnahme der Harnmenge und lebhaften Schweißen in wenigen Wochen wieder zu verschwinden. In anderen Fällen verzögern sekundäre Entzündungen der Bronchien, der Lungen, der serösen Häute die Genesung oder führen sogar zum Tode. Häufig kommt es, meist vorübergehend, zu Urämie: Erbrechen,

Kopfschmerz u. s. w. (vgl. S. 168). Die Temperatur ist zunächst gewöhnlich auf 38—39° erhöht. Der Puls ist meist auffallend gespannt; nicht selten bildet sich in wenigen Wochen nachweisbare Hypertrophie des linken Ventrikels aus (hebender, nach außen verlagerter Spitzenstoß, verstärkter zweiter Aortenton). — Die Prognose richtet sich im allgemeinen nach der Grundkrankheit; die meisten Fälle gehen in Heilung, die wenigsten in chronische Nierenentzündung über. Starker Hydrops der Körperhöhlen und erheblichere sekundäre Entzündungen sind recht gefährlich, dagegen nehmen die urämischen Zustände bei der akuten Nephritis häufiger einen glücklichen Ausgang als bei den chronischen Formen.

Behandlung. Völlige Bettruhe bei ziemlich warmer Bedeckung und reine Michdiät sind streng anzuordnen. Um die Nieren durch diaphoretische Behandlung zu entlasten, empfehlen sich Bäder von 30—40° C. und viertel- bis halbstündiger Dauer, mit nachfolgender einstündiger Einpackung in wollene Decken. Bei höheren Graden des Hydrops oder der Harnabnahme kann man daneben Pilokarpin (R. 71) oder kräftige Abführmittel (Sennaaufguß, R. 89) anwenden. Die eigentlichen diuretischen Mittel vermeidet man, um die Nieren nicht zu reizen; dagegen giebt man vielfach mit gutem Erfolge Digitalis (R. 37) und Kalomel (R. 41 a). Auch das Theobromin (R. 105) ist bei akuter Nierenentzündung als sehr wirksam empfohlen, aber es liegen noch keine hinreichenden Erfahrungen vor, ob es ohne Nierenreizung wirkt. Ganz besonders wichtig ist die Regelung der Herzthätigkeit bei Urämie; Digitalis kann hier geradezu den Anfall abschneiden. Bei hochgradiger Herzschwäche und Benommenheit sind Koffein (R. 31 b) oder Kampher (R. 20 b) subkutan und laue Bäder mit kalten Übergießungen zu geben. Die urämischen Krämpfe werden mit Chloralhydrat oder mit Chloroformnarkose behandelt (vgl. Eklampsie, § 205). Gegen das Erbrechen und die Durchfälle ist im allgemeinen nur die diätetische Behandlung angezeigt, um die Ausscheidung der Harnstoffe nicht zu hemmen. Wo die Nahrungaufnahme ernstlich darunter leidet, kommen Salzsäure (R. 2), Morphium (R. 57), Cerium oxalicum (R. 24) in Frage.

§ 127. Chronische Brightsche Nierenentzündung, Nephritis chronica.

Die chronische Brightsche Nierenentzündung geht nur selten aus der akuten Nierenentzündung hervor, meist entsteht sie durch dauernd einwirkende Schädlichkeiten: häufige

Erkältungen, Arbeiten im Wasser, chronische Eiterungen, chronische Malaria. Bei vielen Fällen ist keine Ursache erkennbar. Anatomisch kann es sich dabei (abgesehen von der nicht seltenen Verbindung mit der vielfach durch dieselben Ursachen bedingten Amyloidniere) um zwei Formen handeln, die große weiße Niere (entzündliche Fettniere) und die viel häufigere große rote oder bunte Niere (chronisch-hämorrhagische Nephritis). Bei jener ist die Niere groß, ihre Oberfläche glatt oder leicht uneben, die Kapsel leicht abziehbar, auf dem Durchschnitt erscheinen die Rinde verbreitert und mit gelblichen Streifen (Harnkanälchen mit Epithelverfettung) durchsetzt, die Pyramiden gerötet; an den Glomerulis sind die Epithelien unter der Kapsel fettig entartet und von Eiweißgerinnseln umgeben. Bei der großen roten oder bunten Niere ist die Schwellung gewöhnlich geringer, die Kapsel ist nicht glatt abziehbar, die Oberfläche und der Rindenquerschnitt zeigen gleichmäßige Rötung oder darin gelbliche Streifen, mikroskopisch reichliche Blutaustritte und Ersatz verödeter Harnkanälchen und Glomeruli durch interstitielle Bindegewebswucherung. In einem vorgeschritteneren Stadium zeigt die chronisch-hämorrhagisch entzündete Niere normale oder verminderte Größe und feine Einziehungen an der Oberfläche, als Folge der Schrumpfung des gewucherten Bindegewebes (sekundäre Schrumpfniere).

Erscheinungen und Verlauf. Das erste deutliche Zeichen der chronischen Brightschen Krankheit ist gewöhnlich der Hydrops. Dagegen ist die Erkennung schon früher möglich, wenn die meist vorhergehenden unbestimmten Zeichen, Mattigkeit, Appetitlosigkeit, große Blässe, Atemnot beim Gehen u. dgl. den Kranken zum Arzt treiben und der Urin untersucht wird. Meist schwellen zunächst die Knöchelgegenden und die Unterschenkel, etwas seltener zuerst die Augenlider an. Die tägliche Harnmenge sinkt auf 700—500 ccm, der Harn ist dunkel, oft etwas trübe, läßt gern Urate ausfallen (die sich beim Erwärmen lösen, ehe das Eiweiß ausfällt, vgl. S. 166), und enthält 3—4 % Eiweiß[1], stets weiße und meist auch rote Blutkörperchen und gewöhnlich reichliche hyaline, körnige und wachsige Zylinder. Der Hydrops verbreitet sich oft bald über den ganzen Körper und kann sehr hohe Grade erreichen. Er begünstigt Erysipele, Phlegmonen u. dgl. Häufig sind seröse Transsudationen in den Darmkanal (Durchfälle), Pleu-

---

[1] Vgl. S. 166, Anmerkung.

ritis, Perikarditis, Pneumonie. Der Puls ist bis zur Entwickelung des Hydrops voll und gespannt, und wo der Ernährungszustand günstig geblieben ist, entwickelt sich bald Hypertrophie des linken Ventrikels, oft des ganzen Herzens. Auf der Höhe des Hydrops oder bei dessen oft plötzlicher Aufsaugung sind urämische Zustände (S. 168) häufig. Ein weiteres wichtiges Zeichen sind Sehstörungen durch *Retinitis albuminurica.* Kommt es nach monate- oder jahrelangem Schwanken der Erscheinungen zur Ausbildung der sekundären Schrumpfniere, so treten mehr und mehr die Erscheinungen der Schrumpfniere (§ 128) ein. Häufig aber führen die erwähnten Nebenkrankheiten oder der Hydrops, die Urämie, Glottisödem oder Pneumonieen schon früher den Tod herbei. Heilung kommt fast nur bei jüngeren Erkältungsnephritiden vor.

Die *Behandlung* muß darauf ausgehen, daß die Patienten ruhig leben, sich warm halten (wollenes Unterzeug), schwere, gewürzreiche Speisen und Alkohol vermeiden, reichlich Milch und Säuerlinge trinken. Manchmal wirkt ein längerer Aufenthalt in Ägypten günstig. Gegen den Hydrops verordnet man namentlich Kalomel (R. 45a), Theobromin (R. 101), heiße Sandbäder, Einschnitte oberhalb der äußeren Knöchel (an jedem Bein einen Schnitt von 3 cm Länge durch die ganze Tiefe der Haut), sodaß das Ödem unter einer antiseptischen Kompresse hinweg in untergelegte Torfkissen abläuft (am schnellsten, wenn der Kranke sitzt). Zuweilen kann man die Anämie durch Eisen oder Arsenik bessern (§ 262).

§ 128. Primäre Schrumpfniere.

Die Gewebsveränderungen bei der Schrumpfniere (Granularatrophie), die früher gewöhnlich als interstitielle Entzündung der parenchymatösen der entzündlichen Fettniere (§ 127) gegenübergestellt wurde, haben viel Ähnlichkeit mit denen bei Leberzirrhose (§ 110). Die Niere ist meist auf die Hälfte verkleinert, vorzugsweise durch Verschmälerung der Rindenschicht, die Oberfläche durch Schrumpfung des gewucherten Bindegewebes uneben, fein oder grob granuliert, mit der schwielig verdickten und oft fettreichen Kapsel verwachsen. Auf dem Durchschnitt der Rinde wechseln blasse, narbige Einziehungen mit rötlichen, weicheren Partieen. Die Glomeruli zeigen teils Atrophie, teils Kapselverdickungen, die Harnkanälchen Atrophie oder fettige Entartung ihrer Epithelien oder zystische Erweiterungen. Das Nierenbecken erscheint oft groß und hängt wie ein Sack an der kleinen Niere.

Die Schrumpfniere wurde früher stets als Ausgangstadium der chronischen Nierenentzündung aufgefaßt, sie kommt aber viel häufiger primär oder als Ausgang einer akuten Nierenentzündung vor. Ursache der primären Form sind chronischer Alkokolismus, Bleivergiftung, Arthritis urica (**Gichtniere**, mit Harnsäureablagerungen besonders in den Pyramiden), ferner chronische Endokarditis, Arthritis deformans, Syphilis, Malaria. Über das häufige Zusammentreffen mit allgemeiner Arteriosklerose vgl. S. 167.

Erscheinungen und Verlauf. Die direkten Erscheinungen der Schrumpfniere sind 1) **Hypertrophie des linken Ventrikels** (vgl. S. 167), die dem Kranken oft unbemerkt bleibt, andere Male sich in Herzklopfen, Schwindel, Kopfschmerz, Anfällen von Atemnot nachts oder beim Gehen u. s. w. äußert; 2) **Harnvermehrung** auf 2000—4000 ccm, in 24 Stunden, mit blasser Harnfarbe, niedrigem spezifischem Gewicht (1006—1001), geringem oder zeitweise ganz fehlendem Eiweißgehalt, spärlichen hyalinen Zylindern; 3) **Sehstörungen** durch Retinitis haemorrhagica. Als weitere Erscheinungen kommen vor: Urämie (vgl. S. 168), zuweilen ohne alle Vorboten mit schweren Krämpfen einsetzend, Blutungen aus Nase, Magen oder Darm, Entzündungen der serösen Häute, Pneumonie, oft Gehirnblutungen (nicht selten als erstes Zeichen), Hydrops nur dann, wenn der linke Ventrikel insuffizient wird (Nachlaß der Pulsspannung, Kurzatmigkeit, Asthma cardiacum oder Lungenödem). Ernährung und Aussehen leiden meist weniger als bei der gewöhnlichen chronischen Nierenentzündung. Die Schrumpfniere kann, wenn nicht Nebenkrankheiten ein früheres Ende herbeiführen, ein Jahrzehnt und darüber ertragen werden (die sekundäre höchstens 3 Jahre). Heilungen kommen nicht vor. Für die Diagnose kommt wesentlich die Unterscheidung von Amyloidniere in Betracht; hier fehlt u. a. die Herzhypertrophie.

Behandlung. Die Schrumpfniere erfordert eine geeignete Diät; Vermeidung von Alkohol und anderen die Niere reizenden Stoffen, während Milch besonders zu empfehlen ist. Zur Erhaltung der Herzkraft sind Überanstrengungen zu meiden und kohlensaure Soolbäder von 35—32°C. sowie Jodeisen oder Arsenik (§ 262), Landaufenthalt u. dgl. zweckmäßig.

§ 129. Amyloidniere.

Aus den im § 113 für die Amyloidleber genannten Ursachen (besonders Tuberkulose, Knocheneiterungen, Syphilis) kann es zu Amyloidentartung der Niere kommen; häufig besteht zugleich chronische Nierenentzündung. Die Amyloidniere ist meist beträchtlich vergrößert, ihre Kapsel ist leicht abziehbar, die Oberfläche und der Durchschnitt sind blaß, wobei blaßgelbe den gewundenen Harnkanälchen entsprechende Streifchen mit blaßgrauen Flecken abwechseln, die den amyloid entarteten Gefäßen entsprechen. Das Mark ist meist wenig befallen, die ersten Veränderungen finden sich gewöhnlich in den Glomerulis. Durch die Entartung der Gefäße kommt es zu mangelhafter Blutversorgung der Nieren, um so mehr, da der Allgemeinzustand keine Herzhypertrophie zu stande kommen läßt; der Urin ist daher spärlich, meist sehr eiweißreich und enthält wachsige Zylinder (die aber keine Amyloidreaktion. geben). Geringe Grade von Amyloidniere verlaufen ohne Erscheinungen. Das Vorkommen von Hydrops oder Urämie richtet sich vorzugsweise nach der Verbindung mit Entzündungsvorgängen. Für die Diagnose ist außer dem Fehlen der Herzhypertrophie besonders der Nachweis der Ursache und einer Amyloidleber u. s. w. wichtig. Die *Behandlung* bekämpft die etwaigen Erscheinungen.

§ 130. Nierenabszeß, Nephritis suppurativa. Perinephritis und Paranephritis.

Eitrige Entzündungen der Niere entstehen nach Entzündung des Nierenbeckens, als Pyelonephritis, oder durch Embolie bei Pyämie, ulzeröser Endokarditis, seltener bei Typhus und Scharlach. Entzündung der Nierenkapsel, Perinephritis, und des umgebenden Fettgewebes, Paranephritis, kommt durch Trauma, eitrige Nephritis, Psoitis und Wirbelabszesse zu stande. Je nach der Ursache sind die Eiterherde in der Niere streifenförmig, den geraden Harnkanälchen, oder keilförmig, den Rindenarterien entsprechend. Die *Erscheinungen* sind fast nur die des Grundleidens. Bei peri- und paranephritischen Abszessen bestehen sehr schmerzhafte Vorwölbung der Lendengegend, die bald unter entzündlichem Hautödem fluktuierend wird, Schmerzen, die ins Bein ausstrahlen, und remittierendes Fieber. Am häufigsten brechen sie in der Lendengegend durch, seltener in der Leistengegend, in den Darm, in die Bauch- oder Pleurahöhle. Sie sind einer chirurgischen Behandlung oft mit gutem Erfolge zugänglich.

§ 131. Geschwülste und Parasiten der Niere.

Die Adenome der Niere sind ohne klinische Bedeutung. Selten kommen primäre Sarkome vor, meist im Kindesalter oder angeboren, von den glatten Muskelfasern der Nierenoberfläche ausgehend. Ebenfalls namentlich bei Kindern findet sich der primäre Nierenkrebs, gewöhnlich in einer Niere, von weicher Beschaffenheit und sehr umfangreich; die selteneren festen Geschwülste vergrößern das Organ gewöhnlich nur wenig. Bemerkenswert ist das häufige Zusammentreffen von Nierenkrebs mit Konkrementbildung und Pyelitis. Die Krankheit verläuft meist chronisch und unbemerkt, bis allmählich die zuletzt oft den ganzen Bauch einnehmende Geschwulst fühlbar wird, dumpfe Schmerzen in der Nierengegend auftreten und gelegentlich dem Harn Blut beigemischt ist. Die Geschwulst verschiebt sich ein wenig mit der Atmung und drängt das absteigende Kolon vor sich her. Die Behandlung kann nur chirurgisch sein.

Von den Parasiten der Niere ist der Echinokokkus (vgl. S. 158) der wichtigste. Er sitzt gewöhnlich in der Substanz einer Niere. Ziemlich häufig entleeren sich Tochterblasen in das Nierenbecken und erregen heftige Nierenkolik (S. 179), worauf dann Fetzen der geschichteten Blasenmembran, Scoleces oder Häkchen mit dem Harn entleert werden. Manchmal ist die Geschwulst fühlbar, ähnlich wie beim Nierenkrebs. Dann wird die Diagnose, zumal auch gegenüber der Hydronephrose, durch die Probepunktion gesichert. Die *Behandlung* ist nur operativ.

b) Krankheiten der Nierenbecken und Ureteren.

§ 132. Nierenbeckenentzündung, Pyelitis.

Nierenbeckenentzündung entsteht durch den Reiz von Harnsteinen, durch gestauten, ammoniakalisch gärenden Harn oder durch Fortsetzung einer Blasenentzündung auf die Ureteren und das Nierenbecken, endlich metastatisch bei Pyämie u. dgl. Das Becken ist etwas erweitert, die Schleimhaut gerötet oder mit Blutpunkten durchsetzt, mit Schleim und Eiter bedeckt, oft auch geschwürig oder diphtheritisch erkrankt. In chronischen Fällen bedecken sich die Geschwüre oft mit Harnsalzen (Uraten oder Tripelphosphaten). In allen schwereren Fällen sind die Nieren miterkrankt (Pyelonephritis, § 130). Die *Erscheinungen* bestehen in Schmerzen der Nierengegend, die in die Schenkel und Hoden ausstrahlen, Fieber, Kopfschmerzen u. s. w. Der meist saure Harn enthält Eiter und Schleim, wie bei Blasen- und Harnröhrenkatarrh; nur wenn die dreieckigen, geschwänzten und dachziegelförmig geschichteten Nierenbeckenepithelien nachweisbar sind, ist damit der Sitz des Leidens gegeben; ihr Fehlen beweist nichts. Bei

Verlegung des zugehörigen Ureters, z. B. durch Steine oder durch den Druck des schwangeren Uterus, kann der entleerte Harn, indem er aus der anderen Niere stammt, zeitweise oder teilweise ganz normal sein. Weitere Erscheinungen ergeben sich aus dem Grundleiden. Ist die Ursache vorübergehend, so ist die Prognose der Nierenbeckenentzündung nicht ungünstig. Die *Behandlung* ist diätetisch und innerlich dieselbe wie beim Blasenkatarrh (§ 136).

§ 133. Hydronephrose.

Verlegung des Harnabflusses durch Harnröhrenstrikturen, Prostataschwellungen oder eingeklemmte Harnsteine, Kompression eines Ureters durch Geschwülste, durch den schwangeren Uterus oder Abknickung des Ureters bei Wanderniere (vgl. S. 169), angeborene Fehler der Ureteren u. dgl. bewirken Erweiterung der oberhalb davon liegenden Teile und damit auch des Nierenbeckens und der Kelche (Hydronephrose, Hydrops renalis). Bei hohen Graden schwindet schließlich die Nierensubstanz fast ganz, und die erweiterten Kelche bilden mit dem Becken einen großen Sack, oft von 10—20 l Inhalt. In diesen Fällen ist der Inhalt rein serös, bei geringeren Graden ist er dem Harn ähnlich. Oft verläuft die Hydronephrose ohne andere Erscheinungen als die des Grundleidens. Stets ermöglicht erst der Nachweis einer Nierengeschwulst (vgl. § 131) mit flüssigem Inhalt und die Ausschließung eines Nierenechinokokkus (Probepunktion) die Diagnose. Zuweilen ist Fluktuation vorhanden, manchmal auch ein zeitweiliger Wechsel in der Spannung und in der Größe der Geschwulst. Als bedenkliche Folgezustände sind Durchbruch des Sackes und Urämie zu nennen. Der Harn kann bei völliger Verlegung des einen Ureters ganz normal sein, in anderen Fällen enthält er Blut und Eiter, bei Verlegung beider Ureteren kann es zeitweise zu Anurie kommen. Oft sind die örtlichen Beschwerden sehr erheblich. Die *Behandlung* ist chirurgisch.

§ 134. Nierensteine, Nephrolithiasis.

Nicht selten finden sich, namentlich bei Kindern und Greisen, im Nierenbecken Konkremente, und zwar als Pulver (Harnsand), als gröberer Sand (Harngries) oder bohnen- bis taubeneigroß (Harnsteine). Letztere bilden nicht selten förmliche Abgüsse der Kelche. Nach Ursachen und Beschaffenheit weichen die Nierensteine nicht von den Blasensteinen (§ 138) ab; am häufigsten bestehen sie aus Harnsäure. Als Folgezustände sind Pyelitis und Hydronephrose (§§ 132 und 133) zu erwähnen.

Oft machen die Nierensteine keine Erscheinungen, zuweilen fällt den Kranken die sandige Beimischung zum Harn auf. Dagegen stellen sich heftige kennzeichnende Schmerzen ein (Nierenkolik), sobald ein Stein im Ureter eingeklemmt wird. Der Schmerz strahlt von der Niere nach den Hoden und Beinen aus und ist häufig mit schwerem Verfall, Todesangst, kaltem Schweiß, Erbrechen u. s. w. verbunden. Der Anfall dauert so lange, bis der Stein in das Nierenbecken zurückgeglitten oder in die Blase gelangt ist. — Der Harn kann während des Anfalls normal sein, weil er aus der anderen Niere stammt, nachher enthält er sehr oft Blut. Sind Steine in beiden Nierenbecken, so kann längere Anurie eintreten; vorübergehend kommt sie auch reflektorisch zu stande. Über die Folgekrankheiten, Pyelitis und Hydronephrose, vgl. diese Abschnitte. — Gewöhnlich dauert das Leiden jahrelang. Heilungen kommen vor, indem nach Ausscheidung der Steine keine neuen gebildet werden. Die Prognose ist aber wegen der drohenden Pyelitis mit ihren Folgen im ganzen ernst. — Die Kolikanfälle können am ehesten mit Gallenkolik (§ 116) verwechselt werden; natürlich entscheidet der Befund der Konkremente im Harn. Übrigens kommen Gallen- und Nierensteine häufig gleichzeitig vor. Die *Allgemeinbehandlung* ist die der Blasensteine (§ 138), die Steinkolik behandelt man mit Morphiumeinspritzung (R. 57b), Chloroformeinatmungen, Vollbädern oder Sitzbädern von 35 °C. u. dgl.

§ 135. **Tuberkulose der Harn- und Geschlechtsorgane, Urogenitaltuberkulose.**

Anatomie und Ursachen. Bei allgemeiner Tuberkulose finden sich häufig miliare Knötchen auch in den Nieren. Wichtiger ist die selbständige Tuberkulose des Urogenitalapparats, wobei gewöhnlich Nieren, Harnleiter und Blase zugleich mit Nebenhoden, Vas deferens, Samenblasen und Prostata oder Uterus u. s. w. befallen sind. Meist ist die Infektion durch die Harnwege erfolgt; bei Männern erkranken zuerst gewöhnlich die Nierenbecken, die Prostata oder die Hoden, bei Weibern der Uterus und die Ovarien. Die Tuberkulose der Nierenbecken führt gewöhnlich bald zu tuberkulöser Infiltration und Verkäsung der Papillen und Markkegel, wobei sich schließlich große, unregelmäßige, mit dem Nierenbecken zusammenfließende Höhlen bilden (Nephrophthisis).

Meist finden sich zugleich tuberkulöse Infiltrationen der Ureteren und tuberkulöse Geschwüre der Harnblase.

Erscheinungen und Verlauf. Die primäre Urogenitaltuberkulose verläuft im allgemeinen unter dem Bilde der Nierenbecken- und Blasenentzündung (§§ 132 und 136), gewöhnlich aber mit lebhafteren Schmerzen und höherem Fieber. Die Diagnose wird nur durch den Nachweis von Tuberkelbazillen (vgl. S. 63) im Harnbodensatz möglich. Die begleitende Tuberkulose der Nebenhoden ist gewöhnlich der Diagnose ohne weiteres zugänglich (vgl. die chirurgischen Lehrbücher). Meist erfolgt der tödtliche Ausgang innerhalb eines Jahres.

Behandlung. Außer der Allgemeinbehandlung der Tuberkulose (§ 40) ist die Behandlung dieselbe wie beim Blasenkatarrh.

c) Krankheiten der Blase.

§ 136. **Blasenkatarrh, Cystitis.**

Ursachen und Anatomie. Blasenkatarrh wird recht selten durch Kanthariden, junges Bier, Blasensteine u. dgl., noch seltener durch Erkältungen, meist aber durch Infektion von der Harnröhre (Tripper, unsaubere Katheter, Fortleitung puerperaler Scheidenerkrankungen) oder von der Niere (Pyelitis) aus hervorgerufen. Stauung des Harns bei Harnröhrenstriktur oder Blasenlähmung begünstigt das Zustandekommen sehr. Eine Anzahl scheinbar reiner Blasenkatarrhe gehört zur Urogenitaltuberkulose (§ 135). Die Blasenschleimhaut ist bei Katarrh gerötet und aufgelockert, der Blaseninhalt teilweise schleimig-eitrig und durch abgestoßene Epithelien und bakterielle Zersetzung getrübt. Beim Übergang in chronischen Blasenkatarrh treten stärkere Schwellung und polypöse Wucherungen der Schleimhaut ein, oft auch Blutungen, Pigmentierung und Geschwüre, die Blasenwand wird durch Wucherung der Submucosa verdickt und starr; die Muscularis hypertrophiert bei Abflußhindernissen, während sie bei Blasenlähmung schließlich atrophiert. Bei der Harnstauung durch Blasenlähmung kommt es häufig zu Diphtheritis der Schleimhaut (im pathologisch-anatomischen Sinne, vgl. S. 89), zu phlegmonöser Entzündung der Blasenwand und des umgebenden Gewebes *(Paracystitis)*, Peritonitis u. s. w. Zuweilen schließen sich diese schweren Formen metastatisch an Puerperalfieber, Scharlach, Typhus u. dgl. an. Nicht selten geben chronische Blasenkatarrhe Anlaß zur Bildung von Blasensteinen (§ 138).

Erscheinungen und Verlauf. Hauptzeichen des Blasenkatarrhs sind Schmerzen am Damm und in der Unterbauchgegend, die in die Harnröhre ausstrahlen, Druckempfindlichkeit der Blasengegend und lebhafter Harndrang, wobei häufig kleine Harnmengen unter Schmerzen entleert werden. Der Harn enthält zunächst einzelne Schleimflocken, bald wird er trübe und giebt einen reichlichen schleimigen Bodensatz ab (wolkige Trübung, Nubecula), worin mikroskopisch Eiterkörperchen und Blasenepithelien (große platte Pflasterzellen) nachweisbar sind. Er reagiert zunächst sauer, wird aber gewöhnlich bald alkalisch und läßt dann mikroskopisch

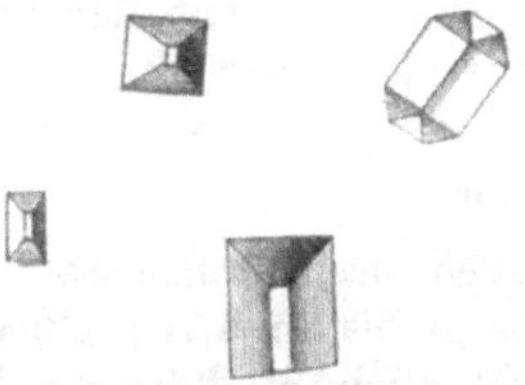

Fig. 38. Tripelphosphatkrystalle (Sargdeckelform).

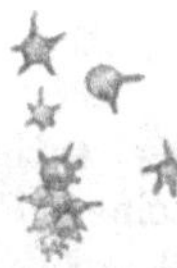

Fig. 39. Harnsaurer Ammoniak (Stechapfelform).

Krystalle von Tripelphosphat (Sargdeckelform) und harnsaurem Ammoniak (Stechapfelform) erkennen (Figg. 38 und 39). Gewöhnlich enthält er auch rote Blutkörperchen. Die Eiterkörperchen lösen sich im alkalischen Harn und bilden schließlich zähe, gallertige Massen. — Kopfschmerz, Mattigkeit, Fieber u. dgl. finden sich nur in schweren Fällen. In chronischen können alle Erscheinungen bis auf den Schleim- und Eitergehalt des Harns fehlen, auch die alkalische Reaktion ist hier nicht immer vorhanden; in anderen Fällen besteht vermehrte Reizbarkeit oder unvollkommene Kontraktionsfähigkeit der Blase.

Behandlung. Bei akutem Blasenkatarrh genügt die Verordnung von Bettruhe, reizloser Diät (Milchdiät) nnd reichlichem Wassertrinken. Wenn der Harn in lebhafterer Gärung ist oder gar alkalisch entleert wird, empfehlen sich am meisten Kali chloricum (R. 51), nach Verlauf der akuten Erscheinungen auch Terpentinöl (R. 98a), gegen den Tenesmus Stuhlzäpfchen mit Opium (R. 64e). In chronischen Fällen sind Blasenausspülungen mit Salizylsäure (1:500), Borsäure (4 $^0/_0$) oder Sublimat (1:10000) in 33 ^{0} C. warmen Lösungen unter strengster Asepsis vorzunehmen. Man bedient sich dabei eines elastischen Katheters mit T förmigem

Ansatz, wovon der eine Schenkel mit dem Irrigator verbunden ist, der andere zum Abfluß dient. Die Ursachen der Harnstauung bedürfen meist einer chirurgischen Behandlung.

§ 137. Blasengeschwülste.

Primär kommen in der Blase besondere Papillome (sog. Zottenkrebs) und Karzinome vor, mit den Erscheinungen des chronischen Blasenkatarrhs und meist mit häufig wiederholten Blasenblutungen. Eine sichere Diagnose ist nur mit dem Endoskop möglich, oder wenn, wie bei beiden Arten nicht selten, Teile der Geschwulst unter starken Schmerzen mit dem Harn entleert werden. Die *Behandlung* ist rein chirurgisch.

§ 138. Blasensteine.

Die Blase enthält unter den Teilen des Harnapparates am häufigsten Steine. Sie sind meist erbsen- bis hühnereigroß, doch kommen viel größere und ebensowohl auch sandförmige Konkremente (Harngries) vor. Ein einzelner Stein ist meist länglich rund, sind mehrere vorhanden, so werden sie eckig abgeschliffen; oft richtet sich die Form nach dem die Grundlage bildenden Fremdkörper. Die meisten Harnsteine bestehen aus Harnsäure; diese sind gelbbraun, von feinkörniger oder glatter Oberfläche, fest, konzentrisch geschichtet; sie bilden sich meist im Nierenbecken und gelangen von dort in die Blase. Seltener sind Konkremente aus krystallisierten harnsauren Salzen. An Häufigkeit stehen in zweiter Linie die Steine aus oxalsaurem Kalk, die sehr hart, schwarzbraun und von rauher Oberfläche sind, und die Phosphatsteine, die von weißer Farbe, rauher Oberfläche, weich und bröcklig sind. Selten sind Cystin- und Xanthinsteine.

Die Harnsäuresteine bilden sich bei vermehrter Harnsäurebildung, sog. harnsaurer Diathese, d. h. wo die Oxydation entweder gegenüber der Zufuhr von Nahrungstickstoff relativ ungenügend ist, oder wo sie, wie bei Lungen- und Herzkrankheiten und im Fieber, absolut nicht ausreicht. Ähnliche Verhältnisse bedingen die Entstehung von Oxalatsteinen. Dagegen bilden sich Phosphatsteine auf der Grundlage alkalicher Harngärung (Pyelitis, Blasenkatarrh). Gewöhnlich ist außerdem noch ein direkter Anlaß zur Steinbildung vorhanden, und den geben häufig organische Teilchen (Epithelien, Eiterzellen, nekrotische Gewebsteile) oder die verschiedenartigsten Fremdkörper, tierische und pflanzliche Parasiten. Endlich schaffen Kindesalter und höheres Alter, männliches Geschlecht und Erblichkeit eine besondere Anlage.

Die *Erscheinungen* bestehen namentlich in Schmerzen in der Blasengegend, die bei schnellen Bewegungen, beim Reiten und Fahren zunehmen und oft in die Eichel ausstrahlen (so daß Kinder an der Vorhaut zerren), ferner in plötzlicher Unterbrechung des Harnstrahls bei noch gefüllter Blase, unter heftigen, nach allen Richtungen ausstrahlenden Schmerzen. Daneben finden sich Blasenkatarrh und zeitweilige Blasenblutungen. Die Diagnose wird durch das Fühlen des Steins mit der Sonde sicher.

Behandlung. Die direkte Behandlung der Blasensteine bleibt der Chirurgie überlassen. Daneben ist aber die Allgemeinbehandlung von hoher Wichtigkeit, weil sie die Bildung neuer Konkremente zu verhindern hat und gegen die der chirurgischen Behandlung weniger zugänglichen Nierensteine (§ 134) fast das einzige Mittel darstellt. Notwendig ist vor allem die Feststellung der Art des Steines und der Ursache. Bei Phosphatsteinen kommt zuerst die Behandlung der Pyelitis oder des Blasenkatarrhs und dann die künstliche Säuerung des Harns durch Pflanzensäuren, Milchsäure oder Kohlensäure in Frage. Vielleicht empfiehlt sich hier gegen den ursächlichen Katarrh zumal die Salizylsäure (täglich 5 bis 10 Kapseln zu 0,3—0,5). Dagegen liegt bei allen übrigen Arten die Hauptaufgabe in der Verminderung der Harnsäurebildung. Man verordnet zu diesem Zweck eine eben zureichende Menge leicht verdaulicher Nahrung, verbietet den Alkohol, saure Speisen und Getränke und empfiehlt reichliche Körperbewegung. Zur Verdünnung des Harns und zur Erhöhung seines Lösungvermögens für Harnsäure u. s. w. läßt man reichlich alkalische Mineralwässer trinken, entweder an der Quelle in Vichy, Wildungen, Karlsbad, Fachingen, Ems, Salzbrunn u. s. w., oder zu Hause aus den Sandowschen Salzen der genannten Quellen bereitet. Zweckmäßig ist ein Zusatz von Lithium carbonicum wie bei der Gichtbehandlung (§ 270). Die Wirksamkeit des Piperazins (R. 72) und anderer neuerer Mittel auf Harnsteine ist sehr streitig. — Während der Steinkolikanfälle ist Opium oder Morphium, am besten subkutan (R. 57b), zu geben, nächstdem empfiehlt sich die Chloroformnarkose. Warme Voll- oder Sitzbäder von längerer Dauer, warme Umschläge u. dgl. bringen ebenfalls eine gewisse Erleichtung, und außerdem ist gerade im Anfall reichliches Trinken angezeigt.

§ 139. Enuresis.

Nicht selten behalten Kinder noch mehrere Jahre nach Erlernung der Reinlichkeitgewohnheiten die Eigentümlichkeit, im Schlaf den Harn unter sich zu lassen, zuweilen unbewußt und sogar ohne davon zu erwachen, manchmal während sie träumen, das Nachtgeschirr vor sich zu haben. Das durch Strafen fast nie zu bessernde Leiden findet sich namentlich bei geistig lebhaften und nicht selten bei nervösen Kindern. Meist ist es als Hyperästhesie der Blase aufzufassen. Dafür spricht unter anderem der geringe Einfluß der vielfach empfohlenen Vermeidung flüssiger Abendkost. Häufig spielen Gelegenheitursachen mit: Wurmreiz, Phimose, Blasensteine, adenoide Vegetationen, für den Einzelfall namentlich Erkältung und Überanstrengung. Sehr oft wird auch am Tage der Harn auffallend häufig entleert, sodaß man an Diabetes mellitus oder insipidus oder an Schrumpfniere denken muß. Gewöhnlich verschwindet die Enuresis mit der Pubertät. Für die *Behandlung* ist eine vorsichtige allgemeine Abhärtung und Schlafen in kühlem Raume bei nicht zu warmer Bedeckung zu empfehlen. Das regelmäßige Wecken des schlafenden Kindes hat keine heilende Wirkung. Zu versuchen ist die Hochlagerung der Beckengegend, daneben Galvanisation mit starkem Strom vom Kreuz zur Symphyse, täglich 2—3 Minuten lang. Von inneren Mitteln zeigen Kal. brom., Atropin (bei kleinen Kindern $^1/_{10}$ mg, bei größeren $^1/_2$ mg langsam steigend bis 4 und 5 mg in einmaliger Abendgabe), Extr. Belladonn. (0,0025 pro Lebensjahr abends) bei monatelanger Anwendung häufig gute Wirkung. Sehr schnell wirkt nicht selten das Antipyrin (3 mal täglich 0,5—1,0); auch Sekale (2 mal tgl. 0,01), und Tinkt. Strychini und die von Manchen sehr gerühmte Tinkt. Rhois aromat. (āā, abends 10—20 Tr.) verdienen versucht zu werden. Endlich wird die hypnotische Suggestion warm empfohlen (vgl. § 207).

VI. Krankheiten der Geschlechtsorgane.

§ 140. Tripper, Gonorrhoe.

Ursachen und Anatomie. Der Tripper ist eine spezifische Entzündung der Harnröhre, beim Weibe des Endometriums und der Scheide; er wird durch den von NEISSER entdeckten Gono-

kokkus hervorgerufen und durch Beischlaf mit Tripperkranken des anderen Geschlechts erworben. Der Gonokokkus wird im Deckglastrockenpräparat (vgl. S. 63) leicht durch Methylenblau gefärbt und erscheint dann teils frei, teils in Eiterkörperchen eingeschlossen, als Diplokokkus, meist in annähernd quadratischen Haufen zusammenliegend (Fig. 40). Die sichere Trennung von ähnlichen Bewohnern der gesunden Harnröhre ist nur durch das Kulturverfahren möglich, doch wird von Manchen auch das Vorhandensein im Inneren von Eiterkörperchen als kennzeichnend angesehen. Bei Männern kommt eine andere Entzündung der Harnröhre kaum vor, bei Weibern finden sich dagegen öfters nichtgonorrhoische Entzündungen im Anschluß an Puerperalfieber, Masern, Scharlach, Typhus u. s. w., sodaß für die Diagnose der Nachweis der Gonokokken nötig ist. Heftige Entzündung der Harnröhrenschleimhaut beim Manne kann auf die Submucosa und die Corpora cavernosa übergreifen und zu periurethralen Abszessen führen. Häufiger verbreitet sich der Katarrh auf die Prostata, die Samenkanälchen und die Nebenhoden, nicht selten auch auf die Blase und sogar durch die Ureteren aufwärts. Bei Weibern findet sich häufig Vereiterungen der BARTHOLINschen Drüsen, Tubenkatarrh, Mastdarmtripper u. s. w. Endlich ist Übertragung auf die Augenbindehaut möglich. Nicht selten geht der akute Tripper in den chronischen über, der entweder nur mit umschriebenen Schwellungen oder aber mit Erosionen verläuft, die zu entzündlichen Infiltrationen und nachträglichen Schrumpfungen (**Harnröhrenstriktur**) führen.

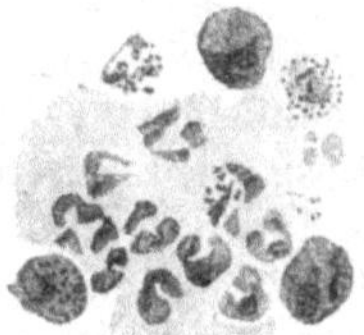

Fig. 40.
Gonokokken.

Erscheinungen und Verlauf. Der Tripper beginnt meist schon 1—2 Tage nach der Infektion mit Brennen in der vorderen Harnröhre, die Mündung ist leicht gerötet und oft mit klebrigem Schleim bedeckt. Nach einem oder mehreren Tagen finden sich beim Harnlassen heftige schneidende Schmerzen in der Harnröhre. Die Absonderung wird reichlicher und besteht am 4. oder 5. Tage bereits in dickem, gelbgrünem Eiter, der beständig abfließt. Zuweilen ist der Eiter durch Blutbeimischnng schwärzlich (russischer Tripper). Das ganze Glied ist etwas geschwollen, die Vorhaut wird ödematös, sodaß Phimose oder Paraphimose entsteht, die Harnröhre ist als verdichter, druckempfindlicher Strang fühlbar. Oft schreitet die Entzündung auf den hinteren Teil der Harnröhre, pars membranacea und prostatica, fort (Gonorrhoea posterior), wobei Harndrang, sehr schmerzhafte Erektionen und oft Pollutionen auftreten; der Eiter dringt namentlich nachts in die Blase ein, sodaß nicht wie bisher nur die ersten ccm des Harns, sondern die ganze Menge getrübt ist (Feststellung durch THOMPSONS Zweigläserprobe, wobei der erste Eßlöffel voll Urin besonders aufgefangen wird). — Das Allgemeinbefinden leidet gewöhnlich sehr, namentlich durch Schmerzen und Schlaflosigkeit, oft besteht etwas Fieber. Gewöhnlich sind die Leistendrüsen geschwollen und schmerzhaft. Im Laufe der 2. Woche lassen alle Beschwerden erheblich nach, nur der Ausfluß wird erst in der 3. und 4. Woche spärlicher, mehr und mehr schleimig, und verschwindet schließlich ganz. Häufig schließt sich aber nun die chronische Form an. Sie macht für gewöhnlich keine Erscheinungen als eine geringe Schleimabsonderung in Gestalt von Tripperfäden. Bedenklich ist sie zumal durch die vielfach noch vorhandene Infektiosität, durch die häufig von ihr hervorgerufenen Harnröhrenstrikturen und durch ihre Rückwirkung auf das Nervensystem (vgl. § 208). Verwechslungen mit Harnröhrenschanker kommen vor, daher ist namentlich bei atypischem, oft besonders leichtem Verlauf die Inspektion der Harnröhrenmündung oder die Anwendung des Endoskops ratsam.

Wichtige Nebenkrankheiten des akuten Trippers sind erstens die periurethralen Abszesse, sehr schmerzhafte, harte, umschriebene Anschwellungen, die meist durch Perforation nach innen oder außen ohne üble Folgen verschwinden, zweitens Blasenkatarrh, der nicht von dem gewöhnlichen, in § 136 beschriebenen abweicht, drittens Prostatitis und viertens Epididymitis. Die Prostatitis besteht entweder nur in einer entzündlichen Hyperämie, die Schmerzen und Druck am Damm und vorübergehende Harnverhaltung hervorruft, oder in phlegmonöser Entzündung mit Ausgang in Abszeß. Dabei bestehen sehr heftige Schmerzen am Damm, die bei der Harn- und Kotentleerung noch zunehmen, oft völlige Harnverhaltung, hohes Fieber; oft ist die Haut des Dammes erheblich geschwollen und gerötet. Der Eiter bricht am häufigsten nach der Harnröhre und am Damm durch, seltener nach dem Mastdarm oder in das Beckenzellgewebe. Manchmal verläuft die Prostatitis sehr akut, in anderen Fällen mehr schleichend und wesentlich unter Jucken und Druckgefühl am Damm (vgl. § 141). — Die Nebenhodenentzündung, *Epididymitis,* besteht in Hyperämie und entzündlichem Ödem, häufig mit Ausgang in völlige Heilung; nicht selten bilden sich kleinere Abszesse, die mit der Zeit verkäsen, ausnahmsweise auch nach außen durchbrechen; ein seltener Ausgang ist Induration. Die Erscheinungen sind zunächst, während der Harnröhrenausfluß aufhört, Druck und Ziehen, dann heftige Schmerzen und äußerste Empfindlichkeit im Nebenhoden, längliche höckrige Geschwulst an der Hinterfläche des Hodens, weiterhin ei- bis faustgroße runde Geschwulst der betreffenden Hodensackhälfte, oft hohes Fieber. Gewöhnlich wird die Verdickung in einigen Wochen aufgesogen, oft aber bleiben Anschwellungen für Monate und Jahre zurück.

Beim Weibe befällt der akute Tripper zunächst die Schleimhaut des Zervikalkanals, wahrscheinlich erst sekundär die Scheide, weniger oft auch die Harnröhre. Schwellung, Rötung, Absonderung grüngelben Schleims, Brennen beim Harnlassen, beim Gehen u. s. w., Vereiterung der Bartholinschen Drüsen, Exkoriationen am Damm und an den Oberschenkeln sind die gewöhnlichsten Zeichen. Häufig geht die Entzündung auf die Schleimhaut des Uteruskörpers und der Tuben über (Pyosalpinx) und ruft Perimetritis hervor (vgl. § 148); auch Mastdarmtripper durch überfließendes Sekret ist häufig, durch Jucken und Eiterausfluß angezeigt. An der Vulva (beim Mann am Eichelrande) entstehen durch den Reiz des Sekrets oft papillomatöse Wucherungen, spitze Kondylome.

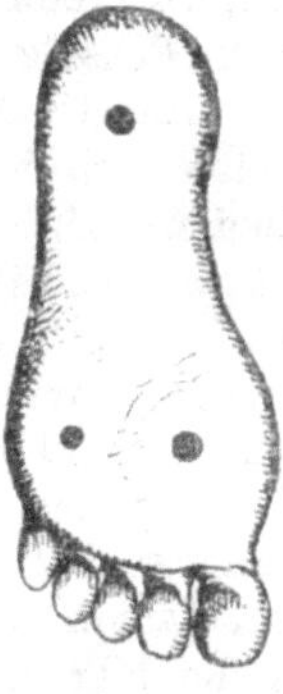

Fig. 41.

Als Nachkrankheiten entstehen durch Verschleppung der Gonokokken nicht selten Gelenkrheumatismus, besonders im Knie, und Entzündung der plantaren Schleimbeutel (Fig. 41), seltener Endokarditis, Perikarditis und Myelitis.

Behandlung. Der akute Tripper erfordert ruhiges Verhalten (am besten Bettruhe), reizlose Diät (Verbot von alkohol- und kohlensäurehaltigen Getränken, wogegen Limonade, Kaffee und Thee zu gestatten sind), Beförderung des Stuhlgangs durch Mittelsalze (R. 62) u. dgl., Tragen eines Suspensoriums. Der Schwerpunkt der direkten Behandlung liegt in örtlichen Anwendungen. Das älteste und bekannteste Verfahren sind die Einspritzungen. Man lässt nach Ablauf der schwersten Entzündung mehrmals täglich, und zwar sogleich nach dem Wasserlassen, aus einer 5 g haltenden Spritze mit stumpfem Ansatz antiseptische oder leicht adstringierende Lösungen (R. 108, 109, 45 e, 74 c) in die Harnröhre einspritzen und einige Minuten darin zurückhalten. Es empfiehlt sich, etwa jede Woche, wenn nicht sehr wesentliche Besserung eingetreten ist, mit dem Mittel zu wechseln. Während der ersten Tage hat nicht selten der innerliche Gebrauch von Acid. salicyl. (täglich 5—10mal eine Kapsel zu 0,5) deutlichen Nutzen; weiterhin giebt man Balsamum Copaivae (R. 34) oder besser Oleum Santali (R. 84). Die schmerzhaften Erektionen werden durch abendliche Gaben von Pulv. Doweri (R. 64 a) oder Natr. brom. (0,5—3,0 in Wasser) gemindert. Beim akuten Tripper des Weibes läßt man die Scheide mehrmals täglich mit Sublimatlösung (1 : 10000) ausspülen und die entzündeten äußeren Teile mit Salizylstreupulver bepudern, oder man legt in die Scheide Wattampons mit adstringierenden Pulvern (R. 11 d). Die Adenitis Bartholiniana behandelt man chirurgisch, die Folgezustände nach § 148. Sehr wichtig ist es, bei den neugeborenen Kindern tripperkranker Frauen zur Verhütung der gefährlichen Augenbindehautblennorrhoe Höllensteinlösung einzuträufeln. — Beim chronischen Tripper des Mannes sind sehr wirksam Antrophore: biegsame, aus Spiraldraht bestehende Metallstäbe von 10—30 cm Länge, die zunächst einen glatten, unlöslichen Überzug und darüber eine bei Körperwärme lösliche Arzneipaste (Zinc. sulf. 0,5 $^0/_0$, Jodoform 5 $^0/_0$, für chronische Fälle Resorcin und Tannin aa 5 $^0/_0$) tragen. Sie werden nach dem Wasserlassen in die Harnröhre eingeführt und bleiben 5—10 Minuten darin; ein Häkchen am hinteren Ende verhindert ihr Hineingleiten. Die gelöste Salbenmasse wird noch 5 Minuten zurückgehalten. Einmal tägliche Anwendung (am besten abends) genügt. Gewöhnlich verwendet man solche von 18 cm Länge, für die chronische Prostatitis sind besondere Antrophore von 22—30 cm vorhanden, die nur am vorderen Ende 10 cm lang mit Arzneipaste überzogen sind. Die akute Prostatitis wird, wenn Eisumschläge auf den Damm nicht sehr bald günstig wirken, chirurgisch behandelt; Strikturen erweitert man durch methodisches Bougieren, die Epididymitis (zu deren Verhütung das Tragen eines Suspensoriums meist genügt) behandelt man mit Bettruhe, Hochlagerung, Eisbeutel oder besser mit dem HORAND-ZEISSLschen Suspensorium (dicke Watteschicht, Kautschukleinwand, Leinwandsuspensorium), wodurch eine ambulante Behandlung möglich wird. Gegen die zurückbleibende Schwellung ist der UNNAsche Quecksilbersalbenmull zu empfehlen. Erwähnt sei noch, daß man nach Neisser der Gonorrhoe vorbeugen kann, wenn man nach dem Beischlaf von einer 10 %igen Höllensteinlösung 2 Tropfen in die Harnröhre, einen auf das Frenulum bringt.

§ 141. Spermatorrhoe, Prostatorrhoe, Urethrorrhoe.

Abgesehen von den bei gesunden Männern etwa alle 14 Tage stattfindenden Pollutionen kommen Harnröhrenausflüsse, die von den Patienten als krankhafte Pollutionen betrachtet werden, aus verschiedenen Ursachen vor. Insbesondere unterscheidet man die Spermatorrhoe, wo namentlich beim Stuhlgang ohne Wollustgefühl oder Erektion Samen aus der Harnröhre austritt, die Prostatorrhoe, wo in derselben Weise trübes, oft eitergemischtes Sekret der chronisch entzündeten Prostata entleert wird, und endlich die Urethrorrhoea *ex libidine*, wobei die vermehrte Reizbarkeit der Cowperschen Drüsen deren klares, fadenziehendes Sekret bei jeder geschlechtlichen Aufregung aus der Harnröhre austreten lässt. Während die chronische Prostatitis, die sich im übrigen meist nur durch ein Gefühl von Kitzel oder Druck am Damm und durch die vom Mastdarm aus fühlbare Vergrößerung des Organs zu erkennen giebt, meist die Folge eines akuten oder chronischen Trippers ist, ruhen die beiden anderen Ausflußformen auf neurasthenischer Grundlage, die oft mit Onanie oder Ausschweifungen, nicht selten aber auch mit einem gleichzeitigen chronischen Tripper zusammenhängt. Die Neurasthenie läßt übrigens oft schon Pollutionen von normaler Häufigkeit als schwächend oder krankhaft empfinden. Die Diagnose der einzelnen Formen gründet sich vor allem auf die Beschaffenheit des Ausflusses und seinen Gehalt an Spermatozoen oder an den wetzsteinförmigen Spermakrystallen des Prostatasaftes. Die *Behandlung* der Prostatitis ist die des chronischen Trippers; die Neurasthenie wird nach den dafür geltenden Regeln (vgl. § 208) behandelt.

§ 142. Impotenz (männliche Unfruchtbarkeit).

Die Unfruchtbarkeit des Mannes, Impotenz, beruht entweder auf der Unfähigkeit zum Beischlaf (dauernd bei krankhaften Veränderungen des Penis, Hodenatrophie u. dgl., vorübergehend bei allgemeiner Schwäche oder aus psychischen Gründen, aus Schamgefühl, wegen verfrühter Ejakulation u. s. w.) oder auf dem Ausbleiben der Ejakulation des vorhandenen normalen Samens (Aspermatismus) oder endlich auf dem Fehlen der Spermatozoen in der Samenflüssigkeit (Azoospermie). Beim Aspermatismus liegt die Ursache gewöhnlich in Strikturen, bei der Azoospermie in Entartung der Hoden, Schrumpfung der Nebenhoden u. dgl. Bei einigen der organisch bedingten Formen kann zuweilen durch eine Operation geholfen werden, bei den psychisch bedingten richtet sich die Behandlung nach dem Allgemeinzustand und der Ursache. Häufig sind längere Enthaltsamkeit vom Beischlaf, geschlechtliche Beruhigung durch Bromsalze, Kühlsonden, Sitzbäder u. dgl. angezeigt, niemals Reizmittel, wie Kanthariden u. a.

§ 143. Sterilität (weibliche Unfruchtbarkeit).

Sterilität darf nur da angenommen werden, wo ein während des zeugungfähigen Alters regelrecht in die Vagina gelangter Samen, der lebensfähige Spermatozoen enthält, keine Befruchtung hervorruft. Sehr oft ist die Unfruchtbarkeit der Ehe auf Rechnung des Mannes (Aspermatismus oder Azoospermie, § 142) zu setzen. Die echte Sterilität beruht auf verschiedenen Ursachen. Bildungshemmungen (Atresie der Vagina, infantiler Uterus, mangelnde Ovulation u. s. w.), geschlossenes Hymen, Vaginismus, Lagefehler oder starke Knickungen des Uterus, Ektropium der Lippen u. s. w. können das Eindringen des Samens verhindern, Eierstockentzündung und pelveoperitonitische Verwachsungen, Tubenkatarrh, Endometritis u. dgl. das Eintreten des Eies in den Uterus und sein Festhaften stören, endlich können durch saures Sekret bei Vaginitis und Endometritis die Spermatozoen ihre Beweglichkeit einbüßen. Ein Teil der genannten Hindernisse ist auf chronische, oft unerkannte Gonorrhoe zurückzuführen. Die ursächliche Behandlung kann oft helfen, z. B. durch Badekuren (Franzensbad, Marienbad u. s. w.) Endometritiden, peritoneale Verwachsungen u. s. w. beseitigen, Versionen u. dgl. gynäkologisch heilen u. s. w. Manchmal kommt die operative Festlegung des Uterus in Frage.

§ 144. Eierstockentzündung, Oophoritis.

Die Eierstockentzündung kommt akut fast nur im Puerperium vor (s. die Lehrbücher der Geburtshülfe), die chronische Eierstockentzündung geht aus der akuten hervor oder tritt von vornherein schleichend auf. Unterleibserkältung, zu stürmischer Beischlaf u. dgl., zumal zur Zeit der Menses, werden als Ursachen angegeben. Die *Erscheinungen* bestehen in dumpfen Schmerzen der Leistengegend, Mattigkeit, Aufstoßen, Sodbrennen u. s. w., mit Zunahme durch die Menstruation. Die kombinierte innere und äußere Untersuchung weist den auf die Ovarialgegend beschränkten Schmerz, zuweilen das geschwollene Organ selbst nach.

Diagnostisch kommen Peri- und Parametritis in Betracht (§ 148). Die *Behandlung* erfordert Ruhe, namentlich zur Zeit der Periode, Fernhaltung von Schädlichkeiten, PRIESSNITZsche Umschläge oder Einreibungen von Sapo viridis. Zum innerlichen Gebrauch werden Jodquellen (Kreuznach, Tölz u. s. w.), Sool- und Moorbäder empfohlen. Die zuweilen an Eierstockentzündung sich anschließenden Ovarialzyzten fallen in das Gebiet der Chirurgie.

§ 145. Vorbemerkungen zu den Krankheiten der Gebärmutter.

Fast alle Gebärmuttererkrankungen verbinden sich gern mit Störungen von mehr als örtlicher Ausdehnung, zumal mit ausgebreiteter Hyperästhesie, Rücken- und Kreuzschmerzen, Druckgefühl im Unterleib, Meteorismus, Sodbrennen, Erbrechen, Schwindel, Kopfschmerz, Kriebeln in den Beinen u. s. w. Es ist durchaus verfehlt, diese reflektorischen Zeichen der Erkrankung eines so wichtigen und nervenreichen Organs ohne weiteres der Hysterie zuzurechnen, wie das häufig geschieht. Die genannten Erscheinungen werden durch Gebärmutterkrankheiten sehr häufig auch bei Patientinnen hervorgerufen, bei denen sowohl zur Zeit jener nervösen Beschwerden wie sonst sichere Zeichen von Hysterie (vgl. § 206) fehlen. Diese fälschlich so genannte Hysterie ist es denn auch, die durch Beseitigung des Uterusleidens geheilt wird, während dadurch bei echter Hysterie nur der reflektorisch bedingte Teil der Erscheinungen aufhört, die Neurose selbst aber nicht wesentlich berührt wird.

Treten die bezeichneten Reflexerscheinungen im Verein mit den örtlichen Zeichen eines Gebärmutterleidens und mit Menstruationstörungen auf, so ist eine örtliche Untersuchung vorzunehmen. Es ist Erfahrungsatz, daß gerade die anständigen Frauen und Mädchen einer begründeten, unbefangen geforderten Untersuchung am wenigsten Schwierigkeiten entgegensetzen. Die Untersuchung wird auf dem Explorationstuhl, auf einer Chaiselongue oder im Bett vorgenommen, nachdem alle beengenden Kleidungstücke entfernt sind. Der kombinierten inneren und äußeren Untersuchung muß in vielen Fällen die mit dem Spekulum folgen. Die Sondierung der Uterushöhle bleibt am besten dem Spezialarzt überlassen.

§ 146. Gebärmutterkatarrh, Endometritis.

Anatomie und Ursachen. Der akute nicht puerperale Gebärmutterkatarrh kommt häufig bei Gonorrhoe, selten nach Erkältungen, bei Typhus, Scharlach u. dgl. vor, der chronische Katarrh häufig nach Entbindung, Erkältung, mechanischen Reizen, bei Tripper, bei Lageveränderungen der Gebärmutter und bei Kreislaufstörungen durch Herz- oder Lungenleiden oder durch den Druck von Kotmassen im Mastdarm und in der Flexur. Oft beruht er auf Anämie, Skrophulose oder Tuberkulose. Der akute Katarrh besteht in Schwellung, Hyperämie, Lockerung und vermehrter Epithel- und Schleimabsonderung der Schleimhaut, der chronische in Hypertrophie und Pigmentierung, häufig mit Ausgang in polypöse Wucherungen, Atrophie oder fibröse Induration der Schleimhaut. Im Zervikalkanal und an der Vaginalportion entstehen häufig Schleimzysten (*Ovula Nabothi*), Erosionen und granulierende Geschwüre. Das Sekret ist meist dünnflüssig und grauweiß, zuweilen durch Blutbeimischung bräunlich, seltener rein eitrig.

Erscheinungen und Verlauf. Der akute Gebärmutterkatarrh äußert sich durch anfangs serösen, klebrigen, dann dickflüssigen, rahmigen Ausfluß, Druck und Völle im Unterleib, oft auch durch Schmerz und Harndrang. Gewöhnlich besteht mäßiges Fieber. Im Spekulum sieht man das Sekret aus dem Muttermunde hervorquellen. In 3 bis 4 Wochen erfolgt Heilung oder Übergang in chronischen Gebärmutterkatarrh. Hier bildet oft der dünne, trübe, zuweilen sehr reichliche Ausfluß die einzige Erscheinung; ein gleichzeitiger Vaginalkatarrh kann durch sein rahmiges oder eitriges Sekret den nach außen kommenden Ausfluß verändern. Gewöhnlich bestehen Schmerzen während der Periode oder in der Zwischenzeit. Allmählich entwickeln sich dann die im § 145 geschilderten Reflexerscheinungen und Anämie. Ist nicht nur die Schleimhaut des Halsteiles, sondern auch die des Körpers ergriffen, so treten Dysmenorrhoe und unregelmäßige Menstruation hinzu. Eine häufige Folge ist Sterilität (§ 143). Die Untersuchung mit dem Spekulum läßt das aus dem Muttermund hervorquellende Sekret, die blasenförmigen Ovula Nabothi, die Erosionen und Geschwüre und häufig Wulstung und Ektropium der Muttermundlippen erkennen. Die Uterusschleimhaut ist gegen die Berührung der Sonde sehr empfindlich. Die kombinierte Untersuchung ergiebt keine Vergrößerung der Gebärmutter.

Behandlung. Von größter Wichtigkeit ist die Behandlung der Ursachen: Anämie, Skrophulose, Tuberkulose; bei Virgines genügt sie oft allein. Tanzen, Bergsteigen, schweres Heben und überhaupt körperliche Anstrengungen sind zu vermeiden, der akute Katarrh und die Menses erfordern Bettruhe. Wenn chronische Metritis, Perimetritis, Tuben- und Eierstockerkrankungen vorliegen (Untersuchung in Narkose!), müssen diese zuerst behandelt werden. Sonst verordnet man bei akuter Endometritis salinische Abführmittel (R. 62), laue Sitzbäder, PRIESSNITZsche Umschläge, Scheidenausspülungen mit lauer Sublimatlösung (1:4000), Auswischen der gereinigten Cervix mit 50 %igem Karbolalkohol (besonders bei Gonorrhoe). Bei chronischer Endometritis erweitert man nötigenfalls die Cervix durch ausgekochte Laminariastifte, höchstens zwei nacheinander in zwölfstündigen Pausen, reibt dann Cervix und Höhle mit trockenem watteumwickelten Stäbchen aus und tamponiert dann den Uterus einmal täglich mit Jodoformgaze (FEHLING); die ersten Tage ist Bettruhe nötig. In schwereren Fällen ist die Ausschabung des Uterus zu empfehlen. Die Schleimzysten werden mit spitzem Messer eröffnet, Erosionen und Granulationen mit täglichen Eingießungen von Holzessig in das eingeführte Scheidenspekulum behandelt.

§ 147. Gebärmutterentzündung, Metritis.

Anatomie und Ursachen. Die akute Gebärmutterentzündung kommt fast nur im Puerperium vor, sonst am ehesten bei gonorrhoischer Endometritis (§ 146). Um so häufiger und wichtiger ist die chronische Gebärmutterentzündung (Uterusinfarkt). Sie besteht in einer ähnlichen Verbindung von Entzündung und Neubildung wie z. B. die Leberzirrhose. Es entwickelt sich zwischen den Muskeln reichliches junges Bindegewebe, das mit der Zeit schrumpft, die anfangs stark hypertrophierte Muskulatur zum Schwinden bringt und die zunächst weiche und blutreiche Gebärmutterwand in ein festes, narbenartiges, blasses Gewebe verwandelt. Der Infarkt befällt oft nur den Hals- und den Scheidenteil. Fast immer besteht gleichzeitig Endometritis mit Ektropium und Erosionen, sehr oft auch chronische Perimetritis. Die häufigste Ursache der chronischen Gebärmutterentzündung ist mangelhafte Rückbildung (durch zu frühes Aufstehen u. s. w.) nach Geburten oder Abortus, andere Ursachen sind: chronische Endometritis, Lageveränderungen, Druck von Geschwülsten und Kotmassen, geschlechtliche Ausschweifungen, Coitus interruptus, Onanie, Erkältungen während der Menstruation, ferner Stauungen im Pfortadersystem u. s. w.

Erscheinungen und Verlauf. Die akute Metritis äußert sich durch Frost, Fieber, Schwere und Schmerz im Unterleib, Harn- und Stuhlzwang, Aufhören der begonnenen Menstruation oder heftige Blutung, außer der Menstrualzeit durch dicken, rahmigen Ausfluß. Die Scheide fühlt sich heiß an, der Uterus erweist sich bei der kombinierten Untersuchung tiefstehend, vergrößert und sehr empfindlich, aber beweglich. Das Spekulum läßt sich wegen heftiger Schmerzen nicht einführen. Regelmäßig bestehen gleichzeitig Endometritis und Perimetritis. Gewöhnlich geht die Metritis ohne weiteres nach 8—14 Tagen unter den Erscheinungen der Endometritis (§ 146) allmählich in Genesung über; bei unzweckmäßigem Verhalten schließt sich oft chronische Entzündung an. Diese beginnt gewöhnlich allmählich und verläuft unter häufigen Nachlässen und vorzugsweise menstrualen Verschlimmerungen. Die Hauptsymptome sind Drängen nach unten, Schmerzen im Unterleib, im Rücken und in den Beinen, Verstopfung, häufiger Drang zum Harnlassen. Die Menstruation wird oft unregelmäßig, meist sehr reichlich, in späteren Stadien wird sie spärlich oder setzt ganz aus, während die menstrualen Beschwerden ihre Zeit noch anzeigen. Die allgemeine Ernährung leidet oft beträchtlich, und gewöhnlich schließen sich auch die in § 145 angeführten nervösen Beschwerden an. Die begleitende Endometritis äußert sich in dünnem grauen Ausfluß. Die kombinierte Untersuchung weist die Vergrößerung des Uterus bei mäßiger, nur zeitweise gesteigerter Empfindlichkeit und freier Beweglichkeit nach, oft bestehen Lageveränderungen. Beschränkt sich der Infarkt auf den Halsteil, so ist nur dieser verdickt, in späteren Stadien oft so hart und knollig, daß eine Verwechslung mit beginnendem Krebs möglich ist. Meist bestehen zugleich perimetritische Verwachsungen mit den übrigen Beckenorganen. Die Vergrößerung des Körpers kann namentlich beim Ausbleiben der Menstruation und bei der zuweilen eintretenden Pigmentierung der Warzenhöfe eine Schwangerschaft vortäuschen, zumal da auch der schwangere Uterus nicht selten druckempfindlich ist; die Weichheit der Vaginalportion ist oft das wesentlichste Zeichen für Gravidität und gegen Gebärmutterentzündung. Sehr schwer ist häufig die Unterscheidung von tiefsitzenden Myomen des Uterus, die ebenfalls eine allgemeine Vergrößerung bewirken können; hier entscheidet nicht selten erst die Sondierung. Der Verlauf des Leidens erstreckt sich oft über Jahre und Jahrzehnte, doch ist eine Besserung wohl stets zu erzielen. Zuweilen bewirkt die einer Schwangerschaft folgende Involution eine Heilung, doch besteht meist Sterilität oder, wenn wirklich Gravidität eintritt, große Neigung zu Abortus.

Behandlung. Die akute Metritis erfordert Bettruhe und kalte Umschläge auf den Unterleib, mit dem Nachlaß der schweren Entzündungserscheinungen sind laue Sitzbäder und Scheidenausspülungen empfehlenswert. Sehr wichtig ist die Sorge für regelmäßige, weiche Stuhlentleerung durch Rizinusöl oder Bitterwasser. Die chronische Metritis ist in ihren akuten Nachschüben wie die akute zu behandeln, in der übrigen Zeit bekämpft man den entzündlichen Zustand durch Fernhaltung aller Anstrengungen und örtlichen Reize, regelmäßige Stuhlentleerung, durch Skarifikationen kurz vor dem Eintritt der Periode oder durch ein- oder mehrmalige Einlegung eines mit Glyzerin oder Ichthyolglyzerin (10 %) getränkten Wattetampons, der zwei Tage liegen bleibt. Zur Anregung der Resorption dienen in der ersten Zeit PRIESSNITZsche Umschläge, laue Sitzbäder und Scheidenausspülungen, weiterhin heiße Duschen gegen die Portio (45—50° C.), Bepinselungen der Portio mit Jodtinktur in mehrtägigen Zwischenräumen. Die Erosionen und Geschwüre der Vaginalportion sind nach dem vorigen Paragraphen zu behandeln. Besonders für die länger bestehenden Fälle geeignet sind Soolbäder (zu Hause oder in Kreuznach, Reichenhall, Rehme, Nauheim u. s. w.) und Trinkkuren in Ems oder mit jodhaltigen Brunnen (Krankenheil, Salzschlierf, Heilbrunner Adelheidsquelle). Bei gutem Ernährungszustande mit Pfortaderstauungen werden vorteilhaft Kissinger oder Marienbader, bei Anämie und Abmagerung Franzensbader, Pyrmonter und ähnliche Brunnen, Jodeisen (R. 39d) und Arsenik (R. 12) verordnet. Man läßt die Brunnen wegen des gleichzeitigen Bädergebrauchs gern an der Quelle trinken; zum Gebrauch im Hause empfehlen sich die SANDOWschen Nachbildungen der Salze und die künstlichen Kohlensäurebäder und kohlensauren Soolbäder derselben Fabrik (vgl. am Schluß des Rezeptanhangs). Durch Anwendung eines Badespekulums läßt sich bei den Bädern noch eine direkte Einwirkung auf den Uterus herbeiführen. — Für die schwersten Fälle kommt die Abtragung der Portio in Frage.

§ 148. Perimetritis.

Anatomie und Ursachen. Man versteht unter *Perimetritis* (*Pelveoperitonitis*) die Entzündung des Beckenteiles des Bauchfells, im Gegensatz zu *Parametritis*, der Entzündung des Beckenbindegewebes in der Umgebung des Uterus. Sie schließt sich häufig an die verschiedensten Erkrankungen des Uterus an, während dagegen die Parametritis nur durch Puerperalinfektion zu stande kommt. Die Perimetritis verläuft, abgesehen von ihrer septischen (puerperalen) Form, meist chronisch, in den leichtesten Fällen nur mit Verdickung des Gebärmutterüberzuges, in schwereren Fällen mit ausgedehnten Verlötungen zwischen allen umliegenden Organen. Zwischen den Pseudomembranen und im DOUGLASschen Raume sammelt sich oft ein seröses oder eitriges Exsudat an, das zuweilen abgekapselt und eingedickt fortbesteht.

Erscheinungen und Verlauf. Die Perimetritis macht gewöhnlich geringe Erscheinungen, so daß sie wesentlich aus den Folgezuständen erkannt wird, namentlich aus der Verwachsung sonst frei verschieblicher Organe. Wenn sie zu allgemeiner Peritonitis führt, ist der Erguß nachweisbar (vgl. § 99). Von den infektiösen Formen verläuft die septische (puerperale) mit großer Schwäche, oft auch mit Frost, Fieber, Schmerz und Erbrechen; wenn das Leben erhalten wird, bleiben abgekapselte Eiterherde und Verwachsungen zurück, zuweilen schreitet die Eiterung fort und bewirkt hektisches Fieber und schließlich Tod durch Erschöpfung, durch Perforation des Abszesses u. s. w. Dagegen verläuft die gonorrhoische Perimetritis meist sehr schleichend, unter anhaltenden Schmerzen im Unterleib, Schwächegefühl und dgl., während von Zeit zu Zeit von den entzündeten Tuben aus Nachschübe der Perimetritis erfolgen.

Das Exsudat fühlt man meist an der hinteren Seite des Uterus und der Scheide als pralle, schmerzhafte Geschwulst, von der sich ähnlich anfühlenden *Hämatocele retrouterina* durch seine langsamere Entwickelung, durch sein allmähliches Festwerden, durch das Fieber und die mangelnden Zeichen einer inneren Blutung unterschieden. Die gonorrhoische Perimetritis erkennt man wesentlich aus dem Nachweis der verdickten, entzündeten Tube.

Behandlung. Völlige Ruhe im Bett, Anwendung von Kälte auf den Unterleib, nötigenfalls Katheterisation und Darmentleerung durch Eingießungen, Ruhigstellung des Darmes und Bekämpfung der Schmerzen durch Opium (wie bei Peritonitis, § 99) sind im Beginn am wichtigsten. Weiterhin ist die *Behandlung* im ganzen dieselbe wie bei der chronischen Gebärmutterentzündung. Für die Folgezustände kommt daneben vor allem die mechanische Behandlung nach THURE BRANDT in Frage. Die Abszesse müssen, wenn sie zunehmen und Fieber erregen, von der Scheide oder von der Bauchwand aus geöffnet werden. Bei den gonorrhoischen Entzündungen kann die Exstirpation der Tuben nötig werden.

§ 149. Beckenblutgeschwulst, Haematocele retrouterina.

Aus menstruell berstenden Ovarialfollikeln, aus gefäßreichen Pseudomembranen bei chronischer Perimetritis und am häufigsten bei Tubenschwangerschaft (Küstner) kommt es zuweilen zu Blutung in das Peritoneum, die sich im Douglasschen Raum sammelt. Geringe Blutungen können unbemerkt verlaufen, stärkere bewirken plötzliche Anämie, Ohnmacht, Unterleibschmerzen u. s. w. Wenn Tubenschwangerschaft die Ursache bildet, so sind meist nach längerer steriler Ehe Schwangerschaftzeichen eingetreten, wobei zuweilen die Regel wiederkehrt. Bei der Untersuchung findet man die Portio der Symphyse genähert und hinter ihr eine eigentümlich resistente Geschwulst, die das kleine Becken fast ganz auszufüllen scheint. Fieber und Schmerzen sind gering und nicht regelmäßig vorhanden. Zur Aufklärung kann man von der Scheide aus mit feiner Hohlnadel aseptisch probepunktieren. Selten schließen sich Vereiterung und Peritonitis oder Durchbruch an, häufiger erfolgt allmähliche Aufsaugung. Die *Behandlung* erfordert zur möglichsten Vermeidung erneuter Blutungen strenge Bettruhe, Eisanwendung und Morphiumeinspritzung (R. 57b) oder Opium (R. 64a), bei schwerem Verfall dagegen Kamphereinspritzungen (R. 20), Wein, schwarzen Kaffee. Nach den neueren Erfahrungen ist die Entfernung der Blutung, der Tube u. s. w. von den Bauchdecken aus in allen schwereren Fällen zu empfehlen.

§ 150. Lageveränderungen der Gebärmutter.

Von den Lageveränderungen haben die Erhebung, die Senkung, der Vorfall und die Einstülpung wesentlich gynäkologisch-chirurgisches Interesse, die Neigungen und Beugungen auch für die innere Medizin große Bedeutung. Man versteht unter Neigung, Version, die Drehung des ganzen Uterus um eine durch den Halsteil gelegte Achse, und zwar nach vorn (Anteversio), nach hinten (Retroversio), oder nach der Seite (Lateroversio). Dagegen bezeichnet man als Beugung oder Knickung, Flexion, eine Lageveränderung, wobei der Uterus selbst einen nach vorn, Anteflexio, oder nach hinten, Retroflexio, offenen Winkel, mit dem Scheitelpunkt in der Gegend des inneren Muttermundes, bildet.

1. Die Anteflexio uteri kommt angeboren als Steigerung der physiologischen Lage und erworben namentlich als Folge von pathologischer Verkürzung und Starrheit der Douglasschen Falten durch schleichende Perimetritis vor, wodurch der Uterus-

hals etwas nach hinten und oben verschoben und dort festgelegt ist. Begünstigt wird die Entstehung dabei durch abnorme Schwere des Uterus, krankhafte Erschlaffung seines Parenchyms oder der breiten Mutterbänder und verstärkte Thätigkeit der Bauchpresse (schweres Heben, Erbrechen, Husten u. s. w.). Die Anteflexio kommt besonders bei Jungfrauen und bei Frauen, die nicht geboren haben, vor. Bei der Untersuchung findet der Finger die Vaginalportion meist auffallend lang, aber in annähernd normaler Stellung, während davor, durch eine Art Rinne davon getrennt, der Uteruskörper als kugelige feste Geschwulst fühlbar ist. Die *Erscheinungen* beziehen sich auf den Druck des Uterus auf die Blase und auf seine Verengerung am Knickungswinkel, die um so stärker wird, je mehr sich dort sekundäre Ernährungstörungen, fibröse Muskelentartung u. s. w. entwickeln; darauf beruht dann heftige *Dysmenorrhoe*, bestehend in Uteruskoliken, die gewöhnlich mit dem Erscheinen der Blutung nachlassen. Meist besteht auch Sterilität. Die sehr häufigen Harnbeschwerden hängen teils mit dem Druck auf die Blase, teils mit der chronischen Metritis und Endometritis zusammen, die sowohl als Ursache der Anteflexion wie als Folge der Knickung vorkommen. Nicht selten hält die Knickung Blut oder nach der Menopause Schleim in dem sich allmählich ausdehnenden Uterus zurück (*Hämato-* oder *Hydrometra*); die periodische Vermehrung des Uterusinhalts führt zu heftigen Koliken, der Uterus kann bis zur Nabelhöhe wachsen, und der Austritt des Inhalts durch die Tube kann die schwersten Zufälle veranlassen. Die *Behandlung* besteht je nach dem Einzelfalle in mechanischer Lösung bestehender Verwachsungen, Bekämpfung chronischer Entzündungen (§ 147), Besserung des Allgemeinzustandes, bei den hochgradigen angeborenen Stenosen in Erweiterung des Halskanals und Streckung der Höhle durch öftere Einführung immer stärkerer Sonden.

2. Die Anteversio uteri wird wie die Anteflexion durch perimetritische Schrumpfungen im Douglasschen Raume und Schlaffheit der breiten Mutterbänder und des hinteren Scheidengewölbes begünstigt. Öftere Schwangerschaften führen direkt diese Zustände herbei und fördern indirekt die Anteversion durch chronische Metritis, die das Gewicht des Uterus erhöht. Bei der Untersuchung findet man die Portio ganz hinten und oben in der Kreuzbeinhöhlung, den Körper vorn über dem Scheidengewölbe. Die Beschwerden hängen wesentlich von der begleitenden Metritis und von der zu großen Beweglichkeit des vergrößerten Organs

ab, das namentlich auf die Harnblase drückt. Der Hochstand der Portio erschwert die Konzeption. Dic *Behandlung* beschränkt sich auf die der chronischen Metritis (§ 147).

3. Die Retroflexio uteri entsteht im allgemeinen durch dieselben Ursachen wie die Anteflexion, kommt aber fast nie vor der Pubertät, sondern meistens nach Entbindungen vor. An dem schlaffen Uterus bildet sich aus der vorübergehenden Rückwärtslagerung bei gefüllter Blase die Rückwärtsknickung aus, und allmählich drückt der im DOUGLASschen Raum liegende Körper den Halsteil mehr nach vorn. In anderen Fällen handelt es sich mehr um eine Erschlaffung der Uterusbänder, wodurch die Portio nach vorn und unten, der Körper nach hinten sinkt. Bei der Untersuchung fühlt man die Portio nach vorn und unten gerückt, den Uterus hinter dem hinteren Scheidengewölbe. Vom vorderen aus ist er nicht zu erreichen, was die Unterscheidung von Exsudat im DOUGLASschen Raum, Kotanhäufung, Myom und Eierstockgeschwülsten sichert. Die *Erscheinungen* sind besonders Kreuzschmerzen, weiterhin Dysmenorrhoe, Verstopfung, chronische Metritis, Lähmungen der Beine, nervöse Leiden. Meist besteht Sterilität; bei Retroflexion des schwangeren Uterus treten zumal im 4. Monat Einklemmungserscheinungen auf.

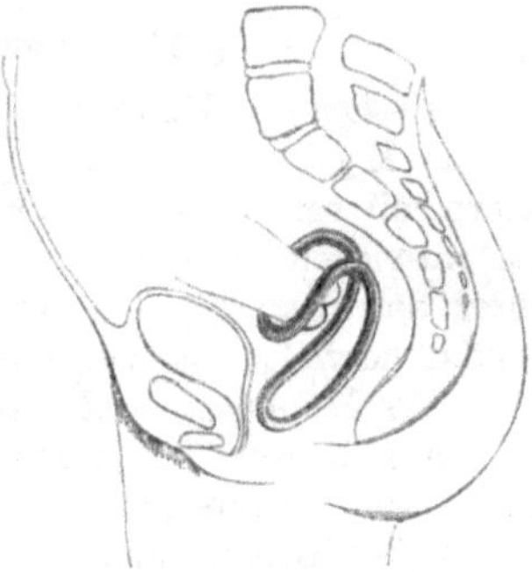

Fig. 42. Hebelpessarium in situ.

Die *Behandlung* sucht den Uterus zu reponieren, wozu häufig zunächst die vorhandene entzündliche Vergrößerung beseitigt (§ 147) oder der Uterus aus perimetritischen Verwachsungen gelöst (§ 148) werden muß. Die Reposition nimmt man in Narkose mit der Hand (z. B. gleichzeitig vom Mastdarm und von den Bauchdecken aus) oder mit der Sonde vor. Zur Erhaltung der richtigen Stellung ist in allen älteren Fällen zunächst etwa ein Jahr ein Hebelpessar (Fig. 42) einzulegen, auch bei Virgines. Bei mangelhaftem Beckenboden und manchmal bei perimetritischen Schrumpfungen hält das Pessar nicht; dann ist Operation nötig.

4. Die Retroversio uteri entsteht aus denselben Ursachen wie die Anteversio und zwar namentlich dann, wenn die Musculi retractores, die den Halsteil an die hintere Beckenwand ziehen

sollen, durch allgemeine Muskelschwäche bei Anämie, durch habituelle Überfüllung des Mastdarms oder durch vermehrtes Gewicht des Uterus (Metritis, Tumoren) erschlafft sind. Die Retroversion ist fast immer von Dysmenorrhoe, unregelmäßiger Menstruation, Stuhlverstopfung, schnellem Ermüden beim Gehen u. dgl. begleitet. Die Portio ist nach unten und vorn gerichtet und steht tiefer als normal, in ganz schweren Fällen auch wohl hinter oder über der Symphyse; der Fundus ist als runder, harter Körper hinter dem hinteren Scheidengewölbe fühlbar. Häufig ergiebt die Rektaluntersuchung besonders deutlichen Befund. Die *Behandlung* ist wie bei der Retroflexion.

§ 151. Uterusmyom (Fibroid, Fibrom).

Anatomie. Unter den gutartigen Geschwülsten des Uterus ist das Myom am häufigsten, das aus Bündeln glatter Muskelfasern mit verschieden reichlicher Bindegewebsbeimischung besteht. Es entwickelt sich in der Uteruswand selbst, intraparietal, unter der Schleimhaut, submukös, oder unter der Serosa, subserös, zuweilen bis zur Größe des hochschwangeren Uterus.

Erscheinungen und Verlauf. Die subserösen Geschwülste äußern sich nur bei bedeutender Größe durch Druck auf Blase und Därme, Ureteren u. s. w., die intraparietalen verlagern fast immer den Uterus und drücken auf die Beckenorgane, die submukösen bewirken serösen Ausfluß, Menstruationstörungen und unregelmäßige starke Blutungen, die übrigens auch bei den anderen Formen sehr häufig sind. Schmerzen treten bei allen fast nur zur Zeit der Periode auf, dumpfes Druckgefühl besteht dagegen dauernd. Die Geschwülste wachsen sehr langsam und werden höchstens durch den Druck auf die Umgebung oder durch die Blutverluste gefährlich. Gewöhnlich stehen sie früher oder später im Wachstum still, auch können sie ohne bekannte Ursache schrumpfen und sogar völlig verschwinden. In anderen Fällen, namentlich nach ärztlichen Eingriffen, vereitern oder verjauchen die Myome. Die Erkennung ist bei der kombinierten Untersuchung meist nicht schwer (vgl. S. 191); die submukösen Myome ragen häufig in Polypenform aus dem Muttermund hervor, die interstitiellen unterscheiden sich durch unregelmäßige Form der Uterusvergrößerung von chronischer Metritis u. dgl., die subserösen sind oft sehr schwer von Eierstockgeschwülsten zu trennen. Manchmal ist die Sondenuntersuchung zur Diagnose nötig.

Behandlung. Das submuköse Uterusmyom wird am besten bald operativ entfernt. Gegen das intraparietale wirken monatelange Einspritzungen von Ergotin (R. 87b) in die Bauchwand oder in die Nates oft glänzend. Gegen die Blutungen wird nach den gewöhnlichen Regeln (§ 153) verfahren. Bei schweren Erscheinungen von Druck u. s. w. muß die nicht ungefährliche Exstirpation vorgenommen werden. Neuerdings wird auch die elektrolytische Behandlung nach Apostoli sehr empfohlen.

§ 152. Gebärmutterkrebs, Carcinoma uteri.

Anatomie und Ursachen. Unter den bösartigen Geschwülsten des Uterus ist die wichtigste der Krebs. Er entspringt am häufigsten vom Halsteil, und zwar in drei Hauptformen. Der flache Epithelkrebs der Portio beginnt meist an ihrer Außenfläche, beschränkt sich oft lange auf eine der Lippen, in der er blumenkohlartig wuchert, und greift schließlich auf das Scheidengewölbe und von da auf das Beckenbindegewebe über. Der Krebs der Halsschleimhaut dehnt sich als flache Verschwärung aus und zieht gewöhnlich auf die Körperschleimhaut weiter. Der tiefe Krebsknoten der Portio entwickelt sich unter der normal erscheinenden Schleimhaut, zerfällt von innen heraus und bricht endlich als Geschwür an der Portio oder nach dem Halskanal durch, zugleich auch auf den Körper und auf das Beckenbindegewebe fortschreitend. Besonders häufig ist bei allen Formen die Verbreitung auf die Scheide. Ureterenverschluß mit Hydronephrose, Blasenscheidenfistel und Mastdarmscheidenfistel sind häufige Folgen; selten kommen Metastasen in anderen Organen vor. Als Ursachen werden Erblichkeit, Not und Endometritis bezeichnet. Der Uteruskrebs kommt etwa vom 20. Jahre an vor, am häufigsten zwischen dem 40. und 50.

Erscheinungen und Verlauf. Bei dem flachen Krebs der Portio tritt gewöhnlich bald Ausfluß, oft mit Blutbeimischung, auf; bei den anderen Formen können bis zur Bildung des Geschwüres alle Zeichen fehlen. Dann zeigt sich meist ein sehr dünner und reichlicher Ausfluß, wie er sonst nur bei Myom und anderen intrauterinen Geschwülsten vorkommt, oft durch Blutbeimischung fleischwasserähnlich und bei größerem Zerfall schmutzigbräunlich und übelriechend. Dazu kommen Menorrhagieen, leichte Blutungen nach dem Koitus und als besonders wichtiger Hinweis Blutungen noch nach der Menopause. Schmerzen, Harn- und Stuhlbeschwerden und Kachexie treten gewöhnlich erst spät auf und haben nichts kennzeichnendes. Gewöhnlich sind in der späteren Zeit die Bauchmuskeln auffallend stark gespannt. Die Diagnose ist leicht bei den breit aufsitzenden, knolligen, unebenen, zottigen und geschwürigen Veränderungen der Portio, schwerer bei dem Krebs der Halsschleimhaut, wo oft nur die mikroskopische Untersuchung ausgeschnittener Stückchen die Unterscheidung vom chronischen Katarrh sichert. Der nicht geschwürig zerfallene Knoten der Portio fällt besonders durch seine weiche Beschaffenheit bei infiltrierter Umgebung auf. Der seltene primäre Krebs des Uteruskörpers giebt anfangs das Bild des Myoms, wächst aber schneller und gleichmäßiger und macht mehr Schmerzen. Die Dauer von den ersten Erscheinungen ab wird auf $1-1^1/_2$ Jahre angegeben. Die Mehrzahl der Kranken stirbt an chronischer Urämie infolge des Ureterenverschlusses.

Behandlung. Die Behandlung ist rein chirurgisch; alle Ätzungen u. dgl. sind zu unterlassen, weil sie unsicher wirken und dabei leicht der günstige Zeitpunkt zur partiellen Amputation des Uterus oder gar auch zur Totalexstirpation versäumt wird. Wo keine Operation mehr ausführbar ist, kommen Auskratzungen, Ausspülungen mit Holzessig, Bepulvern mit chlorsaurem Kali und Narcotica (Opiumklystiere, Morphiumeinspritzungen) in Frage. Sehr gerühmt werden neuerdings Einspritzungen von absolutem Alkohol (je 3—4 Tropfen in 9—12 verschiedene Stellen der Geschwulst, zweimal wöchentlich), wodurch fibröse Umwandlung und Atrophie entsteht.

§ 153. Menstruationstörungen.

Die Menstruationstörungen werden, obwohl sie nur Begleiterscheinungen sind, aus praktischen Gründen besonders besprochen, weil sie außer bei allen Gebärmutterkrankheiten auch bei zahlreichen Allgemeinleiden vorkommen.

1. Amenorrhoe, das Ausbleiben der Menstruation im geschlechtsreifen Alter, etwa zwischen dem 15. und dem 45. Jahre, findet sich, abgesehen von Schwangerschaft und Laktation, bei infantilem Uterus, scheinbar bei Verschluß des Weges durch imperforiertes Hymen oder Knickungen des Uterus (vgl. S. 198), häufiger bei Anämie, Chlorose, Tuberkulose, zuweilen bei chronischer Metritis. Das plötzliche Aufhören der bereits eingetretenen Blutung, *Suppressio mensium*, erfolgt besonders durch Erkältungen, Gemütsbewegungen, akute Krankheiten. Häufig treten zur Zeit der ausbleibenden Blutung dysmenorrhoische Be-

schwerden (s. u.) auf. Geringere Grade der Ursachen, die Amenorrhoe bewirken, können zu verspätetem Eintreten der Menstruation, d. h. zu zeitweiliger Amenorrhoe, führen. Die *Behandlung* richtet sich nach dem Grundleiden. Zumal bei den anämischen Formen genügt fast immer die Behandlung mit Eisen, Arsenik u. s. w. (§ 261). Die sogenannten innerlichen Emmenagoga sowie heiße Fußbäder und ähnliche Maßregeln sind entbehrlich.

2. Menorrhagie und Metrorrhagie. Als *Menorrhagie* oder *Menstruatio nimia* bezeichnet man die in übermäßiger Stärke oder mit zu langer Dauer oder in zu kurzen Zwischenräumen auftretende Menstruation, sobald der dadurch entstandene Blutverlust irgend welche Nachteile für das Befinden mit sich bringt. Unter *Metrorrhagie* versteht man alle nicht menstrualen Uterusblutungen. Ihre Unterscheidung von unregelmäßigen Menstrualblutungen ist oft schwierig. Beide Formen finden sich sehr häufig bei akuter und chronischer Metritis, bei Myom und Krebs der Gebärmutter, bei Flexionen, zu Beginn des Klimakteriums, nach Abortus und Entbindungen, zumal wenn unvollkommene Rückbildung eingetreten ist oder zurückgebliebene Teilchen zu polypösen Wucherungen Anlaß geben. Andere Ursachen sind Chlorose, Tukerkulose, Pocken, Scharlach, Typhus und die Bluterkrankungen wie Skorbut u. s. w. Gemütserregungen, starke Körperanstrengungen, Tanzen u. dgl. begünstigen besonders das Zustandekommen von Menorrhagieen. — Gewöhnlich gehen der abnormen Blutung erhebliche Beschwerden voraus; das Blut geht in Stücken ab, oft treten deutliche Zeichen von Anämie ein. Die *Behandlung* besteht, abgesehen von der eines Grundleidens, in Bettruhe, leichter Diät, Beförderung des Stuhlganges durch Bitterwasser u. dgl. Die Verordnung von Säuren ist in neuerer Zeit fast ganz durch Sekale (R. 87) und Hydrastis (R. 46) verdrängt worden, die man entweder vom Beginn der Menstruationsbeschwerden an oder bei hartnäckigen Fällen auch in der Zwischenzeit gebrauchen läßt. Während der Menstruation wirkt oft Salipyrin (R. 81) sehr gut. Wo der Blutung starke Beschwerden vorausgehen, kann man kurz vorher mit Vorteil die Portio skarifizieren. Gegen heftige Blutungen giebt man 45—50° C. heiße Scheidenausspülungen ($1\frac{1}{2}$—21) oder heiße Mastdarmklystiere. Auch das Andrücken eines mit Antipyrinpulver gefüllten Wattebäuschchens an den Muttermund wird gerühmt. In den hartnäckigsten Fällen kommt die Auskratzung der Uterushöhle mit dem scharfen Löffel in Frage.

3. Dysmenorrhoe, *Menstruatio difficilis,* nennt man die Steigerung der normalen Menstruationsbeschwerden (leichte Angegriffenheit und Reizbarkeit, Drängen nach unten u. dgl.) zu auffallender Verstimmung, Kopfschmerzen, starken Unterleib- und Rückenschmerzen, Aufstoßen, Magenkrampf, Erbrechen, Herzklopfen, Schlafsucht, Krämpfen u. s. w. Oft sind diese Zustände nervös bedingt (manchmal angeblich durch Reflexwirkungen von Nasenleiden), meist handelt es sich um örtliche Veränderungen, schleichende Entzündungen des Uterus, der Ovarien oder des Peritoneums, die durch die menstruale Kongestion gesteigert werden, oder um mechanische Behinderung der Blutung durch Polypen, Verengerungen des Halskanals, Knickungen. In diesen Fällen nehmen die Schmerzen oft einen wehenartigen Charakter an (Uteruskoliken). Eine weitere Form ist die *Dysmenorrhoea membranacea,* wobei nicht nur die obersten Schleimhautschichten sich ablösen, sondern die ganze Decidua menstrualis abgestoßen wird. Die *Behandlung* richtet sich nach der Ursache und der einzelnen Form. Im allgemeinen ist Bettruhe von dem Eintritt der Beschwerden an ratsam, manchmal wirkt ein längerer Spaziergang am ersten Tage der Beschwerden günstig. Bei Verengerung des Halskanals muß man ihn durch Laminaria erweitern. Gegen die Schmerzen erweisen sich Opium in Suppositorien (R. 64e), innerlich Bromkalium (1,0—2,0 pro dosi) oder Acetanilid (R. 1) nützlich.

§ 154. **Scheidenkatarrh, Kolpitis, Fluor albus, Leukorrhoea vaginalis.**

Beim Scheidenkatarrh sondert die gerötete und geschwollene Schleimhaut ein dünnes oder ein rahmartiges Sekret ab, das sich von dem des Gebärmutterkatarrhs nur durch den Befund bei der Spekulumuntersuchung sicher unterscheiden läßt. Beim akuten Scheidenkatarrh bestehen gegenüber dem chronischen stärkere Hyperämie, Brennen beim Harnlassen, Empfindlichkeit bei Berührung der Schleimhaut u. s. w. Von der Gonorrhoe trennt den einfachen Scheidenkatarrh nur das Fehlen der Gonokokken. Als Ursachen sind Erkältungen, übermäßiger Koitus, Onanie, Pessarien und fortgeleitete Endometritis, bei chronischem Katarrh: Anämie, Chlorose u. dgl. zu nennen.

Die *Behandlung* besteht in Scheidenausspülungen mit lauem Wasser oder $^1/_2$ $^0/_0$ iger Karbollösung oder im Einlegen von Wattetampons mit Tanninglyzerin (4,0:30,0).

VII. Krankheiten des Nervensystems.

§ 155. Vorbemerkungen.

So groß die Unterschiede in den Verrichtungen der drei großen Abschnitte des Nervensystems sind, so eng ist auch wieder ihre Verbindung. Die Untersuchung hat daher, wenn nicht direkte örtliche Erscheinungen im Vordergrund stehen, wie z. B. die Bewußtseinstörung bei Gehirnerkrankungen, stets das ganze Nervensystem zu umfassen. Besonders wichtig ist bei allen Erkrankungen des Nervensystems eine genaue Anamnese, die sich auch auf die Eltern und Angehörigen des Kranken bezieht (vgl. § 195). Bei der ungeheuren Bedeutung der Syphilis als Ursache von Nervenkrankheiten und bei ihrer Wichtigkeit für die Behandlung soll bei jeden Falle danach geforscht werden. Wo die Angaben der Kranken im Stiche lassen, kann der Nachweis von Lymphdrüsenschwellungen u. dgl. (vgl. § 231) von Wert sein.

Allgemeine Erscheinungen.

1. Die Sensibilität kann aufgehoben oder herabgesetzt sein, Anästhesie, sie kann eine Steigerung erfahren, Hyperästhesie, wobei schon unbedeutende Reize Schmerzen verursachen, und es können endlich sensible Reizerscheinungen, unangenehme oder schmerzhafte Empfindungen, ohne äußere Grundlagen auftreten, und zwar als Parästhesie, Gefühl von Kriebeln, Ameisenkriechen (Formicatio), Pelzigsein, Vertaubung, Jucken u. s. w., als Schmerz der verschiedensten Art, der sich nicht an bestimmte Nervenbahnen bindet, und als Neuralgie, die auf den Verlauf eines Nervenstammes beschränkt ist. Die Anästhesie kann ferner für alle Empfindungsarten gleichmäßig bestehen, oder nur partiell für den Tastsinn (Prüfung durch leichte Berührung mit dem Finger oder der Bleistiftspitze), für die Lokalisation (Angeben einer bei verdeckten Augen berührten Stelle), für den Drucksinn (vergleichendes Abschätzen aufgelegter Gewichte), für den Wärme- und den Kältesinn (Reagenzgläser mit Wasser von verschiedener Wärme), für Schmerzeindrücke (Analgesie, faradischer Pinsel, Nadelstich, Kneifen u. dgl.). Weitere Arten der Sensibilität, die gestört sein können, sind der Kraftsinn, der beim Heben eines Gewichtes über die Schwere unterrichtet, und der sogenannte Muskelsinn, der die Empfindung passiver Bewegungen und der Lage der Glieder sowie das räumliche Er-

kennen durch das Gefühl vermittelt; er wird als Sensibilität der tieferen Teile gedeutet. Zuweilen ist die Schmerzempfindung verlangsamt (bes. bei Tabes, vgl. § 165); manchmal entsteht dabei zunächst nur eine Tastempfindung, erst nach einigen Sekunden die eigentliche Schmerzempfindung. Die Anästhesie für Tasteindrücke kann gleichzeitig mit Schmerzen und mit Hyperalgesie bestehen. — Die Anästhesie kann dem Kranken selbst unbemerkt bleiben, so daß sie erst bei der darauf gerichteten Untersuchung entdeckt wird (vgl. § 156). — Die Ursache der Sensibilitätstörung kann an irgend einer Stelle der sensiblen Leitungsbahn einwirken, die sich nach den neuesten Ansichten aus mehreren Nerveneinheiten (Neuren) zusammengesetzt; das erste Neuron ist die peripherische, mit einem Spinalganglion in Verbindung tretende Nervenfaser, das zweite die mit demselben Spinalganglion in Verbindung stehende spinale Faser, die sich nach dem Eintritt in das Hinterhorn in einen auf- und einen absteigenden Ast trennt, von denen wieder Kollateralen etwa horizontal abgehen, deren Endbäumchen den Reiz auf die motorischen Vorderhornzellen übertragen können. Der aufsteigende Ast tritt entweder in das graue Hinterhorn ein, geht bald durch die vordere Kommissur in den Vorderseitenstrang der anderen Seite und gelangt hier zur Oblongata, oder er tritt mehr medialwärts in den äußeren Teil des Hinterstranges (Wurzelzone) und verläuft hier, durch die höher oben eintretenden Fasern allmählich immer weiter medianwärts gedrängt, zur Oblongata, um sich erst hier auf die andere Seite zu begeben (sich zu kreuzen). Von der Oblongata geht die Leitung in zwei bis drei weiteren Neuren durch die Schleife, die Hirnschenkelhaube und das hintere Drittel des hinteren Schenkels der inneren Kapsel zur psychosensorischen Zone der Großhirnrinde, die wahrscheinlich in der hinteren Zentralwindung und den angrenzenden Teilen des Scheitellappens zu suchen ist. Ob etwa das Schmerz- und Wärmegefühl durch die graue Substanz, das Tast- und Kältegefühl durch die Hinterstränge geleitet werden, ist noch streitig. Weiteres über Anästhesie s. § 158.

2. Die **Motilität** kann in der Form der **Lähmung** und der des **Krampfes** gestört sein. Die **Lähmung** beruht auf peripherischer, spinaler oder zerebraler Leitungstörung. Das erste Neuron der motorischen Bahn (Fig. 43) verläuft von einer Ganglienzelle der motorischen Hirnrindenregion (vgl. § 175) durch den Stabkranz, das hintere Ende des mittleren Drittels der inneren Kapsel, den mittleren Teil des Hirnschenkelfußes, die Pyramiden-

stränge der Brücke und der Oblongata, dann größtenteils durch die Pyramidenkreuzung am unteren Ende der Oblongata in den Seitenstrang der anderen Rückenmarkshälfte, kleinsten Teiles ungekreuzt in den Vorderstrang derselben Seite, und endigt in sog. Endbäumchen in der Umgebung der motorischen Ganglienzellen der Vorderhörner; das zweite Neuron reicht von diesen Zellen zu den Endbäumchen in einer Muskelfaser. Wo in dieser Bahn die Ursache der Lähmung liegt, läßt sich in vielen Fällen aus dem

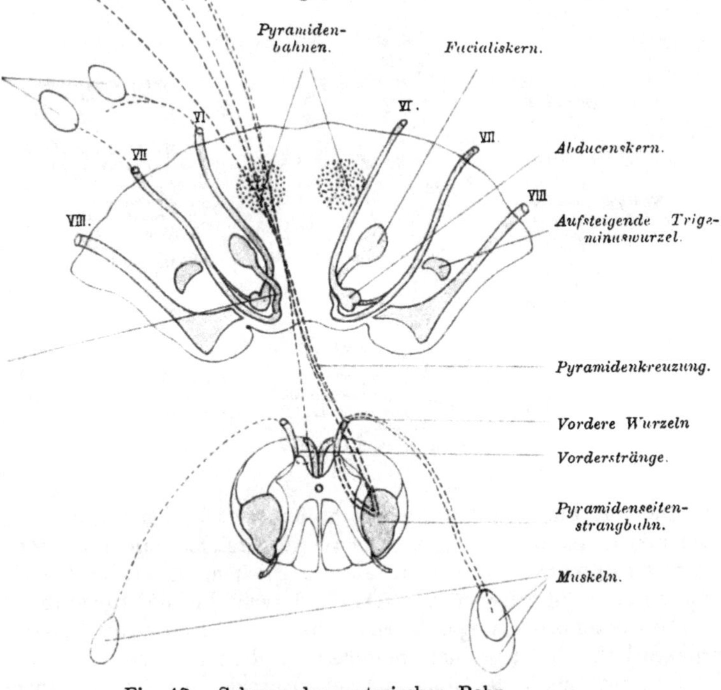

Fig. 43. Schema der motorischen Bahn.

klinischen Bilde auf Grund der anatomischen Thatsachen entscheiden (vgl. §§ 159, 160, 175). Besonders große Verschiedenheiten weisen die Lähmungen in dem trophischen Verhalten der betroffenen Muskeln auf. Diese atrophieren, sobald die Ursache der Lähmung die peripherische Nerveneinheit durchbricht, d. h. entweder die

Nerven selbst oder die motorischen Zellen der Vorderhörner (bei den Gehirnnerven die Nervenkerne des Hirnstammes) zerstört.

Die Inaktivitätsatrophie zerebral gelähmter Muskeln erreicht nie diese Grade. Ein weiterer Unterschied hängt davon ab, ob motorische Reizerscheinungen in den gelähmten Muskeln bestehen, oder ob auch ihre unwillkürliche Leistungsfähigkeit aufgehoben ist. In letzterem Falle handelt es sich um schlaffe Lähmungen,

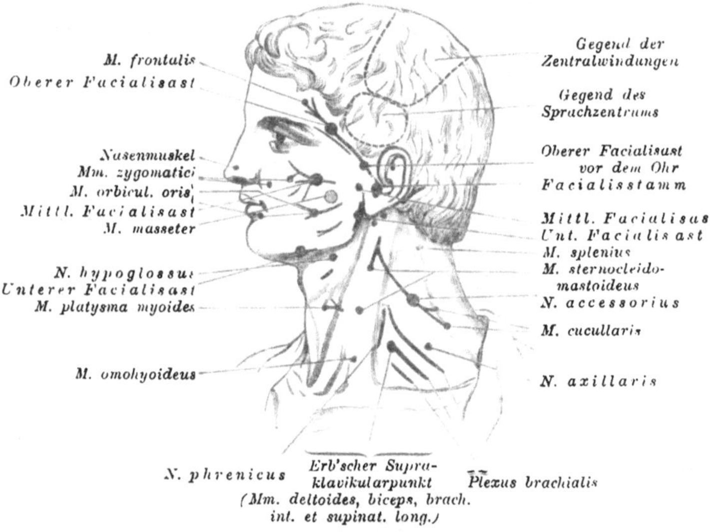

Fig. 44.

im anderen um spastische, d. h. um verschiedene Grade von Kontraktur (s. u.). — Unter Krampf versteht man motorische Reizerscheinungen, die sich in unwillkürlichen, dauernden (tonischen) oder mit Entspannung schnell abwechselnden (klonischen) Muskelzusammenziehungen äußern. Sie entstehen durch direkte oder reflektorische Reizung der motorischen Rindenzentren oder des Krampfzentrums in der Oblongata; bei den reflektorischen Krämpfen liegt immer eine abnorme Erregbarkeit des Zentralorgans vor (vgl. § 199). Die Reflexkrämpfe zeigen sich zuerst auf der Seite der Reizung, erst bei heftiger Reizung gehen sie auch auf die andere Körperhälfte über. Allgemeine tonische Krämpfe bezeichnet man als Tetanus, allgemeine klonische als Konvulsionen, schmerzhaften Krampf, der auf einen Muskel oder auf ein Muskelgebiet beschränkt

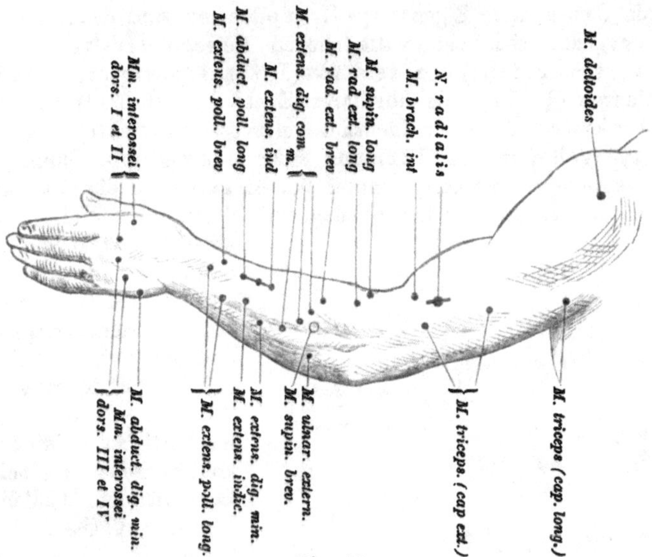
M. deltoides
N. radialis
M. brach. int
M. supin. long
M. rad. ext. long
M. rad. ext. brev
M. extens. dig. com m.
M. extens. ind
M. abduct. poll. long
M. extens. poll. brev
Mm. interossei dors. I et II
M. triceps (cap. long.)
M. triceps. (cap ext.)
M. ulnar. extern.
M. supin. brev.
M. extens. dig. min.
M. extens. indic.
M. extens. poll. long.
M. abduct. dig. min.
Mm. interossei dors. III et IV

Fig. 45.

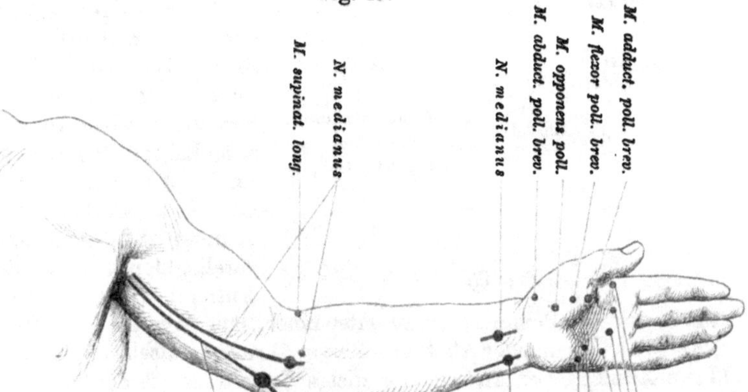
M. adduct. poll. brev.
M. flexor poll. brev.
M. opponens poll.
M. abduct. poll. brev.
N. medianus
N. medianus
M. supinat. long.
Mm. lumbric.
M. oppon. dig. min.
M. flex. dig. min.
N. ulnaris
N. ulnaris

Fig. 46.

ist, als Crampus. Eigenartige Krampfformen sind das Zittern, Tremor, das sich bei willkürlichen Bewegungen vermindert (Paralysis agitans) oder verstärkt (Intentionszittern, § 188), die Chorea (§ 211), die fibrillären Zuckungen (§ 169) und die Kontraktur. Eine uneigentliche nervöse Kontraktur ist die paralytische, die bei Lähmung einer Muskelgruppe durch die unausgeglichene Zusammenziehung der Antagonisten eintritt; eine eigentliche nervöse Kontraktur dagegen ist die spastische, die entweder direkt von den motorischen Zentren aus oder reflektorisch, bei erhöhter Reflexerregbarkeit, entsteht. Sie äußert sich durch Steigerung der Sehnenreflexe, unwillkürlicher Muskelkontraktionen, die beim Beklopfen oberflächlicher Sehnen entstehen. Der wichtigste Sehnenreflex ist der Patellarreflex oder das Kniephänomen, das man erzielt, indem man bei schlaff herabhängendem Unterschenkel mit dem Ulnarrande der Hand oder mit dem Perkussionshammer auf das Ligam. patell. klopft. Um die Aufmerksamkeit abzulenken und die Beinmuskeln zu entspannen, läßt man den Betreffenden seine ineinandergehakten Finger kräftig auseinanderziehen (Jendrassik). Bei Anwendung dieses Verfahrens ist der Patellarreflex nur unter krankhaften Verhältnissen (Tabes, Neuritis u. s. w.) nicht erzielbar. Gesteigert ist er bei erhöhter Erregbarkeit und Neurasthenie, bei manchen Geisteskrankheiten mit organischer Grundlage, zuweilen bei Neuritis, regelmäßig bei bestimmten Krankheiten, die den Ausfall einer zerebralen Hemmung mit sich bringen, namentlich bei Zerstörung der Pyramidenbahn (vgl. §§ 166, 167, 182, 187). Weit weniger beständig ist der Achillessehnenreflex, eine

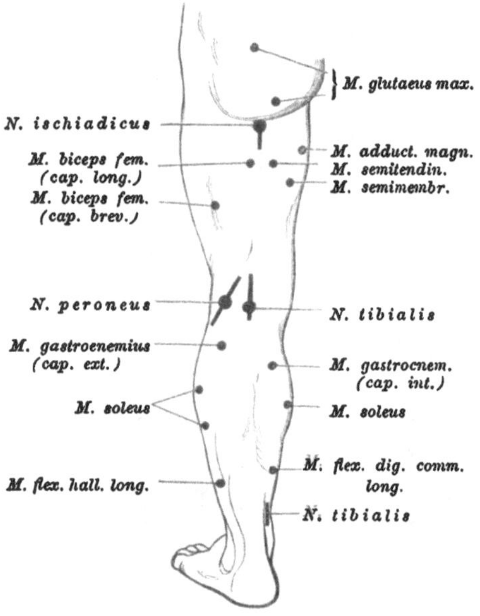

Fig. 47.

reflektorische Plantarflexion des Fußes, die nach rascher, kräftiger passiver Dorsalflexion des Fußes eintritt. Unter krankhaften Verhältnissen wird aus der reflektorischen einfachen Flexion ein lebhaftes Zittern (**Fußklonus, Fußphänomen**), das auch bei funktionellen Neurosen (Hysterie) vorkommt. An den Armen sind Sehnenreflexe fast nur bei abnorm erhöhter Erregbarkeit (vgl. Amyotrophische Lateralsklerose, § 168) zu erzielen; man schlägt dabei, während der Arm eine Mittelstellung zwischen Pronation

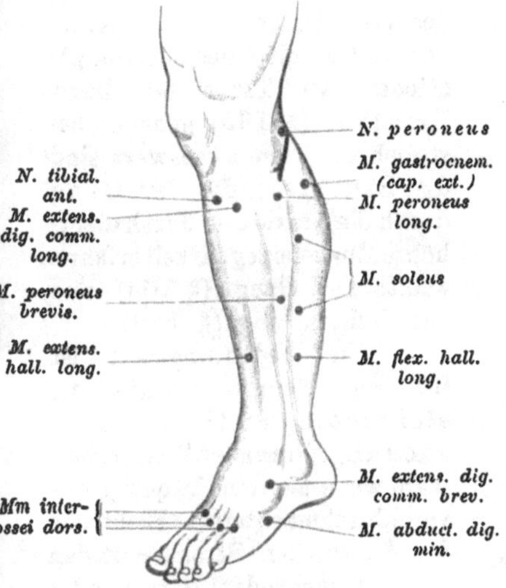

Fig. 48.

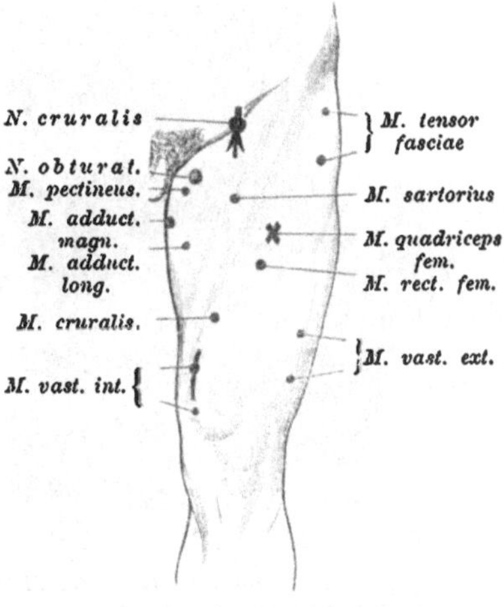

Fig. 49.

und Supination einnimmt, mit dem Perkussionshammer auf die Gegend des Griffelfortsatzes des Radius, worauf sich unter Umständen der Supinator longus zusammenzieht. — Geringere Bedeutung haben die **Hautreflexe**, z. B. die nach Kitzeln der Fußsohle erfolgende Bewegung des Fußes und des Beines (Sohlenreflex), die Zusammenziehung der Bauchmuskeln einer Körperhälfte bei Berührung der gleichseitigen Bauchhaut (Bauchreflex), die Zusammenziehung einer Skrotalhälfte beim Anstreifen der Innenfläche des Oberschenkels (Kremasterreflex). Die Hautreflexe fehlen bei Unterbrechung der Reflexbahn in der Peripherie oder im Rückenmark, ferner auch bei Reizung von Hemmungszentren im Gehirn (so daß also gleichzeitige Steigerung der Sehnenreflexe und Aufhebung der Hautreflexe für organische Gehirnerkrankung spricht). Bei allgemeinen Neurosen, Strychninvergiftung u. dgl. sind die Hautreflexe oft gesteigert. Eine weitere wichtige motorische Störung ist die **Ataxie**, die mangelnde Koordination der Bewegungen bei erhaltener Kraft. Sie wird deutlich z. B., wenn der im Bett liegende Kranke das Bein erhebt, mit der Ferse das Knie des anderen Beines, mit dem Zeigefinger einen bestimmten Punkt zu berühren sucht (die Bewegung erfolgt nicht gleichmäßig, sondern stoßend und schwankend). Die Ataxie kommt bei Erkrankungen des Stirnhirns, des Kleinhirns und Rückenmarks vor und ist als eines der Hauptzeichen der Tabes bei dieser Krankheit (§ 165) genauer besprochen. Bemerkenswert sind die Störungen, die der **Gang** durch die Ataxie und durch die erhöhte Muskelerregbarkeit erfährt: ataktischer Gang (§ 165) und spastischer Gang (§ 166).

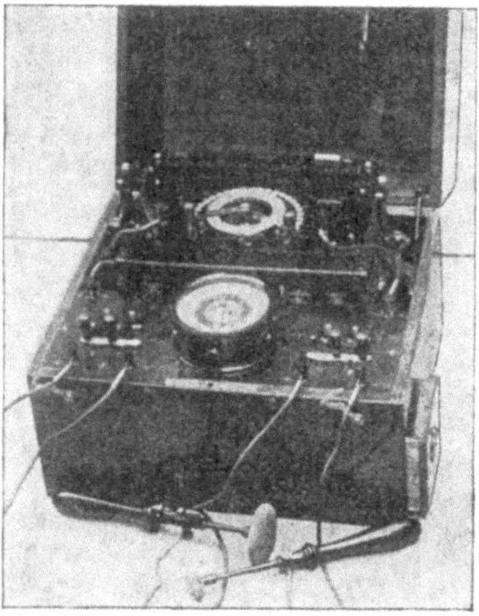

Fig. 50. Apparat von REINIGER GEBBERT und SCHALL in Erlangen.

Sehr bedeutungsvoll ist für die Neuropathologie die **elektrodiagnostische Untersuchung**. Normaler Weise erhält man, wenn man eine 10 qcm große wohldurchfeuchtete Elektrode des faradischen Stroms auf den zu untersuchenden Nerven oder Muskel, die andere auf einen entfernten „indifferenten" Punkt (Sternum) aufsetzt, bei genügend geringem Rollenabstande deutliche, kurze, blitzartige Muskelkontraktion und schließlich lebhaften Tetanus. Beim galvanischen (konstanten) Strom sind die Verhältnisse weniger einfach. Setzt man zunächst die Anode auf den indifferenten Punkt, auf das Sternum, die Kathode[1] auf den Nerven[2] oder Muskel

[1] Leicht an den Gasblasen erkennbar, die davon aufsteigen, wenn man bei geschlossenem Strom die Drahtenden der Leitungschnüre in Wasser taucht. — Gute transportable Apparate, wie die von REINIGER, GEBBERT und SCHALL in **Erlangen** (vgl. Fig. 50; Nr. 17b des Kataloges, mit Induktionsapparat zu 180 ℳ), reichen für diese Untersuchungen vollkommen aus.

[2] Die wichtigsten Punkte zur Reizung der Muskeln vom Nerven aus sind in den Figuren 44—49 (nach ERB) angegeben.

(nachdem man die mit Schwamm oder Filz gefütterte Elektrodenplatte gut mit heißem Wasser durchfeuchtet hat!), so erzielt man bei allmählicher Verstärkung des Stromes durch Einschalten von Elementen oder Verringerung der Widerstände im Rheostaten die erste Zuckung bei der Schließung des Stromes (Kathodenschließungszuckung). Die nächste Zuckung bei weiterer Stromsteigerung ist die Anodenschließungs-, seltener die Anodenöffnungszuckung, d. h. wenn man durch Drehen des Stromwenders den auf dem Nerven oder Muskel liegenden differenten Pol in die Anode verwandelt hat, tritt nun bei der Schließung oder Unterbrechung des Stromes eine Zuckung auf. Dann folgt bei weiterer Steigerung Kathodenschließungstetanus, endlich Kathodenöffnungszuckung. Unter krankhaften Verhältnissen finden sich nun entweder quantitative Veränderungen im Vergleich mit symmetrischen Punkten von erfahrungsgemäß gleicher Erregbarkeit (Frontalis, Ulnaris am Olekranon, Peroneus am Capitulum fibulae), und zwar Steigerung der Erregbarkeit im Beginn peripherischer Lähmungen und bei Tetanie, Herabsetzung bei alten Lähmungen nach Apoplexie, bei Dystrophia musculorum (§ 170), bei leichter peripherischer Neuritis u. s. w. Qualitative Veränderungen kommen vor bei degenerativer Atrophie, z. B. bei schwerer Neuritis, Poliomyelitis, Progressiver Muskelatrophie, Erkrankung der Nervenkerne in der Oblongata, Durchschneidung u. s. w. eines Nerven in seiner peripheren Einheit. Diese Entartungsreaktion besteht darin, daß die Erregbarkeit der Nerven für beide Stromarten, die des Muskels für den faradischen Strom abnimmt und nach 1 bis 2 Wochen ganz erloschen ist, während die Erregbarkeit des Muskels für den galvanischen Strom in der 2. Woche deutlich gesteigert ist; dabei sind die Zuckungen aber träge, und die Anodenschließungszuckung tritt ebenso früh auf wie die Kathodenschließungszuckung oder gar noch früher. Nach 4—8 Wochen sinkt auch die galvanische Erregbarkeit des Muskels, oder aber es erfolgt beim Ausgang in Heilung die allmähliche Rückkehr zu den normalen Verhältnissen, wobei oft die willkürliche Beweglichkeit wiederkehrt, ehe die Entartungsreaktion schwindet. In weniger schweren Fällen findet man partielle Entartungsreaktion, wobei nur die direkte galvanische Reizung des Muskels Übererregbarkeit, träge Zuckungen und Begünstigung der Anodenschließungszuckung gegenüber der Kathodenschließungszuckung ergiebt, während die übrigen Verhältnisse normal sind.

a) Krankheiten der peripheren Nerven.

§ 156. Neuritis, Nervenentzündung.

Ursachen und Anatomie. Die Neuritis ist eine recht häufige Krankheit. Sie entsteht primär durch Erkältung, rheumatische Neuritis, die wahrscheinlich die Grundlage vieler Neuralgieen bildet, und durch anorganische und organische Vergiftungen: Blei, Arsenik, Alkohol, Morphium; Diphtherie, Typhus, Puerperalfieber, Influenza, Malaria, Lepra, ferner bei allgemeinen Ernährungsstörungen: Diabetes, Chlorose, Perniziöser Anämie, Gicht; endlich sekundär nach Verletzungen des Nerven durch scharfe oder stumpfe Gewalt (traumatische Neuritis) und nach Entzündungen benachbarter Teile (Phlegmonen, Knochen- oder Gelenkentzündungen). Sie befällt je nach der Ursache einzelne oder mehrere Nerven, zahlreiche namentlich bei der akuten multiplen Neuritis. Die vereinzelte Neuritis besteht hauptsächlich in Rundzelleninfiltration des Epineurium; bei der chronischen Neuritis, die sich aus der akuten herausbildet, bei chronischem Alkoholismus auch primär auftritt, kommt es zu reichlicher Neubildung von Bindegewebe (*Neuritis proliferans*) mit gleichmäßiger oder knolliger Verdickung des Nervenstranges und degenerativer Atrophie zahlreicher oder sämtlicher Nervenfasern. Diese Degeneration, die auch nach Durchschneidung oder Kompression des Nerven und nach Zerstörung seines trophischen Zentrums eintritt, besteht zunächst in einer fettigen Entartung der Markscheide mit Bildung von Körnchenkugeln, die allmählich aufgesogen werden; weiterhin zerfällt auch der Achsenzylinder. Bei langsamer Rückbildung kommt es anstatt zur Fettmetamorphose zu einfacher Atrophie (grauer Degeneration) des Nerven. Das interstitielle Bindegewebe pflegt sich entsprechend zu vermehren. Zuweilen schreitet die Entzündung fortlaufend oder sprungweise bis zum Rückenmark fort (*Neuritis ascendens* oder *migrans*). Die multiple Neuritis besteht wesentlich in einer parenchymatösen Entzündung; nur bei der Lepra (§ 238) ist ihr Sitz die Nervenscheide (wie bei der vereinzelten Neuritis).

Erscheinungen und Verlauf. Die Neuritis entwickelt sich häufig mit bohrenden, bei jeder Bewegung zunehmenden Schmerzen in der Gegend des oder der befallenen Nerven mit lebhafter Hauthyperästhesie oder Kriebeln und nicht selten auch mit Ödem, Röte oder blutigen Verfärbungen der Haut. Die Nerven sind gegen Druck sehr empfindlich und zeigen namentlich in chronischen Fällen oft deutliche gleichmäßige oder spindelförmige Verdickungen. Gewöhnlich stellt sich bald eine motorische Lähmung, zuweilen unter fibrillären Zuckungen, ein, in anderen Fällen nur eine Parese, die z. B. nach Typhus oder bei Chlorose leicht für eine einfache Schwächeerscheinung gehalten wird. Diagnostisch wichtig ist, daß zugleich fast immer eine wenn auch umschriebene Anästhesie vorhanden ist, die von den Kranken selbst gar nicht bemerkt, oft erst bei der objektiven Untersuchung hervortritt. Ist ein rein motorischer oder sensibler Nerv befallen, so ändern sich die Erscheinungen natürlich entsprechend. In leichteren Fällen sind die Sehnenreflexe und die elektrische Erregbarkeit (vgl. S. 213) normal oder gesteigert, in schweren Fällen sind die Sehnenreflexe aufgehoben oder doch verlangsamt und durch Wiederholung erschöpfbar, und es kann sich Entartungsreaktion ausbilden. Trotzdem pflegt nach Wochen oder Monaten Genesung einzutreten. Am häufigsten sind Facialis, Plexus brachialis, Radialis, Ulnaris, Ischiadicus und Peroneus befallen (über die einzelnen Fälle vgl. §§ 159 und 157).

Ein besonderes Krankheitbild ergiebt sich, wenn mehrere Nerven gleichzeitig erkrankt sind: Multiple Neuritis (*Polyneuritis*). Sie beginnt entweder als selbständige akute Krankheit mit Frost, Fieber und schwerer Störung des Allgemeinbefindens, oder sie schließt sich in mehr allmählicher Entwickelung an die oben genannten Vergiftungen, Infektionskrankheiten u. s. w. an. Es entwickeln sich dann Lähmungen an den Beinen oder an den Armen oder am ganzen Körper einschließlich der Hirnnerven (hierher gehören wohl die meisten Fälle der Landryschen akuten aufsteigenden Paralyse, § 172). Gewöhnlich sind besonders die Dorsalflexoren des Fußes und die Strecker der Zehen und die Strecker des Handgelenks und der Finger befallen, so daß Fuß und Hand schlaff herabhängen. Stets sind die symmetrischen Glieder gleichzeitig betroffen; zuweilen sind an den Beinen nur motorische, daneben an den Händen nur sensible Störungen. Selten sind die Versorger der Rumpf- und Atemmuskeln und der Vagus und die Augennerven mit erkrankt. Neben der Lähmung besteht gewöhnlich Ataxie. Zuweilen bildet diese Koordinationstörung die Haupterscheinung, z. B. bei Alkoholisten, so daß ein ganz ähnliches Bild wie bei Tabes entsteht (*Pseudotabes*). Die objektiven Sensibilitätstörungen sind im Gegensatz zu der Druckempfindlichkeit der Haut, der Nervenstämme und der Muskeln und zu den Schmerzen und Parästhesieen gewöhnlich wenig ausgesprochen. Dagegen finden sich häufig geistige Störungen, die an Dementia paralytica (§ 191) erinnern und sich durch hochgradige Gedächtnisschwäche und sinnloses Aneinanderreihen lügenartiger Erzählungen mit oft traurigem Inhalt auszeichnen. Trophische und vasomotorische Störungen, Herpes, Nägel- und Haarausfall, Ödeme, Glanzhaut u. dgl. sind häufig. Akute Fälle können durch Lähmung der Atmungsmuskeln oder des Herzvagus tödlich enden; auch Pneumonieen durch Vaguslähmung sind nicht selten. Die Besserung verläuft immer sehr langsam, binnen Monaten; es können sogar Jahre vergehen, ehe die geschwundenen Muskeln ganz wieder den früheren Umfang erreichen. Die willkürliche Beweglichkeit stellt sich zuerst ein, danach die normale elektrische Erregbarkeit. Häufig bleiben allerdings dauernde Lähmungen und paralytische Kontrakturen zurück.

Diagnose. Während die akute einfache Neuritis bei objektiver Untersuchung kaum übersehen und verkannt werden kann, kann die akute multiple Neuritis besonders mit Poliomyelitis (§ 172) und akuten Fällen von Dementia paralytica, die chronische multiple Neuritis mit Tabes und wegen der psychischen Schwäche des chronischen Alkoholisten auch wiederum mit Dementia paralytica verwechselt werden, wodurch namentlich prognostisch schwere Irrtümer hervorgerufen werden können. Von der Poliomyelitis, einer rein motorischen Erkrankung, unterscheidet sich die Neuritis namentlich durch ihre Sensibilitätstörungen, von der Dementia paralytica unter anderem durch die eigenartige Konfabulation. Die chronische multiple Neuritis ist von der Tabes sowohl wie von der Dementia paralytica oft nur bei längerer Beobachtung zu unterscheiden. Ausgebreitete Sensibilitätstörungen und frühzeitige Lähmungen, namentlich Entartungsreaktion, ferner Druckempfindlichkeit und Verdickung der Nerven und trophische Störungen sprechen für Neuritis, Gürtelgefühl und Blasenstörungen für Tabes, Sprachstörung für Dementia paralytica, reflektorische Pupillenstarre kommt bei allen dreien vor. Erhebliche Besserung und namentlich die Genesung entscheidet für Neuritis.

Behandlung. Wo keine Bekämpfung der Ursachen möglich ist (antiseptische Behandlung einer Wunde, Phlegmone oder Knocheneiterung, Entziehung des Alkohols u. dgl.), ist völlige Ruhigstellung der erkrankten Nerven die erste Aufgabe. Alle eingreifenden örtlichen Maßregeln sind im ersten Stadium zu unterlassen, namentlich erscheint bei der sog. rheumatischen Neuritis ein Priessnitzscher Umschlag mehr empfehlenswert als die Eisblase. Bei der selbständigen akuten multiplen Neuritis sind Natr. salicyl. (R. 61), Antipyrin (R. 9) und Salipyrin (R. 81) und nach GOWERS Quecksilber innerlich (etwa nach R. 45 h) zu empfehlen. Bei chronischer Neuritis wirken Strychnin (R. 92a), warme Bäder, besonders Soolbäder (Oeynhausen, Nauheim) von 37—40° C. vorzüglich, daneben Galvanisation, Massage und gute Ernährung. Die häufig vorhandene Anämie macht den Gebrauch von Ferrum mit Chinin (R. 36a) oder Sanguinal (R. 83) oft nützlich.

§ 157. **Neuralgieen.**

Man bezeichnet als Neuralgie heftige, ohne äußeren Reiz in Anfällen auftretende Schmerzen, die der Verbreitung eines oder mehrerer Nervenstämme entsprechen. Eine anatomische Grundlage der Neuralgie ist noch unbekannt. Eine besondere Neigung dafür besteht bei Erblich-Neuropathischen, d. h. bei den vorzugsweise neurasthenischen oder hysterischen Abkömmlingen von Familien, in denen Geistes- oder Nervenkrankheiten, auffallende Charaktere, Trunksucht, Selbstmord oder Verbrechen vorgekommen sind. Ähnlich wirken allgemeine Ernährungsstörungen (Anämie, Diabetes, Alkoholismus, Gicht, Schwäche nach geistigen oder körperlichen Überanstrengungen). Am häufigsten ist das mittlere Lebensalter betroffen. Unmittelbar veranlaßt wird sie häufig durch Erkältungen, Entzündung der Nachbargewebe Verletzung des Nerven durch Fremdkörper, Druck von Geschwülsten (vgl. unten Ischias) u. s. w., nicht selten auch durch infektiöse oder toxische Einflüsse (Malaria, Syphilis, Influenza, Alkohol, Blei, Tabak u. s. w.). Ein großer Teil der Neuralgieen stellt in Wirklichkeit eine Neuritis dar, viele sind eine Teilerscheinung der Tabes (§ 165).

Erscheinungen und Verlauf. Den heftigen, blitzartigen Schmerzanfällen der Neuralgie gehen gewöhnlich Parästhesieen (Gefühl von Druck, Brennen oder Kälte) voraus, während ihnen ganz oder ziemlich schmerzfreie Pausen von verschiedener Dauer folgen. Die Schmerzen sitzen ziemlich tief und fallen meist genau in ein Nervengebiet, nur auf der Höhe des Anfalls strahlen sie oft in Zweige des betroffenen Astes oder in benachbarte oder in symmetrische Nerven aus. An bestimmten Stellen, wo der Nerv aus Lücken oder Kanälen hervortritt oder der Oberfläche nahe kommt, pflegen die Schmerzen am heftigsten zu sein, und namentlich ist hier der Nerv auch in den Zwischenzeiten besonders druckempfindlich (Druck- oder Schmerzpunkte, *Points dou-*

loureux von VALLEIX). Außerdem sind gewöhnlich die Wirbeldornfortsätze, neben denen der kranke Nerv austritt, druckempfindlich (*Points apophysaires* von TROUSSEAU). Meist ist die Haut längs des Nerven hyperästhetisch, selten ist sie anästhetisch, beides auch in der freieren Zeit; gewöhnlich ist sie zu Anfang des Anfalls blaß, später gerötet. Auch Herpes zoster und andere trophische Störungen kommen vor. Während der Anfälle bestehen nicht selten reflektorische motorische Reizerscheinungen, Zuckungen u. s. w. — Akute Neuralgieen können bei zweckmäßigem Verhalten in wenigen Stunden oder Tagen verschwinden, doch sind Rückfälle häufig; bei fortwirkender Ursache kann sich das Leiden über Monate und Jahre hinziehen. Oft werden die Anfälle durch Erkältungen, Erregungen u. s. w. hervorgerufen, manchmal treten sie periodisch auf, namentlich bei Malaria. Die Störung des Schlafes und des Gesamtbefindens kann dann, namentlich wo hereditäre Neuropathie besteht, anhaltende psychische Verstimmung bis zu Selbstmordneigung hervorrufen.

Behandlung. Wo nicht mechanische Ursachen vorliegen, die einer Beseitigung zugänglich sind, genügt für akute Fälle gewöhnlich Bettruhe und diaphoretisches Verhalten, um die Schmerzanfälle zu beseitigen, stets aber muß zugleich die zu Grunde liegende Gesamtbeschaffenheit in Angriff genommen werden, um die Wiederkehr zu verhüten. Abgesehen von der Bekämpfung einer Anämie, Malaria, Gicht, Syphilis u. s. w. eignet sich sehr oft die Allgemeinbehandlung der Neurasthenie (s. § 208). Als schmerzstillende Mittel im Anfall empfehlen sich: 1) der galvanische Strom (Anode der Reihe nach je einige Minuten auf den Schmerzpunkten, Kathode am Sternum, oder Anode auf dem Apophysenpunkt, recht große Kathode auf den peripheren Schmerzpunkten; höchstens mittelstarker Strom, keine Unterbrechung oder Stromwendung; vgl. auch S. 212 unten). 2) der faradische Strom. Man setzt den faradischen Pinsel auf den Schmerzpunkt, den anderen Pol in die Nähe und läßt starken Strom $^1/_2$ Minute lang durchgehen. Das Verfahren ist schmerzhaft, aber oft sehr wirksam. 3) Nervina, zumal Chinin, 0,5—1,0—2,0, Strychnin (R. 92 a), Natrium bromatum (R. 50), Antifebrin 0,3—0,5, Antipyrin 0,5—1,0, Natr. salicyl. 2,0—4,0, Salipyrin 1,0—3,0 pro dosi, Nitroglyzerin (R. 63) und Atropin (R. 14 a). Morphium ist möglichst zu umgehen, weil gerade bei chronischen Neuralgieen die Gefahr der Gewöhnung nahe liegt. 4) Äußerliche Mittel: Senfpflaster, Einreibung von Opoldeldok, von Chloroformspiritus

(1 : 5) u. dgl., Bepinseln mit Jodtinktur. Gegen chronische Neuralgieen verdienen neben der Allgemeinbehandlung (s. o.) am meisten Empfehlung: Arsenik (R. 12), Natr. brom. (R. 50), Kal. jod. (R. 52), ferner die Behandlung mit Brunnenkuren (vgl. am Schluß des Rezeptanhangs), Faradisation, Bädern, Dampfbädern, Massage. Für ganz hoffnungslose Fälle, wo auch die in § 208 beschriebene Opiumkur versagt, bleibt als äußerste Zuflucht die chirurgische Behandlung: Nervendurchschneidung und Nervenresektion. Die Nervendehnung hat nur wenige bleibende Anhänger gefunden.

Besonders wichtige Formen der Neuralgie sind folgende:

a) Trigeminusneuralgie, Prosopalgie, FOTHERGILLscher Gesichtsschmerz, *Tic douloureux*.

Die Trigeminusneuralgie beruht außer auf den angegebenen allgemeinen Ursachen besonders oft auf örtlichen Entzündungen (Schädelperiost, Nasen-, Kiefer-, und Stirnhöhle, Mittelohr, Zähne) und auf Malaria. Am häufigsten ist der erste Ast und zwar in seinem Supraorbitaliszweige befallen *(Neuralgia supraorbitalis s. frontalis)*, demnächst der zweite im infraorbitalen Zweige, *Neuralgia infraorbitalis*, am seltesten der dritte, dieser zumal im Nervus alveolaris inferior und mentalis. Die Hauptschmerzpunkte sind die Foramina supraorbitalia, infraorbitalia und mentalia. Nur die Supraorbitalneuralgieen sind zuweilen doppelseitig. Die Schmerzen sind gewöhnlich von furchtbarer Heftigkeit, oft von starkem Thränen, von Reflexzuckungen der Lider und der Mundwinkel und von Ohrensausen begleitet. Bei Trigeminusneuralgie des ersten Astes findet sich nicht selten *Herpes zoster* an der Stirn, die Kopf-, Brauen- oder Barthaare ergrauen häufig dem Schmerzbezirk entsprechend. Die Unterscheidung der Trigeminusneuralgie von Migräne u. s. w. stützt sich auf den Nachweis des Schmerzpunktes und die Übereinstimmung des Schmerzes mit dem Nervenast. Die echte Trigeminusneuralgie stellt sich meist morgens ein, die hysterische abends. Der sekundären Neuralgie nach Knochen- und Periostentzündungen fehlt das Auftreten in Anfällen. Zuweilen ist die Trigeminusneuralgie ein Äquivalent der Epilepsie und demgemäß zu behandeln. Sonst ist unter den Arzneimitteln hier das Chinin am wertvollsten, man giebt nötigenfalls 14 Tage hindurch jeden Abend 1,0—2,0—3,0 auf einmal.

b) Occipitalneuralgie.

Als besondere Ursache der Neuralgie des Occipitalis major ist die Karies der obersten Halswirbel zu nennen. Die Schmerzen ziehen gewöhnlich vom Nacken zum Scheitel, strahlen aber oft in Rücken und Arme aus, ein Druckpunkt liegt meist in der Mitte zwischen dem Warzenfortsatz und den Dornfortsätzen der oberen Halswirbel.

c) Interkostalneuralgie.

Die Interkostalneuralgie ist am häufigsten in 5. bis 9. Zwischenrippennerven und zwar links. Örtliche Ursachen sind nicht selten: Formfehler des Brustkorbs, Kontusionen, Brüche oder Karies der Rippen, Pleuritis, Wirbelkaries, Tabes, Brustkrebs; von allgemeinen Ursachen sind Anämie, Neurasthenie und Hysterie (namentlich für die Formen *Pleurodynie* und *Mastodynie*) hervorzuheben. Schmerzpunkte sind meist neben der Wirbelsäule, in der Axillarlinie und neben dem Sternum zu finden. Häufig treten zugleich Herpes zoster (als Folge von Neuritis?), Angina pectoris oder Atmungstörungen auf.

d) Viszeralneuralgieen.

Die wichtigsten Formen sind die Angina pectoris (§ 7), die Gastralgie (§ 77) und die Ovarialgie, die besonders als Teilerscheinung der Hysterie (§ 206) vorkommt.

e) Ischias, Neuralgia ischiadica, Morbus Cotunni.

Die Ischias ist eine der wichtigsten Neuralgieen, allerdings in den meisten Fällen als Neuritis (§ 156) aufzufassen. Demgemäß sind die Schmerzen gewöhnlich anhaltend und nicht von ganz freien Zeiten unterbrochen wie die bei reinen Neuralgieen. Sie entsteht am häufigsten auf der Grundlage der allgemeien Ernährungstörung, die in Muskelrheumatismus und in Gicht (vgl. § 270) ihren Ausdruck findet, oft auch bei Diabetes und bei Alkoholismus. Als Gelegenheitsursache ist namentlich Erkältung zu nennen; seltener ist Verstopfung, Druck vom Uterus oder von Beckengeschwülsten die Ursache. Die Schmerzen ziehen vom Ileosakralgelenk zum Hüftloch und an der hinteren Schenkelfläche abwärts, oft sind sie auf die Hüftgegend beschränkt. Die häufigsten Druckpunkte sind am Ileosakralgelenk, am Hüftloch, am Capitulum fibulae, am äußeren Knöchel. Meist ist nur der Ischiadicus einer Seite befallen. Nicht selten entwickelt sich eine Skoliose nach der anderen Seite. Durch die Schmerzen wird gewöhnlich die Beweglichkeit des Beines sehr gehindert, auch reflektorische Zuckungen und Wadenkrämpfe kommen vor. Parästhesieen und Hyperästhesie der Haut fehlen selten. Mit der

Zeit treten fast immer deutliche Muskelatrophieen ein. In allen Fällen von Ischias muß man auf Tabes untersuchen. Für die *Behandlung* ist oft die Regelung des Stuhlgangs durch Bittersalze u. dgl. besonders wichtig. In chronischen Fällen sind Massage und heiße Sandbäder zu empfehlen.

§ 158. Anästhesie der Haut.

Außer der zerebralen Anästhesie, die gewöhnlich eine Körperhälfte einnimmt, und der doppelseitigen spinalen Anästhesie (vgl. dagegen die Halbseitenläsion des Rückenmarks, § 163)) kommt häufig Anästhesie der Haut durch periphere Nervenstörungen vor. Entweder sind die Endorgane direkt betroffen (Ätzmittel, Seifenlauge, Karbollösung, Luft, Kälte oder aufgelegtes Eis, Ätherspray, örtliche Kokaineinspritzung u. s. w.), oder der Nerv ist in seinem peripherischen Teile beeinträchtigt durch Verletzungen, Neuritis u. s. w. Häufig wird die Anästhesie erst bei der objektiven Untersuchung gefunden, die durch gleichzeitige Schmerzen, Parästhesieen oder Lähmungen veranlaßt wurde. Eine sehr wichtige Form ist die Anästhesie des Trigeminus, die namentlich durch Entzündungen und Neubildungen an der Schädelbasis hervorgerufen wird, besondere bei Syphilis. Sie erstreckt sich über eine ganze Gesichtshälfte oder nur über den Verbreitungsbezirk des befallenen Astes. Ist sie peripherisch bedingt, so fehlen der Blinzel- und Niesreflex. Die Anästhesie der Hornhaut führt, weil eingedrungene Fremdkörper u. s. w. nicht entfernt werden, zu Keratitis und weiterhin zu *Ophthalmia neuroparalytica,* wenn das Auge nicht durch einen Deckverband geschützt wird. Die *Behandlung* der Anästhesieen richtet sich nach der Ursache; oft werden der faradische Pinsel und der konstante Strom (Kathode) mit Vorteil angewendet.

§ 159. Lähmungen.

Die peripherische Lähmung (vgl. S. 208) hat gegenüber der zerebralen und der spinalen die Eigentümlichkeit, daß sie sich meist auf das Gebiet eines Nerven oder einer Nervengruppe beschränkt und mit Schlaffheit der gelähmten Muskeln, Aufhebung der Reflexe und Störung der elektrischen Erregbarkeit verbunden ist. Die letzten beiden Erscheinungen kommen auch den Erkrankungen des trophischen Zentrums (S. 206, § 160 u. f.) zu; diese sind meist doppelseitig und geben dadurch ein besonderes Bild. Zerstörung gemischter Nerven bewirkt nicht immer Anästhesie, wohl wegen der reichlichen sensiblen Anastomosen, jedoch bestehen dann regelmäßig Parästhesieen und Schmerzen. Vasomotorische und trophische Störungen (Rötung, bläuliche Färbung, Glanzhaut, Herpes) sind oft vorhanden.

Man unterscheidet traumatische Lähmung, die bei Durchschneidung oder Kompression des Nerven entsteht, und rheumatische Lähmung, die nach Erkältungen auftritt. Der letzteren wurden bisher gewöhnlich die nach Infektionskrankheiten und Intoxikationen vorkommenden Lähmungen zugezählt, die auf Neuritis (§ 156) beruhen. Ob die rheumatische Lähmung stets neuritischer Natur ist, muß noch dahingestellt bleiben, für die meisten Fälle trifft jedenfalls das unter Neuritis beschriebene allgemeine Verhalten zu. Hier sollen daher nur einige besonders wichtige Lähmungen im einzelnen betrachtet werden. Die Lähmung des Trigeminus ist im vorigen Paragraphen behandelt.

1. Facialislähmung.

Ursachen. Die meisten Fälle der sehr häufigen Facialislähmung sind rheumatischer Natur, d. h. sie beruhen höchst wahrscheinlich auf Neuritis. Oft ist dabei eine Erkältung nachweisbar, häufig auch nicht. Sehr oft besteht eine Familienanlage zu Facialislähmung. Durch Kompression oder fortgeleitete Entzündung erkrankt der Facialisstamm: selten nach Operationen bei Entzündungen oder Geschwülsten der Parotisgegend, oft bei Karies des Felsenbeins und Mittelohrenentzündung (Verlauf des Canalis Fallopiae dicht neben der Paukenhöhle), oft auch bei chronischen Entzündungen oder Neubildungen der Schädelbasis (Syphilis). Die Facialislähmung aus zerebralen Ursachen (Kernerkrankung in der Brücke, Unterbrechung der von dort zentralwärts führenden motorischen Bahn, Zerstörung seines Rindenzentrums) ist unter den Krankheiten des Gehirns behandelt. Doppelseitige Facialislähmung, *Diplegia facialis,* kommt fast nur bei Ponserkrankungen und bei Polyneuritis vor.

Erscheinungen und Verlauf. Das Hauptzeichen der Facialislähmung ist die Entstellung der befallenen Gesichtshälfte. Diese hängt schlaff und faltenlos herab, das Auge ist weit offen, der Mundwinkel steht tiefer. Sobald der Kranke lacht, pfeift oder dgl., wird die Störung noch deutlicher. Der rechte Mundwinkel bleibt dabei offen, Mund und Nase werden noch mehr als zuvor nach der gesunden Seite hinübergezogen. Das Auge kann nicht willkürlich geschlossen werden, sondern bleibt spaltweise offen (Lagophthalmus, Hasenauge), so daß leicht Conjunctivitis eintritt.

Fast immer ist auch der Stirnast betroffen, wodurch das Stirnrunzeln auf der einen Seite unmöglich wird. Bei der Lähmung beider Faciales ist das Gesicht maskenartig starr. Manchmal wird auch das Gaumensegel beim Schlucken u. s. w. nach der gesunden Seite gezogen (Facialisfasern durch den N. petrosus superficialis major zum Ganglion sphenopalatinum, von wo das Gaumensegel innerviert wird); das Zäpfchen steht bald nach der gesunden, bald nach der kranken Seite. Die Reflexerregbarkeit der gelähmten Muskeln ist erloschen. Einige weitere Erscheinungen hängen vom Sitz der Ursache (vgl. das Schema Fig. 51) ab und sind deshalb für die spezielle Diagnose wichtig. So findet sich Aufhebung des Geschmacks an den vorderen zwei Dritteln der betr. Zungenhälfte (erkennbar durch Betupfen mit schmeckenden Lösungen), wenn die Ursache zwischen Ganglion geniculi und Foramen stylomastoideum einwirkt, weil dort die Chorda tympani im Facialisstamm verläuft. Gehörstörungen werden, abgesehen von gleichzeitigen Mittelohrerkrankungen, entweder durch Beteiligung des Acusticus (bei Basiserkrankungen) oder durch Lähmung des Musculus stapedius bedingt, der vom Facialis innerviert wird. Die letzte Form führt zu abnormer Feinhörigkeit (Hyperakusis) und Empfindlichkeit gegen laute Geräusche.

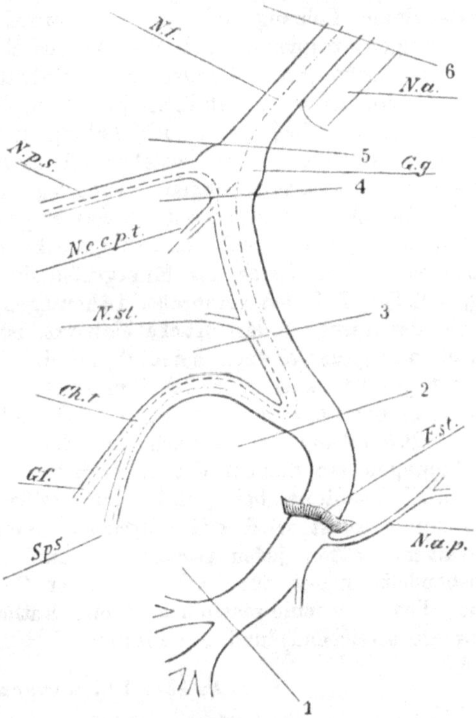

Fig. 51.
Schema des Facialisstammes.

Sehr wichtig ist das Verhalten des Nerven gegenüber dem elektrischen Strom. Die Erregbarkeit bleibt in den leichten Fällen, die meist nach einer Erkältung schnell entstehen und in 2 bis 3 Wochen heilen, normal; in den mittelschweren Fällen, die meist 4—6 Wochen dauern, tritt etwa von der 2. Woche ab partielle Entartungsreaktion (S. 209) ein, wobei die Muskeln auf direkte galvanische Reizung leichter als normal, aber mit trägeren Zuckungen reagieren und die Anodenschließungszuckung eher als die Kathodenschließungszuckung eintritt. In den schwersten Fällen kommt es zu völliger Entartungsreaktion; die Prognose ist ungünstig, doch kann noch Heilung eintreten, frühestens nach einigen Monaten. Hier bestehen oft längere Zeit leichte Kontrakturen, Muskelzuckungen, Mitbewegungen des Mundwinkels beim Lidschluß und erhöhte Reflexerregbarkeit. Die bulbären Lähmungen, die ebenfalls Entartungsreaktion geben, unterscheiden sich vor allem durch das Mitergriffensein anderer Gehirnnerven (§ 192f). Bei den zerebralen Lähmungen, deren Ursache oberhalb des Kerns in der Brücke einwirkt, ist der Stirnast frei oder doch nur ganz schwach beteiligt und die elektrische Erregbarkeit nicht gestört, auch sind dabei meist Arm und Bein gleichzeitig (§ 182) oder auf der anderen Seite (§ 192 u. 194) gelähmt.

Behandlung. Die Ursache erfordert bei frischen Erkältungslähmungen ein diaphoretisches Verhalten, bei Ohrenleiden deren Spezialbehandlung, bei Syphilis eine spezifische Kur. Die Facialislähmung selbst wird mit schwacher Galvanisation durch beide Warzenfortsätze, jeden zweiten Tag zwei bis drei Minuten lang, behandelt, später auch mit peripherer Galvanisation (Anode in der Fossa auriculo-mastoidea stabil, Kathode längs der Nervenzweige streichend) und Faradisation.

2. Andere Lähmungen.

Augenmuskellähmungen im Oculomotorius, Trochlearis oder Abducens kommen nach direkten Verletzungen, durch Druck von Tumoren an der Schädelbasis (besondere Syphilis) und als Zeichen von Neuritis auf deren gewöhnliche Ursachen hin vor. Das wichtigste subjektive Symptom ist das Auftreten von Doppelbildern; objektiv finden sich bei Oculomotoriuslähmung: Ptosis, Lähmung des Rectus superior, inferior und internus, Erweiterung und Starre der Pupille und Lähmung der Abkommodation, bei unvollkommener Lähmung sind die Muskeln nur unvollständig oder nur zum Teil gelähmt (partielle Oculomotoriuslähmung); das letztere Verhalten deutet ebenso wie assoziierte Lähmungen im ganzen auf Erkrankung der Nervenkerne. Isoliert auftretende reflektorische Pupillenstarre deutet fast immer auf Tabes oder Dementia paralytica hin; sie kann auch das einzige Zeichen einer syphilitischen Hirnerkrankung sein (Oppenheim). Zuweilen tritt die Oculomotoriuslähmung periodisch auf, wahrscheinlich als eine Art Gegenstück zur Migräne. Abducenslähmung bewirkt Aufhebung der Auswärtsbewegung des Auges, Trochlearislähmung Ausbleiben der Raddrehung (nach innen unten) bei Richtung des Blicks nach unten, Auftreten der Doppelbilder nur beim Nachuntensehen.

Von den Vaguslähmungen haben besonders die Kehlkopfmuskellähmungen praktische Bedeutung; vgl. § 21.

Serratuslähmung entsteht meist durch Druck (von Lasten u. s. w.) auf den N. thoracicus longus. Das Schulterblatt steht dabei in der Ruhe vom Thorax ab und ist mit dem unteren Winkel der Wirbelsäule genähert; Erhebung des Arms ist nur bis zur Horizontalen möglich; wird er nach vorn gehoben, so steht der innere Schulterblattrand flügelartig ab.

Deltoideuslähmung ist meist Folge von Trauma oder Neuritis; der Arm kann nicht gehoben werden, der Deltoideus wird mit der Zeit sehr atrophisch. Häufig ist der Deltoideus zugleich mit dem Biceps, Brachialis internus und Supinator longus gelähmt: Erbsche partielle Lähmung des Plexus brachialis (kombinierte Schulterarmlähmung). Die genannten Muskeln können von dem Erbschen Supraklavikularpunkt aus (Fig. 44, S. 208) zur Zusammenziehung gebracht werden. Verletzungen, nicht selten bei der Entbindung, und Neuritis sind die häufigsten Ursachen.

Radialislähmung wird am häufigsten durch Druck auf den Nerven da, wo er sich um den Oberarmknochen herumschlingt, hervorgerufen (Auflegen des Kopfes im Schlaf u. s. w., besonders bei Alkoholisten). Auch Krückendruck, Brüche und Verrenkungen des Oberarms und zuletzt Erkältungen können dazu führen. Die Bleilähmung befällt besonders oft beide Radiales. Bei hohem Sitz der Ursache ist der Triceps mit ergriffen, sonst sind nur die Muskeln auf der Streckseite des Vorderarms befallen (vgl. Fig. 45 S. 209); die Hand hängt schlaff in Beugestellung herab; bei schweren Verletzungen ist meist die radiale Hälfte des Handrückens und die Rückenfläche der ersten Phalangen der drei radialen Finger anästhetisch. Parästhesieen bestehen gewöhnlich in der ersten Zeit; die elektrische Erregbarkeit ist bei traumatischer und rheumatischer Lähmung nur in schweren Fällen verändert, bei der Bleilähmung besteht gewöhnlich Entartungsreaktion.

Zur *Behandlung* läßt man täglich etwa fünf Minuten lang die galvanische Kathode streichend auf die gelähmten Muskeln einwirken, bei Entartungsreaktion ebenso die Anode; den anderen Pol setzt man auf den Plexus. Bei der Radialislähmung behandelt man die Druckstelle mit der Kathode, während die Anode auf dem Brustbein steht. Auch der faradische Pinsel findet oft mit Vorteil Anwendung. In späterer Zeit thun Massage und Heilgymnastik, nasse Abreibungen der gelähmten Teile, Kohlensäurebäder u. dgl. gute Dienste.

b) Krankheiten des Rückenmarks.

§ 160. Vorbemerkungen.

In § 155 sind bereits das sensible und das motorische Neuron des Rückenmarkes und das mit den Vorderhornganglien dem Rückenmark angehörige peripherische motorische Neuron beschrieben. Jedes dieser drei Systeme kann primär und für sich erkranken, entweder weil die zu verschiedener Zeit des Embryonallebens entstandenen Elemente auch zu verschiedener Zeit unter den zerstörenden Einflüssen des Lebens zu grunde gehen, oder weil chemische (infektiös-toxische u. s. w.) Schädlichkeiten eine besondere Affinität für einzelne davon zeigen. Außer dieser primären Entartung giebt es in den Leitungsbahnen (Fig. 52) auch eine sekundäre, die nach Unterbrechung des Faserverlaufs in der sensiblen Bahn aufsteigt, in der motorischen absteigt. Bei beiden Entartungsformen schließt sich anatomisch an die zuerst erfolgende Degeneration der Nervenelemente eine Wucherung der umgebenden Neuroglia an; ob diese unter Umständen das erste sein und die Ursache der Nervendegeneration darstellen kann, ist noch nicht entschieden (vgl. Tabes). Außer

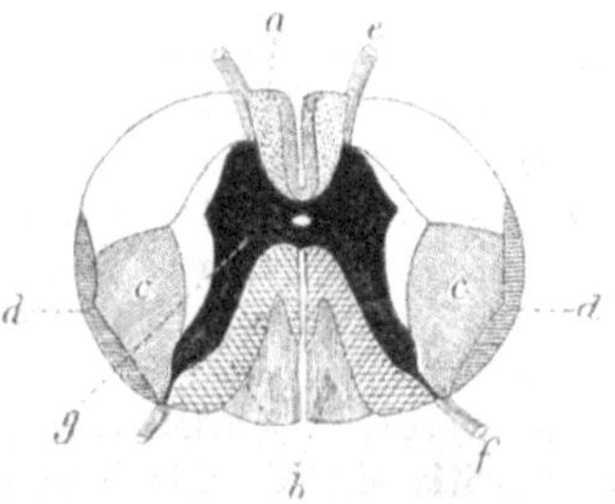

Fig. 52. Leitungsbahnen im Rückenmark nach FLECHSIG.
a Vorderstränge, *b* Hinterstränge, *c* Pyramidenseitenstrangbahnen, *d* Kleinhirnseitenstrangbahnen, *e* Vordere Wurzel, *f* Hintere Wurzel, *g* Graue Substanz.

den System- oder Strangerkrankungen, die sich übrigens miteinander kombinieren können, giebt es endlich auch diffuse Prozesse, die nicht auf einen Strang beschränkt sind, sondern den ganzen Querschnitt oder einen größeren, zusammenhängenden Teil davon betreffen (Myelitis u. s. w.).

Erkrankung der sensiblen Bahn bewirkt Sensibilität- oder Koordinationstörungen der zugehörigen Teile, Erkrankung der motorischen Bahn bewirkt Lähmung oder motorische Reizerscheinungen; da die Systemerkrankungen fast immer beide Seiten befallen (für die diffusen Erkrankungen ergiebt sich dies als Regel schon aus dem kleinen Querschnitt des Rückenmarkes), treten die motorische und sensible Lähmung meist in Form der Paraplegie, an beiden Körperhälften, auf; ob Arme oder Beine oder beide ergriffen sind, hängt vom Sitz der Erkrankung ab. Am Rumpf verlaufen die sensiblen Ausbreitungen in Gürtelform. Die diffusen Erkrankungen beeinträchtigen gewöhnlich gleichzeitig Motilität und Sensibilität, letztere nicht nur in der Form der Anästhesie, sondern auch unter dem Bilde der Hyperästhesie und der ausstrahlenden, in die Peripherie verlegten Schmerzen und Parästhesieen. Fast bei allen motorischen Störungen durch Rückenmarkkrankheiten sind Blase und Mastdarm beteiligt. Besondere Wichtigkeit hat endlich das Verhalten der Muskelspannung und damit der Sehnenreflexe (vgl. S. 210). Sie fehlen natürlich, wenn durch die Rückenmarkaffektion der sensible oder der motorische Teil des Reflexbogens unterbrochen ist (Hinterstränge oder Vorderhörner), dagegen sind sie im allgemeinen gesteigert, wenn der zentralwärts vom Reflexbogen liegende Teil der motorischen Bahn erkrankt ist (Pyramidenseitenstränge). Sehr wichtig ist ferner die Koordinationstörung, die in ihrer gröberen Form als spinale Ataxie auf der Zerstörung des spinalen Reflexbogens beruht, in der geringeren Form der zerebellaren Ataxie auf der Beeinträchtigung der oberhalb des spinalen Reflexbogens in den Hintersträngen zum Kleinhirn ziehenden Bahn, die eine Regelung jener Reflexe vermittelt. Bei dieser zweiten Form der Ataxie sind die Sehnenreflexe erhalten.

§ 161. Krankheiten der Rückenmarkhäute.

Die akute Entzündung der Dura mater spinalis kommt am häufigsten nach Wirbelkaries, die der Pia bei Cerebrospinalmeningitis (s. d.) vor. Außer den Erscheinungen des Grundleidens treten dabei namentlich Rückenschmerzen, Druckempfindlichkeit der Dornfortsätze, Steifheit der Wirbelsäule und sensible und motorische Reizerscheinungen und später Lähmungen in den Gliedern hervor. Häufig treten als vasomotorische Störung langdauernde rothe Flecke auf, wenn man über die Haut streicht (*Tache spinale*). Auch die chronische Entzündung der Pia (Spinalmeningitis, genauer Leptomeningitis spinalis) ist fast stets die Folge von chronischen Wirbel- oder Rückenmarkleiden und klinisch ohne die ihr früher beigelegte Bedeutung. (Die dahin gerechneten Fälle gehören größtenteils zur multiplen Neuritis, zur Lateralsklerose und zu den traumatischen Neurosen). Dagegen kommt eine chronische Entzündung der Innenfläche der Dura mater spinalis im Halsteil, *Pachymeningitis cervicalis hypertrophica* (CHARCOT), zuweilen selbständig, nicht selten bei Syphilis, vor, die durch Bindegewebswucherung zur Kompression der Nervenwurzeln und weiterhin des Rückenmarks mit sekundärer absteigender Degeneration der motorischen Bahn führt. Sie äußert sich in den ersten Monaten durch Schmerzen und Parästhesieen in den Armen, später durch atrophische Lähmung vorzugsweise des Ulnaris- und Medianusgebietes (so daß Kontraktur der vom Radialis versorgten Streckmuskeln eintritt, dauernde Hyperextension der Hand). Schließlich kann spastische, nicht atrophische Lähmung der Beine (als Folge der sekundären Degeneration der Pyramidenseitenstränge) hinzutreten. Da bei so ausgedehnter Kompression auch die sensiblen Teile des Halsmarks geschädigt werden, kommt es daneben (zum Unterschied von der progressiven Muskelatrophie und der amyotrophischen Lateralsklerose) auch zu Sensibilitätstörungen in Armen und Beinen und zu Blasenlähmung. Über die Unterscheidung von Geschwülsten vgl. § 173. Der Verlauf ist sehr chronisch; Jodkalium und Anwendung des Glüheisens im Nacken können die zuweilen spontan eintretende Besserung befördern. GOWERS empfiehlt auch bei Nichtsyphilitischen Quecksilber (R. 45 h).

Blutungen in die Rückenmarkhäute (Meningealapoplexieen) kommen durch Verwundungen, schwere Erschütterungen, Wirbelbrüche u. dgl. zu stande, meist an der Außenfläche der Dura. Sie bewirken plötzlich eintretende heftige Schmerzen und Steifheit der Wirbelsäule und blitzartige Gliederschmerzen, oder ebenso plötzlich eintretende Lähmungen, zuweilen unter dem Bilde der Halbseitenläsion (§ 163). Die Prognose ist im ganzen günstig. *Behandlung*: Bettruhe, Eisblase, weiterhin Jodkalium, Galvanisation, Bäder u. s. w.

§ 162. Rückenmarkblutung, Apoplexia spinalis, Hämatomyelie.

Rückenmarkblutungen kommen primär aus denselben Gründen wie Gehirnblutungen, aber sehr selten, vor, etwas häufiger entstehen sie durch Verwundungen und schwere Erschütterungen. Die Erscheinungen bestehen in plötzlich eintretender motorischer und sensibler Lähmung der unterhalb gelegenen Teile, zunächst mit heftigen Schmerzen, manchmal in der Brown-Séquardschen Form (§ 163). Der weitere Verlauf richtet sich danach, ob die Ausdehnung der Blutung eine Aufsaugung gestattet, oder ob Erweichung unter dem Bilde der Myelitis eintritt. Diagnostisch kommen gegenüber der Meningealblutung das baldige Aufhören der Reizerscheinungen, gegenüber der Poliomyelitis anterior acuta namentlich die sensiblen Störungen in Betracht. Die Unterscheidung von akuter Neuritis ist oft sehr schwierig, da auch diese sehr plötzlich beginnen kann; hier kommen besonders die Ursachen zur Verwertung. Die zentrale Hämatomyelie ist oft schwer von der Syringomyelie (§ 174) zu unterscheiden, doch spricht es für Hämatomyelie, wenn der Beginn akut ist, trophische Störungen der Haut fehlen und die Paresen, Anästhesieen, Reflexabschwächungen, Sphinkterenlähmungen und Muskelatrophieen in Grad und Ausdehnung wechseln. Die *Behandlung* ist die der Myelitis.

§ 163. Verletzungen und Kompression des Rückenmarks. Brown-Séquardsche Krankheit.

Ursachen und Anatomie. Traumen können im Rückenmark außer den bereits besprochenen Blutungen auch Zerreißungen und Quetschungen hervorrufen. Pathologisch-anatomisch handelt es sich dabei um hämorrhagische Erweichung, Druckdegeneration und Stauungs- oder entzündliches Ödem. Direktere Folgen treten auf, wenn das Rückenmark durch Blut- oder Eiteransammlung, Geschwülste, verschobene Knochenteile, Kugeln u. dgl. eine Kompression erleidet. Diese Veränderungen dürfen nicht, wie das früher geschah, als Myelitis aufgefaßt werden; eine solche entsteht durch Trauma nur dann, wenn eine eitrige Entzündung z. B. bei Spondylitis direkt auf die Meningen und das Rückenmark übergeht (§ 164). Die funktionellen Störungen, die sich oft an Traumen anschließen, sind in § 209 behandelt.

Erscheinungen und Verlauf. Die Erscheinungen der akuten Zerstörung und Kompression wechseln sehr nach der Ausdehnung der Beteiligung des Rückenmarks. Abgesehen von den etwa vorhandenen Schmerzen und Formveränderungen der Wirbelsäule entstehen zunächst Reizerscheinungen, zumal reißende Schmerzen und Parästhesieen in den Gliedern und sodann motorische und sensible Lähmung beider Beine, und wenn die Ursache das Halsmark trifft, auch der Arme; häufig sind Blase und Mastdarm beteiligt. Atrophie, Reflexaufhebung und Entartungsreaktion treten an den Muskeln ein, deren trophische Zentren (in den grauen Vordersäulen) zerstört sind; liegen diese Zentren oberhalb der Läsion, so sind die Sehnenreflexe gesteigert (spastische Paraplegie), oft aber auch normal. (Das Zentrum für den Patellarreflex liegt in der Höhe des 2. — 4. Lendennerven, das für den Achillessehnenreflex in der Höhe des 1. Kreuzbeinnerven). Eigenartig sind die Erscheinungen, wenn nur eine Hälfte des Rückenmarks gedrückt wird oder z. B. durch einen Dolchstich verletzt ist: Halbseitenläsion, Brown-Séquardsche Krankheit. Es besteht dann unterhalb der Verletzung motorische Lähmung auf der verletzten, totale oder partielle Anästhesie auf der anderen Körperseite, weil sich die motorische Bahn am oberen, die sensible nahe dem unteren Ende ihres Verlaufs im Rückenmark kreuzt. Im Bezirk der motorischen Lähmung ist die Haut unerklärter Weise oft hyperästhetisch; dagegen ist das Muskelgefühl herabgesetzt, und die Sehnenreflexe sind gesteigert. An der oberen Grenze des hyperästhetischen Gebietes liegt gewöhnlich eine schmale anästhetische Zone, weil die dort austretenden Nervenwurzeln zerstört sind, und unmittelbar darüber ein schmaler hyperästhetischer Streifen infolge einer Reizung der ihn versorgenden Wurzeln. Fast immer sind die Harn- und Stuhlentleerung gestört und auf einer oder beiden Seiten Schmerzen und Parästhesieen vorhanden.

Die chronische Kompression des Rückenmarks, die am häufigsten bei den Formveränderungen der Wirbelsäule durch Karies und Krebs sowie bei Arthritis deformans der Wirbelsäule eintritt (vgl. auch Geschwülste des Rückenmarks, § 172), ruft gewöhnlich zunächst durch Druck auf die Nervenwurzeln sensible Reizerscheinungen hervor, und zwar meist dumpfe, beim Wirbelkrebs dagegen gewöhnlich heftige Schmerzen oder Parästhesieen in den entsprechenden Interkostal- oder Gliedernerven. Meist sind schon vorher Zeichen des Grundleidens (Erschwerung der Rumpfbewegungen u. s. w.) vorhanden, manchmal fehlen diese aber lange Zeit. Als zweites Zeichen der Kompression zeigen sich Schwäche und Steifheit der Beine, die allmählich oder plötzlich in völlige Lähmung übergehen. Betrifft das Leiden der Regel nach den Dorsalteil, so sind nur die Beine befallen, betrifft sie das Halsmark, so sind die Erscheinungen dieselben wie bei der Pachymeningitis cervicalis hypertrophica (S. 228). Wenn der Druck gerade die Rückenmarkanschwellungen trifft, wo die Arm- oder die Beinnerven austreten, so ist die Lähmung schlaff, die Sehnenreflexe fehlen und die Muskeln atrophieren; liegt sie oberhalb eines dieser Abschnitte, so entsteht spastische Lähmung und (meist schon sehr früh!) Steigerung der Sehnenreflexe. Bei totaler transversaler Zerstörung im Halsmark oder oberen Dorsalmarkt bleibt auffallender Weise häufig die Lähmung schlaff, bei fehlendem Patellarreflex und erhaltenem Fußsohlenreflex. Bei höheren Graden der Kompression sind gewöhnlich auch sensible Lähmungen und Blasen- und Mastdarmstörungen, zunächst Anhaltung des Harns und Stuhlgangs, später Inkontinenz vorhanden. In den anästhetischen Bezirken schwitzt die Haut nie, dagegen treten gewöhnlich auf Stiche und Striche Blutung und Quaddelbildung ein. Die Schwere der Erscheinungen wechselt sehr, weil auch hochgradige Störungen nur auf dem die Leitung unterbrechenden Druck beruhen und ohne anatomische Veränderungen bestehen können. In vielen Fällen hängt daher die Prognose ganz wesentlich von dem Grundleiden ab. Stärkere Sensibilitätstörungen haben insofern ungünstige Bedeutung, als sie die Entwicklung von Dekubitus, Blasenkatarrh u. dgl. begünstigen.

Die *Behandlung* ist bei allen Verletzungen und Kompressionen zunächst die des Grundleidens. Bei Formveränderungen der Halswirbelsäule verwendet man oft mit einigem Erfolge die Extension, bei denen der Brust- und Lendenwirbelsäule die während der Suspension des Kranken angelegten Gyps- oder Filzkorsetts.

§ 164. **Rückenmarkentzündung, Myelitis.**

Anatomie und Ursachen. Beschränkt man die Benennung Myelitis auf die Fälle, wo eine Entzündung im anatomischen Sinne vorliegt, und scheidet davon die zu den Systemerkrankungen gehörenden Formen aus, wo nur die graue Substanz erkrankt ist (Poliomyelitis, § 170), so ist die noch verbleibende echte diffuse Myelitis als eine seltene Erkrankung zu bezeichnen. — Die akute Myelitis kommt als diffuse Querschnittserkrankung *(Myelitis transversa)* vorzugsweise bei akuten Infektionskrankheiten, sekundär auch nach eitrigen Entzündungen der Rückenmarkhäute und ihrer Umgebung vor, in einer anderen primären Form, als disseminierte Myelitis, wo gewöhnlich auch das Gehirn beteiligt ist, wiederum bei Infektionskrankheiten (Pocken, Scharlach, Typhus, Tuberkulose, Syphilis u. s. w.). Die von Anfang an chronische Myelitis gehört fast stets zur multiplen Sklerose oder zur Syphilis (s. S. 233). Bei der primären Myelitis sind abgesehen von einer leichten Verfärbung und Weichheit häufig nur mikroskopische Veränderungen vorhanden: anfangs starke Füllung der Kapillaren nnd Auswanderung weißer Blutkörperchen in ihre Umgebung, Schwellung der Achsenzylinder und Ganglienzellen, weiterhin reichliche Rundzelleninfiltration in der Nachbarschaft der Gefäße, zahlreiche Fettkörnchenzellen, körnige Entartung der Ganglien- und Gliazellen und fettiger Zerfall der Markscheiden. Entsprechend dem Untergange der nervösen Elemente wuchern die Neuroglia und die Spinnenzellen: Sklerose; in heilenden Fällen kommt es schon vorher zum Ersatz der Fasern und Zellen. Bei sekundärer Myelitis handelt es sich um eitrige Infiltration mit Übergang in gelblich-grüne Erweichungsherde oder um hämorrhagische (rote) Erweichung, die dann in fettige (gelbe) Erweichung übergeht, bis zuletzt Narbenbildung eintritt.

Erscheinungen und Verlauf. Außer den Erscheinungen des Grundleidens handelt es sich bei dem häufigsten Sitz der Myelitis im Brustmarke um eine schnell zunehmende Schwäche der Beine, die bald zu völliger Paraplegie führt und mit Steifheit der Beine und Steigerung der Sehnenreflexe verbunden ist. Häufig kommen Zuckungen und abwechselnd Streck- und Beugekontraktur der Beine vor, daneben bestehen gewöhnlich Parästhesieen und geringe Anästhesie, im weiteren Verlauf stellt sich völlige Anästhesie der Beine und des Rumpfes bis zur Horizontalebene der Erkrankung ein (also unter Umständen auch an den Armen). Harn und Stuhl sind zunächst angehalten, später besteht Inkontinenz. Praktisch sehr wichtig ist die auf der Anästhesie beruhende Neigung zu Dekubitus. Bei der disseminierten Myelitis finden sich gleichzeitig fast immer Gehirnerscheinungen, Pupillendifferenz oder -verengerung, Opticusatrophie, Sprachstörung u. s. w. Die Prognose ist recht ungünstig; ein Teil der Fälle endigt durch Atmungslähmung tödlich, ein anderer durch Dekubitus mit nachfolgender Pyämie oder durch die Folgen der Harnstauung, ein dritter geht bei bleibenden motorischen und sensiblen Lähmungen in Stillstand über; nur einzelne Fälle führen zu vollkommener Heilung. Differentialdiagnostisch kommen namentlich Kompression und Tumoren des Rückenmarks und die kombinierten Strangerkrankungen (§ 166) in Betracht. Oft ist keine sichere Unterscheidung möglich.

Behandlung. Bei dem häufigen Zusammenhang der Myelitis mit Syphilis ist, wenn irgend Verdacht darauf vorliegt (s. unten, Anhang), eine Quecksilberkur (§ 231) zu versuchen. Im übrigen wendet man zunächst Eisbeutel oder punktförmige Kauterisationen (alle paar Tage) längs der erkrankten Strecke an. Weiterhin sind laue Bäder, vorsichtige Galvanisation des Rückenmarks und Faradisation der gelähmten und anästhetischen Teile zu empfehlen. Im chronischen Verlauf wirken oft Kohlensäurebäder (vgl. am Schluß des Rezeptanhangs) und kurze kühle Halbbäder günstig; zweckmäßig ist es hier auch, die Beine durch warme oder feuchtwarme Einpackung oder durch örtliches Dampfbad zu erwärmen, sie dann mit kaltem Wasser (10—20° C.) zu übergießen und hierauf den Kranken eine Stunde Bettruhe halten zu lassen. — Von inneren Mitteln werden besonders Jodkalium (R. 52), Strychnin (R. 92 a) und Argentum nitricum (R. 11 a) angewendet. Über die Verhütung von Blasenkatarrh und Dekubitus vgl. S. 238.

Anhang.

Syphilitische Spinallähmung.

Unter den dorsalen Myelitiden verdient eine auf Syphilis beruhende Gruppe eine gesonderte Besprechung (Erb). In den ersten 3—6 Jahren oder auch schon im ersten Jahre nach der syphilitischen Infektion entwickeln sich meist ganz allmählich Parästhesieen, hier und da auch vorübergehende Schmerzen, zunehmende Ermüdung, Schwäche und Steifheit der Beine, Blasenschwäche (die zuweilen monate- und jahrelang allein vorausgeht), weiterhin hochgradige spastische Parese, nur selten und vorübergehend zur Paraplegie gesteigert. Trotz ausgesprochener Steigerung der Sehnenreflexe sind meist nur geringe Muskelspannungen und Kontrakturen vorhanden; außer den subjektiven finden sich gewöhnlich geringe objektive Sensibilitätstörungen, umschrieben oder auf einzelne Arten beschränkt. Die obere Körperhälfte bleibt ganz normal. In der Hälfte der Fälle tritt erhebliche Besserung unter antisyphilitischer Behandlung (§ 231) ein, nicht selten steht das Leiden wenigstens still, sonst ist der Verlauf fortschreitend wie bei gewöhnlicher Myelitis. Von der spastischen Spinalparalyse (§ 166) unterscheidet sich die

Krankheit durch die Sensibilitätstörungen, von der Myelitis am ehesten durch das Ausbleiben oder die Besserungsfähigkeit der Paraplegie, die verhältnismäßig geringen und selten nach oben scharf abgegrenzten Sensibilitätstörungen.

§ 165. Tabes dorsalis, Hinterstrangsklerose, Ataxie locomotrice.

Anatomie. Die Tabes ist eine der wichtigsten Krankheiten des Rückenmarks und zugleich die häufigste Systemerkrankung (vgl. S. 226). In vorgeschrittenen Fällen sieht man am frischen Rückenmark mit bloßem Auge graue Verfärbung und beträchtliche Atrophie der Hinterstränge; auch die Hinterhörner und die hinteren Wurzeln sind atrophisch, so daß der ganze Rückenmarkquerschnitt verkleinert ist. Die Pia an der hinteren Peripherie ist verdickt. Mikroskopisch zeigt sich eine primäre Degeneration der Nervenfasern, zunächst ihrer Markscheiden, wodurch die graue Verfärbung entsteht, weiterhin auch der Achsenzylinder, während das Bindegewebe entsprechend wuchert. Von der grauen Masse sind die Clarkeschen Säulen und die Lissauersche Randzone der Hinterhörner befallen. Die Erkrankung ist immer am stärksten im Lendenmark, wo sie den mittleren und hinteren Teil der Hinterstränge betrifft; im Dorsalmark nimmt sie die ganzen Hinterstränge ein, im Halsmark die Gollschen Stränge und die Wurzelzonen (vgl. S. 206). Häufig verbindet sich die Tabes mit primären, wahrscheinlich neuritischen Degenerationen der sensiblen Gliedernerven, des Opticus und Oculomotorius, selten noch anderer Gehirnnerven.

Ursachen. Die Ursache der Tabes ist in 80—90 $^0/_0$ der Fälle die Syphilis. Erkältungen (einmalige Durchnässung u. dgl. oder Wohnen in feuchten Räumen), Überanstrengungen, Ausschweifungen, neuropathische Belastung (vgl. S. 217), Traumen, Alkohol- und Tabakmißbrauch veranlassen die Tabes gewöhnlich nur dann, wenn sie mit Syphilis zusammentreffen. Häufig ist die der Tabes vorausgehende Syphilis nur leicht gewesen oder sogar ohne Sekundärerscheinungen geblieben; zwischen der Infektion und der Tabes liegen bald wenige, bald sehr viele Jahre. Jedenfalls ist die Tabes anatomisch nicht den gewöhnlichen syphilitischen Prozessen zuzurechnen, sondern etwa durch eine Toxinwirkung zu erklären. Sie kommt, wie die Syphilis, am häufigsten bei Männern und im mittleren Lebensalter vor.

Erscheinungen und Verlauf. Im allgemeinen sind bei der

Tabes drei Stadien erkennbar, von denen jedes viele Jahre dauern kann: das erste mit blitzartigen (lanzinierenden) Schmerzen in den Beinen, Verschwinden der Patellarreflexe und reflektorischer Pupillenstarre, das zweite mit Ataxie, das dritte mit Lähmungen. Oft gehen die Kranken schon im zweiten zu Grunde.

Die blitzartigen Schmerzen der Beine haben meist große Ähnlichkeit mit Neuralgie: heftige Anfälle, Ausstrahlen durch den ganzen Nerven, Verbindung mit Parästhesieen und Hauthyperästhesie. Manchmal treten nur hyperästhetische Zonen der Haut auf. In anderen Fällen sind die Schmerzen mehr andauernd und unbestimmt oder auf die Gegend der Gelenke beschränkt, so daß die Kranken sie als „Rheumatismus" wenig beachten. Häufig besteht zugleich Gürtelgefühl (die übrigens auch bei Hysterie und Neurasthenie vorkommende Empfindung, als ob ein Reif fest um die untere Thoraxgegend gelegt sei); auch Neuralgie des Trigeminus oder der Harnröhre, Klitoriskrisen, Parästhesieen im Ulnarisgebiet (am 4. und 5. Finger), Anfälle von nervösem Erbrechen (gastrische Krisen), vorübergehende Stimmband- und Augenmuskellähmungen, Abnahme der Potenz, Erschwerung der Harnentleerung kommen jetzt oder später häufig vor. Anästhesie findet man besonders in späterer Zeit, zunächst auf kleine Bezirke (Knöchelgegend) beschränkt und sehr oft in der Form der partiellen Empfindungslähmung (vgl. S. 205); meist ist an den Beinen zunächst nur der Schmerzsinn aufgehoben, oft treten die Empfindungen verspätet (verlangsamte Empfindungsleitung) oder in einer oder mehreren Nachempfindungen ein. Oft ist zugleich das Lagegefühl beeinträchtigt; die Kranken können z. B. bei geschlossenen Augen, wenn man das eine Bein nach dem Bettrande hin verlegt, dem anderen nicht die symmetrische Lage geben, sie können im Dunkeln schlecht Treppen steigen u. s. w. Am Rumpf besteht häufiger Hypästhesie für leichte Berührungen, als regelmäßige, frühe Erscheinung. Sie folgt der Verbreitung der hinteren Rückenmarkwurzeln, läuft also (im Stehen) als horizontales Band um den Rumpf und in demselben Sinne um die Arme, wenn man sich diese horizontal ausgestreckt denkt. An den Grenzen der Zone, und wenn mehrere bestehen, zwischen den einzelnen Zonen, besteht meist Hyperalgesie, besonders für Kälte, oft auch Parästhesieen und Neuralgie, auch sind hier die im hypästhetischen Bezirke verminderten oder aufgehobenen Reflexe gesteigert. In vorgeschrittenen Fällen gewinnt die Anästhesie große Ausbreitung und Intensität. Wieweit die sensiblen

Störungen auf der gleichzeitigen peripherischen Neuritis beruhen, ist noch unentschieden.

Die Aufhebung des Patellarreflexes ist an die Erkrankung der Wurzelzonen (vgl. S. 206) im Lendenmark gebunden, beruht also auf Unterbrechung der Reflexbahn im sensiblen Teil ihres Verlaufs im Rückenmark. Für die reflektorische Pupillenstarre, wobei die Pupillen auf Beleuchtung und Beschattung sich nicht verengern und erweitern, während beim Betrachten eines nahen Gegenstandes Verengerung, beim Sehen in die Ferne Erweiterung eintritt, ist die Ursache noch unbekannt, ebenso für die häufige dauernde Verengerung oder Ungleichheit der Pupillen. Oft findet sich schon sehr früh Sehnervenatrophie, graue Verfärbung des Sehnerven im Augenspiegelbilde, mit Sehschwäche, Gesichtsfeldeinengung und Abnahme des Farbensinns (zunächst für grün, dann für rot).

Die Haupterscheinung des zweiten Stadiums, die Ataxie (vgl. S. 211, 215 u. 227), führt besonders zu sehr bezeichnenden Störungen des Ganges, die sich anfangs namentlich im Dunkeln bemerkbar machen. Die Kranken gehen breitspurig, heben die Beine übermäßig hoch (schleudernd, ausfahrend, auch choreatisch) und setzen sie stampfend nieder. Beim Aufstehen machen sie erst eine Reihe von einleitenden Bewegungen, schieben die Beine auseinander und gelangen langsam ins Gleichgewicht. Beim Kehrtmachen geraten sie in starkes Schwanken. Im Liegen gelingt es ihnen schwer, mit der Ferse das Knie des anderen Beines zu berühren, sie fahren zunächst mehrmals daran vorbei. Die Ataxie kommt auch ohne Störungen des Tastsinns vor, aber sie wird sehr dadurch gefördert. Das zeigt sich u. a. bei den Rombergschen Zeichen, dem Schwanken der Kranken beim Stehen mit geschlossenen Augen und nahe aneinandergeschobenen Füßen. Die rohe Kraft der Muskulatur ist bei der Ataxie keineswegs verringert, doch pflegen die Muskeln im Ruhezustande auffallend schlaff zu sein. Manchmal versagen zu Beginn des ataktischen Stadiums die Beine plötzlich auf kurze Zeit, sodaß die Kranken hinfallen. — An den Armen bildet sich die Ataxie meist weit später aus; zuerst werden Schreiben, Nähen, Klavierspiel u. dgl., weiterhin die Greifbewegungen durch Unsicherheit und Ausfahren beeinträchtigt.

Die Lähmungen des dritten Stadiums sind auf hinzutretende Sklerose der Pyramidenseitenstränge im Lendenmark zu beziehen, manchmal auch auf Neuritis, ebenso wie die oft sehr früh auftretenden vorübergehenden Augenmuskellähmungen. Als Ursache dauernder Augenmuskellähmungen bei Tabes kommt Atrophie ihrer Kerne vor. — Teils auf sensiblen, teils auf motorischen Störungen beruhen die in den späteren Stadien regelmäßig vorhandenen Blasen- und Mastdarmstörungen: anfangs Harndrang, dann Inkontinenz der Blase, schließlich Harnverhaltung, nicht selten mit dauerndem Harnträufeln verbunden; vom Mastdarm aus namentlich Verstopfung. — Als trophische Störung werden gewöhnlich das *Mal perforant du pied*, der spontane Zahnausfall und die *Arthropathies tabétiques* aufgegefaßt: seröse Gelenkentzündungen (zumal am Knie- und Hüftgelenk) mit erheblicher Atrophie und Osteophytbildung an den dadurch sehr entstellten Gelenkenden. Jedenfalls sind Verletzungen und die Anästhesie dabei nicht bedeutungslos. Bemerkenswert sind endlich die Beziehungen der Tabes zur *Dementia paralytica* (§ 191), die ihr nachfolgen oder sie einleiten kann. Die Krankheit ist unheilbar, kann aber 10—20 Jahre dauern. Nebenkrankheiten oder Erschöpfung pflegen den Tod herbeizuführen. Nicht selten besteht neben der Tabes noch Hysterie (§ 206).

Diagnose. Die Erkennung der Tabes ist schon sehr früh sicher, wenn die charakteristischen Gliederschmerzen mit Aufhebung der Patellarreflexe und reflektorischer Pupillenstarre zusammentreffen. Diese Verbindung kommt sonst nur bei der multiplen Neuritis (§ 150) vor; Blasenstörungen, die beschriebenen Hypästhesieen am Rumpf, gastrische Krisen, Augenmuskellähmungen, Sehnervenatrophie entscheiden für Tabes. Kompression des Rückenmarks (§ 163) kann mit ähnlichen Erscheinungen beginnen, doch fehlt dabei die reflektorische Pupillenstarre. In den seltenen Fällen von Tabes, wo die Patellarreflexe erhalten sind, ergiebt erst der weitere Verlauf die Diagnose.

Behandlung. Die Tabes wird jedenfalls nur äußerst selten geheilt, aber häufig gelingt es, sie durch hygienisches Verhalten (mäßiges Leben, Vermeidung von Erkältung und Überanstrengung u. s. w.) und geeignete Kuren erheblich und auf lange zu bessern. In frischen Fällen giebt manchmal die antisyphilitische Behandlung (Quecksilber und Jodkalium) Erfolg. Demnächst ist die Elektrizität zu empfehlen, einmal als Galvanisation des Rückenmarks (Kathode über dem obersten Ganglion des Sympathicus, große Anode auf der anderen Seite der Wirbelsäule dicht neben den Dornfortsätzen, in drei bis vier Absätzen nach abwärts rückend, dann ebenso auf der anderen Seite, zusammen 5—10 Minuten lang, Erb), dann aber als kräftige faradische Pinselung des Rückens und namentlich der Glieder (Rumpf). Ein weiteres wichtiges Mittel ist die Hydrotherapie in milder Form. An Stelle der früher sehr beliebten Thermen (Wildbad, Ragaz u. s. w.) werden jetzt vorzugsweise warme kohlensäurereiche Soolbäder (Oeynhausen, Nauheim, Soden) am Kurort oder in künstlicher Nachahmung (vgl. am Schluß des Rezeptanhangs) angewendet. In chronischen Fällen sind die mehr reizenden kalten Begießungen (S. 233), sowie kühle Halbbäder und Abklatschungen zu versuchen. Überhaupt ist immer nach einer Reihe von Wochen ein Wechsel in der Form der Wasserbehandlung oder eine Unterbrechung ratsam. Von inneren Mitteln giebt man Arsenik (R. 12a), Eisen und Chinin (R. 39a), Strychnin (R. 92a), Argentum nitricum (R. 11a) und Sekale (R. 87a), dessen besondere Einwirkung auf die Hinterstränge durch deren Sklerose bei chronischer Mutterkornvergiftung bewiesen wird. Die Nervendehnung ist im ganzen aufgegeben, dagegen scheint eine vorsichtige Suspensionsbehandlung in der Glissonschen Schwebe oft erleichternd zu wirken. — Gegen die neuralgischen Schmerzen zeigen sich besonders Natrium salicylicum, Salipyrin, Antipyrin und Antifebrin wirksam, doch kann manchmal das Morphium nicht entbehrt werden; gegen die gastrischen Krisen ist Cerium oxalicum (R. 24) zu empfehlen. Die Blasenstörungen bedürfen sorgfältiger Überwachung, bei unvollkommener Entleerung muß rechtzeitig unter strenger Asepsis katheterisiert werden. Zur Verhütung des Dekubitus kann man durch rechtzeitige Hautpflege, ebenes, elastisches Bett, durch Luft- oder Wasserkissen, die von der Haut durch einen durchlässigen Stoff (dicke Leinwandschicht) zu trennen sind, durch Waschungen mit Zitronenwasser u. dgl. viel thun. Beginnt trotzdem die Haut am Kreuz u. s. w. sich zu röten, so läßt man den Kranken alle Viertelstunden eine etwas veränderte Lage einnehmen; Exkoriationen werden mit Jodoformsalbe u. dgl., Geschwüre abwechselnd mit feuchten Sublimatverbänden und mit Salben bedeckt; brandige Teile müssen bald entfernt werden.

§ 166. Spastische Spinalparalyse (primäre Seitenstrangsklerose).

Anatomie und Ursachen. Es ist zweifelhaft, ob eine reine „spastische Spinalparalyse" durch primäre Sklerose der Pyramidenseitenstränge vorkommt. Da aber alle Einzelheiten der so bezeichneten Fälle durch die Seitenstrangdegeneration ungezwungen erklärt werden, ist die besondere Behandlung gerechtfertigt. Dasselbe Bild kann entstehen bei den doppelseitigen Blutungen der Gehirnhäute nach langdauernden Geburten (angeborene spastische Diplegie), bei chronischer Hydrokephalie, bei Gehirntumoren, bei Myelitis oder Kompression im Hals- und Brustmark und bei multipler Sklerose. Ob in diesen Fällen immer eine absteigende Entartung der Pyramidenseitenstränge besteht, ist nicht festgestellt. In Fällen, wo bei der Sektion eine primäre Sklerose der Seitenstränge nachgewiesen wurde, fand sich manchmal gleichzeitig Sklerose der GOLLschen Stränge und der Kleinhirnseitenstränge, ataktische Paraplegie, GOWERS, kombinierte Systemerkrankung, STRÜMPELL. Die selbständige Seitenstrangsklerose ebenso wie ihre mehrfach beobachtete Vereinigung mit Sklerose der Kleinhirnseitenstrangbahnen scheint namentlich nach Syphilis vorzukommen (vgl. auch S. 233), sonst nach Erkältungen und Traumen und bei Dementia paralytica.

Erscheinungen und Verlauf. Gewöhnlich in langsamer Entwicklung, bei Kindern zuweilen schon bei den ersten Gehversuchen, zeigt sich eine Schwäche der Beine. Das Gehen ist noch möglich, erhält aber durch eine gleichzeitige bedeutende Steigerung der Sehnenreflexe einen eigentümlichen Charakter (spastischer Gang). Bei jedem Bewegungsversuch geraten die Beinmuskeln in Kontraktur; die Beine nehmen gestreckte Stellung an, die Füße werden plantarflektiert und schleifen mit den Zehenballen am Boden. Auch bei passiven Bewegungen tritt die Reflexkontraktur ein, um so stärker, je schneller man zu bewegen versucht. Der Patellarreflex ist sehr gesteigert, der Fußklonus (S. 210) durch leichte Dorsalflexion zu erzielen. Die Muskelernährung bleibt im Gegensatz zur amyotrophischen Seitenstrangsklerose (§ 168) normal, Störungen der Sensibilität und der Harn- und Stuhlentleerung fehlen. Weiterhin steigert sich die Parese zur völligen Lähmung, und zuweilen erkranken die Arme in derselben Weise. Bei der angeborenen Form bestehen gewöhnlich von vornherein Gehirnerscheinungen; Idiotie, Epilepsie, Athetose, Chorea, Sprachstörungen u. s. w., an den Armen nur Ataxie. Bei der kombinierten Strangerkrankung kommt zu den Erscheinungen der spastischen Lähmung noch die Ataxie hinzu, oft als hervorstechendstes Zeichen. Die Kranken können im Dunkeln schlecht gehen, werden leicht müde, stehen nicht fest. Oft ist ein Bein schwächer als das andere. Zuweilen sind dumpfe Schmerzen im Rücken und in den Beinen vorhanden. Die Sehnenreflexe sind stark erhöht. Die Arme bleiben gesund oder zeigen Ataxie; bei Augenbewegungen kann Nystagmus auftreten, auch Ataxie der Gesichtsmuskeln kommt vor. Im weiteren Verlauf überwiegt die Lähmung. Zu Verwechslungen geben namentlich die hereditäre Ataxie (§ 167) und die Multiple Sklerose Anlaß; für letztere entscheiden namentlich ihre flüchtigen Zeichen (§ 188).

Behandlung. In dem meist ungemein chronischen Verlauf läßt sich namentlich durch Galvanisation des Rückenmarks (mit absteigenden schwachen Strömen, täglich 10 Minuten lang), durch langdauernde warme Bäder und zuweilen durch orthopädische Apparate eine gewisse Besserung erzielen. Häufig ist eine antisyphilitische Kur angezeigt.

§ 167. Hereditäre Ataxie, Friedreichsche Krankheit.

Das Leiden tritt meist als Familienkrankheit und im Kindesalter auf nnd beginnt mit Ataxie der Beine bei Bewegungen und Schwanken des Rumpfes beim Stehen (statische Ataxie); allmählich treten choreaähnliche Bewegungen der Arme und des Kopfes hinzu, später auch verschwommene Sprache, Silbenstolpern, Nystagmus, Lähmung der Beine, Pes equinus. Bei willkürlichen Bewegungen der Arme treten oft lebhafte ataktische Mitbewegungen der Beine ein. Tastsinn und Muskelsinn zeigen meist eine Abnahme, das Schmerzgefühl ist normal, Parästhesieen fehlen, der Patellarreflex ist erloschen, die Pupillen- und Hautreflexe sind erhalten. Anatomisch handelt es sich um Degeneration der Hinterstränge, der Kleinhirn- und Pyramidenseitenstrangbahnen; gegenüber der ataktischen Paraplegie (S. 239) unterscheidet also wesentlich die Beteiligung der Kleinhirnseitenstrangbahn und die stärkere Beteiligung der Hinterstränge, wodurch u. a. das Fehlen der Patellarreflexe bedingt wird. Die Krankheit kann Jahrzehnte dauern, ist aber unheilbar.

§ 168. Amyotrophische Lateralsklerose.

Die amyotrophische Lateralsklerose ist eine kombinierte Erkrankung beider motorischen Neuren (vgl. S. 206), wobei erstens die motorischen Ganglienzellen der Vorderhörner des Rückenmarks, weiterhin oft auch die ihnen entsprechenden motorischen Hirnnervenkerne, und zweitens die Pyramidenbahn in ihrem spinalen Teil (Pyramidenseiten- und -vorderstränge) und oft auch in ihrem zerebralen Teil, manchmal einschließlich der motorischen Ganglienzellen der Zentralwindungen entartet sind. An Stelle der atrophischen Fasern entwickelt sich Bindegewebshypertrophie. Sekundär entarten schließlich auch die peripherischen Nerven und schon früh die Muskeln.

Erscheinungen und Verlauf. Die Erscheinungen setzen sich aus denen der spastischen Seitenstrangsklerose (§ 166) und aus den Folgen der Vordersäulenerkrankung zusammen. Gewöhnlich beginnt das Leiden mit Schwäche der Hand und des Arms. Dann stellt sich Atrophie der Muskeln des Kleinfinger- und des Daumenballens, der Interossei, der Streckmuskeln am Vorderarm und schließlich des Triceps und des Deltoideus ein. Die Sehnenreflexe oberhalb des Handgelenks und von der Biceps- und Tricepssehne, die normaler Weise fast nie nachweisbar sind, werden sehr lebhaft, es bestehen fibrilläre Zuckungen, und allmählich bilden sich Kontrakturen, Krallenhand u. s. w. (§ 159) aus. Die elektrische Erregbarkeit von den Nerven aus bleibt normal, weil fast nie sämtliche Fasern entartet sind, die der Muskeln nimmt entsprechend der Atrophie ab und kann zuletzt in Entartungsreaktion übergehen. Zu dieser Zeit sind auch an den Beinen schon spastische Erscheinungen (Erhöhung der Sehnenreflexe, Steifheit) und Parese eingetreten. Im dritten Stadium, bei Erwachsenen gewöhnlich nach 1—2, bei Kindern nach 4—5 und mehr Jahren, gesellen sich bulbäre Symptome, Atrophie der Lippen, der Zunge, Atmungstörungen u. s. w. (vgl. § 193) hinzu. Manchmal entsteht beim Beklopfen des Unterkiefers lebhafter Masseterenreflex, auch pflegt die untere Gesichtshälfte maskenartig starr zu sein. Der Tod erfolgt durch Atmungslähmung oder Nebenkrankheiten. Die Sensibilität, die Blasen- und Mastdarmfunktion bleiben stets ungestört.

Behandlung. Zu versuchen sind Galvanisation des Rückenmarkes und Heilgymnastik.

§ 169. **Spinale progressive Muskelatrophie.**

Die anatomische Grundlage der spinalen progressiven Muskelatrophie (*type* Duchenne-Aran) ist eine allmähliche völlige Atrophie der großen motorischen Ganglienzellen in den Vorderhörnern, woran sich Degeneration der motorischen Nerven und der Muskeln anschließt; die Muskelfasern sind teils verschmälert, teils völlig geschwunden und durch Fett und Bindegewebe ersetzt. Als Ursachen des Leidens werden am häufigsten Erblichkeit, Überanstrengung und Traumen beschuldigt. Die Krankheit beginnt gewöhnlich so allmählich, daß ihr Anfang gar nicht zu bestimmen ist, oder daß sie erst bei einer gelegentlichen Untersuchung entdeckt wird. Meist schwinden zuerst die Muskeln des Kleinfinger- und des Daumenballens der rechten Hand oder beider Hände. Am Daumen pflegen zuerst der Abductor brevis, dann der Opponens und der Adductor zu schwinden; der Daumen ist daher von vornherein dem zweiten Metarkarpus genähert (Affenhand). Sehr früh beginnt auch der Schwund der Interossei und der Lumbricales, so daß die Zwischenräume der Metakarpalknochen hohl werden, die Hohlhand sich abflacht und mehr und mehr eine Krallenstellung der Finger eintritt. Von hier aus springt die Atrophie gewöhnlich auf den Deltoideus über. Am Vorderarm werden in der Regel nur einzelne der Streckmuskeln befallen, am Rumpf der Cucullaris, der Serratus u. s. w. Bei ausgedehnter Atrophie sind alle Verrichtungen der Arme sehr gestört, so daß z. B. das An- und Auskleiden nur durch allerlei Schleuder- und Hülfsbewegungen noch möglich ist. Auf beiden Körperhälften erkranken fast immer symmetrische Muskeln. Die Beine erkranken gar nicht oder erst spät; nur sehr selten tritt die Atrophie darin oder in den Schulter- oder Rumpfmuskeln zuerst auf. In den atrophischen Muskeln finden sich sehr häufig fibrilläre Zuckungen; die Sehnenreflexe fehlen von vornherein, soweit die Erkrankung reicht, die elektrische Erregbarkeit nimmt allmählich ab und geht in stark atrophischen Muskeln in partielle Entartungsreaktion über (träge Zuckungen und Überwiegen der Anodenschließungszuckungen bei direkter galvanischer Reizung der Muskeln). Sensibilität-, Blasen- und Mastdarmstörungen fehlen dauernd. Die Haut ist oft bläulich und kalt und neigt zu örtlichen Schweißen, zu Pemphigus und Herpes. Der Verlauf der Amyotrophia spinalis nimmt gewöhnlich viele Jahre in Anspruch, der tödliche Ausgang erfolgt zu dieser Zeit nicht selten durch hinzutretende Bulbärparalyse (§ 193). Die Diagnose stützt sich auf den Beginn an den kleinen Handmuskeln, das Befallensein einzelner Muskeln (nicht Muskelgruppen), das Fehlen der Sehnenreflexe und jeglicher Sensibilitätsstörungen. Bei der Poliomyelitis anterior chronica (§ 171) geht die Lähmung der Atrophie vorauf und betrifft Muskeln und Muskelgruppen.

Die *Behandlung* besteht in monate- und jahrelanger Anwendung der Elektrizität als Galvanisation des Rückenmarks und Faradisation der atrophischen Muskeln. Auch vorsichtige Massage und Heilgymnastik und Strychnin (0,0005—0,0015 einmal täglich, nach einigen Wochen nur dreimal wöchentlich) werden empfohlen. Heilung ist nicht zu erwarten.

§ 170. Dystrophia muscularis progressiva.

Die Krankheit verläuft in verschiedenen Formen, die in wesentlichen klinischen Merkmalen (Lokalisation, Verhalten der Muskeln gegen mechanische und elektrische Reize, Verlauf u. s. w.) und in den Ursachen (Vorkommen der verschiedenen Formen in derselben Familie) übereinstimmen und außerdem häufig ineinander übergehen.

a) Die juvenile Form, „chronische, fortschreitende Atrophie und Schwäche zahlreicher willkürlicher Muskeln, meist im jugendlichen, selten im mittleren Lebensalter beginnend, häufig als Familienkrankheit auftretend; charakteristische und immer wiederkehrende Lokalisation der Muskelerkrankung, in der meist früher und stärker befallenen oberen Körperhälfte besonders die Pectorales, die Cucullares, Latissimi, Rhomboidei und andre Schulterblattmuskeln (und zwar oft nur partiell), die Beugegruppe am Oberarm incl. Supinator longus, dann den Triceps befallend, die Vorderarm- und Handmuskeln verschonend; — in der unteren Körperhälfte vor allem die Lendenstrecker, einen Teil der Bauchmuskeln, die Glutaei, große Teile der Oberschenkelmuskeln, endlich auch die Wade und das Peroneusgebiet teilweise ergreifend" (Erb). Neben der Atrophie oder ihr vorausgehend kommt im Masseter, Deltoideus, Infraspinatus, Triceps, Sartorius, Tensor fasciae latae und Gastrocnemius auch wahre oder lipomatöse Hypertrophie vor. Fibrilläre Zuckungen fehlen fast immer, die elektrische Muskelerregbarkeit ist einfach herabgesetzt, die Reflexe verschwinden allmählich. Sensibilität-, Blasen- und Mastdarmstörungen und bulbäre Symptome fehlen. Die Gebrauchfähigkeit der Arme leidet erheblich, der Gang wird watschelnd, am Äußeren des Kranken fallen die losen Schultern, die Lendenlordose, der Gegensatz zwischen den dünnen Oberarmen und Oberschenkeln und den normalen Vorderarmen und den oft übermäßig dicken Unterschenkeln auf. Es kann Jahrzehnte dauern, bis die schließlich ganz hülflosen Kranken an Pneumonie, Tuberkulose u. dgl. sterben.

b) Die infantile Form hat nur das besondere, daß die Gesichtsmuskeln primär an der Atrophie beteiligt sind. Infolge davon können die Augen nicht ganz geschlossen werden, das Pfeifen, Lachen und Sprechen macht Schwierigkeiten, die Unterlippe tritt hervor, der Gesichtsausdruck ist maskenartig. Diese Form kommt zumal bei Kindern vor.

c) Die **hypertrophische Form** (früher als **Pseudohypertrophie der Muskeln** bezeichnet) entsteht am häufigsten bei Knaben, gewöhnlich ganz allmählich und zwar namentlich in den Rücken- und Lendenmuskeln und in den Oberschenkelmuskeln. Infolge der Atrophie und Schwäche sind vorzugsweise das Gehen und die Haltung (Watschelgang, Lendenlordose) gestört und das Sichaufrichten erschwert; die Kinder müssen dabei die Arme zu Hülfe nehmen, an sich selbst emporklettern. Zugleich sind namentlich die Waden, zuweilen auch die Oberschenkel u. s. w. durch interstitielle Fettentwicklung (seltener durch echte Hypertrophie) unförmlich dick (vgl. Fig. 53). Alle anderen Erscheinungen, namentlich auch die weiterhin eintretende Atrophie am Rumpf und an den Armen, stimmen ganz mit dem unter a) gesagten überein.

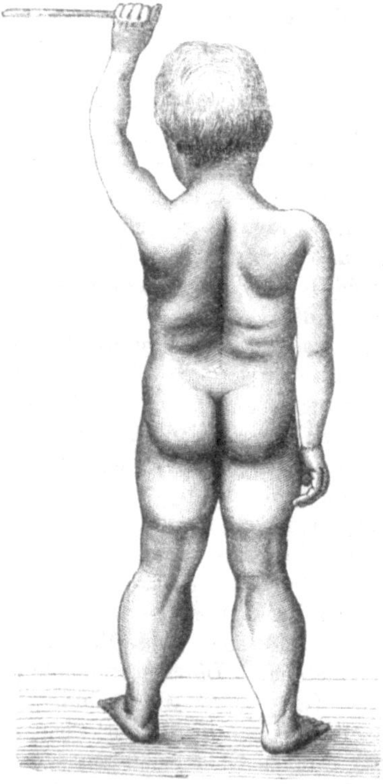

Fig. 53. Pseudohypertrophie der Muskeln (nach Erb).

Die Unterscheidung der drei Formen ist praktisch unwichtig und oft willkürlich, da die Merkmale jeder einzelnen Form gelegentlich bei jeder anderen vorkommen. Anatomisch findet sich zunächst wahrscheinlich immer Hypertrophie der Muskelfasern, die weiterhin einfach schwinden oder durch sklerotisches oder lipomatöses Bindegewebe ersetzt werden. Im Rückenmark sind keine Veränderungen nachzuweisen, doch nimmt man eine funktionelle Erkrankung der trophischen Zentren als Ursache der Muskelveränderungen an. Die *Behandlung* ist dieselbe wie bei der spinalen Amyotrophie (§ 169).

Anhang.

Neurotische Muskelatrophie.

Diese Form tritt besonders als Familienkrankheit auf, vererbt oder bei mehreren Geschwistern gleichzeitig, meist in der Kindheit. Sie beginnt mit Atrophie der Fußmuskeln (Krallenstellung der Zehen) und weiterhin im Gebiet des Peroneus und des Tibialisanticus (schlaffes Herabhängen der Fußspitze, infolgedessen tappender Gang, Equinovarusstellung); endlich atrophieren auch die Waden- und Oberschenkelmuskeln. Meist erst längere Zeit nach den Fußmuskeln, selten schon vorher, atrophieren an der Hand die Interossei und die Muskeln des Kleinfinger- und des Daumenballens (wie bei der spinalen Muskelatrophie, S. 242). Später kommen auch die Vorderarm- und zuletzt die Oberarmmuskeln daran. Die erkrankten Muskeln sind paretisch, zeigen oft fibrilläre Zuckungen, regelmäßig verminderte oder aufgehobene elektrische Erregbarkeit vom Nerven aus und Entartungsreaktion. Gewöhnlich bestehen Parästhesieen oder Schmerzen, oft ist der Tastsinn abgestumpft. Eine ursächliche Erkrankung der peripherischen Nerven ist wahrscheinlich. Der Verlauf erstreckt sich über viele Jahre, günstige Ausgänge sind bisher nicht bekannt. Die *Behandlung* ist symptomatisch (Galvanisation, Massage).

§ 171. Entzündung der grauen Vordersäulen, Poliomyelitis anterior.

Anatomie und Ursachen. Bei akuter Poliomyelitis anterior finden sich Infiltration des grauen Vorderhorns meist einer Seite mit reichlichen Lymphoidzellen, Hyperämie, fettige Entartung und Atrophie zahlreicher Ganglienzellen, reichliche Fettkörnchenzellen, später Schrumpfung des befallenen Teils, Gefäß- und Bindegewebswucherung, reichliche Corpora amylacea; die Ganglienzellen sind verschwunden oder geschrumpft, die vorderen Wurzeln und die zugehörigen Nerven und Muskeln entartet. Die Hals- und die Lendenanschwellung des Rückenmarkes sind bevorzugt. Die akute Poliomyelitis ist eine zuweilen epidemisch auftretende Infektionskrankheit noch unbekannten Ursprungs; meist kommt sie bei Kindern unter 4 Jahren (spinale Kinderlähmung) vor, viel seltener bei Erwachsenen. Vielleicht sind die peripherischen Nerven oft gleichzeitig neuritisch erkrankt.

Erscheinungen und Verlauf. Die Krankheit beginnt meist ohne jede Ursache plötzlich mit hohem Fieber, Benommenheit, Erbrechen, Rücken- und Kreuzschmerzen; nicht selten kommen Zuckungen, Bewußtlosigkeit und allgemeine Krämpfe hinzu. Nach

1—2 Tagen, zuweilen erst nach wochenlanger Dauer lassen diese Erscheinungen nach, und nun tritt eine Lähmung beider Beine oder auch sämtlicher Glieder und des Rumpfes hervor. Nur selten entsteht sie ohne Eingangstadium. Die Lähmung schränkt sich nach einigen Stunden oder Tagen wesentlich ein; meist bleibt nur das Peroneusgebiet eines Beines gelähmt, seltener der Supinator longus allein oder mit Biceps, Brachialis internus und Deltoideus zusammen (Oberarmtypus von Remak) oder die Muskeln an der Streckseite des Vorderarms mit Ausnahme des Supinator longus (Vorderarmtypus), noch seltener beide Beine. Diese bleibende Lähmung ist schlaff, schmerzlos, sie bietet bald ausgesprochene Entartungsreaktion und deutliche Atrophie; die Sehnen- und meist auch die Hautreflexe fehlen. Bei Kindern bleiben die befallenen Glieder oft erheblich im Wachstum zurück. Die Sensibilität ist völlig normal, Mastdarm und Blase sind ungestört. Allmählich bilden sich am Fuß paralytische Kontrakturen aus (S. 210), teils unter dem Einfluß der Schwere des Gliedes, teils durch die unausgeglichene Zusammenziehung der Antagonisten (paralytischer Klumpfuß u. s. w.), am Knie, an der Hüfte und an der Schulter dagegen Schlottergelenke. Die Fälle, wo die Lähmung völlig wieder verschwindet, gehören jedenfalls zu den Ausnahmen.

Viel seltener entwickelt sich subakut oder chronisch, unter geringen Allgemeinerscheinungen, häufig unter fibrillären Zuckungen eine Lähmung an den Beinen, dann auch an den Armen oder umgekehrt, meist zuerst auf einer Seite, im Anschluß daran Atrophie, Entartungsreaktion und Erlöschen der Sehnenreflexe bei normaler Sensibilität und Blasen- und Darmfunktion. Häufig sind einzelne Muskeln, z. B. der Triceps, verschont. Nach längerem Bestehen dieses Zustandes kann völlige Heilung eintreten, selten schließt sich Bulbärparalyse an.

Diagnose. Gegenüber der multiplen Neuritis (§ 156), der namentlich zahlreiche Fälle der chronischen Poliomyelitis zuzurechnen sein dürften, fällt besonders das Fehlen subjektiver und objektiver Sensibilitätstörungen ins Gewicht, außerdem die eigentümlichen Lähmungstypen der Poliomyelitis. Gegenüber der Progressiven Muskelatrophie ist zu beachten, daß bei der Poliomyelitis die Lähmung der Atrophie deutlich vorhergeht, und daß gleich ganze Muskelgruppen befallen werden.

Behandlung. Im Beginn der akuten Fälle empfehlen sich kalte Umschläge auf den Kopf, allgemeine nasse Einwickelungen oder Bäder, im Lähmungstadium Galvanisation von der Gegend des trophischen Zentrums (Hals- oder Lendenanschwellung, unterer Teil der Hals- und mittlerer und unterer Teil der Brustwirbelsäule) zu den gelähmten Muskeln, mit mittelstarken Strömen von wechselnder Richtung, mit Unterbrechung und Stromwendungen. Die Muskeln werden außerdem mit dem faradischen Pinsel behandelt. Häufig muß die Behandlung monatelang fortgesetzt werden, unterstützt durch Bäder, Massage, Einreibungen. Für die abgelaufenen Fälle kann die chirurgisch-orthopädische Behandlung großes erreichen. Von inneren Mitteln sind Sekale innerlich und subkutan (R. 87, bei Erwachsenen 0,25—0,5 zweimal täglich), Jodkalium und Strychnin empfohlen.

§ 172. Landrysche Paralyse, akute aufsteigende Spninalparalyse.

Nach verschiedenen Infektionskrankheiten (Typhus, Pocken, Milzbrand) oder selbständig kommt sehr selten eine akute, fieberhafte, meist binnen zwei Wochen tödlich verlaufende motorische Lähmung vor, die zuerst die Beine, dann auch den Rumpf und die Arme und zuletzt die Atem-, Schling- und Sprachmuskeln befällt. Auch zu dieser Zeit kann noch völlige Heilung eintreten. Die Lähmung ist schlaff, die Reflexe fehlen, die elektrische Erregbarkeit und die Sensibilität bleiben oft normal, während sie in anderen Fällen abnehmen (Verwechslung mit peripherer Neuritis oder gleichzeitiges Auftreten beider Krankheiten?). Über die anatomische Grundlage ist noch nichts sicheres bekannt.

Die *Behandlung* besteht gewöhnlich in Einreibungen von grauer Salbe (2—3 g täglich wie bei der Schmierkur, vgl. § 231); innerlich giebt man Jodkalium (R. 52) oder Sekale (R. 87 a). Außerdem frühzeitig Galvanisation des Rückenmarks.

§ 173. Geschwülste der Rückenmarkhäute und des Rückenmarks.

Die Geschwülste der Rückenmarkhäute und des Rückenmarkes selbst haben so viel gemeinsames, daß man sie zweckmäßig zusammen abhandelt. An den Häuten kommen syphilitische Infiltrationen und Gummata, Myxome, von der Wirbelsäule übergreifende Karzinome u. s. w. vor, im Rückenmark selbst namentlich Gliome, Solitärtuberkel und Gummata. Die Geschwülste äußern sich besonders durch Schmerzen, Parästhesieen, Gürtelgefühl u. dgl., ferner Muskelspannungen am Rumpf und an den Gliedern, Kontrakturen und allmählich Lähmung der Beine und bei genügend hohem Sitz auch der Arme. Zuletzt kann auch

Anästhesie auftreten. Zuweilen bestehen dauernd die Erscheinungen der Halbseitenläsion (S. 230), meist ist ein Bein erheblich früher als das andere gelähmt. Die Reflexe verhalten sich je nach dem Sitze der Geschwulst verschieden (vgl. Kompression, § 163). Der Hauptunterschied der Geschwülste des Marks und der Häute besteht darin, daß in letzterem Falle die sensiblen Erscheinungen früher auftreten und viel heftiger sind. Die Pachymeningitis cervicalis (§ 160) hat große Ähnlichkeit damit, tritt aber gewöhnlich auf beiden Seiten gleichmäßig auf. Die Art der Geschwulst erschließt man aus dem Nachweis von Syphilis oder Tuberkulose anderer Organe. Die *Behandlung* ist, wo nicht Syphilis vorliegt, chirurgisch. Hierbei ist die genaue Bestimmung des Sitzes der Geschwulst aus den Erscheinungen (vgl. S. 230) sehr wichtig.

§ 174. Hydromyelus. Springomyelie.

Durch Entwicklungshemmung oder durch Verschluß der Ableitung (bei Tumoren der hinteren Schädelgrube u. dgl.) kann es zu Stauung der Spinalflüssigkeit und Erweiterung des Zentralkanals kommen (Hydromyelus). Häufiger entwickeln sich um den Zentralkanal, von seinem Ependym ausgehend, gliomatöse Wucherungen, die gegen die graue Substanz vordringen. Gewöhnlich zerfallen ihre zentralen Teile, so daß in der Mitte eine Höhlung entsteht, die entweder eine sackige Erweiterung des Zentralkanals darstellt, oder als mehr selbständige Höhle mit ihm zusammenhängt. Meist findet sie sich im Halsmark, sie kann sich aber bis zum Lendenmark abwärts und in die Oblongate aufwärts erstrecken.

Beide Krankheiten können ohne bestimmte Erscheinungen oder unter dem Bilde der spastischen Spinallähmung oder der Rückenmarkgeschwülste verlaufen. Syringomyelie des Halsmarkes bewirkt oft ein besonderes und bezeichnendes Bild: partielle Empfindungslähmung, und zwar Analgesie und Aufhebung des Wärmegefühls oder des Kältesinnes oder beider an den Armen und im oberen Teil des Rumpfes, sodaß es leicht zu unbemerkten Verletzungen, Verbrennungen u. s. w. kommt; weiterhin dann allmähliche Parese und Atrophie der Hand- und Armmuskeln, zuweilen mit Pseudohypertrophie (S. 244) und tatzenartiger Verdickung der Weich- und Hartteile der Hand, Neigung zu Panaritien u. dgl. und oft mit abnormer Schweißabsonderung verbunden. In späterer Zeit gesellen sich oft die Erscheinungen der Bulbärparalyse (Schlingstörung, Zungenatrophie,

Stimmbandlähmungen u. dgl., vgl. § 193) oder der spastischen Spinalparalyse (§ 166) oder auch Ataxie der Beine hinzu. Oft tritt Hysterie hinzu. Die MORVANsche Krankheit (*Paréso-analgésie des extrémités supérieures*, Panaritium analgicum) ist im klinischen Bilde der Syringomyelie sehr ähnlich, beruht aber wahrscheinlich auf Lepra.

c) Krankheiten des Gehirns.

§ 175. Vorbemerkungen.

Bei allen Krankheiten des Gehirns unterscheidet die Diagnostik zuerst zwischen Allgemeinerscheinungen und Herderscheinungen. Jene äußern sich teils als Lähmung, teils als Reizung; Benommenheit, Bewußtlosigkeit, allgemeine Lähmung — Kopfschmerz, Schwindel, Erbrechen, Krämpfe u. s. w.; sie sind auf Beeinträchtigung der Nerventhätigkeit durch Anämie, Hyperämie, Hirndruck, Nervengifte u. s. w. zurückzuführen. Zu den Allgemeinerscheinungen müssen vorläufig auch noch die geistigen Störungen gerechnet werden. Die Kenntnis der Herderscheinungen, die in vielen Fällen über den Ort der Erkrankung genauen Aufschluß geben, beruht auf den anatomisch-physiologischen und -pathologischen Erfahrungen der letzten Jahrzehnte, die zumal durch die Lehre von der Lokalisation der Aphasie (s. u.) einen mächtigen Anstoß erhielten. Akute Störungen dürfen nur mit Vorsicht für die Lokalisation verwendet werden, weil dabei durch Druck, Gefäßstörungen und Entzündung indirekte Herderscheinungen bewirkt werden können.

Von besonderer Wichtigkeit für die örtliche Diagnostik der Gehirnkrankheiten ist die Scheidung in den Hirnmantel, den Hirnstamm und das Kleinhirn. Zum Hirnstamm gehören das verlängerte Mark, die Brücke, die Großhirnschenkel und die Zentralganglien; zum Hirnmantel das teils durch die ausstrahlenden Fasern des Stammes, den Stabkranz, teils durch die Assoziationsfasern der Mantelteile gebildete weiße Hemisphärenmark und seine Bedeckung, die graue Hirnrinde. Im Hirnmantel ist der Sitz der höheren Sinnes- und der Geistesthätigkeit, d. h. des bewußten Sehens, Hörens, Fühlens u. s. w., der Sprache und der willkürlichen Bewegungen. Der Stamm enthält außer den niederen (primären, unbewußten) Sinneszentren und den Kernen der Gehirnnerven hauptsächlich Leitungsbahnen und Reflexzentren.

1. Lokalisation im Hirnmantel (vgl. Fig. 54).

a) Nach einer sehr verbreiteten Ansicht dient der vordere Teil des Hirnmantels, zumal die beiden oberen Stirnwindungen, der Verstandesthätigkeit; das ist insofern nicht ohne weiteres annehmbar, als der Verstand keine selbständige Verrichtung, sondern das Ergebnis der Verknüpfung von Erinnerungsbildern ist, die in den verschiedensten Teilen des Mantels niedergelegt

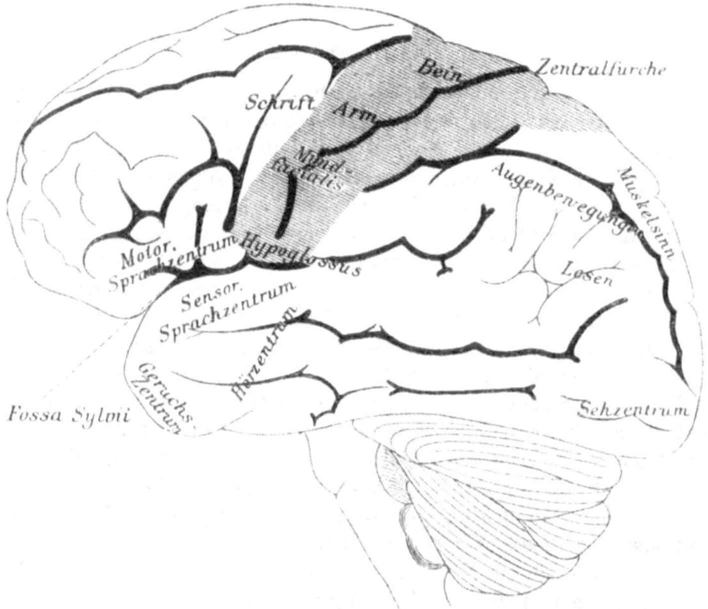

Fig. 54. Schema der Lokalisation im Hirnmantel.

sind. Vielleicht haben aber gerade die mehr abstrakten Gesamtbilder der Erinnerung, die die Intelligenz ausmachen, ihren Sitz im Stirnhirnmantel, während die Scheitelgegend das Assoziationszentrum für die Körpergefühle und damit (nach Flechsig) wesentlich der Sitz des Charakters, der künstlerischen Leistungen u. s. w. ist. — Von der linken untersten Stirnwindung ist bekannt, daß sie zum Sprachzentrum gehört (s. unten c).

b) Die beiden Zentralwindungen (und der obere Teil des Scheitellappens, vgl. unten e) jeder Seite bilden die motorische

Region des Mantels, den Sitz der willkürlichen Bewegung. Ihre großen pyramidenförmigen Ganglienzellen werden als Zentrum der Bewegungsvorstellungen betrachtet, deren Erregung die Bewegungen auslöst. Die große motorische Bahn (S. 207) geht von ihnen aus. Am medialen Ende und namentlich im Parazentralläppchen, das an der Medianfläche die vordere und hintere Zentralwindung verbindet, ist das Zentrum für die Beinbewegungen, am lateralen, unteren Ende das für die Gesichts- und Zungenbewegungen, in den mittleren Teilen das für die Armbewegungen. Zerstörung dieser Zentren ruft Lähmung, Reizung derselben ruft Krämpfe in der zugehörigen willkürlichen Muskulatur (Rindenepilepsie, JACKSONsche Epilepsie) hervor, und zwar ist bei der getrennten Lage der Zentren oft nur der Arm oder nur das Bein u. s. w. betroffen, Monoplegie u. s. w. Wahrscheinlich haben die Zentralwindungen auch sensorische Bedeutung (namentlich als Sitz von Muskelgefühlen), doch ist darüber noch nichts sicheres bekannt. Über die Krämpfe vgl. §§ 204 und 205.

c) Das Sprachzentrum setzt sich aus der linken untersten Stirnwindung und der linken obersten Schläfenwindung und den verbindenden Teilen (Inselgegend) zusammen. (Bei Linkshändern soll es rechts liegen). Zerstörung des ganzen Zentrums bewirkt totale Aphasie, Zerstörung der Stirnwindung oder der von ihr aus durch die innere Kapsel führenden Bahn motorische, Zerstörung der Schläfenwindung sensorische Aphasie (Worttaubheit), Zerstörung ihrer Verbindungsbahnen Leitungsaphasie (WERNICKE). Die sensorische Aphasie besteht in Verlust der Sprachhörvorstellungen; der Kranke hört das zu ihm gesagte, aber er versteht es nicht, gerade als ob es einer ihm fremden Sprache angehörte; sein Wortschatz ist unbeschränkt, aber er verwechselt beim Sprechen Worte (Paraphasie) oder kann sich nicht auf die richtigen besinnen (amnestische Aphasie, KUSSMAUL), weil die Sprache von Kind auf fest mit dem Klangbild verwachsen ist. Die Paraphasie oder amnestische Aphasie ist das einzige Zeichen der Leitungsaphasie; Sprachverständnis und Sprachfähigkeit sind ungestört, aber es fehlt das zum normalen Sprechen nötige Zusammenwirken beider. Bei der motorischen Aphasie (der ataktischen Aphasie KUSSMAULs) kann der Kranke, der alles versteht, gar nicht oder nur einzelne Silben und Worte sprechen, obgleich die Thätigkeit der Sprachmuskulatur im Gegensatz zu den bulbären Sprachstörungen (Artikulationstörungen, § 193) ganz normal ist. Etwas anders wird das Bild der Aphasieen, wenn nicht, wie bisher angenommen, die primären Rindenzentren selbst zerstört sind (kortikale Aphasie), sondern die von Wernicke als transkortikal bezeichneten Begriffzentren oder die damit verbindenden Leitungen. Fehlt z. B. die Verbindung zwischen dem sensorischen Zentrum und dem Begriffzentrum für das gehörte Wort, so wird dies nicht verstanden, aber das Nachsprechen ist ungestört (transkortikale sensorische Aphasie). Ebenso kann bei der Aufhebung der Verbindung zwischen Begriffzentrum und motorischem Zentrum alles nachgesprochen werden, aber das spontane Sprechen ist aufgehoben (transkortikale motorische Aphasie). Weitere Formen sind noch die subkortikale sensorische und motorische Aphasie, wobei die peripherisch von den primären Zentren gelegenen Bahnen zerstört sind; bei der sensorischen Form wird das Wort weder verstanden noch nachgesprochen, aber das spontane Sprechen ist unbeschränkt; bei der motorischen Form sind die Kranken stumm, haben aber den Wortbegriff.

Häufig ist die Aphasie mit Störungen des Lesens, Alexie, und des Schreibens, Agraphie, verbunden, wobei Bahnen nach und zwischen dem motorischen Zentrum der Schreibbewegungen und dem optischen Zentrum in Frage kommen. Auch hier sind, entsprechend den Formen der Aphasie, verschiedene Formen zu unterscheiden, worauf hier nicht eingegangen werden kann. Auch auf andere höchst anziehende Formen kann nur hingedeutet werden; so entsteht eine optische Aphasie, wenn die Assoziationsbahn zwischen der Gesichtsvorstellung und dem motorischen Sprachzentrum unterbrochen ist; eine Rose z. B. wird erkannt, aber ihr Name kann nicht angegeben werden.

Bei der Beurteilung der Sprachstörungen muß übrigens stets der Zustand des Bewußtseins und des Gedächtnisses sorgfältig berücksichtigt werden.

d) Die Schläfenwindungen sind Sitz des Gehörs, zumal die erste, die das sensorische Sprachenzentrum enthält (s. unter c) und z. B. bei angeborener Taubheit atrophisch gefunden ist.

e) Die Scheitelwindungen enthalten im Gyrus supramarginalis beider Seiten Zentren für den Muskelsinn und für die assoziierten Augenbewegungen (ihre Reizung bewirkt konjugierte Augenablenkung nach der kranken Seite hin).

f) Die Hinterhauptwindungen enthalten das Zentrum für die bewußten Gesichtsempfindungen. Da sich die Sehnervenfasern teilweise im Chiasma kreuzen (Fig. 55), bewirkt die

Zerstörung des Sehzentrums einer Seite Hemiopie (Hemianopsie), den Ausfall aller Gesichtseindrücke der gleichseitigen (homonymen) Netzhauthälften; z. B. wird bei Zerstörung des rechten Hinterhauptlappens rechts die laterale und links die mediale Netzhauthälfte blind, so daß die Gegenstände zur Linken nicht wahrgenommen werden (linkseitige Hemiopie). Bei Zerstörung des *Gyrus angularis* entsteht nicht Hemiopie sondern gekreuzte Amblyopie, Sehschwäche des entgegengesetzten Auges; wahrscheinlich vereinigt diese Stelle die halben Gesichtsfelder aus beiden Gehirnhälften. Wenn die Störung nur die oberflächlichen Schichten des Hinterhauptlappens (die Assoziationsbahnen der Rinde?) betrifft, so sehen die Kranken noch, aber sie haben das Verständnis für das gesehene verloren (Verlust der optischen Erinnerungsbilder, Seelenblindheit, analog der sensorischen Aphasie). Verwandte Bilder, die auf etwas anderer, aber noch unbekannter Lokalisation beruhen, entstehen bei Verlust der Tasterinnerungsbilder; die Kranken erkennen die Gegenstände nicht, die sie mit den Händen betasten (Asymbolie).

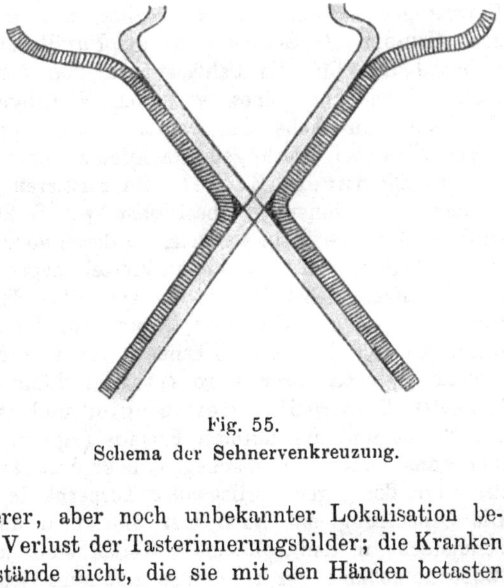

Fig. 55.
Schema der Sehnervenkreuzung.

g) Die Hakenwindung ist Sitz der Geruchsempfindungen.

Über die Erscheinungen bei Reizung der Schläfen-, Scheitel- und Hinterhauptwindungen ist noch nichts sicheres bekannt. Die Marksubstanz des Mantels enthält nur Leitungs- und Assoziationsbahnen; die Zeichen ihrer Zerstörungen sind von den Rindenerkrankungen untrennbar. Zerstörungen der Marksubstanz der Stirnlappen machen keine Erscheinungen, so lange nicht die motorische Sprachregion mit betroffen ist.

2. Lokalisation im Hirnstamm.

a) Die Zentralganglien *(Nucleus caudatus, Nucleus lentiformis, Thalamus opticus)* sind von noch ziemlich unbekannter Bedeutung; die Zerstörungen der beiden ersten machen gar keine Erscheinungen, wenn nicht dabei ein Druck auf die innere Kapsel (s. u.) ausgeübt wird. Dagegen hat man bei Thalamuserkrankungen beobachtet, daß bei Affekten die entsprechenden Ausdrucksbewegungen des Gesichts ausblieben, während sie willkürlich ausgeführt werden konnten. Das dem Thalamus anliegende *Corpus geniculatum externum* gehört zum primären Sehzentrum, nach Gudden als Zentrum für die Pupillarfasern des Sehnerven, während das für die Sehfasern in den vorderen Vierhügeln läge. Zerstörung eines vorderen Vierhügels bewirkt danach Hemiopie; die Nähe des Oculomotoriusursprungs bewirkt, daß dieser Nerv bei Vierhügelerkrankungen oft mitbeteiligt ist.

b) Die innere Kapsel. Im mittleren Drittel des hinteren Schenkels der inneren Kapsel zieht, wie S. 206 erwähnt ist, die große motorische Bahn abwärts, an deren vorderem Rande Facialisfasern liegen; im hintersten Viertel dagegen zieht die große sensible Bahn nebst Fasern der speziellen Sinnesnerven aufwärts *(carrefour sensitif,* Charcot, sensibler Knotenpunkt). Verletzungen des hinteren Schenkels der inneren Kapsel bewirken deshalb je nach ihrer Lage entweder Lähmung der gegenüberliegenden Körperhälfte, Hemiplegie, und zwar des Armes und des Beines und des unteren Facialis (vgl. S. 222), deren Nerven hier ganz dicht zusammenliegen, oder Anästhesie der Haut und der Sinne der gegenüberliegenden Körperhälfte, Hemianästhesie. Die Sehstörung hat auch hier die Form der Hemiopie. Auch Schmerzen in den gelähmten Teilen sind sehr häufig. — Als Eigentümlichkeit der zerebralen Lähmung jeglichen Sitzes ist zu bemerken, das die gelähmten Muskeln gewöhnlich unmittelbar nach der Läsion eine vermehrte Spannung zeigen, die oft nach einigen Stunden verschwindet, um mit der reaktiven Entzündung im Gehirn auf einige Wochen wiederzukehren. Sie geht direkt oder nach längerer Zwischenzeit in eine dauernde Rigidität über, die auf Entartung der Pyramidenbahnen beruht. Dabei wird der Arm an den Rumpf gezogen, der Ellbogen gebeugt, die Hand gebeugt und proniert, die Finger werden eingeschlagen, aber auch die Strecker sind etwas rigide. Am Bein tritt Streckkontraktur ein, der Fuss nimmt oft Equinovarusstellung ein.

Diese Kontraktur beruht auf Erhöhung der Sehnenreflexe (vgl. § 166). Oft bestehen mäßige Atrophie (durch Inaktivität) der Muskeln und bläuliche Verfärbung der Haut in den gelähmten Gliedern, auch können sie choreatische und athetotische Bewegungen zeigen (Hemichorea, Hemiathetose, vgl. § 187).

c) Die Brücke bietet diagnostisch wichtige Beziehungen, indem darin die Kerne des Trochlearis, Trigeminus, Abducens, Facialis und Acusticus in längerer Reihe aufgeflanzt sind. Je nach der Art der Erkrankung leiden einzelne oder mehrere davon; bei Zerstörung eines Kerns tritt Lähmung des gleichseitigen Nerven ein, beim Facialis atrophische Lähmung (auch des Stirnastes) mit Entartungsreaktion. Wegen des kleinen Querschnitts der Brücke leiden meist auch die Pyramidenbahnen mit, wodurch die bezeichnende wechselständige Lähmung (der gegenüberliegenden Glieder) entsteht.

d) Das Kleinhirn steht in besonderen Beziehungen zum Körpergleichgewicht, und das wichtigste Zeichen seiner Erkrankungen ist die statische Ataxie, Schwanken und Taumeln beim Stehen und Gehen, während im Liegen sowie an den Armen keine Ataxie im gewöhnlichen Sinne besteht. Die Sensibilität ist ungestört, bei geschlossenen Augen wird das Schwanken daher nicht stärker. Häufig bestehen Sehstörung (Myosis, Stauungspapille) oder Nystagmus, Schwindelgefühl auch im Liegen (vgl. § 203), ferner Perkussionsempfindlichkeit des Hinterkopfes, Nackensteifheit, Erbrechen, aber nur die statische zerebellare Ataxie ist kennzeichnend. Reizung der mittleren Kleinhirnschenkel, Crura cerebelli ad pontem, bewirkt Zwangsbewegungen (Wälzen um die Längsachse, Reitbahnbewegung) oder Zwangshaltung (stets dieselbe Seitenlage).

e) Das verlängerte Mark hat durch seine Nervenkerne und Zentren besondere Beziehungen zur Sprache, zum Schlingen, zur Atmung und Zirkulation u. s. w. (vgl. §§ 192—194).

§ 176. Pachymeningitis interna haemorrhagica. Hämatom der Dura.

Die Krankheit beginnt mit der Auflagerung einer weichen, durch Gefäßreichtum und Blutaustritte bräunlichen, bindegewebigen Pseudomembran auf der Innenfläche der Dura; dies Stadium findet sich ohne vorangegangene Erscheinungen häufig bei chronisch Geisteskranken, Alkoholisten u. s. w. Weiterhin lagern sich immer neue Bindegewebschichten auf; die der Dura am nächsten liegenden sind derb und fibrillär, die jüngeren Schichten nähern sich mehr und mehr dem Befunde des ersten Stadiums. Oft liegen erhebliche Blutergüsse zwischen den Schichten (**Hämatom** der Dura), zuweilen auch frei zwischen Dura und Pia (Intermeningealapoplexie). Die Ursache der Pachymeningitis liegt teils in Gewebsveränderungen, Atherom u. dgl., teils in Traumen. Nur plötzlich entstehende oder sich vergrößernde Hämatome machen deutliche Erscheinungen: unter heftigem Kopfschmerz, Pupillenverengerung, oft auch Erbrechen, entwickelt sich schnell Bewußtlosigkeit, häufig mit Hemiplegie mit oder ohne Rigidität (vgl. S. 254), oft mit tödlichem Ausgange; es kann aber auch Besserung eintreten, bis mit den Nachschüben des Leidens neue apoplektiforme Zustände eintreten. Im weiteren Verlauf entwickelt sich häufig Stauungspapille. Die Diagnose ist immer unsicher. Die *Behandlung* besteht in Hochlagerung des Oberkörpers, Eisbeutel auf den Kopf und Ableitung auf den Darm (Rizinusöl, R. 80, Kalomel R. 85 b).

§ 177. Seröse und eitrige Meningitis (Leptomeningitis, Entzündung der weichen Hirnhäute). Zerebrospinalmeningitis.

Anatomie und Ursachen. Anfangs bildet sich ein entzündliches Ödem der zarten Hirnhaut und Vermehrung der Arachnoidealflüssigkeit, weiterhin bildet sich eitriges Exsudat, namentlich längs den Gefäßen und den Furchen zwischen den Windungen, aber auch auf der Oberfläche der Pia und in den Ventrikeln. Die Eiterung schreitet durch die von der Pia in die Rinde übertretenden Gefäße in Form von Infiltrationen oder Abszessen auf die Hirnsubstanz fort. Die Meningitis nach Knocheneiterungen, Mittelohrentzündung, Schädelwunden, Gehirnabszeß u. dgl. ist anfangs gewöhnlich umschrieben; bei der epidemischen Zerebrospinalmeningitis und den sporadischen Fällen von primärer Meningitis, ferner bei der Meningitis nach Pneumonie, Empyem, akuten Exanthemen u. s. w. sind gewöhnlich die Fossae Sylvii, die Brücke und das Kleinhirn dick mit Eiter umgeben. Bei den schwersten Fällen von Zerebrospinalmeningitis *(Méningite foudroyante)* ist die eitrige Infiltration der Pia nur mikroskopisch nachweisbar, während makroskopisch eine seröse Meningitis besteht. Sind die Häute des Rückenmarks miterkrankt, wie bei der primären Zerebrospinalmeningitis, so finden sich daran dieselben Veränderungen wie an den Gehirnhäuten. Die Infektionsträger können durch das Blut, aber auch z. B. durch die Lymphbahnen von der Nasenhöhle aus eindringen. Über die **chronische Meningitis** der Kinder vgl. § 187; die der Erwachsenen findet sich ohne besondere eigene Erscheinungen bei chronischen Geisteskrankheiten, nach Kopfverletzungen u. s. w.

Erscheinungen und Verlauf. Die Hauptzeichen der eitrigen Meningitis sind heftiger Kopfschmerz und Benommenheit bis zu voller Bewußtlosigkeit. Auch im tiefen Koma wird der Kopfschmerz noch durch Greifen nach dem Kopfe kundgegeben. Der Kopf wird meist nach hinten gezogen (in das Kissen gebohrt, Nackenstarre). Daneben finden sich in der ersten Zeit Reizerscheinungen: Erbrechen, Delirien, allgemeine Hyperästhesie der Haut, am stärksten oft an den Beinen (oft mit der Erscheinung der *taches cérébrales,* vgl. S. 228), Zuckungen oder Starrheit in den Gesichts- und Gliedermuskeln, bei Kindern allgemeine Krämpfe, in späterer Zeit Monoplegie oder Hemiplegie, einseitige Erweiterung oder auch Reaktionslosigkeit der Pupillen, oft Neuritis optica, Lähmung eines Facialis u. dgl. Gewöhnlich besteht von Anfang an hohes Fieber (40 bis 41°), der Puls ist beschleunigt, klein und unregelmäßig, seltener als bei tuberkulöser Meningitis verlangsamt. Manchmal ist der Bauch muldenförmig eingezogen. Der Stuhlgang ist gewöhnlich angehalten. Bei der Zerebrospinalmeningitis finden sich stets heftige Rückenschmerzen und sehr oft *Herpes labialis.* Für die Diagnose sehr wichtig ist die Spinalpunktion (Quincke); man sticht ohne Narkose eine 4—8 cm lange feine Hohlnadel im 3. oder 4. lumbalen Zwischenwirbelraum in der Mittellinie ein, bei Kindern geradeaus, bei Erwachsenen kopfwärts; der Kranke liegt wagerecht mit herausgedrücktem Kreuz. Man beachtet die Beschaffenheit der Flüssigkeit (Leukozyten, Eiweiß, Blut, Tuberkelbazillen), den Druck, unter dem sie steht (normaler Weise 60—120 mm); die normale Menge schwankt zwischen 2 und 100, beträgt durchschnittlich 20 ccm. Die meisten Fälle verlaufen in den ersten Tagen oder in der ersten Woche tödlich, selten erst nach 2—3 Wochen. Heilungen sind äußerst selten; bei den fortgeleiteten Formen wird in Zukunft die chirurgische Behandlung die Aussichten bessern. Tritt Heilung ein, so bleiben doch häufig Lähmungen oder Paresen, Taubheit, Sprachstörungen oder Blödsinn zurück. Bei der in den letzten Jahren durch Quincke genauer erforschten serösen Meningitis ist der Verlauf auch in akuten Fällen schleichender, das Fieber gering, die Nackenstarre mäßig ausgesprochen, an Stelle der Bewußtlosigkeit besteht meist nur eine gewisse Benommenheit; der Kopfschmerz ist entweder allgemein oder ohne erkennbaren Grund auf die Stirn oder den Hinterkopf beschränkt; er tritt meist in Anfällen und dann oft mit Erbrechen auf. Auch allgemeine Hyperästhesie, vorübergehende Paresen der Gesichtsmuskeln, epileptische Zustände, spastische Parese der Beine, Ataxie der Hände kommen vor. Stauungspapille tritt gewöhnlich nach einigen Wochen ein. In chronischen Fällen sind alle diese Zeichen noch unbestimmter, sodaß das Bild wie bei Gehirntumoren entsteht, und daß gewöhnlich die Herdzeichen ganz fehlen. In den leichtesten Fällen bestehen oft nur Anfälle von Kopfschmerz mit allgemeiner Depression, Schwindelgefühl u. dgl. — Diese Formen der serösen Meningitis finden sich besonders bei Kindern und im Jugendalter, häufig bei schon vorher (durch Rhachitis u. s. w.) bestehender chronischer Hydrokephalie (§ 180), durch Trauma, Überanstrengung, Alkoholmißbrauch oder akute Infektionskrankheiten veranlaßt. Im Gegensatze zu der eitrigen Meningitis betrifft die seröse fast immer die Ventrikel. Diagnostisch ist auch hier die Lumbalpunktion wichtig, die ein klares, nicht wesentlich von der normalen Zerebrospinalflüssigkeit verschiedenes Serum von $^1/_2$—$^3/_4$ $^0/_{00}$ Eiweißgehalt ergiebt. In den meisten Fällen wird die Hirndrucksteigerung allmählich mehr oder weniger kompensiert, doch können akute Nachschübe tödlich endigen.

Behandlung. Strenge Bettruhe bei hochgelagertem Oberkörper und in kühlem Raume, Eisbeutel auf den Kopf, Blutentziehungen in der Gegend der Warzenfortsätze, Ableitungen auf den Darm durch Rizinusöl, Kalomel, Senna u. dgl., bei Erwachsenen Vermeiden der Nahrungszufuhr sind bei akuter Meningitis die Hauptanzeigen. Direkte Mittel sind nicht bekannt, doch wird häufig Jodkalium versucht. Gowers empfiehlt bei septischer Meningitis Ferr. sesquichlor. (R. 39 e). Ein therapeutischer Einfluß der Punktion besteht nicht, außer vielleicht bei der Quinckeschen serösen Meningitis. Hier verdienen auch Quecksilberkuren (§ 231) versucht zu werden.

§ 178. Tuberkulöse Meningitis.

Anatomie und Ursachen. Die tuberkulöse Meningitis befällt fast stets die Basis mehr als die Konvexität des Gehirns und wird deshalb auch Basilarmeningitis genannt, Sie besteht in der Entwickelung miliarer Tuberkel auf den weichen Hirnhäuten unter Bildung eines eitrigen Exsudats. Am häufigsten kommt sie bei Kindern vor, stets im Anschluß an anderweitige Tuberkulose (Lungen- oder Lymphdrüsentuberkulose, Solitärtuberkel des Gehirns). Keuchhusten und Masern geben sehr häufig, Kopfverletzungen zuweilen den Anstoß. Die Pia über der Brücke, dem Chiasma und den Fossae Sylvii ist sulzig oder milchig getrübt und verdickt, an ihrer Innenfläche sind die Tuberkel gewöhnlich am deutlichsten, zuweilen sind sie nur mikroskopisch nachweisbar. Die Ventrikel sind meist stark erweitert *(Hydrocephalus acutus),* mit klarer, trüber, blutiger oder eitriger Flüssigkeit gefüllt. Häufig pflanzt sich die Entzündung im Verlauf der Gefäße auf die Rinde fort, zuweilen entstehen dadurch sichtbare Abszesse. Selten verläuft die Meningealtuberkulose als Miliartuberkulose ohne Entzündung, wenigstens eine Zeit lang, oder als chronische Tuberkulose in Beschränkung auf ein Arteriengebiet.

Erscheinungen und Verlauf. Die tuberkulöse Meningitis der Erwachsenen unterscheidet sich klinisch nicht von der eitrigen Meningitis (§ 177). Bei Kindern läßt der Verlauf oft mit einiger Deutlichkeit vier Stadien erkennen. Im Prodromalstadium finden sich Abmagerung, Verdrießlichkeit, Ängstlichkeit, unruhiger Schlaf, Kopfschmerzandeutungen, auch wohl schon Nackensteifheit und unsicherer Gang. Besonders auffallend ist in diesen 2 bis 4 Wochen oft, daß das Kind nie mehr lächelt. Unter ein- oder mehrmaligem Erbrechen beginnt dann das Stadium der Gehirnreizung: zunehmende Kopfschmerzen, Appetitlosigkeit, Verstopfung, allgemeine Hyperästhesie. Die Temperatur steigt an (38—39°), der bis dahin beschleunigte Puls wird langsam (80—60—48) und unregelmäßig, die Atmung wechselt zwischen schnellen oberflächlichen und langsamen tiefen Zügen (Cheyne-Stokessches Atmen). Zugleich wird das Kind benommen (Stadium des Gehirndruckes) und oft aphasich, bohrt den Kopf in das Kissen (Genickstarre), knirscht mit den Zähnen, verdreht die Augen (Ptosis, Paresen und Zuckungen) und stößt von Zeit zu Zeit einen gellenden Schrei aus *(Cri hydrocéphalique).* Nun schließt sich das Stadium der Konvulsionen mit allgemeinen oder lokalisierten, anfangs klonischen Krämpfen an. Zuletzt kann allgemeine oder einseitige Lähmung eintreten. Die Pupillen sind zunächst eng, später weit und reaktionslos, der Augenspiegel läßt häufig Tuberkel auf der Chorioidea oder Neuritis optica erkennen. Der Bauch ist kahnförmig eingezogen. Meist besteht Verstopfung. Durchschnittlich dauert die Krankhheit 2—3 Wochen, Heilungen sind äußerst selten. Kurz vor dem Tode kommen hohe Steigerungen (42°) oder tiefe Senkungen (30°) der Temperatur und scheinbare Besserungen vor. Die Diagnose gründet sich zumal auf die anhaltenden und zunehmenden schweren Hirnerscheinungen, die bei Typhus, Otitis media und akuten Infektionskrankheiten nicht leicht in diesem Grade vorkommen; vgl. auch Hysterie (§ 206). Wenn sie die Folge des Fiebers sind, hört der Kopfschmerz mit dem Eintritt der Delirien auf (William Jenner). Bei dem Hydrokephaloid, das bei kleinen Kindern nach Durchfällen oder Blutverlusten vorkommt vgl. S. 102), besteht Einziehung der Fontanelle; Herderscheinungen und Nackenstarre fehlen. Daß die Meningitis eine tuberkulöse ist, wird aus der bestehenden Skrophulose oder Tuberkulose, dem Nachweis von Chorioideatuberkeln und aus dem Nachweis von Tuberkelbazillen bei der Spinalpunktion (S. 257) erschlossen. Auch das Vorwiegen von Augenmuskellähmungen spricht für die besondere Beteiligung der Gehirnbasis.

Behandlung. Bettruhe, Eisbeutel auf den Kopf, Bepinselung des Nackens mit Jodoformkollodium (1 : 10) und innerlich Kalomel (2 stündlich 0,05 bei Kindern) werden am meisten empfohlen. v. Ziemssen hat einen durch Tuberkulin günstig beeinflußten Fall berichtet, ein Versuch damit erscheint deshalb gerechtfertigt.

§ 179. Sinusthrombose.

Anatomie und Ursachen. Thrombosen der Hirnsinus können als marantische Thrombose durch einfache Blutgerinnungen bei Zirkulationschwäche (Cholera infantum, Marasmus senilis, Phthisis, Typhus) und als entzündliche Sinusthrombose nach Mittelohreiterungen mit Karies des Felsenbeins, Karbunkel und Erysipelas des Gesichts und von infizierten Schädelwunden aus entstehen.

Erscheinungen und Verlauf. Die Sinusthrombose bewirkt zunächst Zeichen des Gehirndrucks, Kopfschmerz, Benommenheit, Erbrechen, allgemeine oder beschränkte Krämpfe und Lähmungen u. s. w., bei der entzündlichen Sinusthrombose zum Teil von der meist bald eintretenden eitrigen Meningitis abhängend. Ein Teil der Fälle wird jedoch durch örtliche Stauungen der Diagnose zugänglich. Die Thrombose des Sinus longitudinalis, die Hauptform der marantischen Thrombose, kann Nasenbluten und (beim Kinde) Erweiterung der Venen zwischen der großen Fontanelle und den Schläfen hervorrufen, die des Sinus cavernosus Venenerweiterung im Augenhintergrunde, leichten Exophthalmus und Ödem der Bindehaut und der Lider; die des Sinus transversus, die häufigste Form der entzündlichen Thrombose, bewirkt manchmal umschriebenes Ödem am Warzenfortsatz und verminderte Füllung des gemeinsamen Jugularisstammes (wegen

Verlegung der Jugularis interna). Die Prognose ist vollkommen ungünstig, die *Behandlung* rein symptomatisch. Kinder überstehen zuweilen die marantische Thrombose, werden aber dann Idioten.

§ 180. Chronische Hydrokephalie, Wasserkopf.

Anatomie und Ursachen. Vermehrte Ansammlung von Zerebrospinalflüssigkeit zwischen den Gehirnhäuten (*Hydrocephalus externus*) und in den Ventrikeln (*Hydrocephalus internus*) kommt bei zahlreichen entzündlichen oder mit Atrophie verbundenen Gehirnkrankheiten vor, in den Ventrikeln auch als selbständiges Leiden von noch unbekannter Ursache, und zwar gewöhnlich angeboren oder in früher Kindheit durch Rhachitis erworben. Äußerlich prägt es sich in erheblicher Größe des Schädels aus. Die Stirn ragt halbkugelig über das verhältnismäßig kleine Gesicht mit den abwärts gedrückten Augäpfeln vor, auch die seitlichen Schädelteile wölben sich oberhalb der nach allen Richtungen verkürzten Schädelbasis nach außen; die Schädelknochen sind dünn, die Fontanellen weit. Zwischen den Gehirnhäuten findet sich nur wenig Flüssigkeit, dagegen sind namentlich die Seitenventrikel oft so stark gefüllt, daß die darüber liegende Hirnmasse ganz plattgedrückt oder gar in eine sackartige Umhüllung der Ventrikelflüssigkeit verwandelt ist. Das Ependym der Ventrikel ist gewöhnlich chronisch entzündet, körnig oder gleichmäßig verdickt. Je später sich der Wasserkopf entwickelt, um so geringer sind die Veränderungen des Gehirns; manchmal besteht nur eine mäßige Abplattung der Windungen.

Erscheinungen und Verlauf. Der zuweilen schon bei der Geburt durch seine Größe hindernde Schädel wächst in der nächsten Zeit so erheblich, daß er am Ende des ersten Jahres 60—80 statt 45 cm Umfang hat, mehr als sonst im Pubertätalter. Gewöhnlich ist damit ein erheblicher Grad von Idiotie (mangelhaftes Vorstellungsleben, fehlende oder mangelhafte Sprache) oder doch ein bedeutender Schwachsinn verbunden. Daneben bestehen spastische Paresen an den Beinen (vgl. § 166) und mangelhafte Koordination der Armbewegungen; oft treten epileptische Anfälle auf. Manchmal tritt Stillstand ein, so daß die Kranken ein höheres Alter erreichen können. Bei geringeren Graden besteht oft nur eine erhöhte Anlage zu Geisteskrankheiten. Nicht selten giebt die chronische Hydrokephalie die Grundlage für Meningitis serosa ab (vgl. S. 257).

Behandlung. Am meisten Aussicht dürfte die wiederholte Spinalpunktion (S. 257) haben, wobei man die Flüssigkeit teilweise entleert und nachher elastische Kompression anwendet.

§ 181. Anämie, Hyperämie und Ödem des Gehirns.

Das Ausweichen der Zerebrospinalflüssigkeit nach den Rückenmarkhohlräumen und nach den Lymphgefäßen am Halse gestattet innerhalb der geschlossenen Schädelkapsel Schwankungen im Blutgehalt der von perivaskulären Lymphräumen umgebenen Gefäße. Obwohl man bei der Sektion kaum nachweisen kann, ob Anämie oder Hyperämie während des Lebens entstanden ist, schreibt man theoretisch jedem dieser Zustände gewisse Zeichen zu. So bezieht man auf plötzliche Gehirnanämie, die durch Blutverluste, durch Kongestionen nach anderen Organen oder durch psychisch bedingten Gehirnarterienkrampf hervorgerufen werden kann, die nach Blutungen, heftigen Durchfällen, Schreck u. s. w. auftretenden Ohnmachtanfälle, auf chronische Anämie eine Anzahl von neurasthenischen Störungen, wie z. B. Schwindel, Kopfschmerz, Schlaflosigkeit, Unruhe, Zittern; dagegen auf akute aktive Hyperämieen, Kopfkongestionen, einen bei Manchen schon auf geringe Anlässe oder bei Neurasthenischen und Plethorischen auch wohl ohne Ursache auftretenden Zustand, wobei das Gefühl lebhafter zum Kopf aufsteigender Hitze, Klopfen der Karotiden, Rötung des Gesichts, starker Schwindel und Kopfschmerz auftreten, zuweilen mit Übelkeit, Ohrensausen, Augenflimmern, Delirien oder Benommenheit verbunden oder in die Erscheinungen der Apoplexie (§ 182) übergehend. (Der früher gewöhnlich hierher gerechnete Hitzschlag oder Sonnenstich ist neuerdings als Folge einer hochfieberhaften Steigerung der allgemeinen Körperwärme erkannt worden.) Noch unsicherer als die Stellung der Gehirnhyperämie ist die des Gehirnödems, das anatomisch in seinen Mittelstufen so schwer zu schätzen ist; die klinischen Erscheinungen lassen keine sichere Unterscheidung von der Hyperämie zu. Die *Behandlung* besteht bei der Gehirnanämie in wagerechter Lagerung, Lösung beengender Gewänder, Bespritzen des Gesichts mit kaltem Wasser, Reiben mit Essig, Anwendung von Riechmitteln, Einflößen von Wein, Kaffee u. dgl. Bei Gehirnkongestionen läßt man den Kranken eine ruhige Lage mit erhöhtem Oberkörper in kühlem Raume einnehmen, bedeckt den Kopf mit kalten Umschlägen und sucht durch Senfpflaster (auf die Waden), Bitterwasser oder Essigklystiere abzuleiten. Gegen die Neigung zu derartigen Anfällen empfiehlt sich die Gesundung des gesamten Ernährungzustandes und der Lebensweise, Vermeidung von Erregungen, Überanstrengungen, Spirituosen, und vor allem eine Regelung der Gefäßthätigkeit durch Wasserbehandlung. Bei Hitzschlag werden künstliche Atmung und Chinin (R. 26 a) empfohlen.

§ 182. Gehirnblutung, Apoplexia cerebri sanguinea.

Anatomie und Ursachen. Außer nach Traumen kommen Gehirnblutungen durch krankhafte Veränderungen der Gefäßwände zu stande, zumal unter dem Einfluß gelegentlicher oder dauernder Blutdrucksteigerungen (Herzhypertrophie u. dgl.). Die Gefäßveränderungen sind entweder akut entstanden, durch schwere Infektionskrankheiten, Skorbut u. s. w., oder sie gehören der Arteriosklerose, dem chronischen atheromatösen Prozesse an, d. h. es handelt sich (vgl. § 10) um fettige Entartung, Atrophie oder granulöse Degeneration der Media mit Bildung von „miliaren Aneurysmen" (deren Größe übrigens von der eines feinsten Sandkorns bis zu Linsengröße wechselt). Die Arteriosklerose hat zwei Lieblingstellen, erstens die Zentralganglien und ihre Umgebung (die Gefäße stehen hier unter hohem Druck, weil sie Endarterien sind und senkrecht von großen Arterien abgehen; in folge dessen treten hier besonders leicht Blutungen ein) und zweitens Pons und Oblongata, wo leichter Thrombosen eintreten (vgl. § 192). Bei der akuten Gefäßerkrankung finden sich meist multiple Blutungen; bei den chronischen entweder punktförmige Hämorrhagieen in Gruppenform oder gleichmäßiger Verbreitung, oft mit nachfolgender roter Erweichung oder fibröser Narbenbildung, oder eine größere Blutung (apoplektischer Herd) mit Verdrängung und Zerstörung von Hirnmasse in einer Ausdehnung, die von Erbsengröße bis zur Zerstörung großer Teile des Gehirns wechseln kann. Kleine Blutungen werden mit der Zeit teilweise aufgesogen, der Rest wird dann bindegewebig abgekapselt: apoplektische Zyste, oft mit farblosem, klarem Inhalt und gelblichen Hämatoidinablagerungen an der Innenfläche der Wand, oder es bleibt nur eine apoplektische Narbe zurück.

Die Gehirnblutung tritt meist im höheren Lebensalter ein und wird durch Arteriosklerose und gleich ihr durch Alkoholismus, Syphilis, Gicht u. s. w. und Vererbung begünstigt. Im jüngeren Alter findet sie sich namentlich bei Schrumpfniere mit Herzhypertrophie, hier wohl auch als Ausdruck einer verbreiteten

Gefäßanomalie (vgl. § 128). Nicht selten geben überreiche Mahlzeiten mit Alkoholmißbrauch, heftige körperliche oder geistige Erregungen u. dgl. den letzten Anstoß.

Erscheinungen und Verlauf. Selten gehen der Gehirnblutung Vorboten voraus: Schwindel- oder Ohnmachtanwandlungen, Kopfschmerz, Ohrensausen, vorübergehende Erschwerung des Sprechens, Taubsein oder Steifheit der Glieder und dergleichen Erscheinungen, wie sie bei Gehirnkongestion (S. 261) vorkommen. Bei einem der erwähnten Anlässe, zuweilen aber auch während der nächtlichen Bettruhe, tritt dann plötzlich der apoplektische Insult, der Schlaganfall, ein; der Kranke verliert das Bewußtsein und stürzt zusammen. Bei kleineren Blutungen kommt es vielleicht nur zu einer leichten Bewußtseintrübung oder Verwirrtheit; in anderen Fällen (verzögerter Insult) nimmt die Störung des Bewußtseins allmählich zu, bis nach einigen Tagen das Bild des ausgeprägten Anfalls da ist. Dann liegt der Kranke regungslos da, mit anfangs blassem, dann stark gerötetem und meist nach einer Seite verzogenem Gesicht, tiefer und schnarchender Atmung, vollem, etwas langsamem Pulse. Bei schwerem Insult sind die Pupillen- und Hautreflexe erloschen. Die Körpertemperatur ist zunächst etwas herabgesetzt; steigt sie unter Puls- und Atembeschleunigung auf hohe Grade, so ist das von übler Vorbedeutung. Häufig sind die Augen noch der Seite gedreht, wo der Herd sitzt (konjugierte Augenablenkung, vgl. S. 252). Führt nicht der Insult zum Tode, so kehrt nach Minuten oder Stunden allmählich das Bewußtsein wieder; längeres Bestehen des Komas oder Wiederkehr des Anfalls ist von sehr ungünstiger Bedeutung. Häufig vergehen noch einige Tage, bis der Kranke wieder vollkommen klar ist, aber eine Anzahl von Folgen der Gehirnblutung, die zunächst durch die Allgemeinerscheinungen verdeckt wurden, treten deutlich hervor. Oft ist schon während des Komas eine auffallende Schlaffheit oder umgekehrt eine gewisse Spannung (vgl. S. 254) in den Gliedern einer Seite bemerkbar gewesen, nunmehr treten aber die direkten Herderscheinungen deutlich hervor. Dem gewöhnlichen Sitze der Blutung in den Zentralganglien entsprechend handelt es sich in den allermeisten Fällen um eine motorische Lähmung der dem Herd gegenüberliegenden Körperhälfte (Hemiplegie oder Hemiparese) mit Erhöhung der Sehnenreflexe. Fast immer ist auch der Gesichtsteil des Facialis gelähmt (während sein Augen- und Stirnteil frei sind, vgl. § 159), was besonders bei willkürlichen Bewegungen der

Teile hervortritt; die Zunge weicht durch Hypoglossuslähmung nach der gelähmten Seite hin ab. Ist die motorische oder die sensible Sprachbahn mitbetroffen, so tritt Aphasie ein (S. 251). Die Sensibilität ist in diesen Fällen meist ohne besondere Störung, nur wenn die Läsion weit genug in den hintersten Teil der inneren Kapsel reicht, kommen stärkere Störungen vor (vgl. S. 254). Im Laufe der nächsten Wochen tritt gewöhnlich noch ein deutlicher Rückgang der Lähmungen ein, weil der auf die motorische Bahn drückende Herd sich mehr zusammenzieht; nach einigen Monaten tritt gewöhnlich Stillstand ein. Dauernd gelähmt bleiben vorwiegend die Muskelgruppen, die die Hand öffnen und den Arm auswärtsrollen, am Bein die Gruppe, die das Bein beim Gehen beugt (Beuger des Unterschenkels, Extensoren des Fußes). Mit der Zeit bilden sich Kontrakturen und in den gelähmten Muskeln mäßige Atrophieen durch Unthätigkeit aus; seltener entstehen choreatische oder athetotische Bewegungen *(Hemichorea posthemiplegica)* in den gelähmten Gliedern. Bei den meisten Apoplektikern entwickelt sich im Laufe der Jahre ein deutlicher Schwachsinn, entweder mit vorwiegend reizbarer, zornmütiger Färbung oder in Gestalt wachsender Teilnahmlosigkeit und Gedächtnisschwäche.

Das Verhalten der Herderscheinungen bei den verschiedenen anderen Lokalisationen ergiebt sich aus den Bemerkungen des § 175. Insulterscheinungen sind überall ziemlich gleich; über die Ponsblutungen vgl. § 192.

Für den weiteren Verlauf sind bei der fortbestehenden Gefäßerkrankung neue Blutungen natürlich niemals auszuschließen. Doch kann das Leben Jahrzehnte erhalten bleiben.

Diagnostisch ist zur Zeit des Anfalls zunächst darauf zu achten, ob etwa Urämie oder Meningitis vorliegt; bei undeutlicher Hemiplegie kann die Unterscheidung schwer sein. Über die Unterscheidung von Embolieen und von den apoplektiformen Anfällen der Dementia paralytica vgl. § 183.

Behandlung. Im Anfall ist Bettlage mit erhöhtem Oberkörper in kühlem Raume die erste Bedingung. Fette Personen legt man zur Vermeidung des Durchliegens auf ein Wasserkissen; stets muß das Lager rein, trocken und glatt sein. Der Stuhlgang wird durch Eingießungen befördert. Gewöhnlich legt man eine Eisblase auf den Kopf, obwohl es zweifelhaft ist, ob die Kältewirkung sich bis auf den Hirnstamm erstreckt. Bei Nachlaß der Herzthätigkeit sind Reizmittel (Kampher, R. 20) und

Weinklystiere angezeigt. Erst einige Wochen nach dem Anfall sucht man durch warme Armbäder, Massage, passive Bewegungen, Galvanisation und Faradisation die gelähmten Teile anzuregen. Frühestens ein halbes Jahr nach dem Schlaganfall kann man oft mit Vorteil laue Bäder (30—32 °C.) oder Soolbäder anwenden und vorsichtig Heilgymnastik üben lassen. Alle das Gehirn oder die Zirkulation belastenden oder erregenden Einflüsse sind dauernd streng zu vermeiden.

§ 183. Gehirnerweichung durch Embolie oder Thrombose, Encephalomalacie.

Anatomie und Ursachen. Durch arteriosklerotische oder syphilitisch-endarteriitische (vgl. § 190) Thrombose oder durch Embolie abgelöster Atherombröckel aus größeren Gefäßen oder von Fibrinpfröpfen von den Klappen des linken Herzens kommt es nicht selten zu Gefäßverstopfungen im Gehirn, die um so folgenschwerer sind, weil seine Gefäße zum großen Teil End-arterien sind. Trotzdem kommt es fast nie zur Bildung hämorrhagischer Infarkte, hauptsächlich wegen der kräftigen Venenblutableitung durch die Sinus. Das vom Gefäßverschluß betroffene Gebiet geht bei der Thrombose mehr allmählich, bei Embolie ziemlich plötzlich in Erweichung über. Man unterscheidet dabei drei Formen. Die weiße Erweichung ist eine einfache Nekrose der Hirnsubstanz mit Bildung eines dünnflüssigen Breies aus zerfallenen Nervenfasern, Fettkörnchenkugeln, körnig getrübten Ganglienzellen, Gefäßfragmenten u. s. w., die Heilung erfolgt durch Narbe oder in Form einer Zyste, die im Gegensatz zu der apoplektischen Zyste (S. 263) ganz pigmentlos ist. Die rote Erweichung geht zuweilen aus der weißen hervor; sie ist fester und durch Blutaustritte und deren allmähliche Umwandlung in Pigment braun oder rötlichgrau gefärbt. Im übrigen befinden sich Kapillaren, Fasern und Zellen in fettiger Entartung; zuweilen treten reichlich weiße Blutkörperchen aus (entzündliche rote Erweichung). Aus der roten Erweichung oder auch, wenn von vornherein wenig Blut ausgetreten war, primär entsteht die gelbe Erweichung, die anfangs oft eigentümlich sulzige Schwellung verursacht, weiterhin aber meist von trockner, zäher Beschaffenheit ist. Bei allen Erweichungen können die Herde zeitweise von einem maschigen Bindegewebegerüst durchzogen sein.

Erscheinungen. Die Gehirnembolie verläuft fast genau unter demselben Bilde wie die Gehirnblutung (§ 182). Zur

Unterscheidung zieht man heran, daß zerebrale Vorboten gewöhnlich fehlen, daß der Insult meist weniger schwer ist, namentlich ohne Gesichtsrötung und mit geringerer Bewußtlosigkeit und Pulsverlangsamung einhergeht, von entscheidenderer Bedeutung ist es aber, wenn man die Quelle der Embolie in einem Herzklappenfehler oder etwa Embolieen in anderen Organen (Netzhaut, Lunge) nachweisen kann. Die Embolieen betreffen besonders oft die linke Arteria fossae Sylvii und bewirken dann rechtseitige Lähmung und Aphasie. Erweichungen des Hinterhauptlappens, die ebenfalls nicht selten sind, rufen Hemiopie oder Seelenblindheit hervor. Verlauf und Prognose der Embolieen entsprechen den Gehirnblutungen.

Bei der Thrombose fehlt gewöhnlich der Insult ganz, und es treten außer Kopfschmerz und Schwindel namentlich vorübergehende Sprachstörungen von aphasischem oder bulbärem Charakter (vgl. S. 251), Gliederschwäche und andere Herderscheinungen hervor. Bei größeren Erweichungen werden die Herderscheinungen dauernd. Wenn sich die Blutversorgung nach Thrombose kleiner Gefäße schnell ausgleicht, können die Erscheinungen nach einigen Tagen wieder zurückgehen; bei dem gewöhnlich sehr verbreiteten Prozeß kommt es aber meist bald zu Wiederholungen oder zu neuen Thrombosen an anderen Stellen und zu allgemeinen Ernährungstörungen im Gehirn, die zunehmenden Schwachsinn verursachen. Derartige Vorgänge geben häufig den Anlaß zu Geistesschwäche bei Greisen und Alkoholisten, wahrscheinlich gehören manche Fälle der sog. dementen Form der Dementia paralytica hierher (vgl. § 191). Sehr häufig sitzen die Thrombosen in Pons und Oblongata. Wahrscheinlich ist die neuerdings bekannt gewordene Pseudobulbärparalyse auf arteriosklerotische Thrombosen zurückzuführen. Sie beginnt meist ohne besonderen Anlaß mit Schwindel, mäßigen rheumatoiden Schmerzen und Schwäche bestimmter Muskeln, die sich besonders in schneller Ermüdbarkeit zeigt. Meist sind zuerst Gehirnnerven betroffen; es bestehen Ptosis, Doppelsehen, Erschwerung des Kauens, Schluckens, Sprechens, weiterhin werden Hals-, Rumpf- und Gliedermuskeln befallen, anfangs immer in der Weise, daß die ersten Bewegungen frei sind und erst mit der Wiederholung die Unfähigkeit eintritt. Dauernde Parese befällt besonders die Gesichtsmuskeln. Blase und Darm bleiben dauernd, die Atemmuskeln meist lange ungestört, schließlich kann der Tod durch Erstickung eintreten. Bedeutende Remissionen kommen vor. — Es muß vorläufig zweifelhaft bleiben, ob alle Erscheinungen auf thrombotische Ernährungstörungen, vielleicht sehr geringer und flüchtiger Art, zurückzuführen sind, oder ob funktionelle Störungen, z. B. durch Intoxikation mitspielen.

Diagnose. Von den Gehirnblutungen unterscheidet man die Erweichung hauptsächlich durch ihr Auftreten in jugendlicherem Alter, bei nachweisbaren Quellen der Embolie (Herzklappenfehler), durch den kürzer dauernden Anfall, in dem die Gedunsenheit des Gesichts fehlt. Die schnelle Rückbildung der Herderscheinungen muß, wenn es sich um Kranke im mittleren Alter handelt, den Verdacht auf Dementia paralytica (§ 191) erwecken, deren erstes auffallendes Symptom derartige Anfälle sein können; die Prüfung des Verhaltens der Gehirnnerven, des Gedächtnisses u. s. w. giebt den Ausschlag. Für thrombotische Gehirnerweichung sprechen deutliche Vorboten, allmählicher Eintritt und zeitweilige Nachschübe bei nachweisbarer Arteriosklerose (zumal im Greisenalter) oder bei Syphilis. Die *Behandlung* ist die der Gehirnblutung und des Grundleidens. Bei schwacher Herzthätigkeit ist Digitalis (R. 37) zu verordnen.

§ 184. Gehirnabszeß, Encephalitis suppurativa.

Ursachen und Anatomie. Gehirnabszeß entsteht am häufigsten durch Eindringen von Eiterungserregern von Ohreneiterungen, Schädelwunden, Naseneiterungen u. s. w. oder von den entzündeten Gehirnhäuten aus (vgl. S. 256) oder metastatisch bei ulzeröser Endokarditis, Empyem, Lungenbrand, Influenza u. s. w. Manche scheinbar idiopathische Gehirnabszesse sind auf Tuberkulose oder auf die Erreger der epidemischen Zerebrospinalmeningitis zu beziehen. Man findet einen oder mehrere Herde, teils noch im Stadium der roten Erweichung, teils in eitriger Schmelzung, von buchtigen Wandungen umgeben. Manchmal wird der Abszeß schließlich durch Bindegewebe abgekapselt und allmählich eingedickt, häufiger bricht er in die Ventrikel oder nach der Oberfläche durch, beidemal mit Ausgang in eitrige Meningitis.

Erscheinungen und Verlauf. Wenn dem Gehirnabszeß nicht etwa eine Meningitis voraufgeht, kann er längere Zeit unbemerkt verlaufen, sobald sein Sitz dies gestattet (Stirnhirn u. s. w.). Manchmal weisen Kopfschmerzen, Erbrechen, auch Lähmungen u. dgl. darauf hin, die einige Tagen oder Wochen nach einer Verletzung entstehen. Sehr rasch wachsende Abszesse geben oft vollkommen das Bild der eitrigen Meningitis (§ 177). Bei langsamem Verlauf kann es erst nach Monaten oder Jahren zu Allgemeinerscheinungen kommen; am häufigsten sind, periodisch sich steigernd und nachlassend: Kopfschmerz, oft mit einer gewissen Benommenheit, ferner Schwindel, Erbrechen und unregelmäßiges Fieber. Selten bildet sich Stauungspapille aus. Als Herdzeichen sind Kopfschmerzen von örtlicher Begrenzung nicht zu verwenden, wohl aber Parästhesieen und leichte Paresen in den Gliedern. Sehr wichtig ist, daß die schließlich eintretenden Ausfallerscheinungen oft schrittweise nach der Lage der Zentren und Bahnen im Gehirn fortschreiten. Nicht selten sind die Lähmungen zunächst sehr umschrieben; das Fortschreiten der motorischen Rindenlähmungen wird oft durch epileptiforme Anfälle eingeleitet. Die Prognose des Leidens ist durchaus ungünstig, die Dauer beträgt meist einige Monate, zuweilen, namentlich bei langer Latenz, Jahre.

Behandlung. Aussicht auf Heilung bietet nur die operative Behandlung, die bei sicherer Diagnose und zugänglichem Sitz des Abszesses stets zu wagen ist. Im übrigen kommt fast nur die Linderung der Beschwerden und Schmerzen durch Narcotica in Frage.

§ 185. Akute nicht eitrige Encephalitis.

Vorwiegend bei Influenza, seltener bei chronischem Alkoholismus, manchmal anscheinend als selbständige Erkrankung sind mehrfach Fälle von akuter Encephalitis beobachtet, wo teils die Heilung, teils der Sektionsbefund den Abszeß ausschließen ließ. Es handelt sich dabei wohl seltener um entzündliche Infiltration (z. B. in der gequetschten Gehirnsubstanz nach nicht perforierenden Schädelverletzungen), klinisch mit den Erscheinungen der Thrombose (§ 183), als um hämorrhagische Entzündung. In diesen Herden sind wiederholt Influenzabazillen gefunden. Der Verlauf ist manchmal sehr stürmisch, unter dem Bilde der Apoplexie, oft ohne Herderscheinungen und unter Krämpfen tödlich. Bei leichterem Verlauf entwickeln sich in einer Woche aber noch langsamer zunehmender Kopfschmerz, leichte Benommenheit, beschleunigter oder verlangsamter Puls, Erbrechen, Jaktation, Nackensteifigkeit, Neuritis optica, manchmal Krämpfe, daneben meist schon früh Herderscheinungen: Aphasie, Monoparesen der Glieder und der Gesichtsnerven, bei Encephalitis pontis (§ 192) in wechselständiger Anordnung. Von Meningitis unterscheiden namentlich die geringere Benommenheit und die frühen Herderscheinungen. Fieber ist nicht immer vorhanden. Heilung kann nach Wochen eintreten. Über die Encephalitis der Kinder vgl. § 187. Die *Behandlung* ist symptomatisch; da die Krankheit bei langsamerem Verlauf klinisch kaum sicher von Syphilis (§ 190) unterschieden werden kann, muß diese Frage stets besonders sorgfältig erwogen werden.

§ 186. Chronische (interstitielle) Gehirnentzündung.

Die nicht eitrige Gehirnentzündung, wie sie z. B. nach nicht perforierenden Schädelverletzungen in der gequetschten Gehirnmasse entsteht, kann zur Bildung harter sklerotischer Narben führen, die schließlich nicht selten fortschreitende interstitielle Entzündung oder auch rote oder gelbe Erweichung in ihrer Umgebung veranlassen. Kommt es zum Stillstand, so kann relative Heilung, oft mit Ausfallerscheinungen, Monoparesen u. s. w., eintreten, schreitet der Prozeß fort, so entsteht das Bild des chronischen Hirnabszesses. Periodische Verschlimmerungen sind häufig. Es kann sich aber auch ohne bekannten Anlaß oder unter dem Einfluß von chronischem Alkoholismus oder Syphilis eine diffuse oder disseminierte Sklerose einer oder beider Hemisphären ausbilden, die sich in allgemeinen oder einseitigen epileptiformen Anfällen, Hemichorea, fortschreitendem Blödsinn, spastischer Parese der Beine u. s. w. äußert und im allgemeinen der dementen Form der Dementia paralytica nahe steht. Die *Behandlung* dieser Zustände ist symptomatisch. Wenn von der Narbe periodische oder fortschreitende Reizung ausgeht, halten wir die Operation für angezeigt.

§ 187. Gehirnlähmungen der Kinder: Meningealblutungen; diffuse Sklerose; akute Gehirnentzündung.

Am häufigsten angeboren und in den drei ersten Lebensjahren, aber auch bis zum 10. Jahre, sehr selten bis zur Pubertät kommen zerebrale Lähmungen bei Kindern vor. Die angeborenen sind durch Traumen der Mutter während der Schwangerschaft, fötale Rhachitis oder angeborene Syphilis bedingt, die erworbenen namentlich durch Asphyxie bei der Geburt, viel seltener durch Zangendruck, die späteren besonders durch Kopfverletzungen, hereditäre Syphilis, akute Infektionskrankheiten (Scharlach, Masern, Typhus), selten handelt es sich um eine akute Polienkephalitis (Strümpell) als Gegenstück zu der spinalen Kinderlähmung. Anatomisch findet man gummöse Infiltrationen und Erscheinungen, ferner Meningealblutungen, meist in der Gegend der Zentralwindungen, seltener unter dem Tentorium, und als Folge davon weiterhin diffuse Sklerose der Gehirnrinde; bei den infektiösen Ursachen rote Erweichung und Abszesse, die häufig eine größere narbige Einziehung, Porenkephalie, hinterlassen. Die gewöhnliche Folge dieser Veränderungen ist eine spastische Hemiplegie des Armes und des Beines, die oft erst bemerkt wird, wenn das Kind gehen lernen soll; seltener bewirkt die doppelseitige Gehirnerkrankung zerebrale Diplegie, Lähmung aller Glieder, oder Paraplegie (vgl. § 166), Lähmung beider Beine. Als Folgezustände sind Idiotie, Epilepsie, Aphasie sowie Chorea, Athetose und Ataxie der gelähmten und etwas atrophischen Glieder zu nennen. Von der spinalen Kinderlähmung unterscheiden die Rigidität und die Kontrakturen, die Erhöhung der Reflexe, die erhaltene elektrische Erregbarkeit. Die *Behandlung* besteht bei den akuten Fällen in Bettruhe und Eisauflegen, später in Galvanisation, Bädern, Massage und anderen orthopädischen Einwirkungen. Die Erfolge der Operationen sind wenig ermutigend, dagegen kann die Erziehung in guten Anstalten für das körperliche und geistige Wohl sehr viel erreichen.

§ 188. **Multiple Sklerose des Gehirns und Rückenmarks, Herdförmige Sklerose, Sclérose en plaques.**

Anatomie und Ursachen. Die multiple Sklerose besteht in der Entwickelung zahlreicher erbsen- bis wallnußgroßer sklerotischer Herde von glänzend weißer bis grauroter Farbe, vorzugsweise in der weißen Masse des Gehirns und Rückenmarks. Mikroskopisch zeigen sie Wucherung der Neuroglia, Verdickung und Infiltration der Gefäßwände und Schwund der nervösen Elemente, wobei die Achsenzylinder auffallend lange erhalten bleiben, so daß gewöhnlich keine sekundären Entartungen eintreten. Das Leiden kommt am häufigsten im mittleren Alter, aber auch bei Kindern vor, Ursachen sind Erkältungen, Traumen, Infektionskrankheiten, Intoxikationen mit chemischen, besonders mit metallischen Giften.

Erscheinungen und Verlauf. Die Erscheinungen hängen natürlich ganz von dem Sitz der Herde ab, in vielen Fällen entsteht aber ein sehr bezeichnendes Bild, das sich aus Intentionszittern, Nystagmus oder Doppelsehen und skandierender Sprache zusammensetzt. Unter Intentionszittern versteht man ungleichmäßiges, stoßartiges Zittern, das in der Ruhe fehlt und nur bei gewollten Bewegungen, bei Mit-, Reflex-, automatischen und Affektbewegungen eintritt, am deutlichsten im Arm. Der **Nystagmus** besteht in leichten Drehungen oder seitlichen Zuckungen der Augäpfel, die namentlich beim Fixieren auftreten: daneben kommen Doppelsehen und Sehschwäche (Opticusatrophie), einseitige Erweiterung oder Verengerung der Pupille, Lähmungen des Trigeminus und des Facialis (mit Entartungsreaktion) und des Hypoglossus vor. Die **Sprache** wird langsam und schleppend, lallend, eintönig singend, die Silben kommen stoßweiße heraus. — Außerdem besteht gewöhnlich ein mäßiger Schwachsinn, meist mit Stumpfheit und Teilnahmlosigkeit; häufig tritt Schwindel auf, auch bei ruhiger Bettlage oder beim Stehen mit geschlossenen Augen; an den Beinen zeigen sich häufig spastische Symptome, an Armen und Beinen nicht selten umschriebene Anästhesieen. Blasen- und Mastdarmstörungen sind nicht selten, auch Bulbärsymptome kommen vor. Die einzelnen Herderscheinungen treten zunächst manchmal ganz vorübergehend auf und folgen sich in Schüben mit oft jahrelanger Zwischenzeit. In dem oft jahrzehntelangen Verlauf kommt es oft zu apoplektiformen Anfällen, ohne bekannte anatomische Grundlage, mit zurückbleibender Hemiplegie, oder zu Anfällen von Verwirrtheit u. dgl., die monatelang anhalten können.

Diagnose. In den ausgesprochenen Fällen, wo die angeführten Hauptzeichen vorliegen, kann höchstens die Unterscheidung von Dementia paralytica schwer fallen, doch sind bei dieser der Nystagmus und das Intentionszittern selten so ausgeprägt, während die psychische Schwäche mehr hervortritt. Weniger typische Fälle können ganz das Bild der spastischen Spinalparalyse oder der Tabes vortäuschen. Das Intentionszittern kommt sonst nur bei Gehirngeschwülsten und bei Hysterie vor, die sich übrigens gern zu multipler Sklerose hinzugesellt. Die Neigung zur Rückbildung einzelner Symptome und ganzer Erscheinungsreihen und das Auftreten von Verschlimmerungen nach Entbindung, Erkältung, Überanstrengung ist diagnostisch nicht unwichtig.

Behandlung. Versucht werden Argentum nitricum (R. 11), Jodkalium (R. 52), Arsenik (R. 12), Sekale (R. 87a), gegen das Zittern Strychnin (R. 92) und Skopolamin (R. 86). Auch Galvanisation und Hydrotherapie (kalte Übergießungen der Beine nach vorhergehender Erwärmung, vgl. S. 233) werden empfohlen.

§ 189. Geschwülste des Gehirns.

Anatomie. Die Geschwülste des Gehirns gehen teils von der Neuroglia, teils von den Gefäßwänden aus. Die wichtigsten sind: das Gliom, eine langsam wachsende Wucherung der Neuroglia von bald harter, bald mehr gallertiger Beschaffenheit und zuweilen sehr großem Gefäßreichtum; das Sarkom, das viel schneller wächst und oft vom Gehirn auf dessen Häute oder von den Häuten auf das Gehirn übergreift; der Solitärtuberkel, der nicht selten als vereinzelte Geschwulst von Erbsen- bis Apfelgröße vorkommt und sich am häufigsten im jugendlichen Alter ganz allmählich ausbildet (meist bei gleichzeitiger Lungen- oder Lymphdrüsentuberkulose); endlich das Gumma, von kugeliger, unregelmäßiger Form, auf dem Durchschnitt dem verkästen Solitärtuberkel sehr ähnlich, aber durch den weniger umfänglichen käsigen Kern und das Fehlen von Tuberkelbazillen davon zu unterscheiden. — Alle diese Geschwülste kommen am häufigsten im jugendlichen und mittleren Alter vor. Sie wachsen vorwiegend in Knotenform, in ihrer Umgebung ist die Hirnmasse meist erweicht; wenn sie die Rinde erreichen, entsteht gewöhnlich Meningitis von chronischem oder akutem Verlauf. Das Gliom bevorzugt das Hemisphärenmark des Groß- und Kleinhirns, der Solitärtuberkel die Rinde des Groß- und Kleinhirns und die Brücke, Gummata sitzen vorzugsweise in der Rinde und an der Basis, Sarkome dringen meist von den Häuten her in das Gehirn ein. Als parasitäre Geschwulst kommt im Gehirn der *Cysticercus cellulosae*, die Finne von Taenia solium (§ 98), vor, am häufigsten in der Rinde, aber auch in allen anderen Teilen, zuweilen in großer Anzahl. Es können jedoch auch die anderen Geschwülste multipel auftreten. Als Ursache der Gehirntumoren werden häufig Traumen angeführt.

Erscheinungen und Verlauf. Die Geschwülste des Gehirns unterscheiden sich in ihren Allgemein- und Herderscheinungen von den Entzündungen, Blutungen, Erweichungen u. s. w. wesentlich darin, daß ihr langsames Wachstum keinen Insult (vgl. S. 263), sondern eine allmähliche Steigerung des Hirndrucks und ein allmähliches Hervortreten von Herdzeichen bewirkt. Dieser chronische Hirndruck, der sich anatomisch gewöhnlich in deutlicher Abplattung der Windungen äußert und oft durch sekundären Hydrocephalus internus gesteigert wird, verrät sich durch gedrückte, traurige und weinerliche Stimmung, Energie- und Teilnahmlosigkeit, oft durch deutliche Gedächnisschwäche; ferner durch anhaltende, dumpfe Kopfschmerzen, die zuweilen dem Ort der Geschwulst entsprechen, dann durch die Entwicklung von Stauungspapille (Schwellung der Papille, Schlängelung und Erweiterung der Venen des Augenhintergrundes), wahrscheinlich infolge des Druckes der in die Opticuslymphscheide eindringenden Zerebrospinalflüssigkeit. Früher oder später pflegt die Stauungspapille in Opticusatrophie mit Erblindung überzugehen. Häufige Erscheinungen des Hirndrucks sind auch Erbrechen (bei leerem Magen), anhaltender Schwindel, Verstopfung, langsamer Puls, nicht selten kommen allgemeine Krämpfe und spastischer Gang vor. Die allmähliche Entwicklung dieser Allgemeinerscheinungen macht die Annahme einer Gehirnschwulst ziemlich sicher; sehr langsame Zunahme spricht, wenn nicht Syphilis oder Tuberkulose anderweitig nachweisbar sind, für Gliom. Schnelle Steigerung kommt besonders bei Sarkom vor, oder wenn Geschwülste des Pons, der Vierhügel oder des Kleinhirnmittellappens den *Aquaeductus Sylvii* oder die *Vena magna Galeni* verschließen, wodurch Stauung der hauptsächlich von den Plexus chorioidei der Seitenventrikel abgesonderten Zerebrospinalflüssigkeit und starker Hydrocephalus internus entstehen. Weitere Hinweise geben die Herdzeichen, da jede Geschwulstart ihre Lieblingstellen besitzt (s. o.). Die Herdzeichen der Geschwülste des Mantels, des Stammes und des Kleinhirns (Lähmungen, Monoplegieen, Kontrakturen, Sprach- und Sehstörungen, Krämpfe u. s. w.) sind den Ausführungen des § 175 zu entnehmen. Zu bemerken ist, daß Geschwülste der hinteren Schädelgrube oft ganz ähnliche Erscheinungen bewirken wie die der Oblongata, aber zum Unterschied davon längere Zeit ohne Gliederlähmung verlaufen. Die Basisgeschwülste (vorwiegend Gummata und Sarkome) zeichnen sich durch die eigentümliche Beteiligung der Gehirnnerven aus, die sie in ihrem Verlauf ergreifen oder drücken: Opticus, Oculomotorius, Abducens, Trigeminus, Facialis (in der Form der peripheren Lähmung), alle gewöhnlich zunächst auf einer Seite, dann auf beiden. Geschwülste der Hypophysis verursachen namentlich Störungen des Opticus, zuweilen Akromegalie (vgl. § 275).

Die *Prognose* ist mit Ausnahme der syphilitischen Geschwülste durchaus ungünstig, durchschnittlich erfolgt im 2. oder 3. Jahre der tödliche Ausgang durch Gehirnlähmung; zuweilen kommen schon früh plötzliche Todesfälle vor.

Behandlung. Bei der Aussichtlosigkeit der Therapie ist es

gerechtfertigt, in jedem Falle einen Versuch mit einer antisyphilitischen Kur zu machen. Jodkalium (R. 52) und Arsenik (R. 12) scheinen manchmal wenigstens vorübergehend auch bei Solitärtuberkeln und Gliomen günstig zu wirken. Geschwülste des motorischen Gebietes können zuweilen operativ entfernt werden; im übrigen ist man auf schmerzstillende Mittel, Chloralhydrat, Morphium, Senfpflaster in den Nacken u. dgl. angewiesen.

§ 190. Gehirnsyphilis.

Die Syphilis führt außer zu Gummata im Gehirn (§ 189) und abgesehen von ihren Beziehungen zur Dementia paralytica nicht selten zu gummöser Meningitis und zu Endarteriitis obliterans.

Die gummöse Meningitis besteht in diffuser Granulationsbildung in den weichen Häuten, zumal am Chiasma, an den Hirnschenkeln und der Brücke, wodurch diese Teile in ein gallertiges oder schwielig käsiges Gewebe eingebettet werden. Die Erscheinungen bestehen vorzugsweise in fortschreitender Lähmung der Hirnnerven: Oculomotorius, Trochlearis, Abducens, Hypoglossus, zugleich entwickeln sich Stauungspapille und weiterhin Sehnervenatrophie, Kopfschmerz, umschriebene Muskelzuckungen und Paresen. Weitere Erscheinungen werden oft durch das Übergreifen auf die Gehirnsubstanz oder auf die Dura der Konvexität oder durch gleichzeitige Gummata des Gehirns (§ 189) hervorgerufen.

Die obliterierende Endarteriitis bewirkt zunächst eine mangelhafte Blutversorgung und schließlich, oft ziemlich plötzlich, eine völlige thrombotische Blutleere des versorgten Gebiets. Dem entspricht im klinischen Bilde, da meist ein Zweig der Arteria fossae Sylvii betroffen ist, anfangs eine umschriebene Lähmung von oft nur kurzem Bestande, weiterhin eine gewöhnlich ohne stärkeren Insult eintretende Hemiplegie, woran sich manchmal eine länger dauernde benommene, rauschartige Verwirrtheit anschließt. Gewöhnlich gehen Schwindel, heftiger, hartnäckiger Kopfschmerz und Schlaflosigkeit vorher, oft auch partielle Oculomotoriuslähmung (leichte Ptosis, vorübergehendes Schielen u. dgl.) oder epileptiforme Krämpfe, besonders in der Form der Rindenepilepsie (vgl. S. 251); die Hemiplegie ist häufig von Aphasie oder kennzeichnender Weise von anästhetischen Stellen im Gesicht begleitet, die gleich den übrigen Gehirnnervenstörungen auf den gleichzeitigen syphilitischen Veränderungen an der Basis beruhen. Sitzt die Erkrankung im Pons oder in der Oblongata, so entstehen Bilder wie die in § 183 und § 192 gezeichneten. — Diagnostisch wichtig sind außer dem Nachweis der vorausgegangenen Infektion, der häufig nicht zu führen ist, zumal die Beteiligung des 3. und 5. Hirnnerven, die Flüchtigkeit der Erscheinungen, das jugendliche Alter und der Erfolg der Syphilisbehandlung (§ 231).

§ 191. Dementia paralytica, Progressive Paralyse der Irren.

Ursachen und Anatomie. Die Dementia paralytica (im Volksmunde Gehirnerweichung oder Größenwahn), eine häufige und in beständiger Zunahme begriffene Gehirnkrankheit, steht ursächlich zur Syphilis in demselben Verhältnis wie die Tabes (vgl. S. 234); andere Ursachen sind Alkoholmißbrauch, Kopfverletzungen, geistige Überanstrengung. Erbliche Veranlagung zu Geistes- und Nervenkrankheiten besteht bei $^1/_3$ der Fälle. Das männliche Geschlecht ist wesentlich mehr beteiligt, bei Frauen kommt die Paralyse namentlich in den niederen Ständen vor. Der anatomische Vorgang besteht meistens in dem primären Untergange der feinen markhaltigen Nervenfasern und der Ganglienzellen der Rinde. Degenerationen der nervösen Elemente in der Marksubstanz, in den Zentralganglien u. s. w. und strangförmige Entartungen im Rückenmark (Pyramidenbahnen, Hinterstränge) gesellen sich hinzu. Außerdem findet man Verdickung und Infiltration der Gefäßwände und Bindegewebswucherungen. Oft entsteht binnen wenigen Monaten eine bedeutende Atrophie zumal der Gehirnrinde (und am meisten im Stirnteil), die sich in starkem Klaffen der Windungsfurchen verrät, das in solchem Maße sonst nur bei vieljährigen Verblödungspsychosen gefunden wird. Die Pia ist meist getrübt und ödematös oder sulzig verdickt, häufig fest mit der Hirnrinde verwachsen.

Erscheinungen und Verlauf. Die Dementia paralytica kennzeichnet sich durch eine Verbindung von primärer geistiger Schwäche (fortschreitendem Blödsinn) mit zerebralen Störungen zumal auf motorischem Gebiet. Hier kann nur das wichtigste angedeutet werden.[1] Bei der sogenannten klassischen Form der Progressiven Paralyse zeigt sich die geistige Schwäche zuerst in einer allmählich auftretenden Stumpfheit gegenüber den Berufs- und Familienangelegenheiten, häufig in ungewohnten gesellschaftlichen Verstößen, ferner in Gemütsreiz-

---

[1] Vgl. O. Dornblüth, Kompendium der Psychiatrie, S. 228 ff.

barkeit, wechselnder Stimmung; manchmal fällt den Kranken selbst oder ihrer Umgebung eine gewisse Vergeßlichkeit („Zerstreutheit", Erschwerung des Rechnens u. s. w.) auf. Daran schließt sich ein Erregungszustand, der von der Familie häufig noch als eine erfreuliche Besserung des Befindens gegenüber den zu Anfang oft auftretenden Migräne- und Kopfschmerzanfällen aufgefaßt wird, mit körperlichem Wohlgefühl, hoher Unternehmungs-, Kauf- und Reiselust, Trieb zu Alkohol- und Geschlechtsausschweifungen, bald aber mit deutlicher Selbstüberschätzung bis zu maßlosem Größenwahn (reicher Mann, Fabrikant, Millionär, General, Minister, Kaiser, Gott u. s. w.). Häufig begehen die Kranken aus Achtlosigkeit oder in der Meinung, daß ihnen alles gehöre, Diebstähle. Zu dieser Zeit sind deutliche motorische Störungen vorhanden: zögernde, häsitierende, eintönige Sprache, nachlassende Sprachgeläufigkeit, Silbenstolpern, Artikulationstörungen bei schwierigen Wörtern („dritte reitende Artilleriebrigade"), dabei lebhafte Mitbewegungen der Mundmuskulatur; ferner ataktisch-ungleichmäßige Schrift mit Auslassung, Umstellung oder Verdoppelung von Buchstaben und Silben; Ungleichheit, träge Reaktion oder reflektorische Starre (vgl. S. 236) der Pupillen, Ungleichheiten der Gesichtsinnervation, maskenartig starrer Ausdruck, ataktische Bewegungen, Zucken, Zittern oder seitliche Abweichung der Zunge, ataktischer oder spastischer Gang, Aufhebung oder Steigerung der Sehnenreflexe. Zuweilen schließt sich das ausgesprochene Bild der Tabes an, während andere Male die Tabes vorhergeht. Auch Komplikation mit peripherer Neuritis ist beobachtet. Herabsetzung der Sensibilität ist gewöhnlich vorhanden. Recht oft finden sich Halluzinationen in den verschiedenen Sinnesgebieten. Aus dem Erregungstadium kann ein Endstadium mit tiefer Verblödung und zunehmender körperlicher Hilflosigkeit (unverständliches Lallen, Blasenlähmung, ausgebreitete Anästhesie mit Neigung zu Dekubitus und Verschlucken u. s. w., Lähmung und Kontrakturen der Beine) hervorgehen, oder es tritt ein oft sehr erheblicher Nachlaß der Krankheiterscheinungen ein, eine Remission, die manchmal sogar die Genesung vortäuscht. Zu jeder Zeit in diesem Verlauf können paralytische Anfälle auftreten; meist unter dem Bilde der Apoplexie oder des Status epilepticus. Zuweilen sind sie die erste auffallende Krankheiterscheinung (vgl. S. 267), häufig führen sie den Tod herbei. Die Hemiplegieen oder Hemiparesen der apoplektiformen paralytischen Anfälle gehen meist schnell wieder zurück, ebenso die zuweilen im Anfall nachweisbare Hemiopie.

(Eine anatomische Grundlage der Anfälle ist bisher nicht bekannt.)

Als Abweichungen von dem geschilderten Verlauf sind erstens die hypochondrische Form zu nennen, wo die Krankheit entweder mit einem längeren, ausgeprägten hypochondrischen Stadium mit lebhaftem Krankheitgefühl und dem Wahn körperlicher Veränderungen beginnt, das in ein mäßiges Erregungstadium oder direkt in Verblödung übergeht, und zweitens die (häufigste) demente Form, wo die geistige Schwäche des Vorstadiums fortschreitend zunimmt, ohne daß es zu Erregung oder Wahnbildung käme. In beiden Formen bietet das Verhalten der motorischen Störungen, der paralytischen Anfälle u. s. w. keinen Unterschied gegenüber der sogenannten klassischen Form. Die Körpertemperatur zeigt in vielen Fällen periodische Schwankungen, so daß nach mehreren normalen Wochen mehrtägige Zeiträume eintreten, wo die Abendtemperatur 38,0—38,5^{0} beträgt, ohne daß eine erkennbare Ursache vorläge. In den paralytischen Anfällen besteht gewöhnlich Fieber, oft von ca. 40^{0}; gegen das Ende hin kommen auch Senkungen bis unter 30^{0} (im Mastdarm) vor. Die klassische Form verläuft zuweilen unter Steigerung der Erregung zu wilden Delirien binnen wenigen Monaten zum Tode (galoppierende Paralyse), entweder durch Gehirnlähmung oder durch hinzutretende Pneumonie, Dekubitusgeschwüre, Phlegmonen, Pyämie u. dgl., wovor die erregten Kranken oft nicht zu bewahren sind. Durchschnittlich beträgt die Krankheitdauer 2—3 Jahre, selten 5—6 Jahre. Verhältnismäßig lange dauern oft die Fälle, wo die Dementia paralytica sich an eine Tabes anschließt. Der Ausgang wird auch in diesen Fällen meist durch die genannten Einflüsse herbeigeführt.

Behandlung. Heilungen sind bei sicherer Dementia paralytica jedenfalls nur sehr selten beobachtet. Auch wo Syphilis zu Grunde liegt, sind die Erfolge der dagegen gerichteten Therapie meist gering. Die Haupterfordernisse der Behandlung sind Ruhe und mäßige Lebensweise; beides ist am besten in der Anstaltspflege zu erzielen, die dringend erforderlich wird, sobald Erregungzustände, gesellschaftliche Verstöße, Gesetzübertretungen u. s. w. vorkommen, oder wenn die Hilflosigkeit des Kranken wächst. Milde Wasserbehandlung, vorsichtige Galvanisation des Kopfes und der Wirbelsäule, innerlich Sekale (R. 87 a) oder Jodkalium (R. 52) wären zu versuchen. In den Anfällen empfiehlt sich Eisbehandlung des Kopfes und Sorge für reichliche Darmausleerung; die Ernährung ist während der stärkeren Bewußtseinstrübung wegen der Gefahr der Schluckpneumonie auszusetzen. Über die Verhütung von Blasenkatarrh und Dekubitus vgl. S. 238.

§ 192. Akute Bulbärerkrankungen.

Von akuten Erkrankungen kommen im Pons und in der Oblongata zuweilen Blutungen bei Arteriosklerose, Herzhypertrophie, Schrumpfniere, nach Fall auf den Hinterkopf u. dgl. vor. Gewöhnlich stürzen die davon Befallenen plötzlich zusammen, oft unter Schwindel, Kopfschmerz, Erbrechen und allgemeinen Krämpfen; das Bewußtsein ist meist nicht so gestört wie bei den eigentlichen Gehirnapoplexieen. Wenn nicht im Anfall oder bald darauf der Tod eintritt, sind in der nächsten Zeit Bulbärerscheinungen zu beobachten: Zungenlähmung und infolgedessen erschwerte Sprachartikulation (lallende Sprache), Schlinglähmung, oft auch Lähmungen oder Paresen des Accessorius, Facialis, Trigeminus. Anfangs sind manchmal beide Arme und Beine paretisch oder gelähmt, später besteht meist Hemiplegie auf der den gelähmten Hirnnerven entgegengesetzten Seite: Hemiplegia alternans (vgl. S. 255). Bei hochsitzender Läsion kann übrigens der Facialis oberhalb seiner Kreuzung getroffen werden, dann liegt die Gesichtslähmung auf derselben Seite wie die der Glieder. Zuweilen treten auch Störungen der Puls- und Atemthätigkeit (erhöhte Frequenz, Unregelmäßigkeit, CHEYNE-STOKESsches Atmen), Albuminurie oder Glykosurie und beträchtliche Steigerungen oder Senkungen der Körpertemperatur ein.

In den letzten Jahren ist wiederholt eine akute Encephalitis pontis beobachtet, wobei wie eben beschrieben, aber ohne Insulterscheinungen in wenigen Tagen oder Wochen Zungen- und Schlinglähmung, Paresen der Augenmuskeln und des Facialis (oft beider Seiten), selten der Glieder auftreten. Meist bestehen daneben Kopfschmerz, Schwindel, manchmal etwas Fieber. Meist erfolgt binnen einigen Wochen der Tod durch Atmungslähmung, es sind aber auch Heilungen vorgekommen.

Die *Behandlung* beider Krankheiten ist symptomatisch.

§ 193. Progressive Bulbärparalyse, Paralysis labio-glosso-laryngea.

Anatomie und Ursachen. Die anatomische Grundlage der Krankheit ist eine einfache Atrophie der motorischen Nervenkerne zumal des Hypoglossus, Facialis und Vagus mit sekundärer

Neurogliawucherung in den Kernen und degenerativer (grauer) Atrophie der Nervenwurzeln und Stämme. Zweifellos ist die Bulbärparalyse mit der Progressiven Muskelatrophie und der Amyotrophischen Lateralsklerose nahe verwandt, woran sie sich häufig anschließt. Viel seltener als die genannten Nerven sind der Accessorius, der motorische Trigeminus und die Augenmuskeln mit jenen gemeinsam oder für sich allein in derselben Weise erkrankt. Als Ursache werden Erkältungen, Traumen, Gemütsbewegungen und Überanstrengung der betreffenden Muskelgebiete (z. B. beim Spielen von Blasinstrumenten) angeführt. Das höhere Alter und das männliche Geschlecht haben erhöhte Neigung zu dieser Krankheit.

Erscheinungen und Verlauf. Ganz unmerklich bildet sich eine Störung der feineren Zungenbewegungen aus, wodurch das Aussprechen von r, l, d, t, n, s, dann auch von g, k, ch und i erschwert wird. Bald beteiligt sich auch der die Lippen schließende Teil des Facialis, so daß b, p, f, m, w, o und u bei der Aussprache Schwierigkeiten machen. Das Gesicht bekommt durch des Überwiegen der den Mund erweiternden Muskeln einen weinerlichen Ausdruck. Die Untersuchung ergiebt einen zunehmenden Schwund der Zungen- und Lippenmuskeln. In dritter Linie kommt eine Lähmung des weichen Gaumens hinzu; der mangelhafte Abschluß gegen die Nasenhöhle hin macht die Aussprache von b und p ganz unmöglich, giebt der Sprache einen näselnden Klang und erschwert das Schlingen. Die Nahrungsaufnahme wird durch die wachsende Schwäche der Lippen, der Zunge (zuweilen auch der Kaumuskeln durch Trigeminuslähmung) und der Schlundmuskulatur aufs äußerste behindert; schließlich wird auch der Kehlkopf nicht mehr genügend gehoben und es treten Stimmbandlähmungen auf. Die mimischen Bewegungen des unteren Gesichtsteiles hören ganz auf, der Speichel fließt beständig aus dem Munde, Die Zunge ist manchmal groß und weich, meist aber sehr atrophisch und tief gerunzelt. Selten treten Ptosis und sehr langsam fortschreitende symmetrische Parese aller Augenmuskeln hinzu, wodurch die Augäpfel schließlich ganz unbeweglich werden (vgl. § 159). Die atrophischen Muskeln zeigen schließlich meist deutliche Entartungsreaktion, die Reflexe sind herabgesetzt oder aufgehoben, dagegen bleibt die Sensibilität normal. In 1—3 Jahren pflegt es durch Vaguslähmung (hohe Atemnot und Pulsfrequenz) oder durch Schluckpneumonie zum tödlichen Ausgange zu kommen. Abgesehen von vorübergehenden Stillständen schreitet das Leiden unaufhaltsam fort. Die Erkennung macht bei dem typischen Verlauf keine Schwierigkeiten (über Pseudobulbärparalyse vgl. § 183); die arteriosklerotischen Prozesse beginnen niemals so schleichend und schreiten nicht so gleichmäßig fort. Die Geschwülste des verlängerten Marks zeigen wohl nie die Symmetrie der Erscheinungen wie die Bulbärparalyse und führen gewöhnlich zu Sensibilitätstörungen und zu Lähmungen der Glieder, des oberen Facialisgebietes u. s. w.

Behandlung. Die besten Erfolge werden von der Galvanisation berichtet (durch die Warzenfortsätze oder Anode im Nacken, Kathode an den Seiten des Kehlkopfes mit Unterbrechung des Stromes, wodurch Schlingbewegungen ausgelöst werden). Von inneren Mitteln kommen Argentum nitricum (R. 11 a) und Jodkalium (R. 52) zur Anwendung. Bei bedeutenderen Schlingstörungen muß durch die Schlundsonde ernährt werden.

§ 194. Kompression des Verlängerten Marks.

Die akute Kompression des Verlängerten Marks durch Frakturen oder Luxationen der Halswirbelsäule führt meist sofortigen Tod herbei. Die chronische Kompression bei Karies der beiden ersten Halswirbel, Geschwülsten in der Gegend des Hinterhauptloches, durch Kleinhirntumoren und durch Aneurysmen der Vertebralis oder Basilaris bewirkt anfangs Reizerscheinungen: Zuckungen in der Umgebung des Mundes, epileptiforme Krämpfe, Schwindel u. s. w., weiterhin Sprach- und Schlingstörungen, spastische Erscheinungen und sensible Störungen in den Gliedern. Zuweilen treten die Lippen-, Zungen-, Gaumen- und Gliederlähmungen einseitig stärker auf. Schließlich führt Vaguslähmung den Tod herbei.

d) Zentrale Neurosen.

§ 195. Vorbemerkungen.

Als zentrale Neurosen faßt man eine Anzahl von Krankheiten zusammen, deren nervösen Erscheinungen keine bis jetzt bekannte anatomische Veränderung zu Grunde liegt. Bei manchen ist eine solche trotzdem anzunehmen, bei anderen handelt es sich wohl wesentlich um vasomotorische und andere Innervationstörungen. Eine bedeutende Rolle spielt bei allen die Nervöse Anlage, die so häufig ererbt bei Nachkommen von Geisteskranken, Epileptischen, Hysterischen, konstitutionell Neurasthenichen, Sonderlingen, Jähzornigen, Verbrechern, Selbstmördern und Trinkern vorkommt. Bei der großen Wichtigkeit dieser Zustände für die Praxis sei hier dringend auf die ausführliche Darstellung der Nervösen Anlage in O. Dornblüth, Klinik der Neurosen für den praktischen Arzt, Leipzig, Hartung & Sohn, hingewiesen.

§ 196. Kopfschmerz, Cephalaea, Cephalalgie.

Der Kopfschmerz ist ein außerordentlich häufiges Zeichen zahlreicher körperlicher und geistiger Gesundheitstörungen; er findet sich im Vorstadium und im akuten Verlauf der fieberhaften Infektionskrankheiten und der Geisteskrankheiten, bei den organischen Krankheiten des Gehirns (Syphilis!), nach Kopfverletzungen, bei Hydrokephalie (vgl. S. 258), bei akuten und chronischen Entzündungen am Schädel, im Ohr, in der Nase, im Rachen, in den Gesichtshöhlen, bei Urämie, im Beginn der Menstruation, bei Gemütsbewegungen u. s. w. Für manche Krankheiten (Trigeminus- und Occipitalneuralgie, Migräne) bildet er die selbständige Grundlage. Außerdem giebt es aber noch eine große Anzahl von Fällen, wo keine der genannten Ursachen vorliegt, und wo der meist durch Monate und Jahre sehr häufig auftretende, „habituelle", Kopfschmerz als abnorm feine Reaktion des sensiblen Nervensystems auf unbedeutende Reize aufgefaßt werden muß (vgl. § 195). Seinen Sitz verlegt man gewöhnlich in die Dura des Gehirns.

Der Schmerz kann sehr verschiedener Art (klopfend, reißend, drückend, bohrend) sein und die verschiedensten Teile des Kopfes in großer oder geringer Ausdehnung einnehmen; er wechselt gewöhnlich mit freien Zwischenzeiten ab, aber nur selten zu regelmäßigen Zeiten. Häufig wird der einzelne Anfall durch Gemütsbewegungen, Ärger, Überanstrengung, Erhitzung oder Erkältung, Diätfehler u. dgl. hervorgerufen. Wichtiger als die Feststellung der Gelegenheitsursachen, der Ausdehnung und der Art des Schmerzes ist stets die Erforschung der allgemeinen oder besonderen Grundlage des Leidens, zumal für die *Behandlung*. Sehr viele Fälle namentlich von Kopfdruck gehören der Neurasthenie (§ 208) an und sind demgemäß zu behandeln; besonders sorgfältig sind gewisse Ursachen (chronische Katarrhe der Nase und des Nasenrachenraums, Dyspepsie, Verstopfung, leichte Anämie u. s. w.) aufzusuchen und zu bekämpfen. Außerdem sind lindernde Mittel von großem Wert, schon um den Kranken die Geduld zur Durchführung einer vernünftigen Allgemeinbehandlung zu verschaffen, aber vor ihrem Mißbrauch muß dringend gewarnt werden. Kalte oder warme Kopfumschläge, Senfpflaster im Nacken, Verbinden des Kopfes, Cremor tartari, Brausepulver u. s. w. sind beliebte Hausmittel. Von Arzneimitteln sind besonders zu empfehlen: Antifebrin (0,3—0,5 pro dosi), Antipyrin und Phenacetin (0,5—1,0), Tolysal (9,5—0,1), Coffein (0,1), bei Erkältungskopfschmerzen Natrium salicylicum (0,5—3,0) und Salipyrin (1,0—2,0). Oft verordnet man zweckmäßig zu längerem Gebrauche, also auch in der Zwischenzeit, Chinin (R. 26 a, abds. 1,0—2,0), Natr. salicyl. (R. 61, abds. 1,0), Arsenik (R. 12), Extr. Cann. ind. (R. 21) und Kalomel (R. 45, 6 Tage hintereinander morgens 0,1). Auch Galvanisation des Kopfes (von der Stirn zum Nacken oder quer durch den Kopf) mit schwachen, einschleichenden Strömen wirkt schmerzstillend und bei länger widerholter Anwendung nicht selten heilend.

§ 197. **Migräne, Hemikranie.**

Als Migräne bezeichnet man einen anfallweise auftretenden einseitigen Kopfschmerz, der fast immer mit vasomotorischen Störungen und mit Erbrechen verbunden ist. Das Leiden befällt häufiger Frauen als Männer und entwickelt sich meist zur Pubertätzeit namentlich bei nervöser Anlage (§ 195); zuweilen begleitet es die ersten Anfänge der Dementia paralytica oder der Tabes. Gemütsbewegungen, Menstruation, Erkältungen begünstigen den einzelnen Anfall. Manchmal gehen dem Anfall stundenlang Vorboten voraus: allgemeines Unbehagen, Kopfdruck, Schwindel, Frösteln, Ohrensausen, Funken- und Farbensehen, Augenflimmern, Gähnen, Übelkeit u. dgl. Daran schließt sich dann ein anhaltender, oft sehr heftiger Schmerz bald in einer ganzen Kopfhälfte, bald mehr in einzelnen Teilen davon. Druckpunkte fehlen oft, dagegen besteht oft lebhafte Hyperästhesie der schmerzhaften Kopfseite, ebenso Hyperästhesie der übrigen Sinne. Manchmal treten Flimmern vor einem Auge und Flimmerskotom so stark hervor, daß man von *Hemicrania ophthalmica* spricht, auch vorübergehende Aphasie oder Verwirrtheit kommt vor. Häufig ist der Anfall mit Erbrechen verbunden. Die Gesichtshaut ist in manchen Fällen blaß und kühl, die Pupille erweitert (Migräne durch Sympathicuskrampf, *Hemicrania spastica* s. *sympathicotonica*), in anderen rot und heiß, die Pupille verengt (durch Sympathicuslähmung, *H. paralytica*). Über die ursächliche oder sekundäre Bedeutung dieser Sympathicuserscheinungen steht noch nichts fest. Der Anfall dauert Stunden, manchmal einen vollen Tag, um nach kürzerer oder längerer Zeit wiederzukehren, häufig trotz aller Behandlungsversuche durch Jahrzehnte hindurch. Die *Behandlung* ist dieselbe wie beim habituellen Kopfschmerz (§ 196), in schweren Fällen wie bei Epilepsie (s. d).

§ 198. Vasomotorische Neurosen.

Es giebt eine Anzahl von Erkrankungen, wo im klinischen Bilde vasomotorische Störungen ohne bekannte Ursache anscheinend als Folge zentraler funktioneller Veränderungen (im Sympathicus oder in der Oblongata?) im Vordergrunde stehen.

Vasomotorenkrampf mit Verengerung der Arterien, äußerster Blässe und Kälte der Haut und dem Gefühl von Absterben der Teile, oft auch mit heftigen Schmerzen, kommt namentlich an den Händen und Füßen als Teilerscheinung bei Nervöser Anlage, Neurasthenie, Hysterie u. dgl. nicht selten vor, durch Anämie begünstigt, gewöhnlich in Anfällen, die durch Gemütsbewegungen oder durch örtliche Abkühlung hervorgerufen werden oder spontan auftreten. Bei längerer Dauer kommt es zu starker Kyanose und sogar zu umschriebener Gangrän der Finger oder Zehen (symmetrische Gangrän, Raynaudsche Krankheit). Eine Art Gegenstück dazu bildet die Erythromelalgie, wobei unter heftigen Schmerzen Rötung, Schwellung und starke Pulsation an den Füßen oder an den Händen auftreten, ebenfalls in Anfällen oder mehr anhaltend. Etwas anders ist das Bild des akuten angioneurotischen Ödems, wobei an beliebigen Körperstellen umschriebenes Ödem der Haut oder der Schleimhäute (z. B. des Rachens, auch wohl des Magens) auftritt, ohne Schmerzen, oft mit Erbrechen verbunden. Die Erscheinung dürfte der Urtikaria (§ 247) nahestehen. Manchmal betrifft die Exsudation die Gelenke, namentlich das Knie- oder das Fußgelenk: Hydrops articulorum intermittens, als fieber- und schmerzlose, meist in regelmäßigen Zwischenräumen von einigen Wochen auftretende Gelenkschwellung. Bei allen diesen Formen ist am ehesten von der Allgemeinbehandlung der Neurasthenie (§ 208) und von örtlicher Faradisation etwas zu erwarten.

§ 199. Örtlich beschränkte Krämpfe.

Eine Anzahl von örtlich beschränkten Krämpfen beruht wesentlich auf erhöhter zentraler Erregbarkeit und verdient deshalb hier anstatt bei den Krankheiten der peripherischen Nerven abgehandelt zu werden. Dahin gehören besonders:

1. Der Facialiskrampf, *Tic convulsif.* Er kommt am seltesten durch direkte Reizung des Facialisstammes (Kompression), häufiger durch Reizung des Facialiszentrums der Hirnrinde (z. B. bei Dementia paralytica, Gehirnsyphilis), am häufigsten reflektorisch durch Reizung des Trigeminus (Zahnkaries, Schmisse, Augenleiden u. s. w.) oder anderer sensibler Nerven (Uterusleiden, Darmparasiten) zustande. Gewöhnlich bestehen blitzartige Zuckungen im ganzen Facialis (meist einer Seite) oder in einzelnen Ästen: Augenschließmuskeln *(Spasmus nictitans)*, Backen- oder Mundwinkelmuskeln; tonischer Krampf kommt am häufigsten bei Augenerkrankungen vor, als *Blepharospasmus.* Die Krankheit ist, wo nicht vorübergehende Leiden die Ursache bilden, meist sehr hartnäckig. Die *Behandlung* bekämpft die Ursache, in vielen Fällen also die Neurasthenie (§ 208), und behandelt die etwa vorhandenen Druckpunkte mit der galvanischen Anode. In den vorwiegend nervös bedingten Fällen ist auch die Hypnose zu empfehlen.

2. Der Kaumuskelkrampf, mastikatorischer Gesichtskrampf, ist als tonischer Krampf des motorischen Trigeminus, Trismus, eine Teilerscheinung des Tetanus; in der Form von unwillkürlichen Kaubewegungen kommt er namentlich bei Hysterie und im Senium, als Zähneknirschen besonders bei organischen Gehirnkrankheiten (Dementia paralytica, Idiotie) vor.

3. Krämpfe im Gebiet des Accessorius kommen besonders bei schwer Neuropathischen (vgl. § 195) als klonische Krämpfe des Sternocleidomastoideus einer Seite oder beider Seiten vor; je nachdem treten Dreh- oder pagodenartige Nickbewegungen (Salaamkrämpfe) auf, letztere besonders bei zahnenden Kindern. Nicht selten ist der Cucullaris gleichzeitig befallen.

Zuweilen verbinden sich die Accessoriuskrämpfe mit Facialiskrämpfen zu einer *Maladie des tics,* die sich außerdem durch die stereotype Wiederholung zweckloser koordinierter Bewegungen (Zupfen an der Nase oder am Hemdkragen, Ausspeien, Händereiben) und oft durch das Hinzutreten von Koprolalie, zwangsmäßigem Ausstoßen von Schimpfworten u. dgl. kennzeichnet.

Für die Behandlung empfehlen sich am meisten die Bromsalze, Opiumkuren (vgl. § 208) uud milde Wasserkuren.

4. Klonischer Zwerchfellkrampf, *Singultus,* Schlucken, Schluchzen, in den leichteren Formen eine häufige Folge von Magenüberladung u. dgl. und dann durch Atemanhalten, Hinaufziehen der Ohren u. s. w. leicht zu beseitigen, kommt als sehr

quälendes Leiden zuweilen bei Magengeschwür, Leberkrebs, Pleuritis diaphragmatica, auch wohl bei Hysterie, Gehirn- und Rückenmarkleiden vor und wird mit Narcoticis behandelt.

5. Beschäftigungskrämpfe. Bei manchen Beschäftigungen, die ganz vorzugsweise bestimmte Muskelgruppen in Anspruch nehmen (Schreiben, Klavier- oder Violinspiel, Melken, Zigarrenwickeln, Ballettanzen, Trommeln) kommen eigenartige Koordinationstörungen vor, die die betreffende Thätigkeit erheblich oder ganz behindern. Die häufigste Form ist der Schreibkrampf (Mogigraphie), der als Paradigma für alle dienen kann. Man unterscheidet die paralytische, die tremorartige und die spastische Form, je nachdem die Störung sich in Ermattung und Ermüdungschmerz oder in Zittern oder endlich in tonischen und klonischen Krämpfen der Hand und des Armes (oft mit Wegschleudern des Federhalters) äußert. Harte Federn, schlechte Handhaltung u. dgl. begünstigen das Zustandekommen; für den Einfluß der nervösen Grundlage spricht sehr deutlich, daß der Schreibkrampf häufig sehr bald auf die zum Ersatz herangezogene linke Hand übergeht. Die *Behandlung* berücksichtigt ganz besonders den Allgemeinzustand (vgl. § 208) und verwendet daneben Massage (zumal gegen Neuritis im Radialis u. dgl.), Heilgymnastik und Galvanisation. Das Nussbaumsche Federhalter-Bracelet, das durch die Antagonisten der gewöhnlichen Schreibmuskeln gehalten wird, und andere Hilfsmittel, wie dicke Halter u. dgl., thun geringe Dienste. Gegen die häufig vorhandenen schmerzhaften Muskelinfiltrationen sind örtliche Einspritzungen von 2 $^0/_0$iger Karbolsäure zu empfehlen.

§ 200. Stottern.

Man bezeichnet als Stottern das krampfhafte Unvermögen, zu Anfang eines Wortes einen Konsonanten mit nachfolgendem Vokal auszusprechen, wobei der Konsonant allein unter ängstlicher Befangenheit mehrmals hervorgestoßen wird. Das Leiden, das durch geistige Erregung sehr gesteigert wird, findet sich besonders bei erblich Neuropathischen und bei früher Rhachitischen. Die *Behandlung* besteht in schulmäßiger Übung in regelmäßigem Atmen, Intonieren und Artikulieren, am besten im Anschluß an die Methode des Taubstummenunterrichts.

§ 201. Einseitige Gesichtsatrophie, Hemiatrophia facialis progressiva.

Die einseitige Gesichtsatrophie, ein sehr seltenes Leiden, besteht in einem äußerst langsam fortschreitenden Schwunde der

Haut, des Unterhautfettgewebes, der Muskeln und der Knochen einer Gesichtshälfte, wodurch eine bedeutende Entstellung hervorgebracht wird. Gewöhnlich beginnt sie an einer umschriebenen Stelle mit einer weißlichen oder bräunlichen Hautverfärbung. Das Jugendalter und das weibliche Geschlecht werden am häufigsten befallen. Wahrscheinlich handelt es sich um eine trophische Neurose durch Erkrankung des Trigeminus (Neuritis?). Die Sensibilität ist stets unverändert, vasomotorische Störungen fehlen. Das Leiden ist unheilbar, aber an sich bedeutungslos.

§ 202. Basedowsche Krankheit.

Die Basedowsche Krankheit ist eine Neurose, die sich durch gleichzeitiges Auftreten von Schilddrüsenschwellung, Exophthalmus und Herzklopfen mit Pulsbeschleunigung kennzeichnet. Die Ursache des Leidens wurde bisher vorzugsweise in Sympathicus- oder Vagusaffektionen gesucht, die aber keine ungezwungene Erklärung geben; in neuerer Zeit ist die ursächliche Bedeutung der Schilddrüsenveränderung wahrscheinlich geworden (krankhafte Thätigkeit der Schilddrüse, thyreogene Intoxikation, im Gegensatz zu ihrer Aufhebung bei Myxödem). Erbliche neuropathische Belastung spielt jedenfalls eine große Rolle dabei. Die Krankheit entwickelt sich gewöhnlich chronisch, meist nach Gemütsbewegungen, schweren Krankheiten u. dgl. Herzklopfen und Pulsbeschleunigung (auf durchschnittlich 120 Schläge) treten zunächst anfallweise auf, werden aber bald dauernd. Systolische Herzgeräusche, vorübergehende Dilatationen der Ventrikel und andauernde Hypertrophie des linken Ventrikels kommen nicht selten vor. Als zweite Haupterscheinung gesellt sich dazu ein mäßiger, weicher, oft deutlich pulsierender oder schwirrender Kropf, als dritte der Exophthalmus, der zuweilen sehr hohe Grade annimmt und dann dem Blick etwas eigentümlich starres giebt; infolge der Erweiterung der Lidspalte folgt beim Nachuntenblicken das obere Lid der Bewegung des Augapfels gar nicht oder nur unvollkommen (Graefes Symptom). Ein weiteres, sehr häufiges Symptom, das oft die Diagnose stützt, wenn eines oder zwei der Hauptzeichen fehlen *(formes frustes)*, ist ein meist sehr schnelles Zittern, das meist in der Ruhe verschwindet, bei psychischen Erregungen und körperlichen Anstrengungen aber oft sehr stark wird; es pflegt namentlich den Oberkörper zu befallen. Ferner kommen periodische, schmerzlose, wässerige Durchfälle vor. Nervöse Unruhe, Reizbarkeit, Hitzegefühl, Heißhunger, schmutzige

Verfärbung der Haut, übermäßiges Schwitzen sind weitere häufige Begleiterscheinungen. Meist sind die Kranken elend und anämisch. Manchmal tritt leicht Glykosurie durch Genuß von Traubenzucker u. dgl. ein. Oft besteht eine auffallende Herabsetzung des galvanischen Leitungswiderstandes der Thoraxhaut. — Die *Prognose* ist insofern ungünstig, als Heilungen selten sind, doch kommen Stillstände und erhebliche Besserungen vor. Die Dauer beträgt oft Jahrzehnte; es tritt schließlich Marasmus ein, oder begleitende Herz- oder Lungenleiden führen zum Tode. Vereinzelte Fälle führen in wenigen Monaten zum Tode. Die *Behandlung* richtet sich teils gegen die Erscheinungen (Bromnatrium gegen das Herzklopfen, Jodsalben gegen den Kropf), teils auf das Allgemeinbefinden (Mastkuren u. dgl.). Die psychische Behandlung, Beruhigung u. s. w. ist sehr wichtig. Besonders günstige Erfolge haben alpine und subalpine Kurorte und die kohlensäurehaltigen Bäder von Nauheim, Franzensbad, Cudowa, Flinsberg u. s. w., von inneren Mitteln Eisen (R. 39), Arsenik (R. 12), Natr. salicyl. (R. 61, 4 mal tgl. 1,25), Sekale (R. 87 a), Tinkt. Strophanti (R. 91), Phosphorleberthran (R. 69). Die Elektrizität findet als Galvanisation quer durch den Hals und als Faradisation am Halse, am Auge, am Kropf und am Herzen Anwendung Über den Wert der operativen *Behandlung* der Schilddrüse ist noch kein endgültiges Urteil möglich.

§ 203. Schwindel, Vertigo. Ménièresche Krankheit.

Als Schwindel, Vertigo, bezeichnet man eine subjektive Störung des Gleichgewichtgefühls, wobei der Kranke das Gefühl hat, als ob er selbst sich drehe oder stürze, oder als ob sich die Gegenstände um ihn bewegten. Diese Störung findet sich vorübergehend im Fieber bei Anämie, oft sehr anhaltend bei Neurasthenie, zumal mit Magenstörungen (Vertigo gastrica) oder Verstopfung, ferner bei Migräne, Kopfkongestionen, Nikotinvergiftung, Epilepsie, endlich bei verschiedenen organischen Gehirnkrankheiten, namentlich bei Arteriosklerose, Geschwülsten des Kleinhirns und der Brücke, Multipler Sklerose, Augenmuskellähmungen *(Vertigo ocularis)* und recht häufig als *Vertigo ab aure laesa*, MÉNIÈREsche Krankheit, im Anschluß an chronische Mittelohrerkrankungen. Bei der letztgenannten Form wird der Schwindel eingeleitet durch heftiges Sausen in einem Ohr, das einem Lokomotivpfiff oder dem Läuten einer elektrischen Hammerglocke ähnelt. Dabei besteht gewöhnlich lebhaftes Ohnmacht-

und Beängstigungsgefühl; das Bewußtsein bleibt stets ungetrübt. Gegen Ende des Anfalls pflegt wie bei allen Formen des Schwindels Erbrechen einzutreten. Der MÉNIÈREsche Schwindel wird nicht selten dauernd; als Ursache betrachtet man eine Reizung der halbzirkelförmigen Kanäle.

Die *Behandlung* des MÉNIÈREschen Schwindels besteht in wochenlangem Gebrauch von Chinin (14 Tage lang dreimal täglich 0,2—0,3); die Erfolge sind meist sehr günstig; in den ersten Tagen kommen Verschlimmerungen vor. Im übrigen versucht man, das Grundleiden zu bekämpfen, durch Bromsalze (R. 50) die Erregbarkeit herabzusetzen u. s. w.

§ 204. Epilepsie.

Anatomie und Ursachen. Die Epilepsie (echte Epilepsie im Gegensatz zu den ihren Krampfanfällen gleichenden „epileptiformen" Anfällen bei Dementia paralytica, multipler Sklerose u. s. w.) ist als funktionelle Neurose aufzufassen. Nur in späteren Stadien finden sich im Gehirn Rindenatrophie, Piaverdickungen und ausgebreitete sklerotische Prozesse (nach MEYNERT besonders im Ammonshorn). Als Sitz der Krankheit wird jetzt fast allgemein die Gehirnrinde betrachtet, während man früher meist die Krämpfe auf Reizung des Krampfzentrums in der Brücke (NOTHNAGEL) und die Bewußtseinstörung auf eine der motorischen Erregung beigeordnete spastische Rindenanämie bezog. Über die Art des Vorganges in der Rinde lassen sich nur Vermutungen aufstellen. Die wichtigste Ursache der Epilepsie ist die erbliche Nervöse Anlage (vgl. S. 281) und dabei besonders die Abstammung von Trinkern. Etwa die Hälfte der Fälle entsteht im zweiten, etwa $^1/_4$ im ersten Jahrzehnt. Den Anstoß zur Erkrankung geben: Dentition, Pubertät, Schreck, Scharlach, Kopfverletzungen, Alkoholismus, erworbene und angeborene Syphilis. Reflektorische Epilepsie durch Narbenreiz, Frauenleiden, Darmschmarotzer ist jedenfalls recht selten. Die Epilepsie der Kinder, vielfach mit Idiotie verbunden, ist häufig auf Asphyxie bei der Geburt und meningeale Blutungen (vgl. § 187) zurückzuführen.

Erscheinungen und Verlauf. Die Epilepsie besteht in periodisch auftretenden Anfällen von krankhafter Veränderung des Bewußtseins, oft mit hervorstechenden motorischen Begleiterscheinungen. Der vollständige „legitime" epileptische Anfall beginnt häufig mit sekunden- oder minutenlangen Vorboten, einer sogenannten Aura. Sie besteht meist in einem Gefühl von Kriebeln oder Schmerz, das vom Arme, vom Bein oder vom Epigastrium nach dem Kopfe aufzusteigen scheint (sensible Aura), seltener in leichten Zuckungen oder Paresen (motorische Aura), in subjektiven Gesichts- (Farben- und Licht-), Gehörs- (Sausen, Knall), Geruchs- oder Geschmacksempfindungen (sensorische Aura), zuweilen auch in bestimmten Vorstellungen oder geistiger Unruhe (schnelles Vorwärtslaufen, *Epilepsia procursiva,* psychische Aura). Die psychische Aura bildet bei längerer Dauer den Übergang zu den präepileptischen Geistesstörungen. Zuweilen läßt sich der Anfall abschneiden, indem man während der sensiblen Aura das betroffene Glied umschnürt. Andernfalls tritt nun, häufig durch einen gellenden Schrei eingeleitet, der Krampfanfall ein. Der Kranke stürzt plötzlich zusammen, meist mit dem Gesicht oder mit dem Hinterkopf aufschlagend; nur selten hat ihm die Aura Zeit gegeben sich hinzulegen. Das Bewußtsein ist völlig erloschen. Zunächst stellt sich ein allgemeiner tonischer Streckkrampf ein, die Augen sind starr, die Pupillen meist weit, die Atmung ist unterbrochen, so daß das anfangs blasse Gesicht stark kyanotisch wird. Nach wenigen Sekunden, längstens nach einer Minute geht der tonische Krampf meist durch ein ausgebreitetes Zittern in den klonischen über; die Gesichtsmuskeln werden heftig hin und her gezerrt, die Kiefer mahlen aufeinander, aus dem Munde tritt Schaum, der oft durch Zungenverletzungen blutig gefärbt ist, die Augen werden verdreht, der Kopf und die Glieder hämmern heftig auf die Unterlage. Bei der vollkommenen Bewußtlosigkeit kommt es dabei oft zu erheblichen Verletzungen. Die Finger sind meist gebeugt und der Daumen in die Hand eingeschlagen (im Volke ist das so bekannt, daß Simulanten, denen man den Daumen streckt, ihn wieder einschlagen, während das im wirklichen Anfall nicht geschieht). Häufig erfolgt im Anfall Harnabgang, seltener Stuhlentleerung oder Ejakulation. Die Atmung ist unregelmäßig, schnarchend und rasselnd; erst mit dem Aufhören der Zuckungen, gewöhnlich einige Minuten nach dem Beginn des Krampfstadiums, wird sie wieder normal. Oft schließt sich nun ein kürzerer oder längerer fester Schlaf an, aus dem die Kranken ohne Erinnerung an das vorgefallene erwachen; häufig merken sie aus der Erfahrung an Kopfschmerzen, Zungenbiß u. dgl., daß sie einen Anfall gehabt haben. Viele Kranke schlafen nach dem Anfall nicht, sondern kommen gleich wieder zu sich oder sind noch kurze Zeit etwas verwirrt. In dem nächsten Harn findet sich manchmal etwas Eiweiß. Recht selten bleiben nach dem

Anfall Pupillendifferenz, Augenmuskel- oder Facialisparesen, Zungenabweichung u. s. w. für einige Zeit zurück, häufiger ist nach dem Anfall der Patellarreflex erloschen und bald darauf kurze Zeit erhöht.

Vom Bilde des legitimen Anfalls *(Haut mal)* kommen nun manche Abweichungen vor. Ohne die auffallenden motorischen Erscheinungen verlaufen das *Petit mal,* wobei nur eine schnell vorübergehende Bewußtlosigkeit *(absence),* starrer Blick, eine Ohnmacht- oder Schwindelanwandlung, daneben vielleicht Zuckungen in den Gesichtsmuskeln und allgemeines Zittern den Anfall ausmachen, und das epileptische Äquivalent, wobei eigentümliche psychische Störungen anstatt eines epileptischen Anfalls oder vor oder nach einem solchen (prä- oder postepileptisch) auftreten. Es handelt sich dabei im wesentlichen entweder um traumartige sogenannte Dämmerzustände, worin die Kranken automatische Bewegungen machen oder allerlei zwecklose, nicht selten auch sehr gefährliche Handlungen in zuweilen scheinbar ganz überlegter Weise begehen (Brandstiftungen, Mord, Diebstahl), oder um verwirrte Erregungen mit tobsüchtigem Bewegungsdrang oder endlich um schwere halluzinatorische Angstzustände, die zu blindwütenden Abwehrhandlungen Anlaß geben.[1] Während die beiden letzten Formen meist auch von dem Laien als Psychosen erkannt werden, erfordert diese Einsicht bei den Dämmerzuständen häufig besondere Fachkenntnisse. Die Kranken sind nachträglich auch für diese Zustände meist amnestisch. Da die Bewußtseinstörung das wesentliche der Epilepsie ausmacht, sind Petit mal und Äquivalente nicht etwa als leichtere Formen anzusehen.

Die Anfälle kommen in manchen Fällen nur alle paar Jahre, in anderen täglich oder gar oftmals am Tage, oft auch in Gruppen gehäuft. Bei Schlag auf Schlag sich folgenden Anfällen entstehen zuweilen schwere, langdauernde Komazustände mit hohen Fiebergraden und nicht selten tödlichem Ausgange, *Status epilepticus.* Geistige und körperliche Überanstrengungen, sexuelle und alkoholische Exzesse, Pubertät und Menstruation pflegen die Zahl zu steigern. Bei manchen Kranken treten die Anfälle nur nachts auf, *Epilepsia nocturna,* so daß sie ganz unbemerkt bleiben können, wenn die Kranken allein schlafen; gewöhnlich weisen aber doch die Verletzungen, das Einnässen, der nachträgliche Kopf-

[1] Vgl. Dornblüth, Kompendium der Psychiatrie, S. 158 ff.

schmerz u. s. w. darauf hin. Mit der Dauer der Krankheit zeigen sich in sehr vielen Fällen Charakterveränderungen, die Kranken werden reizbar, eigensinnig, jähzornig, in anderen tritt allmähliche Verblödung oder durch das Vorwiegen psychischer Äquivalente chronische Geistesstörung ein. Viele Epileptiker bleiben jedoch geistig vollkommen leistungsfähig und normal; nach Reynolds treten dauernde psychische Störungen bei einem Drittel ein. Die Lebensdauer wird durch die Epilepsie etwas beschränkt, zumal durch die Häufigkeit der Tuberkulose bei Epileptischen. Im Zusammenhang mit der Krankheit selbst erfolgt der Tod am ehesten im *Status epilepticus,* seltener im einzelnen Anfall durch Ersticken oder Unfälle, oder aber durch Marasmus nach längerem Koma.

Die *Diagnose* der Epilepsie ist in den typischen Fällen nicht schwer. Nie darf der einzelne Anfall entscheiden (vgl. Eklampsie), die Wiederholung der Anfälle gehört zum Krankheitbilde. Einzelne Anfälle, die erst im reiferen Alter auftreten, wecken immer den Verdacht auf Geschwülste, Abszesse oder Syphilis des Gehirns, Progressive Paralyse oder Multiple Sklerose. Auf eine organische Ursache deutet namentlich der Beginn des Anfalls in einem bestimmten Gliede hin, von wo aus die Krämpfe sich entsprechend der Lage der Rindenzentren auf die übrigen Glieder derselben Körperhälfte und dann auf die andre ausbreiten (Rindenepilepsie, Jacksonsche Epilepsie, vgl. S. 251). Gegenüber der Simulation schützt am besten die genaue Kenntnis der Krankheit und die Beachtung der objektiven Zeichen (Bewußtlosigkeit, Pupillenstarre im Anfall, Zungenbiß, nachbleibende Gehirnnervenstörungen). Die Verwertung der bei Epileptikern sehr häufigen körperlichen Entartungszeichen (Mißgestalt oder Asymmetrie des Schädels, Verbildungen der Ohren, zu flacher oder zu steil gewölbter Gaumen, vorspringende Kiefer, unregelmäßige Zahnstellung u. dgl.) ist dadurch beschränkt, daß diese *Stigmata hereditatis* auch bei denen, die am häufigsten zur Simulation gelangen, bei Verbrechern und Hereditär-Neuropathischen, sehr verbreitet sind. Recht oft werden atypische und unvollkommene Anfälle, namentlich die mit halb erhaltenem Bewußtsein verlaufenden, fälschlich für simuliert gehalten oder als hysterische Anfälle angesehen. Diese sind aber im Gegenteil meist viel heftiger und dauern länger (vgl. § 206). Vor der Verwechslung mit urämischen Krämpfen schützt die genaue Harnuntersuchung.

Behandlung. Die Heilung einer ausgebildeten Epilepsie gehört jedenfalls zu den Ausnahmen (3—5 %). Auch die Entfernung reflektorisch wirkender Ursachen hat, wie nach den einleitenden Bemerkungen leicht erklärlich ist, selten dauernden Erfolg. Der chirurgischen Behandlung fehlt bei der echten Epilepsie der Angriffspunkt, der ihr bei der JACKSONschen Epilepsie (S. 275) manche Erfolge gebracht hat. Dagegen kann die Regelung der ganzen Lebensweise, Vermeidung von Anstrengungen und Aufregungen, Landleben, Wahl eines Berufes mit vorwiegender Thätigkeit im Freien, in Gärtnerei oder Landwirtschaft, gute Ernährung (mit Ausschluß von Alkohol, starkem Kaffee u. dgl.), im Verein mit Arzneibehandlung wesentliche Besserung und Erleichterung bringen. Die besten Erfolge hat die Brombehandlung: Bromkalium oder das den Magen weniger belästigende Bromnatrium, einmal täglich, nach einer Mahlzeit, in $^1/_4$ l Wasser oder Selterwasser gelöst, zunächst 3,0, dann jeden Monat um 1,0 steigend, bis die Anfälle ausbleiben, nötigenfalls bis zur Einzelgabe von 6,0 oder gar 8,0. Wenn die Anfälle ausbleiben, giebt man die erreichte Menge mindestens 6 Monate weiter und fällt dann ebenso langsam damit. Zweckmäßig ist auch das ERLENMEYERsche Bromwasser (Kal. brom 40, Natr. brom 40, Ammon. brom. 20 auf 600 kohlensauren Wassers) oder das billigere, aus denselben Salzen bestehende SANDOWsche brausende Bromsalz (R. 50 b). Die Gemische werden in derselben Dosis wie das einfache Salz genommen. Die Angabe, daß fortgesetzter Bromgebrauch das Eintreten von Geistesschwäche befördere, ist irrig, dagegen kommen Bromakne, Verdauungstörungen, Muskelzittern, Schläfrigkeit vor. Man thut dann am besten, zeitweise eines der anderen Mittel zu geben: Atropin (R. 14 a, jeden Abend eine Pille zu 0,0005, in der zweiten Woche jeden Abend zwei Pillen, in der dritten drei u. s. w., bis zur Gabe von 0,005, dann ebenso allmählich zurück); Zincum oxydatum (bei Kindern dreimal täglich 0,03—0,1, bei Erwachsenen 0,1—0,2, in steigender Dosis, monatelang), Argentum nitricum (R. 11 a, viermal täglich 0,005—0,05). Manchmal wirkt das Brom besser, wenn zuvor Opium in steigender Dosis gegeben ist, von 0,025 dreimal täglich in etwa 6 Wochen bis 0,4 dreimal täglich, worauf man die Opiumkur plötzlich abbricht und eine Einzelgabe von 7,0 Bromnatrium täglich weitergiebt (FLECHSIG). Außerdem kommt vorzugsweise eine milde Wasserbehandlung in Frage. Während des Anfalls beschränkt man sich darauf, den

Kranken hinzulegen, ihn durch Kissen möglichst vor Verletzungen zu hüten und durch Öffnen der Kleider die Atmung zu erleichtern. Zuweilen wird der Anfall während der Aura durch Umschnüren des Gliedes, wovon die Aura ausgeht, durch Eingeben eines Theelöffels voll Kochsalz oder durch Einatmung von einigen Tropfen Amylnitrit abgeschnitten. Im *Status epilepticus* empfehlen sich Eisbehandlung des Kopfes und Klystiere mit 1,0 bis 2,0 Chloral und nach unserer Erfahrung Einspritzungen von Atropin (0,001 mehrmals). Gegen die Erregungen finden vorzugsweise Chloralhydrat und Skopolamin (R. 86) Anwendung; wo deutliche Geistesstörungen auftreten, ist die Anstaltsbehandlung dringend anzuraten, die auch sonst erheblich bessere Erfolge giebt.

§ 205. Eklampsie.

Krampfanfälle, die denen der echten Epilepsie vollkommen gleichen, aber durch die günstige Prognose und das Ausbleiben aller sekundären psychischen Veränderungen als eine davon verschiedene Krankheit erwiesen werden, kommen nicht selten im frühesten Lebensalter, seltener bei Frauen in den Wechseljahren und während der Entbindung vor. Außer der wohl immer zu Grunde liegenden Nervösen Anlage (S. 281) sind bei Kindern Rhachitis, akute Infektionskrankheiten, Wurmreiz, Verdauungstörungen und Zahndurchbruch als Gelegenheitursache zu nennen; die Unterscheidung von echter Epilepsie ist immer nur durch den Verlauf möglich. Kinder, die während der Zahnung an Eklampsie leiden, erkranken oft in der Pubertät an Epilepsie. Die *Eclampsia parturientium* beruht zum Teil auf Urämie (s. d). Bei Kindern kommt Tod im Anfalle vor; die selbständige Eklampsie der Erwachsenen geht immer günstig aus. Die wichtigsten Mittel sind Bromkalium (bei Kindern 0,2—0,6 pro dosi) und Chloralhydrat (bei Kindern 3stündlich 0,05—0,15). Nasse Einpackungen, heiße Umschläge auf die Nierengegend, Wassereingießungen in den Darm, halbstündlich, sind zur Anregung der Diurese zu empfehlen, bei Eklampsie der Gebärenden ist in Narkose die Geburt einzuleiten.

§ 206. Hysterie.

Das Wesen der Hysterie besteht in der krankhaft erleichterten Umsetzung bewußter und unbewußter geistiger Zustände in körperliche Erscheinungen, die vom Willen unabhängig sind. Dabei entsteht eine reizbare Schwäche des Fühlens, Vorstellens und Wollens, die besonders die Stimmungen und ihre gewollten oder ungewollten Äußerungen stark beeinflußt. Nur wenn man sich stets die Abhängigkeit der körperlichen Störungen der Hysterie von krankhaften, nicht etwa eingebildeten psychischen Vorgängen vergegenwärtigt, kann man das Krankheitbild und die Kranken selbst richtig würdigen.[1]

Ursachen. Die Hysterie beruht mindestens in der Hälfte der Fälle auf erblicher neuropathischer Belastung, d. h. auf der Abkunft von Geistes- oder Nervenkranken, Selbstmördern, Trinkern, Verbrechern, auffallenden Charakteren oder dergleichen. Am gefährlichsten ist die direkte Vererbung von den Eltern, weil dabei zu der ererbten minderwertigen Konstitution des Nervensystems meist noch verkehrte, ungleichmäßige und überreizende Erziehung, schlechtes Beispiel und allerlei trübe Familienbilder hinzukommen. Auf dieser Grundlage führen dann andauernde Verstimmungen, verfehlter Lebenszweck (Altjungfern!), unglückliche Ehe und dergleichen oder einmalige heftige Einwirkungen, Schreck, Gefahren, schwere Verletzungen u. s. w., die allmähliche oder plötzliche Entstehung der Hysterie herbei. In weit selteneren Fällen wird die Anlage zur Hysterie durch körperliche Krankheiten, langwierige Anämie, Wochenbett- und andere Frauenkrankheiten (vgl. § 145) erworben. Meist beginnt die Hysterie im Jugend- oder schon im Kindesalter; das weibliche Geschlecht ist überwiegend betroffen. Schwere Formen der Hysterie sind in Frankreich und bei den orientalischen Völkern, auch bei den Juden, häufiger als z. B. in Deutschland.

Erscheinungen und Verlauf. 1. Der hysterische Charakter bietet nichts von dem allgemeinen Bilde der Nervösen Anlage (vgl. § 195) abweichendes. Jeder körperliche oder geistige Eindruck wird übermäßig tief empfunden, die Kranken sind deshalb empfindlich und verstimmt, zu Klagen und Nörgeleien und zu reflexartigen Unlust- und Abwehrhandlungen geneigt, der schnelle Wechsel der Stimmungen läßt sie launenhaft und oft undankbar erscheinen, die stete Betonung der eigenen Empfindungen stempelt sie in den Augen der Umgebung zu Egoisten. Wenn sie sich zeitweise mit Selbstaufopferung Anderen widmen, so spielt bei diesem Vergessen des Egoismus jedenfalls das krankhafte Vorstellungsleben eine sehr große Rolle, ebenso wie bei der nicht

[1] Vgl. O. Dornblüth, Klinik der Neurosen. Zweiter Teil. Leipzig.

seltenen Übertreibung der eigenen, übrigens stets wirklich empfundenen Leiden.

2. Sensibilitätsstörungen. Sehr häufig finden sich bei Hysterie ausgedehnte oder umschriebene Hyperästhesieen, zunächst des Tast- und Schmerzgefühls; besonders bezeichnend ist die abnorme Druckempfindlichkeit der hysterogenen Zonen, namentlich in einem oder beiden Hypogastrien (sogenannter Ovarialschmerz, Ovarie), im Epigastrium, an einzelnen Dornfortsätzen (hysterische Spinalirritation). Oft sind diese und andere hyperästhetische Bezirke auch der Sitz spontaner Schmerzen. Von den Sinnesorganen zeigen namentlich Ohr und Auge manchmal abnorme Empfindlichkeit. In den meisten Fällen von Hysterie finden sich ohne oder mit anderen Sensibilitätsstörungen, von den Kranken selbst meist gar nicht bemerkt, Abschwächungen der Sinnesempfindungen. Am seltensten ist allgemeine Anästhesie, häufiger sind Hemianästhesie oder disseminierte Anästhesieen. Bei der Hemianästhesie sind Gefühl, Gesicht, Gehör, Geruch und Geschmack auf einer Körperhälfte stark herabgesetzt oder ganz erloschen; an der Haut meist hauptsächlich die Schmerzempfindung, so daß man schmerzlos Nadeln durch die Haut stecken kann u. dgl.; beim Gesichtsinn findet sich namentlich einseitige konzentrische Einengung des Gesichtsfeldes und allgemeine oder partielle Farbenblindheit. Die disseminierte Anästhesie wird fast stets erst bei der objektiven Untersuchung entdeckt; häufig besteht sie nur an umschriebenen, oft unregelmäßig begrenzten, zuweilen sehr zahlreichen Hautinseln, in anderen Fällen sind einzelne Glieder bis in die tiefen Teile hinein unempfindlich. Durch Auflegen von Metallplatten und andere äußere Einwirkungen auf die anästhetischen Stellen kann nicht selten die Gefühllosigkeit auf symmetrische Stellen der anderen Körperhälfte übergeführt werden: Transfert.

3. Motilitätsstörungen. Sehr häufig finden sich bei Hysterie dauernde Muskelschwäche (Amyosthenie) speziell bei Willkürbewegungen, sowie eine Diathese zu Kontrakturbildung. Auf dieser Grundlage kommt es im Anschluß an wirkliche, geträumte oder durch einen Schreck in die Gedanken gekommene Beschädigungen, etwa des Beins, zu hartnäckigen Lähmungen, Krämpfen und Kontrakturen. Oft sind die hysterischen Lähmungen mit Anästhesie verbunden; zuweilen treten sie in dem anästhetischen Gliede nur dann ein, wenn die Augen geschlossen werden. Häufig kann der Kranke während des Liegens alle Be-

wegungen mit den Beinen ausführen, sobald er aber stehen und gehen soll, versagen die Beine (Astasie und Abasie). Andere Male sind beide Beine, ein Bein oder Arm und Bein einer Seite völlig gelähmt. Häufig sind auch hysterische Stimmbandlähmungen mit Aphonie (Flüstersprache). Sehr wichtige motorische Störungen bei Hysterie sind ferner die klonischen oder tonischen, allgemeinen oder beschränkten Krämpfe. Die allgemeinen Krämpfe treten in Anfällen auf; sie bestehen entweder in Umsinken, allgemeinem Zittern und höchster Atembeschleunigung, oder in ausgebildeten Krämpfen *(grande hystérie)*. die sich von den epileptischen durch einen mehr koordinierten Charakter auszeichnen, der bei Laien häufig den Eindruck willkürlicher Wälz-, Schleuder- und Stoßbewegungen erweckt. Dabei macht oft gerade der Rumpf besonders lebhafte Verdrehungen und kann durch starken Opisthotonus eine förmliche Kreisbogenstellung *(arc de cercle)* einnehmen. Weiterhin laufen die Kranken oft in wilden Sprüngen umher *(clownisme)* oder geben sich eigentümliche Stellungen mit dem Ausdruck der Wut, des Schrecks u. s. w. *(attitudes passionelles)*. Das Bewußtsein ist namentlich in den leichteren Fällen großenteils erhalten; auf energisches Anrufen unterbrechen die Kranken meist ihre Bewegungen und richten sich auf; bei der *grande hystérie* besteht ebenfalls nicht die schwere Bewußtlosigkeit wie beim epileptischen Anfall — die Kranken verletzen sich fast niemals —, aber das Vorstellungsleben ist nach außen wesentlich verschlossen und von zwangmäßigen Assoziationen erfüllt, deren Inhalt zumal in den *attitudes passionelles* zum deutlichen Ausdruck kommt, häufig auch wohl von furchtbaren Halluzinationen, die nicht selten an den veranlassenden Schreck (Notzuchtversuch u. s. w.) anknüpfen.[1] Nach dem Anfall besteht oft nur eine lückenhafte Erinnerung oder völlige Amnesie. In vielen Fällen von Hysterie kommen niemals Krampfanfälle vor, in anderen sind sie sehr häufig. Oft schließen sie sich an Gemütsbewegungen an, nicht selten lassen sie sich durch Druck auf die hysterogenen Zonen hervorrufen. — Partielle klonische Krämpfe finden sich besonders als Zittern oder choreatische Bewegungen einzelner Glieder, als hartnäckiges Gähnen, Niesen, Husten, Erbrechen u. s. w.; von den beschränkten tonischen Krämpfen verdienen besondere Erwähnung der *Globus hystericus*, das Gefühl einer in der Speiseröhre aufsteigenden oder im Schlunde

[1] Vgl. O. Dornblüth, Kompendium der Psychiatrie, S. 153 ff.

festsitzenden Kugel, wahrscheinlich auf Krampf der Speiseröhre beruhend (§ 71), und die praktisch wichtigen Kontrakturen. Sie finden sich als Beuge- oder Streckkontrakturen zumal an den Gliedern, häufig mit Anästhesieen und Lähmungen vereint, und sind oft sehr hartnäckig. Auch bei den Kontrakturen und Lähmungen findet sich nicht selten die oben erwähnte Erscheinung des Transfert.

Neben den angegebenen Sensibilität- und Motilitätstörungen, die man wegen ihrer bezeichnenden Bedeutung als hysterische Stigmata benennt, finden sich nun in den wechselndsten Zusammenstellungen noch zahlreiche subjektive und objektive Erscheinungen. Schmerzen der verschiedensten Art und Verbreitung, unangenehme Empfindungen, Auftreibung des Magens und der Därme durch Gase, wechselnde Hitze- und Kältegefühle, Zahnfleisch- und Rachenblutungen (die nicht selten für Magen- oder Lungenblutungen gehalten oder ausgegeben werden), Harnverhaltung oder Polyurie, Appetitlosigkeit oder abnorme Nahrunggelüste u. dgl. mehr. Nicht selten schließen sich schwerere Psychosen an. Durch manche von diesen Erscheinungen können die Ernährung und der Körperzustand sehr ungünstig beeinflußt werden; auch der psychische Einfluß auf die Körperbeschaffenheit ist nicht zu unterschätzen, zumal bei der meist viele Jahre betragenden Dauer der Krankheit. Trotzdem zeigen viele Hysterische anhaltend ein blühendes Aussehen.

Die *Diagnose* der Hysterie macht keine Schwierigkeiten, wenn man sich streng an die besonderen Erscheinungen hält. Bei Kindern finden sich selten ausgebreitete Anästhesieen, dagegen häufig Astasie-Abasie (vgl. S. 297), Gelenkneuralgieen (mit kennzeichnender Hyperästhesie der darüberliegenden Haut), partielle Krämpfe, Kontrakturen, Anorexie, pseudomeningitische Kopfschmerzanfälle u. s. w. Zu beachten ist, daß Hysterie oft zu Tabes, multipler Sklerose, zerebraler Kinderlähmung, Syringomyelie, Gehirntumoren hinantritt. Die *Prognose* ist im Kindesalter und in frischen Fällen auch bei schweren Krampfzuständen nicht ungünstig, allerdings sind bei fortbestehender Anlage Rückfälle zu befürchten. Chronische Fälle haben geringe Heilungsaussichten, sind aber vielfach einer gewissen Besserung zugänglich.

Behandlung. Die Hauptbedeutung kommt der psychischen Behandlung zu, die am besten in einer Nervenheilanstalt und bei völliger Trennung des Kranken von seinen Angehörigen und Lebensbeziehungen erfolgt. Die ärztliche Erziehung des Gefühls-, Phantasie- und Willenslebens kann geradezu glänzende Erfolge erzielen; die Kräftigung des Willens hat namentlich auch auf die Lähmungen und Krämpfe den größten Einfluß. Äußere Maßnahmen, wie Bäder, Elektrisieren (gegen die Anästhesie namentlich Faradisation), Massage und Heilgymnastik, sind zur Unterstützung von größtem Wert. Die Metallotherapie (das Auflegen von Metallplatten, die bei den Transfertversuchen als wirksam befunden sind), die hypnotische Suggestionsbehandlung u. dgl. m. sind nur Hilfsmittel der offenen psychischen Behandlung. Eine Regelung der ganzen Lebensweise, bei weiblichen Kranken manchmal die Aufstellung einer wirklichen Lebensaufgabe, daneben eine ausgiebige Berücksichtigung des Ernährungszustandes und die symptomatische Bekämpfung der subjektiven Beschwerden (Tinctura Valerianae, R. 106, Natrium bromatum, R. 52, u. s. w.) sind ebenfalls von hoher Wichtigkeit. Gegen die hysterischen Krämpfe nützt die Brombehandlung wenig, manchmal bewährt sich die Opiumbromkur (vgl. S. 293); auch Radix Artemisiae (R. 13) wird empfohlen.

§. 207. Hypnose.

Die Hypnose ist ein veränderter, aber nicht ohne weiteres als krankhaft zu bezeichnender Bewußtseinszustand, in dem (ähnlich wie bei der Hysterie) die Umsetzung von Vorstellungen in körperliche Vorgänge erleichtert ist. Man kann den dadurch gegebenen Einfluß bei der Behandlung mancher Krankheiten mit Vorteil verwenden; namentlich werden Menstruationsbeschwerden, Kopfschmerzen, Blinzelkrampf, Verstopfung, manche hysterischen Erscheinungen u. s. w. sehr günstig dadurch beeinflußt. Man hypnotisiert, indem man sich mit dem Betreffenden gegenseitig fest anblickt und ihm dabei das Herannahen des Schlafes einredet (suggeriert), im geeigneten Augenblick das Einschlafen anbefiehlt, nun die Heilsuggestionen giebt und schließlich ebenfalls durch Zureden das Erwachen herbeiführt. Oft genügen die bei der großen Mehrzahl aller Menschen zu erzielenden leichten Grade der Hypnose für den Erfolg; der tiefe hypnotische Schlaf ist nur bei einem kleinen Teile hervorzurufen. Üble Folgen sind bei sachverständigem Vorgehen nicht zu befürchten.

§ 208. Neurasthenie.[1]

Eine Anzahl von häufigen und wichtigen funktionellen Störungen des Nervensystems, die früher teils als „Nervosität" einer

---

[1] O. Dornblüth, Klinik der Neurosen für den praktischen Arzt. Teil I. Leipzig, 1896.

geringen Beachtung gewürdigt, teils der Hysterie und Hypochondrie zugezählt oder als Gehirnhyperämie, Gehirnkongestion, Spinalirritation u. dgl. bezeichnet wurden, ist vor etwas mehr als einem Jahrzehnt von dem amerikanischen Arzte BEARD unter dem Namen Neurasthenie zu einem Krankheitsbilde zusammengefaßt worden. Im wesentlichen handelt es sich dabei um eine reizbare Schwäche des Zentralnervensystems.

Ursachen. Eine Hauptrolle beim Zustandekommen der Neurasthenie spielt die erbliche nervöse Anlage (vgl. S. 205 u. 281). Bei derartig Belasteten genügen die hohen Anforderungen des heutigen Lebens, die Überbürdung in der Schule, Enttäuschungen u. dgl. und namentlich die Verbindung mehrerer derartiger Einflüsse, um die Neurasthenie hervorzurufen. Aber auch vollkommen gesunde Nervensysteme können durch anhaltende geistige Schädigungen, Kopfverletzungen, starke Blutverluste, schwächende Krankheiten (von akuten besonders die Influenza), unzweckmäßige Lebensweise, Entfettungs- und Kaltwasserkuren, Alkohol- und Tabakmißbrauch, geschlechtliche Ausschweifungen u. dgl. neurasthenisch werden. Die oft angeschuldigte Onanie hat wohl nur dann andere als moralische Schäden im Gefolge, wenn sie, wie so häufig, ein Zeichen psychopathischer Belastung ist. Juden, Slawen und Orientalen besitzen nach v. ZIEMSSEN eine Rassendisposition zur Neurasthenie. Die Krankheit ist im mittleren Alter am häufigsten, kommt aber auch in allen anderen oft vor, so auch schon im Schulalter.

Erscheinungen und Verlauf. Unter den direkt auf das Gehirn hinweisenden Erscheinungen sind die wichtigsten: Kopfschmerz, der besonders oft in Form des Kopfdrucks auftritt; die Kranken haben häufig das Gefühl, als liege ein eiserner Reif um ihre Stirn; ferner Schwindel, Gemütsreizbarkeit bis zum Jähzorn, Schlaflosigkeit, Unfähigkeit zur geistigen Arbeit, ein Gefühl von Gedächtnisschwäche. Häufig kommen ausgebildete Angst- und Zwangszustände vor, namentlich Agoraphobie, Platzangst, die mit schwerer Beängstigung und vollkommenem Versagen der Glieder verbundene Zwangsvorstellung, daß man einen freien Platz nicht überschreiten könne, Klaustrophobie, die Furcht vor dem Alleinsein oder vor dem Zusammensein mit vielen Menschen in geschlossenen Räumen, Zimmern, Kirchen, Theatern u. dgl., mit dem unbestimmten Gefühl, daß „etwas passieren" könne, Nosophobie, Furcht vor ansteckenden Krankheiten, Berührungsfurcht, die Zwangsvorstellung, daß alles umher verunreinigt oder bestäubt sei. Für alle diese und andere Zwangsvorstellungen ist es kennzeichnend, daß der Kranke ihr unbegründetes, fremdartiges und unsinniges vollkommen einsieht, aber dem Banne nicht entrinnen kann. Verwandte Erscheinungen sind auch unwillkürliches Lachen oder Weinen ohne zu Grunde liegenden entsprechenden Affekt. Fast immer finden sich das Gefühl von körperlicher Schwäche, Sehschwäche u. s. w., die häufig mit sichtbaren vasomotorischen Störungen einhergehenden Empfindungen von Hitze oder Kälte an bestimmten Teilen des Gesichts, Anfälle von Herzklopfen und Tachykardie, klopfende oder drehende Gefühle im Epigastrium, Übelkeit, Magenkrämpfe und nervöse Dyspepsie (§ 76). Man stellt vielfach den bisher genannten Zeichen, der zerebralen Neurasthenie, die folgenden als spinale Neurasthenie gegenüber: Rückenschmerzen oder Druckempfindlichkeit der Dornfortsätze, zumal an den oberen Brust- und den Halswirbeln, nervöse Muskelschwäche, Parästhesieen in den Beinen, Neigung zu Wadenkrämpfen, krampfhaftes Gähnen, Verstopfung, Durchfall oder Gasauftreibung des Darmes, Impotenz, Spermatorrhoe u. s. w. Es ist jedoch wahrscheinlich, daß auch diese sogenannten spinalen Erscheinungen, die früher als Spinalirritation bezeichnet wurden, zerebralen Ursprunges sind. Auf dem Boden des Schwächegefühls und der gesteigerten Empfindlichkeit kommt es so häufig zu hypochondrischen Vorstellungen, daß die Neurasthenischen geradezu den größten Teil der früher als Hypochonder bezeichnenden Kranken ausmachen. Eine peinliche Selbstbeobachtung, die jede vermehrte Pulszahl, jedes Erwachen in der Nacht, jede Verspätung oder Beschleunigung des Stuhlganges bemerkt und im Einfluß auf das Befinden prüft, steht oft ganz im Vordergrunde der Erscheinungen.

Nicht selten entwickelt sich die Neurasthenie nach akuten Krankheiten, heftigen Überanstrengungen, Schreck u. dgl. in akuter Weise; in den meisten Fällen aber erwächst sie ganz allmählich aus dem Bilde eines von vornherein abnormen Nervensystems heraus, so daß man sie mit Recht als konstitutionelle Neurasthenie bezeichnet. In ihrem Verlauf finden sich fast immer große Schwankungen; bezeichnend ist, daß viele Beschwerden (Herzklopfen, Dyspepsie u. s. w.) durch Ablenkung, Gesellschaft u. dgl. eine bedeutende (vorübergehende) Besserung erfahren. Bei der Umgebung wird dadurch nicht selten der Verdacht der Übertreibung erweckt, um so mehr, da in den meisten Fällen der Ernährungszustand nicht sichtbar leidet. Um so wichtiger ist eine Reihe von objektiven Zeichen (Löwenfeld), die allerdings bei weitem nicht immer vorhanden sind: abnormer, oft schnell wechselnder Blutgehalt der Haut, ungewöhnliche Weite oder vorübergehende Differenz der Pupillen bei erhaltener oder übermäßiger Beweglichkeit, mangelhafter Lidschluß beim Stehen mit geschlossenen Füßen (Rosenbach), Schwäche der Konvergenzbewegungen der Augen, Zittern bei feineren Verrichtungen von längerer Dauer, Unsicherheit beim Stehen auf einem Beine bei geschlossenen Augen, breitspuriger Gang, fibrilläre Muskelzuckungen, Verfeinerung oder ganz umschriebene Herabsetzung des Tastgefühls, Steigerung der Pulsfrequenz bei Druck auf Schmerzpunkte am Kopf oder Rücken, verminderter Leitungswiderstand und erhöhte Empfindlichkeit (oder umgekehrt) für den galvanischen Strom, schwache Stimme, Neigung zum Verwechseln und Verstümmeln von Wörtern und vorübergehendes Vergessen besonders von Namen; nervöse Herzschwäche (Beschleunigung, seltener Verlangsamung oder Unregelmäßigkeit der Herzthätigkeit), nervöse Durchfälle, Spermatorrhoe, Phosphattrübung des Harns zur Zeit der Entleerung oder Oxalurie (mikroskopisch nachweisbar durch die briefkuvertähnlichen Krystalle von oxalsaurem Kalk im Harnbodensatz). Einzelne von diesen Erscheinungen, zumal die Pupillenveränderungen, der Tremor z. B. beim Schreiben, die Unsicherheit beim Stehen mit geschlossenen Augen, die hohe Pulsfrequenz, haben schon zu Verwechslungen mit organischen Krankheiten, namentlich mit beginnender Tabes oder Dementia paralytica und mit Herzfehlern Anlaß gegeben. Nie darf den Kranken ohne sicheren Beweis das gefährlichere Leiden angegeben werden, äußerst vorsichtig sei man auch in der Befragung nach erworbener Syphilis u. dgl., weil damit nicht selten hartnäckige hypochondrische Gedanken angeregt werden. Besonders wichtig ist es, den chronischen Alkoholismus als Ursache neurasthenischer Erscheinungen zu kennen, da dies für die Behandlung ausschlaggebend ist. — Die *Prognose* ist bei der Neurasthenie aus vorwiegend erblicher Anlage recht zweifelhaft, bei der erworbenen im allgemeinen günstig und um so besser, je frischer der Fall ist. Wesentliche Besserungen sind wohl stets zu erzielen. Übergang in Geisteskrankheit ist nicht besonders häufig, am meisten kommen Melancholieen vor. In schwereren Fällen ist die Selbstmordgefahr zu beachten.

Behandlung. Vor allem ist auf die Beseitigung der veranlassenden Schädlichkeiten, wenigstens bis zur Wiederherstellung der vollen Leistungs- und Widerstandsfähigkeit, hinzuarbeiten. Für die meisten Fälle empfiehlt sich deshalb völlige Loslösung aus dem gewohnten Kreise, für kräftigere Kranke, wo die Reizbarkeit mehr hervortritt, in Form von Erholungsreisen, Aufenthalt auf dem Lande, an der See, im Gebirge oder in Kurorten, für die Kranken mit vorwiegenden Schwächeerscheinungen in Form des Aufenthaltes in einer Nervenheilanstalt. Besonders zu beachten ist, daß bei den Reisen u. dgl. alle Anstrengungen zu vermeiden sind, auch wenn sie dem Kranken vorübergehend durch kräftigere Ablenkung wohlzuthun scheinen. Geistige und körperliche Ruhe ist stets das erste Erfordernis. Daneben ist die psychische Beeinflussung durch ermutigenden Zuspruch und Anregung des Selbstvertrauens von großer Bedeutung, in dritter Linie dann die Berücksichtigung des Körperzustandes. Vielen Kranken ist die Vorzeichnung eines ganz genauen Tageslaufes (Mahlzeiten, Spazierengehen, Schlafen u. s. w.) sehr wohlthuend. Anämische brauchen leicht verdauliche, nahrhafte Kost (zuweilen Mastkuren), Dyspeptiker oft eine mehr anregende Nahrung, Plethorische eine strengere Diät. Eisen mit Chinin (R. 39 a), Sanguinal (R. 83), das bei Neurasthenischen weit besser zu wirken scheint als die Eisenpräparate, Arsenik, in den anderen Fällen Karlsbader oder Marienbader Kuren (zu Hause mit dem Sandowschen Salz in Besteckform, vgl. am Schluß des Rezeptanhangs) sind wertvolle Hilfsmittel. Gegen das Herzklopfen und die anderen vasomotorischen Störungen sind Sekale (R. 87 a) und Bromsalze (R. 50 a u. b in kleinen Gaben, etwa 0,5 dreimal täglich) und Camph. monobrom. (R. 20 d) zu empfehlen, gegen den Kopfdruck außerdem auch Antifebrin (0,3—0,5). Besonders günstig wirkt auf das Allgemeinbefinden fast immer eine milde Hydrotherapie: nasse Abreibungen, Voll- oder Halbbäder von 34—30° C., Regenduschen auf den Rücken, bei Kräftigen auch vorsichtige Fluß- oder Seebäder. Wertvoll sind auch die Elektrizität (Galvanisation mit schwachen Strömen am Kopf und Rücken, namentlich aber die allgemeine Faradisation) und die Massage. Die Stuhlverstopfung ist mit möglichster Vermeidung von Abführmitteln zu behandeln (vgl. § 85). Bei Schlaflosigkeit muß vor den Narcoticis gewarnt werden; höchstens Bromsalze, vorübergehend auch Antifebrin, Trional, Paraldehyd und Amylenhydrat (R. 8) sind erlaubt; bei den durch Schlaflosigkeit deutlich verschlimmerten Fällen kann es allerdings die Genesung einleiten, wenn man z. B. eine oder zwei Wochen lang durch abendliche Gaben von 1,0—2,0 Trional den Schlaf herbeiführt. Häufig wirken Porter und ähnliche schwere Biere in geringen Mengen sehr gut oder abendliche laue Bäder, Priessnitzsche Einwickelungen des Leibes oder der Füße, kalte Umschläge auf die Stirn, kalter Baldrianthee, Brausepulver u. dgl. m. Für schwere Fälle mit Angst- und Zwangzuständen empfiehlt sich Bettbehandlung mit gleichzeitiger Opiumkur (vgl. des Verf. Klinik der Neurosen, Teil I.)

§ 209. **Unfallneurosen (traumatische Neurosen).**

Nach schweren, namentlich mit lebhafter Schreckwirkung verbundenen Traumen, die mit Gehirn oder Rückenmarkerschütterungen, seltener nur mit peripherischen Verletzungen einhergehen, entstehen nicht selten Psychosen oder Neurosen, die von großer praktischer und mit Rücksicht auf das Unfallversicherungsgesetz auch von öffentlicher Wichtigkeit sind. Zuerst wurden sie namentlich nach Eisenbahnunfällen beobachtet und zunächst auf das Rückenmark (*Railway spine*) und später richtiger auf das Gehirn (*Railway brain*) bezogen. Häufig handelt es sich um Menschen mit Nervöser Anlage (§ 195), aber auch bei vorher ganz gesunden kommen die Erscheinungen vor. Die hier allein zu besprechenden Neurosen entstehen Tage, Wochen oder Monate nach dem Unfall, häufig nachdem zunächst das Bild einer Gehirn- oder Rückenmarkerschütterung (Bewußtlosigkeit, Rückenschmerzen, Paresen und Parästhesieen oder Anästhesieen in den Gliedern) vorhanden gewesen war, oft aber auch, ohne daß sofort Folgen eingetreten wären. Die Haupterscheinungen der späteren Zeit sind hypochondrisch-melancholische Stimmung, Weinerlichkeit, Kopfdruck, Schwindel, Zittern, Hyperästhesieen der Sinne, Schmerzen an der Stelle der Verletzung, häufig aber auch sensible oder sensorische Anästhesieen in der verschiedensten Ausdehnung, damit vereint oder auch allein motorische Paresen und Kontrakturen, Atrophie, namentlich aber Behinderung der Bewegungen und Unfähigkeit zur Arbeit, *Tic convulsif*, Zittern, Puls- und Atmungstörungen, Spermatorrhoe, Impotenz u. s. w. Unter den objektiv nachweisbaren Sensibilitätstörungen ist besonders die oft vorhandene konzentrische Gesichtsfeldeinengung bemerkenswert, die auch in hohen Graden die Orientierung gar nicht behindert. Andere objektive Zeichen sind Pupillendifferenz, Pulsbeschleunigung bei Druck auf eine Schmerzstelle und die sehr häufige Steigerung der Sehnenreflexe und der mechanischen Muskelerregbarkeit, umschriebene Rötung oder Kyanose der Haut, das Stehenbleiben roter Wälle nach Streichen über die Haut (*Urticaria factitia*, vgl. S. 257), ferner Stottern, Gehstörungen verschiedener Art.

Diese Erscheinungen sind keine selbständige Krankheit, keine „Traumatische Neurose", sondern es handelt sich teils um Neurasthenie, teils um Hysterie, teils um eine Vereinigung beider. Für die Entstehung ist der psychische Shok des Unfalls maßgebend, man würde daher am besten von Unfallneurasthenie, Unfallhysterie u. s. w. sprechen. In manchen Fällen handelt es sich übrigens um organische Veränderungen, nach den bisherigen Befunden vorwiegend um ausgebreitete Erkrankungen der feineren Blutgefäße, wodurch nicht selten schließlich schwere Gehirnerscheinungen, die klinisch von Meningitis und chronischem Gehirnabszeß nicht trennbar sind, fortschreitender Blödsinn und Tod durch Gehirnlähmung herbeigeführt werden können. Der Verlauf ist aber auch in den anscheinend rein neurotischen Fällen fast stets sehr chronisch und die Prognose ungünstig. Die besondere Diagnose, ob Unfallhysterie oder -neurasthenie, und die Ausschließung der Simulation, deren Häufigkeit jedenfalls überschätzt wird, stützen sich auf die genaue objektive Untersuchung des gesamten Nervensystems, die nicht dringend genug empfohlen werden kann. Die *Behandlung* ist die der Hysterie und der Neurasthenie. Besonders schwierig und wichtig ist gewöhnlich die Beurteilung des Grades der Erwerbsunfähigkeit im Sinne der modernen Unfallversicherung. Hier ist noch ganz besonders zu beachten, daß Kranke, die in der Sprechstunde des Arztes keine deutlichen Störungen zeigen, durch die psychische Depression völlig arbeitsunfähig sein können. Hier kann die methodische Gewöhnung an Beschäftigung in Anstalten ausgezeichnet wirken.

§ 210. **Schüttellähmung, Paralysis agitans.**

Die Schüttellähmung besteht in beständigen allgemeinen Zitterbewegungen im Verein mit einer eigentümlichen Muskelrigidität. Erblichkeit, Gemütsbewegungen und Traumen führen meist im höheren Alter die Krankheit herbei. Wahrscheinlich handelt es sich um einen vorzeitigen Alterschwund der zentralen motorischen Bahnen. Das Zittern beginnt meist in der rechten Hand und geht allmählich auf den rechten Arm und das rechte Bein, den linken Arm und das linke Bein über, zuweilen auch auf den Kopf, den Unterkiefer und die Zunge. Die Zitterbewegungen sind schnell und rhythmisch, bei Gemütserregungen nehmen sie erheblich zu, bei willkürlichen Bewegungen werden sie geringer oder hören ganz auf. Die Muskelrigidität äußert sich in starrem Ausdruck des Gesichts, gebeugter Haltung des Kopfes, des Rumpfes, der Arme, der Finger und der Kniee. Beim Gehen kommen die Kranken wegen der unausgleichbaren Verlegung des Schwerpunktes nach vorn ins Laufen (Propulsion). Die Störung der Rumpfbewegungen erschwert ihnen namentlich bei liegender Stellung das Umdrehen und Aufrichten. Das Leiden verläuft äußerst chronisch; das zeitliche Verhalten des Zitterns und der Rigidität kann verschieden sein. Heilungen sind nicht beobachtet; der Tod wird durch dazu kommende Krankheiten herbeigeführt. Für die *Behandlung* werden Arsenik (R. 12) und Scopolamin. hydrobrom. (R. 86, 0,0003—0,0005 innerlich oder subkutan), Massage, laue Bäder und Suspension empfohlen.

§ 211. **Chorea**[1], **Veitstanz.**

Ursachen. Die Chorea entsteht am häufigsten auf dem Boden erblicher Nervöser Anlage (§ 195), bei Kindern durch Schreck, Nachahmung und sehr oft im Anschluß an Gelenkrheumatismus und Herzklappenfehler, bei Erwachsenen fast nur in der ersten Schwangerschaft. Ob es sich in manchen Fällen um die Lokalisation einer Infektionskrankheit in den motorischen Teilen des Gehirns handelt, ist noch ganz unsicher; das Vorkommen von einseitiger Chorea nach Apoplexie (vgl. S. 265) spricht für einen Zusammenhang der Krankheit mit diesen Bezirken, zweifellose anatomische Befunde liegen aber nicht vor.

Erscheinungen und Verlauf. Unter Verdrießlichkeit, Mattigkeit und Appetitstörungen treten unwillkürliche, zuckende Bewegungen im Arm, dann auch im Gesicht und im Bein, manchmal nur in einer Körperhälfte, *Hemichorea*, auf, regellos abwechselnd in den Beugern, Streckern und Drehern oder in den verschiedenen mimischen und Augenmuskeln, so daß die seltsamsten Verdrehungen und Grimassen entstehen. Oft nimmt auch die Zunge teil, zuweilen auch der Rumpf. Essen, Sprechen und alle

---

[1] Auch *Chorea minor* im Gegensatz zu der früher üblichen Bezeichnung *Chorea major* für gewisse Formen der *grande hystérie*. Die *Chorea electrica* (Bergeron) und die *Chorea saltatoria* gehören ebenfalls zur Hysterie, die *Chorea electrica* Henochs zur Myoklonie (§ 217).

Verrichtungen werden sehr behindert. Die vielfachen Kombinationen der Zuckungen geben den Bewegungen häufig den Eindruck von willkürlichen. In der Erregung nimmt die Chorea zu, im Schlaf verschwindet sie. Weitere Nervenstörungen fehlen, doch kommen nicht selten vorübergehende Unfähigkeit zu geistiger Thätigkeit, Verstimmungen und Zustände von akuter halluzinatorischer Verwirrtheit, meist mit heftiger motorischer Erregung, vor: Choreatisches Irresein, das mit der Muskelunruhe zugleich wieder verschwindet. Zuweilen sind schmerzhafte Druckpunkte an einzelnen Dornfortsätzen oder Gliedernerven nachweisbar. Manche Fälle verlaufen mit allgemeiner Gliederschwäche oder mit Lähmungen, meist einer Hand, seltener in hemi- oder paraplegischer Form, *Chorea paralytica.* Nicht selten verbindet sich die Chorea mit Hysterie. — Gewöhnlich geht die Chorea im Verlauf einiger Monate in Heilung über; Rückfälle sind nicht selten. Einzelne besonders schwere akute Fälle bei Kindern enden durch Erschöpfung oder Dekubitus tödlich. Einen ganz anderen Charakter als die eben geschilderte SYDENHAMsche Chorea trägt die HUNTINGTONsche *Chorea chronica progressiva* oder *Chorea hereditaria.* Sie tritt gewöhnlich als Familienkrankheit oder bei Nachkommen von Epileptischen auf, entwickelt sich meist vom 15. Jahre ab und gleicht im Äußeren ganz der gutartigen Form (nur daß die Zuckungen oft bei willkürlichen Bewegungen geringer werden), verläuft aber langsam fortschreitend und führt schließlich, oft nach Jahrzehnten, unter Schwäche, Dekubitus u. s. w. zum Tode. Meist verbindet sie sich mit erheblichem Schwachsinn.

Behandlung. Wegen des ungünstigen Einflusses geistiger Erregungen müssen Kinder auch in leichten Fällen zu Hause bleiben. Die wirksamsten Arzneimittel sind Arsenik, namentlich da wo allgemeine Anämie besteht (bei Kindern Liq. Kal. arsenic. allmählich steigend 5—8—10 Tropfen in Wasser, 2—3 mal täglich; bei Erwachsenen nach R. 12 a), und Antipyrin (R. 9; bei Kindern 0,1, bei Erwachsenen 0,5—1,0 3 mal täglich); auch Salipyrin, Kodein (R. 30 a), Physostigmin (R. 70, 0,001 2 mal täglich) verdienen versucht zu werden. Laue Bäder und Galvanisation der Wirbelsäule oder der Druckschmerzpunkte mit schwachen Strömen können unterstützend wirken. Manchmal bewirkt eine mehrtägige völlige Immobilisierung durch Schienenverbände u. dgl. schnelle Heilung. Die hereditäre Chorea trotzt meist allen Mitteln.

§ 212. Athetose.

Als Athetose bezeichnet man eigentümliche unablässige, langsame, rythmische, gewöhnlich sehr komplizierte unwillkürliche Bewegungen der Hand und der Finger, oft auch des Gesichts, der Zunge und des Nackens, die am häufigsten einseitig bei Hemiplegie *(Athetosis posthemiplegica)*, namentlich bei zerebraler Kinderlähmung (§ 187), bei Idioten, zuweilen aber auch selbständig bei Erwachsenen oder angeboren bei geistesgesunden Kindern vorkommen. Wie bei der Chorea nehmen die Bewegungen bei Erregungen zu und lassen im Schlafe nach, im übrigen unterscheiden sie sich von choreatischen durch ihre Kompliziertheit und Langsamkeit sehr deutlich. Die Athetose dauert meist viele Jahre, Heilungen sind nicht bekannt. Die *Behandlung* ist dieselbe wie bei der Chorea, außerdem wendet man Heilgymnastik und orthopädische Apparate an.

§ 213. Tetanus, Starrkrampf.

Ursachen. Der Tetanus ist eine akute Infektionskrankheit, durch das Toxin spezifischer, in Reinkulturen züchtbarer Bazillen erzeugt, die außerhalb des Körpers z. B. in Gartenerde gefunden worden sind und gewöhnlich durch Hautwunden (*T. traumaticus; T. neonatorum* durch Nabelinfektion), zuweilen auf noch unbekanntem Wege (*T. rheumaticus*) in den Körper gelangen. Besondere Bedeutung hat der Tetanus für die Immunitätslehre dadurch gewonnen, daß Behring und Kitasato die gegen Tetanus auch noch nach der Infektion immunisierende Eigenschaft des Blutserums tetanusimmuner Tiere nachwiesen.

Erscheinungen und Verlauf. Bald nach einer Erkältung oder Tage und Wochen nach einer Verletzung entwickeln sich unter allgemeinem Unwohlsein zunächst Steifheit, dann deutlicher tonischer Krampf der Kiefer- und Zungenmuskeln (Trismus) und der Nackenmuskeln, dann auch der Wirbelsäulenstrecker *(Opisthotonus)* und der Bauchmuskeln. Die Glieder bleiben meist frei. Zwischendurch treten Anfälle von schmerzhaften klonischen Krämpfen derselben Muskeln auf, meist reflektorisch nach Erschütterungen u. dgl. Das Bewußtsein ist stets frei. Der Puls ist fast immer gesteigert, oft auf die höchsten Grade, die Atmung durch die Muskelspannung sehr behindert. Der Durst ist erhöht, das Trinken aber durch den Trismus sehr erschwert, die Harnausscheidung vermindert, die Harnstoffmenge nicht vermehrt. Meist tritt in der ersten Woche der Tod durch Atmungs- und Herzlähmung ein. In den leichten Fällen, wo die Spannung gering ist und nur wenige klonische Anfälle eintreten, erfolgt meist in wenigen Wochen Heilung. Gegenüber dem Strychnintetanus sind das Freibleiben der Glieder und die Fortdauer des Trismus und der Nackenstarre in den Zwischenzeiten diagnostisch beachtenswert, gegenüber Meningitis der Trismus und das Fehlen von Benommenheit.

Behandlung. Über die Verwendbarkeit des Antitoxine als Heilmittel beim Menschen fehlen noch genügende Erfahrungen. Örtliche Eingriffe an der Wunde sind beim ausgebrochenen Tetanus erfolglos. Die Behandlung versucht, durch laue Bäder von langer Dauer und große Gaben Chloralhydrat (mehrmals täglich 2,0 bis 3,0), Opium, Bromnatrium (5—8 g mehrmals täglich), gewöhnlich im Klysma gegeben, oder durch Chloroformnarkose die Krämpfe zu heben. Curare ist wegen seiner wechselnden Beschaffenheit vorläufig nicht zu empfehlen. Die Ernährung beschränkt man am besten auf ernährende Klystiere (vgl. § 67).

§ 214. **Wutkrankheit, Lyssa, Hydrophobie.**

Ursachen. Durch den Biß wutkranker Tiere (Hund, seltener Fuchs, Wolf, Katze) wird bei etwa der Hälfte der Gebissenen die Wutkrankeit hervorgerufen, eine akute Infektionskrankheit, deren Gift besonders im Zentralnervensystem haftet. Die Inkubationzeit beträgt meist mehrere Monate, zuweilen kürzere Zeit, manchmal angeblich Jahre; bei Bißverletzungen des Gesichts ist sie am kürzesten. Anatomische Veränderungen, die den Erscheinungen zu Grunde lägen, sind bisher nicht bekannt.

Erscheinungen und Verlauf. Allgemeine Verstimmung leitet in den Fällen die Krankheit ein, wo die Befallenen sich ihrer bewußt sind. Bei Gesichtswunden besteht das erste Zeichen zuweilen in häufigem Niesen, sonst gewöhnlich in leichten krampfhaften Störungen des Schlingens und Abneigung gegen Nahrungaufnahme. Nicht selten stellen sich Schmerzen in der Wunde und Anschwellung der zugehörigen Lymphdrüsen ein. Daran schließt sich nach 1—2 Tagen das *Stadium hydrophobicum* mit Krämpfen der Schling- und Atemmuskeln, die namentlich bei jedem Versuch zu schlucken oder schon bei dem bloßen Anblick von Wasser auftreten und mit der furchtbarsten Beklemmung und Erstickungsangst verbunden sind. Die Krämpfe werden immer häufiger, oft werden sie allgemein und verbinden sich mit erregten Delirien, Angriffen auf die Umgebung u. s. w. Manchmal besteht hohes Fieber, der Durst ist gesteigert, oft bestehen brennende Halsschmerzen und Speichelfluß. Nach 2—3 Tagen tritt an die Stelle der Krämpfe Lähmung, und bald erfolgt der Tod durch Herzlähmung. — Vom Tetanus unterscheidet sich die Wutkrankheit durch das Freibleiben der Kiefer-, Rücken- und Bauchmuskeln und das Vorwiegen der Schlingkrämpfe. Die Einbildung, von einem wutkranken Tiere gebissen zu sein, kann ganz ähnliche Bilder hervorrufen. Auch bei Neurasthenie und bei Hysterie kommen ähnliche Zustände vor.

Behandlung. Während früher — abgesehen von der Ausbrennung der Wunde mit dem Glüheisen — nur die symptomatische Behandlung in derselben Weise wie beim Tetanus zu Gebote stand, die fast immer erfolglos blieb, besitzen wir jetzt in der von Pasteur angegebenen Schutzimpfung ein in vielen Fällen sehr wirksames Verfahren; z. B. in Ungarn starben bei 647 Gebissenen von den nicht Behandelten etwa 20 $^0/_0$, von den Geimpften 2 $^0/_0$, von den rechtzeitig Geimpften nicht einmal 1 $^0/_0$. Die Impfung geschieht mit Verreibungen von Teilchen aus dem Rückenmark wutkranker Tiere, und zwar zunächst von Teilen, deren Giftigkeit durch Austrocknung sehr herabgesetzt ist, dann allmählich von immer giftigeren Teilen.

§ 215. **Tetanie.**

Nach Erkältungen, akuten Infektionskrankheiten und Kropfexstirpationen und bei chronischem Alkoholismus, häufig bei rhachitischen Kindern, die zugleich an Glottiskrampf leiden (Arthrogryposis), auffallend oft bei Schustern (Schusterkrampf), nicht selten bei Magen- und Darmkrankheiten, zuweilen in endemischer Verbreitung, kommen Anfälle von schmerzhaften tonischen Krämpfen der Beugemuskeln vor, die von den Fingern auf die Arme, dann auf die Zehen und die Unterschenkel beider Seiten fortschreiten. An den Händen sind fast immer die Interossei befallen und daher die Grundphalangen der Finger stark gebeugt, die Mittel- und Endphalangen gestreckt, der Daumen adduziert und etwas eingezogen (Geburtshelferstellung). Der einzelne Anfall dauert Minuten bis Stunden, worauf dann stunden- bis wochenlange Pausen folgen. Das Bewußtsein bleibt völlig erhalten, doch wurden in einzelnen Fällen eigentümliche Psychosen (akute Paranoia, Gesichts- und Gehörswahrnehmungen ausführlicher unwirklicher Vorgänge mit wahnhafter Ausdeutung bei erhaltener Besonnenheit) beobachtet. In der Zwischenzeit, wo das Befinden meist ganz normal ist, lassen sich die Anfälle künstlich durch Druck auf die größeren Arterien und Nerven des Armes hervorrufen (TROUSSEAUsches Phänomen). Die elektrische und die mechanische Erregbarkeit der peripherischen Nerven und des Facialis ist beträchtlich erhöht. Die Anfälle nehmen meist einige Wochen hindurch an Häufigkeit zu, dann allmählich wieder ab, zugleich verschwinden die Steigerung der Erregbarkeit und das TROUSSEAUsche Phänomen. Die Psychose kann die Tetanie überdauern. Die Prognose ist günstig. Die *Behandlung* besteht in lauen Bädern und zentraler und peripherischer Galvanisation. Auch Thyreoidin (§ 274) ist empfohlen, in der Annahme, daß die Tetanie auf mangelhafter Thätigkeit der Schilddrüse beruhe.

§ 216. Thomsensche Krankheit, Myotonia congenita.

In familiärer Ausbreitung, zumal unter den männlichen Mitgliedern einer Familie, kommt zuweilen angeboren oder doch von früher Kindheit an die Erscheinung vor, daß jeder Muskel, der einige Zeit geruht hat, bei willkürlicher Anspannung für längere Zeit in tetanische Spannung gerät, wodurch die Bewegungen sehr erschwert werden. Der Schleswiger Arzt THOMSEN hat das Leiden nach Beobachtungen in seiner Familie beschrieben, vorher schon LEYDEN. Die Krankheit dauert lebenslänglich. Eine wirksame *Behandlung* ist bisher nicht bekannt. Ähnliche Zustände in bestimmten Familien, die unter dem Einfluß der Kälte auftreten, hat EULENBURG als *Paramyotonia congenita* beschrieben.

§ 217. Myoklonie, Paramyoklonus multiplex.

Die Krankheit besteht in blitzartigen, meist nicht symmetrisch auftretenden Zuckungen einzelner Muskeln: Facialis, Cucullaris, Biceps, Supinator longus, Quadriceps femoris, Zwerchfell u. s. w. Gewöhnlich werden Muskeln betroffen, die willkürlich nicht allein kontrahiert werden können; die entstehende Bewegung ist meist so gering, daß sie beim bekleideten Kranken kaum wahrgenommen wird. Die Sehnenreflexe sind meist gesteigert. Zuweilen besteht gleichzeitig Epilepsie. Für die *Behandlung* werden besonders die Bromsalze und Arsenik empfohlen.

VIII. Allgemeine Infektionskrankheiten und solche mit wechselnder Lokalisation.

§ 218. Vorbemerkungen.

Die Zahl der Krankheiten, als deren Ursache mikroskopisch kleine Pflanzen und Tiere erkannt worden sind, ist so groß, daß man nur auf Kosten der Übersichtlichkeit alle unter der Bezeichnung Infektionskrankheiten zusammenfügen könnte. Wir haben deshalb die Infektionskrankheiten mit bestimmter Lokalisation (Rachendiphtherie, Tuberkulose der einzelnen Organe, Pneumonie, Cholera, Dysenterie, Zerebrospinalmeningitis, Wutkrankheit, Tripper u. s. w.) unter den Organkrankheiten behandelt, obwohl sie vielfach außer den örtlich bedingten Symptomen gewisse Allgemeinerscheinungen mit sich bringen. Dagegen läßt sich eine Anzahl anderer Infektionskrankheiten nicht wohl bei den einzelnen Organen unterbringen, entweder weil sie gleichzeitig in verschiedenen auftreten oder vielleicht durch Eindringen ihrer Erreger in die Blutbahn allgemein geworden sind (akute Exantheme, Influenza, Malaria u. s. w.), oder weil sie einer künstlichen Eingangspforte bedürfen (Erysipelas, Aktinomykose u. s. w.), so daß ihre Lokalisation mehr von äußeren Umständen abhängt. Die Trennung der allgemeinen und der örtlichen Infektionskrankheiten ist übrigens willkürlich, man kann z. B. den Abdominaltyphus mit guten Gründen jeder von beiden Gruppen zuteilen.

Auf die bakteriologische Grundlage der Lehre von den Infektionskrankheiten kann hier nicht eingegangen werden. Die allgemeinen Verhältnisse, die schon lange vor der Entwicklung der Bakteriologie zu der Annahme lebender Krankheiterreger, eines *Contagium vivum*, geführt hatten, waren vorzugsweise die unbegrenzte Wiederzeugungsfähigkeit des Krankheitstoffes, die ihn den chemischen Giften schroff gegenüberstellte, und die Inkubation, der Verlauf einer gewissen Zeit zwischen der Übertragung des Stoffes und dem Erscheinen der Folgen. Klinisch ist außerdem von hervorragender Wichtigkeit die Frage der örtlichen und namentlich der individuellen Disposition, der Immunität, deren wissenschaftliche Erforschung in neuester Zeit so große, auch für die Behandlung wichtige Fortschritte gemacht hat. Auch die Frage, ob die Verbreitung durch Kontagium oder Miasma vorliegt, d. h. ob der Krankheiterreger sich nur in einem kranken Körper, endogen, entwickelt und von hier aus auf andere übertragen wird, oder ob er sich auch außerhalb des Menschen, ektogen, fortpflanzt und entwickelt und mit der Atmungsluft, mit Getränken u. s. w. dem Menschen zugeführt wird, ist für viele Infektionskrankheiten noch unentschieden. Die Frage wegen der kontagiösen und nicht kontagiösen Krankheiten ist jetzt im wesentlichen in die andre umgewandelt, ob die Krankheit durch Berührung, durch die Atemluft, durch Gebrauchsgegenstände, Ausleerungen u. s. w. direkt übertragen oder ob ihr Erreger durch die letzteren dem Trinkwasser, den Speisen u. s. w. mitgeteilt und dadurch weiter getragen wird.

Eine besondere Gruppe unter den akuten Infektionskrankheiten bilden die akuten Exantheme: Scharlach, Masern, Röteln, Windpocken und Pocken. Sie beginnen nach einem Inkubationstadium mit verschiedenen bestimmten Schleimhauterkrankungen, Störungen des Allgemeinbefindens und Fieber, darauf kommt ein für jede Krankheit ziemlich kennzeichnender ausgebreiteter Hautausschlag, Exanthem, zum Ausbruch, an dessen Verschwinden sich dann die Genesung oder der verschieden verwickelte Verlauf anschließt. Alle sind ausgesprochen ansteckend; das Überstehen jeder einzelnen schützt im allgemeinen gegen die wiederholte Erkrankung an demselben Exanthem.

§ 219. Scharlach, Scarlatina.

Ursachen. Der Scharlach wird durch direkte Berührung mit Scharlachkranken und infizierten Gegenständen übertragen, auch z. B. durch Milch, die von scharlachkrank gewesenen Leuten besorgt ist. Das noch unbekannte Kontagium bleibt monatelang außerhalb des Körpers wirksam. Am häufigsten erkranken Kinder, sehr selten wird jemand zweimal von Scharlach befallen. In größeren Städten ist er endemisch, in kleineren Städten und auf dem Lande pflegt er in Epidemieen aufzutreten.

Erscheinungen und Verlauf. Nach 3—7tägiger Inkubation entsteht unter schnell ansteigendem hohen Fieber (40—41°) mit Frost oder Erbrechen und auffallend beschleunigtem Pulse (120 bis 140 in der Minute), Kopf-, Nacken- und Halsschmerzen eine starke Angina. Nach 1—2 Tagen, seltener schon nach einigen Stunden entwickelt sich, während das Allgemeinbefinden noch schwer gestört ist, häufig bis zu Benommenheit oder gar zu Krämpfen, ein allgemeines scharlachrotes Exanthem aus kleinen, dichtstehenden, wenig oder gar nicht erhabenen Fleckchen, die in kurzem durch starke Hauthyperämie, die auf Druck verschwindet, zu einer fast gleichmäßigen Röte zusammenfließen. Ausnahmweise bilden sie sich zu wässrigen Bläschen aus. Das Gesicht bleibt meist frei. Der Rücken und die Streckseite der Ellenbogen sind gewöhnlich zuerst gerötet. Die Zunge ist stark belegt; bald stößt sich der Belag ab und hinterläßt eine himbeerartige rote Fläche (Himbeerzunge). Die Milz ist häufig geschwollen. Nach 3—4 Tagen gehen allmählich der Ausschlag, die Halsschmerzen und das schwere allgemeine Übelbefinden zurück, und die Haut schuppt in grösseren Blättern ab *(Stadium desquamationis)*. Das Fieber fällt nun lytisch ab, beträgt aber in dieser Zeit gewöhnlich noch 38 bis 39^0 (Fig. 56). Nur selten fehlen der Ausschlag oder die Angina *(Scarlatina sine exanthemate* oder *sine angina)*, wo dann wesentlich die nachweisbare Ansteckung entscheidet. Nach ein bis zwei Wochen tritt bei günstigem Verlauf die Genesung ein. Manchmal erfolgt aber schon im Blütestadium durch Herzlähmung der tödliche Ausgang, häufiger treten einzelne Verschlimmerungen oder Nebenkrankheiten ein, namentlich schon früh eine nekrotische Angina (Scharlachdiphtheritis, vgl. S. 89), Verjauchungen der fast immer stark geschwollenen Kieferlymphdrüsen, eitrige Mittelohrentzündung (durch die Tube fortgeleitet) mit Trommelfellperforation, Glottisödem, Parotitis, eitrige Rhinitis u. s. w. Gegen Ende der zweiten Woche oder noch später tritt häufig eine akute Nierenentzündung mit allgemeinem Hydrops hinzu. Während auf der Höhe der Krankheit oft Albuminurie, zuweilen auch Hautödem ohne zu Grunde liegende Nephritis vorkommt, handelt es sich hier um eine echte, gewöhnlich mit neuem Fieber verbundene Nierenentzündung, die sich durch starke Harnverminderung oder vorübergehende Anurie, trüben, eiweißreichen Harn mit hyalinen und wachsigen Zylindern mit weißen und roten Blutkörperchen kennzeichnet. Nicht selten tritt schwere Urämie (vgl. S. 168) ein, die aber meist glücklich verläuft. Zu derselben Zeit oder im Beginn der Abschuppung kommen auch nicht selten Gelenkschwellungen vor (Scharlachgelenkrheumatismus), meist mit günstigem Verlauf, selten

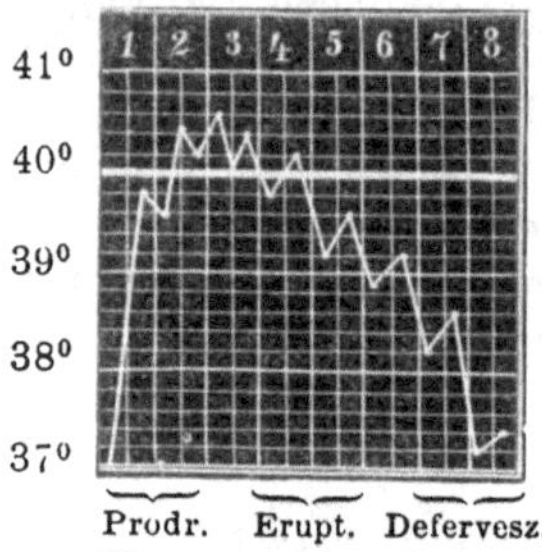

Fig. 56. Fieberkurve bei Scharlach.

zu Vereiterung führend. Seltenere Nebenkrankheiten sind Pleuritis, Endokarditis, Perikarditis, Pneumonie, Meningitis, Noma.

Die *Prognose* ist bei Scharlach immer ernst zu stellen, da auch anscheinend leichte Fälle mit Nephritis und anderen schweren Nebenkrankheiten verlaufen können. Die *Diagnose* ist nicht schwer, wenn man den ganzen Verlauf berücksichtigt, nur der zuweilen nach Hautwunden, Operationen u. dgl. auftretende „chirurgische" Scharlach und der puerperale Scharlach die beide der Pyämie angehören, verursachen oft ganz ähnliche Bilder.

Behandlung. Wegen der Gefährlichkeit des Scharlachs muß jeder Erkrankte, womöglich mit seiner Pflegerin, sofort von den übrigen Angehörigen völlig abgesondert werden, und diese Trennung ist 6 Wochen lang durchzuführen, weil die Ansteckungfähigkeit das Abschuppungstadium, wo sie am größten ist, noch überdauert; während dieser Zeit sollen auch gesunde Kinder aus derselben Wohnung die Schule nicht besuchen. Wäsche u. dgl. soll desinfiziert werden, nach dem Ende der Krankheit auch das Krankenzimmer. Für den Kranken selbst sind strenge Bettruhe in gleichmäßiger Zimmerwärme von etwa 15° C. und guter Luft, regelmäßige vorsichtige Waschungen des Körpers und vorwiegend flüssige Nahrung (reichlich Milch) anzuordnen. Erst nach völliger Beendigung der Abschuppung darf der Kranke das Bett verlassen; sie wird durch laue Bäder befördert. Anfangs giebt man zweckmäßig ein Abführmittel (R. 45b, R. 76, R. 80). Nur gegen hohes Fieber mit Benommenheit wird direkt eingeschritten, am besten durch Bäder von 32—29° C., denen man zur Anregung des Bewußtseins und der Atmung kühle Übergießungen und Klystiere mit 10—50 ccm 8—10 %igen Salzwassers folgen lassen kann. Von innerlichen Antipyreticis verdient am ehesten das Chinin (R. 26b) Berücksichtigung. Bei auftretender Schwäche sind Wein, starker Kaffee und von Arzneimitteln Koffein (R. 31b) und Kampher (R. 20a u. b) anzuwenden. Die Angina mit ihren oft schweren Folgen bekämpft man von vornherein durch fleißiges Gurgeln mit Kali chloricum in $2^1/_2$ %iger Lösung, Priessnitzsche Umschläge, Verschlucken von Eisstückchen oder in schweren Fällen Inhalationen von Karbolsäure (vgl. S. 92). Die Rhinitis wird mit Ausspülungen, die Otitis nach den otiatrischen Regeln, die Drüsenverjauchung chirurgisch behandelt, die übrigen Nebenkrankheiten nach den dafür geltenden Lehren.

§ 220. **Masern, Morbilli, und Röteln, Rubeolae.**

1. Masern.

Ursachen. Die Masern treten meist in sehr ausgedehnten Epidemieen auf, weil die Krankheit sehr ansteckend und die Empfänglichkeit dafür sehr groß ist. Nur wenige Kinder entgehen der Erkrankung, und es wird daher empfohlen, wenn sich nicht gerade die herrschende Epidemie durch besondere Nebenkrankheiten auszeichnet, gesunde Kinder nicht besonders vor der Ansteckung zu bewahren, weil sie damit dann dauernd immun werden. Durch gesunde Dritte werden die Masern jedenfalls nur

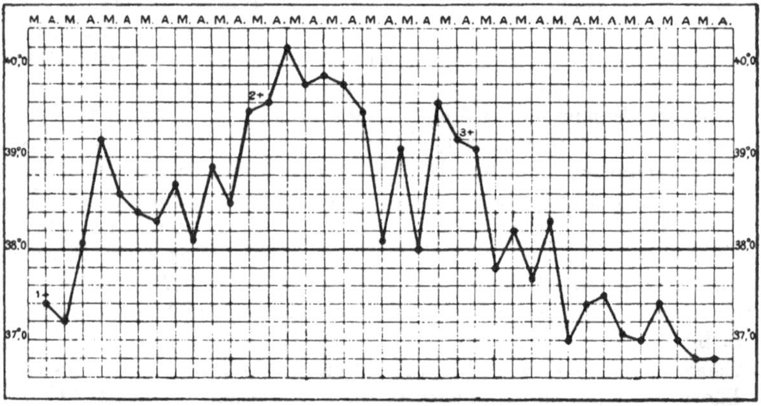

1 + Beginn, 2 + Ausschlag, 3 + Abschilferung.

Fig. 57. Fieberkurve bei Masern.

höchst selten übertragen. Als Krankheitserreger dürfte ein von Canon 1892 im Blute der Kranken gefundener Bazillus zu betrachten sein.

Erscheinungen und Verlauf. Nach 10tägiger Inkubation beginnt die Krankheit mit Schnupfen, Konjunktivitis (Lichtscheu, Brennen und Augenthränen), Heiserkeit und quälendem Husten, zuweilen mit den nächtlichen Erscheinungen des Pseudokrups (vgl. S. 24), Kopf- und Gliederschmerzen und Fieber von 39—40° (Initialstadium). Nach 3—4 Tagen entsteht unter Steigerung des Fiebers, manchmal unter leichten Krämpfen, das Exanthem (Eruptionstadium), zuerst im Gesicht oder schon vorher am Gaumen, dann am ganzen Körper, aus zahlreichen, leicht erhabenen, linsen- bis bohnengroßen, zackig begrenzten, in der Mitte hirsekorngroße Knötchen tragenden hyperämischen Flecken bestehend, die zuweilen mehr zusammenfließen. Mit der vollen Entwicklung des Ausschlages, nach 1—2 Tagen, fällt das Fieber (Fig. 57) meist kritisch ab; nach weiteren 2—3 Tagen verschwindet unter kleienförmiger Abschilferung der Epidermis der Ausschlag und zugleich der Husten. Mit dem Ende der zweiten Woche tritt dann die Genesung ein. Nebenkrankheiten bestehen vorzugsweiße in größerer Heftigkeit der regelmäßigen Schleimhauterkrankungen, vor allem aber in der Fortpflanzung des Bronchialkatarrhs auf die kapillären Bronchien und auf die Lunge (katarrhalische Pneumonie); seltener treten hartnäckige Durchfälle auf. Die Masernknötchen bieten insofern manchmal ein anderes Aussehen, als sie zu wasserhellen Bläschen werden *(Morbilli vesiculosi)* oder leichte Blutungen tragen. Häufig schließt sich an Masern eine Lungentuberkulose an; auch Keuchhustenepidemieen folgen oft den Masernepidemieen. Der Ausschlag kann am ehesten mit dem der Röteln, des Flecktyphus oker der Pocken in frühem Stadium, endlich mit *Roseola syphilitica* verwechselt werden; der Verlauf macht meist die Unterscheidung leicht.

Behandlung. Bis zur vollendeten Abschilferung ist Bettruhe in einem 18 °C. warmen Zimmer und guter Luft einzuhalten; vorsichtige Waschungen, 5 %ige Salzbäder von 32 ° C. und Wäschewechsel sind zweckmäßig. Die Kost sei vorwiegend flüssig, Milch ist besonders zu empfehlen, bei starkem Hustenreiz erwärmt und mit Selterwasser vermischt. Bei hohem Fieber und namentlich beim Eintritt von kapillärer Bronchitis und Bronchopneumonie sind Bäder von 32—29 ° C. mit kühlen Übergießungen oder nasse Einwickelungen anzuwenden. Gegen den Husten verordnet man PRIESSNITZsche Umschläge um den Hals, Apomorphin (R. 10a) oder Ipekakuanha (R. 49).

2. Röteln.

Die Röteln sind eine in verhältnismäßig seltenen Epidemieen auftretende ansteckende Krankheit, die den Masern im Exanthem und in allen Erscheinungen sehr ähnlich ist, nur daß sie weit gelinder auftritt. Von leichten Masernfällen sind die Röteln oft nur durch die gerade vorhandene Epidemieen und dadurch zu trennen, daß das Bestehen einer Krankheit wohl für diese, aber nicht für die andere immun macht. Gewöhnlich werden die Kranken gar nicht bettlägerig.

§ 221. Pocken, Blattern, Variola und Variolois.

Ursachen. Die Pocken sind eine äußerst ansteckende schwere Infektionskrankheit, deren noch unbekannte, sehr widerstandsfähige Erreger durch die Ausdünstung der Kranken, den Inhalt und die Schüppchen der Exanthempusteln und durch die Kleider u. s. w. verschleppt werden und wahrscheinlich mit der Atemluft in den Körper gelangen. Einmalige Erkrankung vernichtet die sonst bei allen Alterstufen und schon beim Fötus vorhandene Disposition; dieselbe Wirkung hat, wenigstens für etwa 6—7 Jahre, das Überstehen der Kuhpocken. Diese Beobachtung ist zuerst von dem englischen Arzte Edward Jenner 1796 in der Empfehlung der Schutzimpfung mit Kuhpockengift ausgenutzt worden. Diese Schutzimpfung ist seitdem in einer Reihe von Staaten eingeführt und hat zumal in Deutschland, wo sie seit langem bei Kindern im 1. und 12. Jahre und beim Eintritt in den Heeresdienst allgemein gehandhabt wird, die Pockenerkrankungen an Zahl und Gefährlichkeit außerordentlich eingeschränkt. Gegenwärtig kommen in Deutschland die Pocken in nennenswerter Zahl fast nur noch in Grenzbezirken und Seestädten vor, wo sie eingeschleppt werden.

Erscheinungen und Verlauf. Nach 10—14tägiger Inkubation stellen sich Schüttelfrost, Fieber bis 41 °C., Kopfschmerzen und sehr heftige Kreuzschmerzen ein. Das Gesicht ist gerötet, es bestehen heftiger Durst, Mattigkeit, Schwindel, Benommenheit, oft treten Erbrechen, Delirien oder Krämpfe hinzu. Am dritten Abend erreichen diese Erscheinungen den Höhepunkt. Nicht selten findet sich in diesem Initialstadium ein prodromales Erythem in Gestalt einer Scharlachröte an einzelnen Teilen des Rumpfes oder namentlich an den Innenflächen der Oberschenkel. Bei den schwersten Formen ist es häufig hämorrhagisch, es kommen Blutungen aus Nase, Lunge, Niere und Uterus hinzu, *Variola haemorrhagica,* und es kann schon zu dieser Zeit der Tod eintreten. In den meisten Fällen beginnt mit dem Höhepunkt der Beschwerden das Eruptionstadium; meist zuerst und am dichtesten im Gesicht, in den nächsten beiden Tagen auch am Rumpf und an den Gliedern treten kleine rote Fleckchen auf, woraus am zweiten Tage dunkelrote Knötchen und am dritten Tage Bläschen werden, deren zunächst heller Inhalt in den folgenden drei Tagen eitrig wird (Pockenpustel). Die halberbsengroßen Pusteln umgeben sich mit einem dunkelroten geschwollenen Saum, *Halo.* Wo die Säume zusammenfließen, wie besonders im Gesicht, tritt schmerzhafte Spannung und starke Entstellung ein: die Augen sind oft ganz verschwollen, auch die Kopfhaut ist mit Pusteln bedeckt und entzündet. Die Stellen des prodromalen Erythems bleiben gewöhnlich von Pusteln frei. Dagegen entwickeln sich solche auch auf der Schleimhaut des Mundes, des Rachens, der Nase, des Kehlkopfes, der Speiseröhre, zuweilen auch der Scheide und des Mastdarms, überall unter Geschwürbildung und lebhaften Schmerzen. Das Eiterungstadium, das vom 6. bis zum 11. oder 12. Tage nach dem Erscheinen des Exanthems zu dauern pflegt, ist mit erneutem, oft sehr hohem Fieber (Fig. 58) verbunden, oft auch mit Delirien und Erregung, woran sich Herzschwäche und Tod anschließen können. Bei günstigem Verlauf beginnt nun (also im Beginn der 3. Krankheitwoche) die Eintrocknung des Exanthems, *Stadium exsiccationis;* Fieber und Hautentzündung lassen nach, die Pusteln trocknen ein, und die entstandenen braunen, stinkenden Krusten und Borken stoßen sich unter heftigem Juckgefühl ab, teils in den nächsten Tagen und mit Hinterlassung geringer zunächst pigmentierter, dann blasser und leicht vertiefter Narben, teils erst im Laufe von Wochen und unter Ausbildung der bekannten runden, vertieften, weißen Pockennarben. In derselben Zeit kommen auch die Schleimhautgeschwüre zur Heilung, das Fieber hört ganz auf, und die Kräfte kehren langsam wieder. Von Nebenkrankeiten sind besonders Pneumonie, Perichondritis laryngea, Rachendiphtheritis, Meningitis, Darmentzündungen und nachträgliche spinale Lähmungen zu nennen. Die Milz ist meist geschwollen, der Urin oft eiweißhaltig, Nephritis kommt jedoch selten hinzu.

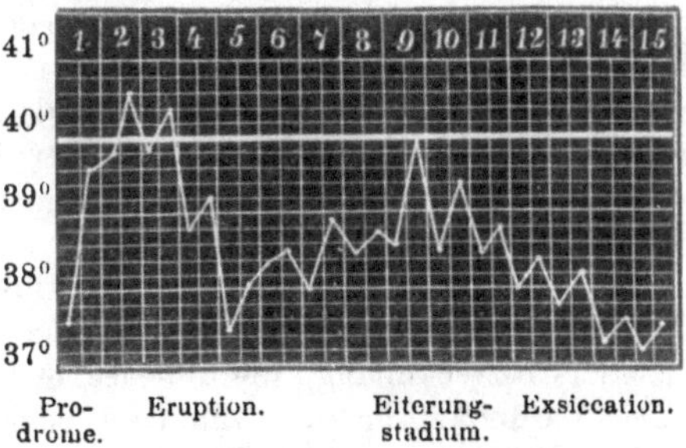

Fig. 58. Fieberkurve bei Pocken.

Gegenüber diesen schweren Formen, die man als Variola bezeichnet, steht als im Wesen gleiche, aber weit leichter und kürzer verlaufende Form die Variolois, die durch Schutzimpfung veränderte Pockenkrankheit, die sich da entwickelt, wo die Disposition nur vermindert war. Das Initialstadium ist auch hier oft sehr schwer, aber das Exanthem ist spärlicher, weniger regelmäßig und oft im Gesicht am wenigsten ausgesprochen, die Pusteln vertrocknen schon am 5. oder 6. Tage nach der Eruption, und zwar ohne daß sie eitrig geworden sind, das fieberhafte Eiterungstadium fehlt ganz oder ist nur angedeutet, die Schleimhäute beteiligen sich nur wenig an der Erkrankung. Zwischen Variola und Variolois kommen übrigens die verschiedensten Übergangformen vor.

Die *Diagnose* kann noch im Beginn des Exanthems sehr schwierig sein, namentlich bei vereinzelt auftretenden Fällen, besonders gegenüber dem Flecktyphus und den Masern. Die Ansteckungsmöglichkeit und hauptsächlich die Erfahrung in den Gesamtbildern muß da vorläufig entscheiden.

Behandlung. Die Vorbeugung besteht in der strengen allgemeinen Durchführung der Schutzpockenimpfung; namentlich beim Herannahen von Epidemieen ist Wiederimpfung der Erwachsenen dringend zu empfehlen. Die ersten Fälle müssen streng isoliert werden. Die Behandlung der Krankheit selbst ist rein symptomatisch; kühle Bäder sind gegen das Fieber, Kaltwasserumschläge gegen die Hautaffektion zu empfehlen; die zuweilen angewendeten Bepinselungen mit Jodtinktur, Umschläge mit Sublimatlösung u. dgl. haben wohl keine besseren Erfolge, dagegen scheint es zweckmäßig, die unbedeckte Haut durch Pastenverbände oder Verdunkelung des Zimmers oder durch rote Glasscheiben in den Fenstern vor der Einwirkung des Lichtes oder bestimmter Strahlen zu schützen. Das Jucken im Eintrocknungstadium und die Ablösung der Borken werden durch laue Bäder günstig beeinflußt. Gegen die Schleimhautaffektionen verwendet man Kali chloricum in $2^1/_2$ $^0/_0$ iger Lösung zum Gurgeln und zu Ausspülungen, 5 $^0/_0$ ige Karbolsäure zu Inhalationen (vgl. S. 92).

§ 222. **Windpocken, Varizellen (Schafblattern).**

Die Windpocken sind eine unbedeutende, fast nur bei Kindern vorkommende, ansteckende Infektionskrankheit, deren Überstehen für dieselbe dauernd immun macht. Mit Variola und Variolois haben sie gar nichts gemein. Nach 13—17 tägiger Inkubation entstehen unter mäßigem Fieber, wobei nicht immer das Allgemeinbefinden gestört ist, in regelloser Anordnung besonders auf Rücken und Brust, zuweilen auch in der Mundhöhle hanfkorn- bis linsengroße, selten größere Blasen mit wasserhellem, später leicht getrübtem Inhalt, die im Verlauf einer Woche eintrocknen und verschwinden. Manchmal schließt sich eine leichte Nierenentzündung an. Von leichten, beginnenden Pockenfällen sind sie oft schwer zu unterscheiden. Einer *Behandlung* bedarf das Leiden nicht.

§ 223. **Flecktyphus, Petechialtyphus, Typhus exanthematicus.**

Ursachen. Der Flecktyphus ist eine (mit dem Abdominaltyphus durchaus nicht verwandte) sehr ansteckende Infektionskrankheit, die namentlich nnter ungünstigen hygienischen Verhältnissen große Verbreitung gewinnen kann (Hungertyphus, Kriegstyphus). In Deutschland kommt der Flecktyphus fast nur in den östlichen Provinzen von Preußen vor; von hier werden zuweilen Fälle nach den übrigen Teilen eingeschleppt, die dort meist vereinzelt bleiben. Einmalige Erkrankung verleiht Immunität. Der Krankheiterreger ist noch unbekannt.

Ursachen und Verlauf. Nach 7—10tägiger Inkubation, während der zuweilen schon allgemeines Unwohlsein besteht, beginnt der Flecktyphus mit Schüttelfrost, oft auch Erbrechen, Kreuz- und Gliederschmerzen, Fieber von 40—41°, Kopfschmerzen, Benommenheit und Delirien, Bronchialkatarrh, Schnupfen und Konjunktivitis. Die Milz ist meist erheblich vergrößert. In der zweiten Hälfte der ersten Woche stellt sich ein reichliches Roseolaexanthem am Rumpf und an den Gliedern, selten im Gesicht ein, zuweilen fehlt es ganz, manchmal ist es großfleckig und dem Masernausschlag ähnlich. In leichteren Fällen zeigt die Temperatur (Fig. 59) am Ende der ersten Woche eine starke Remission, in schwereren bleibt sie auf den höchsten Graden, die Kranken werden komatös oder verfallen in stürmische Delirien. Das Exanthem wird mehr bläulich, dunkel weinrot, von einem rötlichen Hofe umgeben und durch Blutaustritte in die tieferen Hautschichten (Petechien) verändert. Auch selbständige Petechien kommen vor. Lungenhypostasen, Pneumonie und Nephritis gesellen sich häufig hinzu. Wenn die Remission eingetreten war, steigt das Fieber noch für einige Tage, in den anderen Fällen dauern Temperaturen von 41° und 42° bis zum Ende der zweiten oder zur Mitte der dritten Woche an. Wenn nicht schon zu dieser Zeit der Tod eintritt, schließt sich nun das *Stadium criticum* an, wo das Fieber in 1—2 Tagen unter lebhaftem Schweiß und wunderbarer Besserung des ganzen Zustandes, oft während eines tiefen Schlafes, und unter Abblassen des Exanthems verschwindet. Manchmal vergehen allerdings mehrere Tage, bis das Fieber lytisch abgefallen ist. Furunkel, Dekubitusgeschwüre, Abszesse u. dgl. oder die schon erwähnten Nebenkrankheiten verzögern zuweilen noch die volle Genesung, die meisten Fälle (90—97 %) führen aber nach langer Rekonvaleszenz schließlich zur Heilung. Einzelne Fälle (*Febricula*) der Epidemieen verlaufen unter schweren Allgemeinerscheinungen in einer Woche glücklich zum Ende. Verwechselungen können am ehesten mit Masern vorkommen; vom Abdominaltyphus unterscheiden den Flecktyphus die Fieberkurve und das meist viel reichlichere Exanthem.

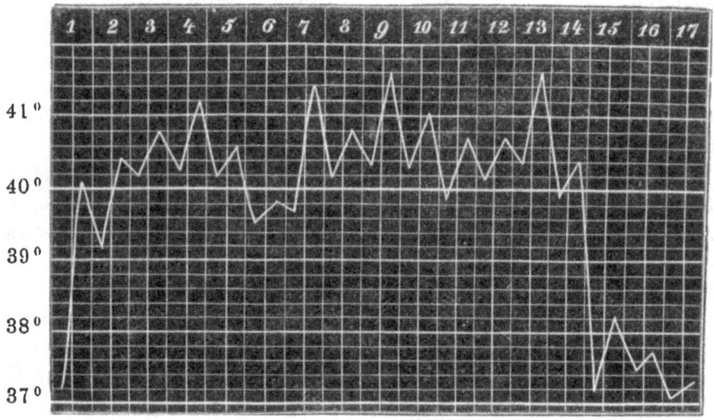

Fig. 59. Fieberkurve bei Flecktyphus.

Behandlung. Frühzeitige Isolierung der Kranken ist sehr wichtig. Die Behandlung ist symptomatisch, am meisten empfiehlt sich Bäderbehandlung wie beim Abdominaltyphus.

§ 224. Abdominaltyphus, Ileotyphus, Typhoid.

Ursachen. Der Krankheiterreger des Abdominaltyphus ist der von Eberth und Gaffky nachgewiesene Typhusbazillus, der ausnahmweise im Darminhalt, häufiger im Harn, im Milzsaft und in den Roseolaflecken zu finden ist. Außerhalb des menschlichen Körpers findet er anscheinend nur unter gewissen Umständen die Bedingungen zu reichlicher Entwickelung und veranlaßt dann die Entstehung von Epidemieen verschiedener Ausdehnung. Nach Pettenkofer hängt die Vermehrung der Typhuskeime hauptsächlich von der Beschaffenheit des Bodens ab, indem z. B. bei niedrigem Grundwasserstande die Keime aus den trockneren oberen Schichten mit der Grundluft in reichlicherer Menge aufsteigen (Boden- und Grundwassertheorie), doch trifft dies Verhalten höchstens für einen Teil der Epidemieen zu. Die Infektion durch Einatmung des Typhusgiftes tritt überhaupt gegen andere Arten der Übertragung sehr zurück. Ihre Hauptquellen sind jedenfalls die Ausleerungen der Typhuskranken, womit Wäsche, Kleider, Spülwasser und Erdboden verunreinigt werden; dabei können leicht Teilchen in Gebrauchs- oder Trinkwasser und in Berührung mit Speisegeschirr, Milch u. s. w. kommen; auch z. B. Gemüse von Äckern, die mit frischem Abtrittinhalt gedüngt sind, können die Übertragung vermitteln. Selten aber ist ein einzelner Umstand (Trinkwassertheorie) mit voller Sicherheit anzuschuldigen. Ansteckungen von Person zu Person sind sehr selten, am ehesten kommen sie bei Pflegern u. dgl. vor, die mit der verunreinigten Wäsche zu thun haben, wo also wahrscheinlich Bazillen mit den Fingern in den Mund oder an Speisen gelangt sind. Wiederholte Erkrankungen an Abdominaltyphus sind ziemlich selten.

Anatomie. Der spezifische Vorgang beim Abdominaltyphus besteht in Veränderungen an den konglobierten Follikeln (PEYERschen *Plaques*) und den Solitärfollikeln des Darms, vorwiegend des unteren Dünndarms; im ersten Stadium finden sich Schwellung der Schleimhaut, zumal in ihrer Umgebung, und Hyperämie der Mesenterialdrüsen, im zweiten markige Infiltration der Follikel, die sich meist scharf gegen die Umgebung absetzen, mit graurötlicher, weißer oder gelblicher Verfärbung; im dritten Stadium kommt es entweder unter Abschwellung der eigentlichen Follikelsubstanz, wodurch die Oberfläche zunächst eine netzartige Beschaffenheit erhält (*surface réticulée),* zu Resorption, oder zu Erweichung der geschwollenen Follikelsubstanz und zum Auftreten umschriebener Blutungen, die für Jahre blauschwarze Pigmentflecken hinterlassen *(état pointillé),* oder endlich in allen ausgebildeten Fällen (zu Anfang der 2. Krankheitwoche) zur nekrotischen Verschorfung der ganzen Plaques. Durch allmähliche Ablösung der trocknen, gelben oder bräunlichen „Typhusschorfe“ entstehen in der 3. Krankheitwoche elliptische, in der Richtung der Darmaxe liegende Typhusgeschwüre, zuweilen unter erheblichen Blutungen oder unter Perforation der Darmwand. Gegen Ende dieser Woche haben sich die Geschwüre gereinigt, und im Verlauf der 4. Woche beginnt die Vernarbung durch glattes, oft pigmentiertes, von der Umgebung vorgeschobenes

Epithel. Daneben können Verschwärungen noch wochenlang fortbestehen (lenteszierende Geschwüre). Entsprechend den Follikelveränderungen schwellen auch die Mesenterialdrüsen an; ihre Verkleinerung erfolgt ebenfalls entweder durch einfache Resorption, oder unter Erweichung und teilweiser Verkäsung, seltener kommt es zum Durchbruch in die Bauchhöhle. Meist ist die Milz akut geschwollen, nicht selten enthält sie keilförmige Infarkte. — Auf die pathologische Anatomie der Neben- und Nachkrankheiten kann hier nicht eingegangen werden.

Erscheinungen und Verlauf. Nach 2—4 wöchiger Inkubation, die gewöhnlich unter allerlei Störungen des Allgemeinbefindens, Mattigkeit, Kopf- und Gliederschmerzen, Appetitlosigkeit u. dgl. verläuft, beginnt die erste Krankheitwoche unter Steigerung dieser Beschwerden mit staffelförmig ansteigendem Fieber, Wechsel von Frost und Hitze, Trockenheit und Belag der Zunge, lebhaftem Durst. Die Kopf- und Gliederschmerzen steigern sich, der Schlaf leidet, die Kranken erscheinen teilnahmlos, häufig tritt Nasenbluten und gewöhnlich Bronchialkatarrh mit Husten und Auswurf auf. Mit dem Ende der 1. oder dem Beginn der 2. Woche erreicht die Krankheit das Höhestadium, das Fieber beträgt abends 40—41°, morgens höchstens 1° weniger, es treten Benommenheit und oft auch Delirien, allgemeines Zittern oder einzelne Muskelzuckungen, *subsultus tendinum*, namentlich an der Hand, u. dgl. auf, die Bronchitis nimmt zu, der bis dahin meist angehaltene Stuhl wird dünn und der Leib durch Darmgase aufgetrieben, und zugleich zeigen sich Druckempfindlichkeit der Blinddarmgegend und der Milzgegend, perkussorisch und meist auch palpatorisch nachweisbare Milzvergrößerung (die fast nur bei alten Leuten zuweilen fehlt) und eine Anzahl von kleinen, blaßroten, leicht erhabenen, auf Druck verschwindenden Roseolaflecken am Bauch und an der Brust. Der Puls ist auf 100 bis 110 Schläge gestiegen und meist dikrot, so daß jeder vollen Erhebung der Arterie während der Diastole eine zweite schwächere folgt, zuweilen etwas unregelmäßig. Erst mit dem Ende der 3. Krankheitswoche tritt ein Nachlaß des Fiebers ein (Fig. 60), gewöhnlich unter Besserung aller Krankheiterscheinungen. In weniger schweren Fällen sinkt die Temperatur von nun an staffelförmig ab, in schweren schiebt sich zuvor noch ein amphiboles Stadium (Wunderlich) mit hohen Abendtemperaturen und tiefen Morgenremissionen ein. Die lytische Entfieberung dauert meist 5—7 Tage. Lenteszierende Geschwüre u. dgl. können noch längere

Zeit hindurch erhöhte Abendtemperaturen bewirken, Diätfehler u. dgl. veranlassen oft vorübergehende Steigerungen.

Von Einzelheiten ist noch folgendes hervorzuheben. Die Durchfälle treten meist in der Zahl von 4—8 in 24 Stunden und ohne Schmerzen auf, sie erinnern in Farbe und Aussehen an Erbsensuppe und bestehen aus gelben krümeligen Massen und trüber Flüssigkeit. Darmblutungen kommen besonders zu Ende der 2. und in der 3. Woche vor; sie sind manchmal sehr reichlich und oft direkt tödlich oder durch die Schwächung des Körpers gefährlich. Darmperforationen finden sich am häufigsten in der 3. und 4. Woche, manchmal (bei lenteszierenden Geschwüren) erst viel später; die entstehende Peritonitis (s. § 99)

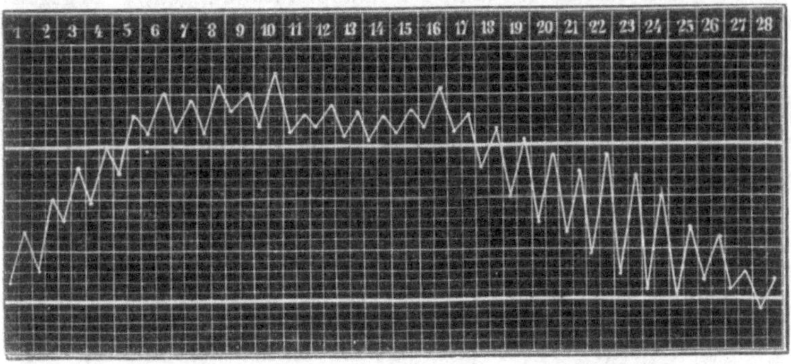

Fastigium. Deferveszenzstadium.

Fig. 60. Fieberkurve bei Typhus abdominalis.

führt fast immer zu schweren Erscheinungen und schnell zum Tode. Die Trockenheit und der Belag der Zunge gehen namentlich bei ungenügender Mundpflege nicht selten in höhere Grade von Stomatitis mit Bildung brauner, stinkender Borken und oberflächlicher Geschwüre oder mit Soorentwickelung über. Bei Weibern treten oft Uterusblutungen (Pseudomenstruation) ein, bei Schwangeren Abortus. Als seltenere Nebenkrankheiten sind zu nennen: Angina, Parotitis, Mittelohrentzündung, Geschwüre und Perichondritis im Kehlkopf mit nachfolgender Stenosenbildung, eitrige Bronchitis, katarrhalische Pneumonie, Ikterus, Dekubitus, Nephritis, Meningitis, Gelenkrheumatismus und Eiterungen. Wichtiger sind die namentlich in einzelnen Epidemieen häufig vorkommenden lobären oder wenigsten große Teile eines Lappens einnehmenden (nicht katarrhalischen) Pneumonieen, die zuweilen die ersten Krankheiterscheinungen bewirken, während die Typhussymptome erst später hervortreten. Klinisch unterscheidet sich ihr Verlauf von dem der krupösen Pneumonieen häufig durch das staffelförmig ansteigende oder dauernd stark remittierende Fieber und das Fehlen des rostfarbenen Auswurfs (vgl. S. 52). Wahrscheinlich stellen sie eine besondere Lokalisation der Typhusbazillen dar (*Pneumotyphus*); ebenso faßt man vielfach auch die akute Nephritis im Typhus (*Nephrotyphus*) auf. Auf örtlichen Wirkungen der Typhusbazillen beruht wahrscheinlich auch eine Anzahl von Nachkrankheiten: Thrombose der Oberschenkelvene, Hautabszesse, Periostitis der Rippen oder der Tibia (ebenso die bereits erwähnten Kehlkopferkrankungen). Dagegen sind die nicht selten nachfolgenden Neuritiden peripherischer Nerven und die Gehirnerscheinungen, die in vielen Fällen so schwer hervortreten und der Krankheit ihren volkstümlichen Namen Nervenfieber verschafft haben, mit Wahrscheinlichkeit auf die Wirkung der giftigen Stoffwechselprodukte der Bakterien, auf Toxine, zurückzuführen. Nervöse Anlage, Alkoholismus u. dgl. tragen übrigens viel zu ihrer Entwickelung bei. Geistesstörungen als Nachkrankheiten kommen wohl wesentlich durch die Ernährungstörung und Erschöpfung des Gehirns zu Stande, meist in Form des akuten, heilbaren Blödsinns (mit fast völligem Erlöschen des geistigen Lebens, stumpfem Daliegen u. s. w.) oder als akute halluzinatorische Verwirrtheit (mit ängstlicher Verstimmung oder mit vorwiegender Erregtheit); die Prognose ist dabei im ganzen günstig. Infolge der allgemeinen Schwäche sind Typhusrekonvaleszenten auch der Infektion mit Tuberkulose ziemlich zugänglich.

Von dem geschilderten Verlauf weichen die häufigen leichten Fälle erheblich ab. Sie sind zum Teil nur durch ihre Zugehörigkeit zu einer Hausepidemie u. s. w. oder mit einiger Wahrscheinlichkeit durch das Auftreten von Milzschwellung und Roseolen richtig zu deuten; sie verlaufen entweder mit mäßigem Fieber, Mattigkeit, Appetitlosigkeit und Durchfall in einer bis zwei Wochen (gastrisches Fieber der älteren Autoren), oder mit den Anfangserscheinungen eines schweren Typhus, die aber nach einigen Tagen in die Genesung überleiten (Abortivtyphus, Rückbildung am Ende des katarrhalischen Stadiums, vor Entwickelung der markigen Infiltration). Der Abortivtyphus beginnt häufig mit steil ansteigender Fieberkurve, während die Entfieberung staffelförmig und manchmal ebenso langsam wie bei dem ausgebildeten Typhus verläuft. Alle diese Fälle sind insofern nicht selten sehr heimtückisch, als die Darmveränderungen in erheblichem Gegensatze zu der Störung des Allgemeinbefindens stehen und ganz unvermutet zu schweren Darmblutungen oder zu Perforation führen können. Auch kommen bei den leichten Fällen wohl noch häufiger als bei den schweren Rezidive vor, d. h. nach einer etwa einwöchigen fieberfreien Zwischenzeit, wobei bemerkenswerterweise die Milz nicht ihre normale Kleinheit wieder erreicht, kommt ein abermaliger, oft sehr schwer, aber im ganzen abgekürzt verlaufender Typhus zur Entwickelung.

Die *Diagnose* stützt sich zumal auf den langsamen Beginn, das hohe, eigenartig verlaufende und nicht anders erklärbare Fieber, die Roseolen und die Milzschwellung, beim Abortivtyphus wesentlich auf die beiden letztgenannten Zeichen. Bei der ersten Untersuchung kann die Unterscheidung besonders von akuter Miliartuberkulose, Meningitis, Pyämie, Influenza, Trichinosis schwierig sein. Der Nachweis der Bazillen hat vorläufig wegen seiner Schwierigkeit noch keine praktische Bedeutung.

Die *Prognose* ist mit Vorsicht zu stellen. Die Sterblichkeit beträgt durchschnittlich 10 %, Fettleibige, Alkoholisten und Greise sind am meisten gefährdet. Die Nebenkrankheiten, namentlich die vom Darm ausgehenden, sind allerdings unberechenbar. Die Höhe des Fiebers ist ohne direkte Beziehung zur Prognose.

Behandlung. Die vielfach behauptete spezifische Wirkung von Kalomel (R. 45b; 0,3—0,5—0,1 mehrmals), Jodjodkaliumlösung, Karbolsäure oder Naphthalin wird gegenwärtig von den meisten Autoren bestritten, doch scheint das Kalomel in vielen Fällen den Verlauf gelinder zu gestalten. Man lagert den Kranken in einem 16—18° C. warmen, stets gut gelüfteten Zimmer und auf einer ebenen Seegras-, Roßhaar-, oder Sprungfedermatraze mit mehreren, häufig glatt zu ordnenden Leinwandtüchern. Nur flüssige Nahrung ist gestattet, am besten sind Milch (wenn sie den Kranken zuwider wird, mit Zusatz von Thee, Kaffee, Kakao, Wein, Kognak), Schleimsuppen, Theinhardts Hygiama, Fleischbrühe mit Ei, gegen den Durst kalter Thee, kaltes Wasser, Limonade, Rotwein mit Wasser. Bei starkem Kräfteverfall sind schwere Weine, starker Kaffee, Theinhardts Hygiama, Fleischsolution, Valentines Meat Juice u. dgl. heranzuziehen. Semmel, Milchreis und Fleisch gestattet man trotz des gewöhnlich sehr regen Verlangens erst, wenn das Typhusfieber eine Woche lang vorüber ist; werden diese Speisen noch nicht vertragen, so zeigt sich das in der Erhöhung der Abendtemperatur an. — Die fieberherabsetzenden Arzneimittel haben recht geringen Wert und vielfach ungünstige Nebenwirkungen; in der 3. Woche ist es oft vorteilhaft, gegen Abend 1,0—2,0 Chinin zu geben, wodurch die Morgennachlässe größer werden. Neuerdings wird Laktophenin (0,5—1,0 mehrmals täglich) als günstig auf den Verlauf wirkend empfohlen. Unschätzbar ist die Bäderbehandlung. Ein Vollbad von 32 °C., binnen 10 Minuten durch Zugießen von kaltem Wasser auf 30 ° oder höchstens 25 ° abgekühlt, wirkt zwar nur mäßig wärmeentziehend, aber es regt die Atmung, die Herzthätigkeit, das Nervensystem und die Hauternährung an und beugt den von diesen Organen zu fürchtenden Nebenkrankheiten aufs beste vor. Nach dem jedesmaligen Zustande richtet sich daher die Zahl der Bäder; bei großer Schwäche kann man sie etwas wärmer (32 ° C.) nehmen und statt der allmählichen Abkühlung kalte Übergießungen folgen lassen, daneben sind dann Kamphereinspritzungen (R. 20 b), Wein u. s. w. zu geben; bei Darmblutungen und Perforationserscheinungen sind die Bäder auszusetzen. Nachts läßt man den Kranken, wenn nicht Gefahr im Verzuge ist, am besten schlafen, da Schlaflosigkeit mehr angreift als Fieber und den Stoffwechsel mehr schädigt als Hungern; gegen die nächtliche Unruhe und die Delirien giebt man zweckmäßig kleine Morphium- oder Kodeingaben subkutan (R. 57 b und 30 c). Darmblutungen, Peritonitis, Pneumonie u. s. w. werden nach den gewöhnlichen Regeln behandelt. Die Ausleerungen desinfiziert man durch Zusatz von Kalkmilch zu gleichen Teilen.

§ 225. **Rückfallfieber, Febris recurrens.**

Ursachen. Das Rückfallfieber ist eine namentlich unter ungünstigen hygienischen Verhältnissen ansteckende akute Infektionskrankheit, die gewöhnlich durch wandernde Arbeiter u. dgl. verschleppt wird. Als Krankheiterreger sind bereits 1873 von Obermeier eigentümliche Spirillen (Spirochäten, Fig. 61) im Blute erkannt worden. Durch Verimpfung spirillenhaltigen Blutes kann das Rückfallfieber auf Menschen und Affen übertragen werden.

Erscheinungen und Verlauf. Nach 5—8 tägiger Inkubation stellen sich Schüttelfrost, Kopf- und starke Kreuz- und Gliederschmerzen, Fieber von 40 bis 41 ° und starke Milzschwellung ein, auch die Leber vergrößert sich etwas, die Haut nimmt eine schmutziggelbe Färbung an, die Muskeln sind schmerzhaft und sehr druckempfindlich, oft finden sich Bronchialkatarrh, Erbrechen, Herpes labialis; das Bewußtsein bleibt klar. Das Fieber hält sich meist 5 bis 7, selten mehr oder weniger Tage auf der Höhe von 40—41° und darüber und fällt dann unter reichlichem Schweiß und vollkommener Besserung des Allgemeinbefindens kritisch ab (um 5—6°, also bis unter die Norm); fast immer aber tritt nach 5—10 Tagen ein zweiter Anfall (erster Relaps) mit ganz demselben Verlauf ein (Fig. 62), oft auch noch nach einer weiteren Pause ein dritter, selten kommen 4—5 vor. Während der Fieberhöhen kommen öfters starke Remissionen oder Pseudokrisen vor. Die Spirillen finden sich nur während der An-

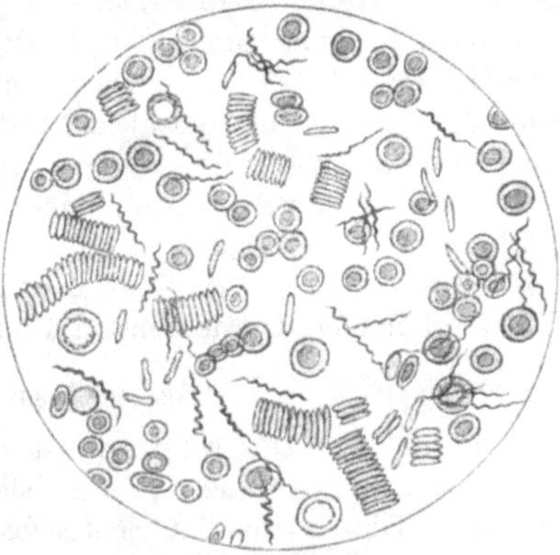

Fig. 61. Rekurrensspirillen im Blute.

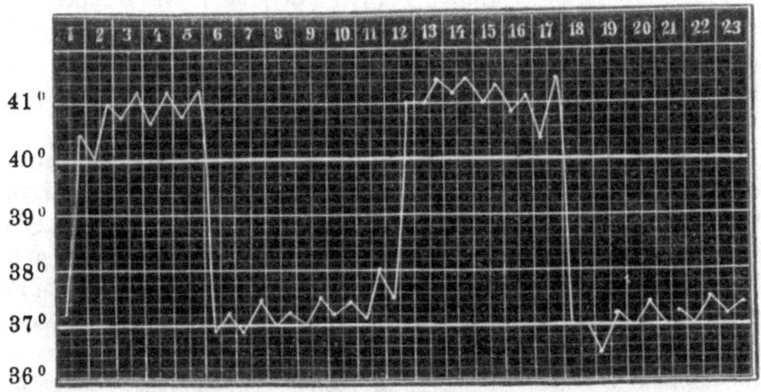

Fig. 62. Fieberkurve bei Febris recurrens.

fälle, gewöhnlich vom 2. Tage an bis kurz vor der Krisis, ihre Zahl ist meist gering (man entnimmt durch Nadelstich einen Blutstropfen aus der Fingerkuppe und untersucht mit starkem Trockensystem). Von Nebenkrankheiten sind am häufigsten:

schweres Nasenbluten, Iritis, Pneumonie, Parotitis, Nephritis und Milzabszesse, die sich aus keilförmigen, infarktähnlichen Herden entwickeln. Das früher hierher gerechnete biliöse Typhoid, das mit schweren Gehirnerscheinungen und Ikterus verläuft, gehört nach FIEDLER nicht dem Rekurrens, sondern der WEILschen Krankheit (§ 227) an. Die Sterblichkeit beträgt etwa 2—3 $^0/_0$, zum Teil durch die Nebenkrankheiten.

Behandlung. Die neueren Antipyretica setzen zwar das Fieber des Rekurrens herab, haben aber auf den Verlauf keinen Einfluß. Dagegen wird ein solcher dem Kalomel (0,15 3stündlich) zugeschrieben, das hier deutlich antipyretisch wirkt. Die Muskelschmerzen werden mit Einreibungen behandelt.

§ 226. **Influenza, Grippe.**

Ursachen. Die Influenza ist eine akute Infektionskrankheit, die in ziemlich spärlichen, aber höchst ausgedehnten Epidemieen auftritt. Die letzte, im Spätherbst 1889 in Deutschland aufgetretene stellte zeitweise geradezu eine Pandemie dar und hat sich seitdem mehrfach wiederholt, ohne inzwischen ganz zu erlöschen. Als ihr Erreger ist im Winter 1891/92 gleichzeitig von R. PFEIFFER im Auswurf und von CANON im Blute ein sehr kleiner Diplokokkus erkannt worden, der sich in Reinkulturen kennzeichnend verhält. Die Kontagiosität der Influenza wird durch manche Beobachtungen wahrscheinlich; einmaliges Überstehen macht nicht immun. Die Influenza der Pferde u. s. w. ist wohl nicht mit der menschlichen gleich.

Erscheinungen und Verlauf. Über die Inkubationszeit ist nichts sicheres bekannt. Die Krankheiterscheinungen beginnen entweder plötzlich mit Frost und hohem Fieber, oder mehr allmählich mit zunächst stark remittierendem oder intermittierendem Fieber; namentlich die langsamer beginnenden Fälle verbinden sich nicht selten mit wiederholtem leeren Erbrechen. Daneben besteht eine ausgesprochene Störung des Allgemeinbefindens: Kopf-, Rücken- und Gliederschmerzen, großes Schwächegefühl, nicht selten mit weinerlicher oder hoffnungsloser Stimmung. Der Kopfschmerz sitzt bald in der Stirn, bald im Hinterkopf, oft in den Augen, deren Bewegungen häufig sehr schmerzhaft sind (Muskelschmerzen?). Außer diesen allgemeinen Störungen finden sich gewöhnlich noch Schnupfen, Heiserkeit und Bronchialkatarrh, dieser oft mit reichlichem Auswurf, zuweilen auch stärkere Angina. Den Magenerscheinungen schließt sich in seltenen Fällen Gelbsucht an, manchmal auch heftige Durchfälle. Die Milz ist nur bei einem Teil der Fälle geschwollen. Je nach dem Vorwiegen der einzelnen Erscheinungen hat man eine nervöse, katarrhalische und gastrische Form der Influenza unterschieden. Bei Weibern beobachtet man häufig Meno- und Metrorrhagieen und Verschlimmerung bestehender Sexualleiden. Die meisten Fälle verlaufen in 3—7 Tagen mit kritischer oder lytischer Temperatursenkung; oft sind die Kurven äußerst unregelmäßig. Besondere Wandlungen erfährt das Krankheitsbild durch die sehr häufigen Nebenkrankheiten: lobäre Pneumonie (vgl. S. 52), die zuweilen gleichzeitig mit der Influenza beginnt, häufig das rostfarbene Sputum vermissen läßt und ungewöhnlich lange dauert, katarrhalische Pneumonie, Pleuritis oder Empyem, Mittelohrentzündung, Endokarditis. Als Nachkrankheiten sind besonders Lungentuberkulose, Neuralgieen und Neurasthenie (u. a. nervöse Herzbeschwerden, § 7, die aber zum Teil auf unbemerkt überstandene Perikarditis zurückgehen mögen) zu beobachten. Die Genesung ist oft sehr verzögert. Die Krankheit selbst wird fast nur Schwachen und Herz- oder Lungenkranken gefährlich, dagegen steigt zur Zeit der Epidemieen die allgemeine Sterblichkeitzahl sehr erheblich, hauptsächlich durch die Nebenkrankheiten von seiten der Lunge. Eine häufig tödliche Lokalisation der Influenzabazillen ist die hämorrhagische Encephalitis (§ 185).

Behandlung. Gegen das Fieber und die schweren Störungen des Allgemeinbefindens thun Chinin, Antifebrin, Antipyrin und namentlich Salipyrin (R. 81) gute Dienste. Bei Erbrechen und Durchfall geben wir Kalomel (0,3—05 mehrmals); gegen den Husten, wenn nicht die genannten antipyretischen Nervina den Reiz beseitigen, Apomorphin (R. 10 a), bei Schwächezuständen Koffein (R. 31 b), Kampher (R. 20) und Wein; in der Genesung Chinin (dreimal täglich 0,02 in Pillen) oder Sanguinal (R. 83); hier empfehlen sich Luftwechsel, Seebad- oder Gebirgsaufenthalt.

§ 227. **Weilsche Krankheit.**

Diese nach ihrem Entdecker benannte akute Infektionskrankheit ist erst seit einigen Jahren, besonders durch Fiedler, genauer bekannt geworden. Sie kommt am häufigsten im Sommer und auffallend oft bei Fleischern vor. Ihre Erreger entstammen nach Jäger der unter dem Namen Proteus zusammengefaßten Bakteriengruppe, die hämolytische Proteïne bildet. Die Haupterscheinung ist starker Ikterus, der sich unter Frost, Fieber und schwerer Störung des Allgemeinbefindens entwickelt. Häufig kommen Delirien hinzu. Gewöhnlich bestehen Muskelschmerzen, Milzschwellung, Durchfall (der Kot ist entfärbt), Albuminurie, oft Erbrechen. Nach etwa einer Woche fällt das bis dahin hohe Fieber lytisch ab. Die Vorhersage ist günstig. Für die *Behandlung* wird Kalomel (R. 45 b) empfohlen.

§ 228. Gelbes Fieber.

Das Gelbe Fieber ist eine an der Küste von Mexiko und Westafrika und den Antillen endemische, zuweilen durch Schiffer verschleppte, jedenfalls auf heißes Klima angewiesene akute Infektionskrankheit der Tropen, deren Übertragung ähnlich zu erfolgen scheint wie die der Cholera. Sie beginnt meist plötzlich, nach mehrtägiger Inkubation, mit Frost, schwer gestörtem Befinden, Kopf-, Rücken-, Muskelschmerzen, Wadenkrämpfen, Erbrechen und Durchfall. Unter den höchsten Fiebergraden tritt meist am dritten Tage starker Ikterus auf. Damit lassen für einige Stunden und Tage alle Krankheiterscheinungen nach (Ruheperiode, *the calm*), nur der Ikterus nimmt zu, und bald kommt es unter erneutem Fieber (sekundäres Fieber) zu Kräfteverfall, Teilnahmlosigkeit, Blutungen der Nase, des Magens und Darms, der Haut u. s. w., oft zu Anurie. Die Sterblichkeit beträgt 15—75 %. Die *Behandlung* ist symptomatisch. Für die erste Zeit werden Rizinusöl, Chinin und Kalomel empfohlen.

§ 229. Malaria, Wechselfieber, Kaltes Fieber, Febris intermittens.

Ursachen. Die Malaria ist eine rein miasmatische, zumal an den durch Erwärmung austrocknenden Erdboden sumpfiger Gegenden gebundene Infektionskrankheit; die Krankheiterreger

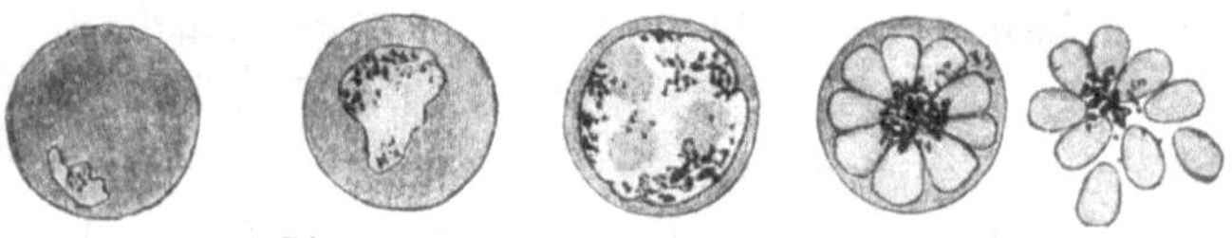

Fig. 63. Malariaplasmodien.

sind niederste tierische Organismen, die sogenannten Malariaplasmodien (Fig. 63), anfangs nicht pigmentierte, rundliche, amöboide Zellen, die in den roten Blutkörperchen sitzen und aus dem Hämoglobin körniges Pigment in sich aufnehmen; ihre Sporen treten in das Plasma über und dringen von hier aus in neue Blutkörperchen ein. Das Fieber entspricht der Sporulation. Ihre künstliche Züchtung ist noch nicht gelungen. Die chronische Malaria beruht auf verwandten, geißeltragenden u. s. w. Parasiten; auch den verschiedenen Formen der gewöhnlichen Malaria liegen verschiedene Arten der Plasmodien zu Grunde. Der Infektionsweg ist noch unbekannt, die Disposition sehr allgemein und nach einmaliger Erkrankung meist erhöht.

Anatomie. Die Milz ist erheblich vergrößert, anfangs durch Hyperämie und Hyperplasie der Pulpa, später zugleich durch Hyperplasie des Stromas, wobei die Pulpa durch reichliches Pigment grau bis schwärzlich gefärbt erscheint. In schweren, namentlich in den tropischen Fällen, finden sich auch in der Leber Hyperämie und Pigmentierung, außerdem pigmentierte Zellenanhäufungen in den Kapillaren und miliare Verfettungen, die entweder verkäsen oder zirrhotisch umgewandelt werden. Auch im Knochenmark und im Gehirn kommt es zu Pigmentablagerungen, in den Nieren zu miliaren Entzündungsherden in der Rinde und Fettentartung des Harnkanälchenepithels.

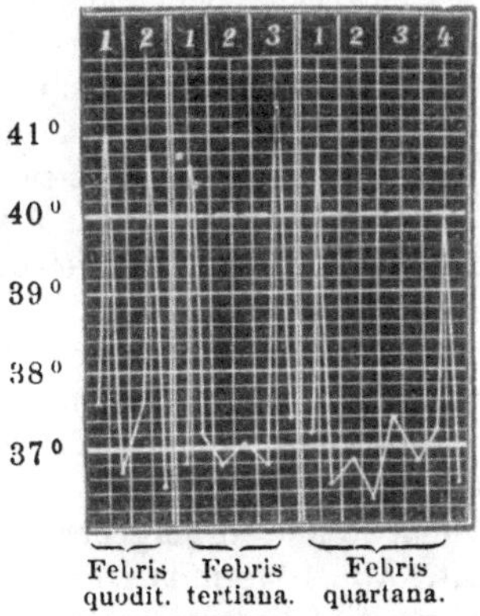

Fig. 64. Fieberkurve bei Malaria.

Erscheinungen und Verlauf. Die gewöhnliche Malaria, ***Febris intermittens***, beginnt nach 6—20tägiger Inkubation gewöhnlich ohne Vorboten, manchmal nach unbestimmtem Unwohlsein mit heftigem, meist 1—2 Stunden dauerndem Schüttelfrost; daran schließt sich ein 3—5stündiges Hitzestadium mit Temperaturen von 40—41,5° und daran das Schweißstadium, wo unter starkem Schweißausbruch in wenigen Stunden eine normale oder subnormale Temperatur erreicht wird. Derartige Anfälle (Fig. 64) wiederholen sich täglich (***Febris quotidiana***) oder einen Tag um den anderen (***F. tertiana***), seltener und bei längerer Dauer der Krankheit jeden 4. oder 5. Tag (***F. quartana*** und ***quintana***) u. s. w., gewöhnlich zu denselben Tageszeiten oder einige Stunden früher oder später (anteponierend oder postponierend); schließlich können ganz unregelmäßige Formen zustande kommen (***F. erratica***). Im Froststadium ist die Haut kalt, der Puls klein, oft treten Beklemmung und Herzklopfen ein; im Hitzestadium ist die Haut brennend heiß (*Calor mordax*), trocken und rot, es bestehen Kopfschmerzen, zuweilen Delirien, oft schießen Herpesbläschen auf; im Schweißstadium tritt meist erquickender Schlaf ein. Die Milz schwillt schnell und mit jedem Anfall stärker an und verkleinert sich erst mit der Heilung allmählich, die Leberschwellung ist nur in den schweren, chronischen Fällen bedeutend. Die Hals- und die oberen Brustwirbel sind meist sehr druckempfindlich.

Die perniziöse Malaria *(Febris comitata)* der eigentlichen Malariagegenden (Campagna, Donauniederungen, Holland, Tropen) äußert sich in ungewöhnlicher Dauer und Schwere der angeführten Erscheinungen; Bewußtlosigkeit, allgemeine Krämpfe, akute Herzschwäche, choleraartige Durchfälle, Hämaturie („Schwarzwasserfieber"), schwerer Ikterus sind häufige Begleiter; manchmal treten dieselben Symptome in mehr chronischer Weise unter 1—2 Wochen dauerndem gleichmäßig hohen oder remittierenden Fieber auf. Beide Formen führen häufig zum Tode.

Als larvierte Malaria bezeichnet man in regelmäßigen Anfällen auftretende Trigeminusneuralgieen (meist im Supraorbitalis) u. dgl., die als einziges Zeichen einer Malariainfektion bestehen können; sie verlaufen ohne Fieber und oft auch ohne Milzschwellung, sind also diagnostisch sehr unsicher.

Endlich giebt es in Malariagegenden eine chronische Malariakachexie, sowohl sekundär nach Intermittensanfällen, wie primär ohne vorhergehende Anfälle. Sie äußert sich in Mattigkeit, Appetitverminderung, Kopfschmerzen, Verstimmung, Schlaflosigkeit, Gliederschmerzen, Asthma, Verstopfung oder Durchfall, zuweilen in Geistesstörungen. Milz und Leber sind gewöhnlich stark vergrößert, die Haut wird schmutzig grau oder gelblich, im weiteren nicht selten hydropisch oder von Petechien durchsetzt; Blutungen, schwere Durchfälle, Tuberkulose, Amyloid u. s. w. können hinzutreten und den Ausgang beschleunigen.

Die *Diagnose* war früher nur durch die fortgesetzte Beobachtung möglich; oft ist die Wirkung des Chinin ausschlaggebend, Sicherheit giebt der Nachweis der Plasmodien: auf die sorgfältig gereinigte Fingerspitze bringt man einen Tropfen einer blassen, filtrierten Lösung von Methylenblau in sterilisierter 0,6 $^0/_0$iger Kochsalzlösung, sticht mit scharfer Nadel durch den Tropfen in den Finger und bringt das entstehende Gemisch an Ort und Stelle dünn auf ein Deckglas, legt dies auf den Objektträger, schließt mit Paraffin ein und untersucht mit Ölimmersion. Die Pigmentierung ist das sicherste Kennzeichen der Plasmodien, die nicht pigmentierten können mit nekrotischen Blutkörperchen verwechselt werden. Die *Prognose* hängt zum großen Teil davon ab, ob der Kranke die Malariagegend verlassen kann. Schwere chronische Fälle geben selbst dann keine günstige Aussicht.

Behandlung. Die Verhütung der Malaria besteht örtlich in der Assanierung der Malariagegenden, deren Methode allerdings noch nicht gefunden ist, persönlich in Vermeidung der abend- und nächtlichen Erdausdünstungen und, was vielfach empfohlen ist, im vorbeugenden Gebrauch von Chinin (alle 5 Tage 1,0 auf einmal) oder Arsenik. Gegen die Krankheit selbst ist ein Spezifikum das Chinin; man giebt etwa 6 Stunden vor dem durch Beobachtung festgestellten Zeitpunkt eines wirklichen oder larvierten Anfalls 0,6—1,0—2.0 Chin. hydrochl. in Kapseln; in den Tropen ist es üblich, vorher kräftige Dosen Rizinusöl oder Kalomel zu verabreichen. Bleibt schon der nächste Anfall aus, so läßt man noch einige Tage je 0.5 Chinin nehmen, anderntalls wiederholt man das Verfahren. Die schweren Formen erfordern fortgesetzte große Chiningaben, bis 8,0 pro die. Wo das Chinin versagt, namentlich in den älteren Fällen, ist Arsenik (R. 12) das Hauptmittel. In chronischen Fällen und gegen die Leberschwellung, das Asthma und andere Erscheinungen werden besonders Jodkalium (R. 52) und Wasserkuren, Halbbäder von 22—25° C. und Duschen auf die Milz, empfohlen.

§ 230. Schanker, Ulcus molle.

Ursachen. Der Schanker (weiche Schanker) ist eine akute, in örtlicher Haut- oder Schleimhautgeschwürbildung bestehende Infektionskrankheit, die gewöhnlich durch den Beischlaf übertragen wird und dementsprechend meist an der Vorhaut, an der Eichel, an den Schamlippen, selten an den Lippen, der Zunge, den Mandeln oder den Brustwarzen ihren Sitz hat. Der Geschwürsaft ist sehr ansteckend und läßt sich durch Impfung leicht übertragen. Die Erkrankung schützt nicht gegen neue Infektion. Neuerdings ist ein hantelförmiger Streptobazillus (Ducrey) als Krankheiterreger beschrieben.

Erscheinungen und Verlauf. Nach 12- bis 24stündiger Inkubation zeigt sich an der Infektionstelle ein roter Fleck, der sich in den nächsten Tagen in ein Knötchen und dann in eine Pustel umwandelt. Diese wird am 4.—5. Tage zu einem rundlichen Geschwür mit speckigem, eiterndem Grunde und scharfen, zackigen, gelb oder grau belegten Rändern. Mikroskopisch handelt es sich um schnell wucherndes, unter dem Einfluß des Giftes nekrotisch und körnig zerfallendes Granulationsgewebe. Im Verlauf einiger Wochen reinigt sich das Geschwür und heilt mit flacher, glatter Narbe. Zuweilen, namentlich bei Vernachlässigung, ist der Geschwürsgrund hart und die Umgebung lebhaft entzündet und schmerzhaft, in anderen Fällen ist der Verlauf sehr atonisch. Manche Geschwüre haben große Neigung zu fortschreitendem Zerfall, phagedänischer Schanker, so daß tiefe oder ausgedehnte Zerstörungen und bleibende Verstümmelungen eintreten. Oft sind gleichzeitig mehrere Schanker vorhanden. Ganz gewöhnlich entstehen schmerzhafte Anschwellungen, Bubonen, der benachbarten Lymphdrüsen, also meist der Inguinaldrüsen, die häufig zu Abszeßbildung führen. Diagnostisch kommen der sypilitische Primäraffekt (§ 231), Herpes genitalis und Erosionen oder Schrunden in Betracht, die durch Verletzungen, Fluor albus oder Trippersekret hervorgerufen werden. Hier unterscheidet der Verlauf, oft schon die genaue Besichtigung; gegenüber dem syphilitischen Primäraffekt sprechen, wenn die Weichheit des Geschwürs vorübergehend durch Infiltration verdeckt ist, für Schanker die kurze Inkubation, die schmerzhafte Lymphdrüsenschwellung, die Multiplizität, der in 1—2 Tagen eintretende Impferfolg. Übrigens kommt gleichzeitige Infektion mit weichem Schanker und Syphilis vor.

Behandlung. Man ätzt das Geschwür sorgfältig mit reiner Karbolsäure, bestreut es dann mit Jodoform oder mit dem geruchlosen Dermatol und streicht eine Höllensteinsalbe (R. 11 e) darauf. Die Heilung erfolgt dann in wenigen Tagen. Bei lebhafter Entzündung ist Bettruhe mit Bleiwasserumschlägen u. s. w. erforderlich, ebenso, wenn sich Bubonen ausbilden. Zuweilen kann man ihre Vereiterung durch Eisumschläge oder Jodtinkturbepinselung verhindern, andernfalls ist die chirurgische Behandlung einzuleiten. Beim brandigen Schanker sind nach der ersten Ätzung Warmwasserumschläge und Jodoform zu empfehlen. Strenge Bettruhe ist nötig.

§ 231. Syphilis, Lues.

Ursachen. Die Syphilis ist eine seit Jahrhunderten fast überall endemische chronische Infektionskrankheit. Das zweifellos organisierte, aber noch nicht bekannte Krankheitsgift wird von einem Syphilitischen auf unbedeutende Haut- oder Schleimhautverletzungen eines Gesunden durch direkte Berührung (Beischlaf, Küsse u. s. w.) oder seltener indirekt durch Gebrauchsgegenstände, Instrumente, Impfung u. s. w. übertragen (erworbene Syphilis); von der primären Infektionstelle aus erfolgt stets durch die Lymph- und Blutbahn eine Durchseuchung des ganzen Körpers. Außer an den Absonderungen der primären und sekundären (S. 338) Krankheitprodukte haftet das Gift auch am Samen und am Ei, so daß schon der Foetus, wenn eines der Eltern syphilitisch ist, es ebenfalls werden kann (hereditäre Syphilis); auch der ursprünglich gesunde Fötus kann infiziert werden, wenn die Mutter während der Schwangerschaft Syphilis erwirbt *(Infectio in utero)*. Speichel, Milch, Schweiß und Harn enthalten dagegen nie das Syphilisgift. Die Empfänglichkeit für Syphilis ist ganz allgemein; einmalige Erkrankung macht in der Regel immun.

Erscheinungen und Verlauf. 1. Primäraffekt. Durchschnittlich 2—4 Wochen nach der Infektion entsteht an der Infektionstelle ein linsen- bis erbsengroßes derbes Knötchen unter der geröteten oder lividen Haut oder Schleimhaut: Primäraffekt, primäre Induration oder Initialsklerose (harter Schanker). Nur dann, wenn gleichzeitig eine Infektion mit weichem Schanker (§ 230) stattgefunden hatte, entwickelt sich nach Verlauf der Inkubationszeit der Primäraffekt als Verhärtung des bereits vorhandenen Geschwürgrundes. In manchen Fällen bildet sich auch aus dem reinen Primäraffekt eine glänzend rote oder samtartig granulierte, oft mit Krusten bedeckte Erosion oder ein wirkliches Geschwür; zuweilen stellt der Primäraffekt eine mehr plattenförmige Vorragung dar. Gewöhnlich findet sich nur ein Primäraffekt, und zwar meist am inneren Vorhautblatt oder an der Eichelfurche, namentlich am oder beim Frenulum, bei Weibern an den Schamlippen, an der Harnröhrenmündung und an der Vaginalportion; viel seltener sitzt er an der Brustwarze, an den Lippen, an der Zunge, an den Mandeln, am After oder auf der äußeren Haut. Bei Weibern bewirkt der Primäraffekt der großen Schamlippen oft ein länger anhaltendes, starres Ödem mit brauner Verfärbung der Haut. Nach Wochen oder Monaten geht die Induration zurück, oft ohne eine Spur zu hinterlassen; öfters bleibt eine geringe Pigmentierung zurück. Während der ersten 4—5 Wochen hat sich eine schmerzlose, bohnen- bis kirschgroße Schwellung der zugehörigen Lymphdrüsen, meist also der Inguinaldrüsen, ausgebildet: indolente Bubonen; handelt es sich um die Submaxillar- und andere Drüsen, so sind häufig Entzündungserscheinungen vorhanden. Übrigens schwellen auch bei Primärsklerose der Genitalien häufig die seitlichen Hals-, die Nacken-, die Kubital- und Axillar- und seltener die Paramamillardrüsen dauernd an. Die Vergrößerungen der Kubitaldrüsen (dicht über dem Epicondylus internus nach innen von der Tricepssehne) und die der Paramamillardrüsen (1—3 cm nach außen von der Brustwarze) sind diagnostisch wertvoll, weil sie selten aus anderen Ursachen vorkommen. Vereiterung kommt bei den syphilitischen Drüsenschwellungen nicht vor, außer in der tertiären Periode.

2. Sekundäre Syphilis.

Etwa 6 Wochen nach dem Auftreten der Primärsklerose pflegen die Erscheinungen der konstitutionellen Syphilis aufzutreten. Man kann dazu schon die multiplen Drüsenschwellungen rechnen, gewöhnlich zählt man aber erst die nun gewöhnlich hervortretenden Haut- und Schleimhauterkrankungen dahin, die die sekundäre Syphilis kennzeichnen. Auf der Haut kommen, häufig unter mäßigem, remittierendem Eruptionsfieber mit Kopf- und Gliederschmerzen und Störungen des Allgemeinbefindens (Anämie, Neurasthenie, Schlaflosigkeit), ausgebreitete fleckige, knotige oder geschwürige Effloreszenzen zum Ausbruch, die sich durch ihre symmetrische Anordnung, ihre Vielgestaltigkeit und Kupferröte, durch die Hufeisen- oder Nierenform der Geschwüre und durch die geringen subjektiven Erscheinungen in gewissem Grade von nichtsyphilitischen Veränderungen unterscheiden. Die Schmerzen zeichnen sich oft durch nächtliche Verschlimmerungen aus.

a) Hauterkrankungen. Die häufigste und früheste, das makulöse Syphilid, *Roseola syphilitica*, besteht in roten, rundlichen, wenig erhabenen, auf Druck verschwindenden Flecken, die das Gesicht meist frei lassen; gleich der Haut sind auch die Schleimhäute betroffen. Eine andere Form, das papulöse Syphilid, besteht in linsen- bis erbsengroßen, abgeplatteten, derben, leicht vorragenden Infiltraten, die zuweilen unter geringer Abschuppung zurückgehen; sie finden sich häufig auch im Gesicht; an der Hohlhand und an der Fußsohle stellen sie feste, in der Haut liegende Infiltrate mit weißglänzenden Schuppen dar, *Psoriasis palmaris* und *plantaris*, die für Syphilis ziemlich bezeichnend sind. An Stellen, die sich berühren (Gesäßfalte, Damm, Schamlippen, Achselhöhle u. s. w.), und auf dem behaarten Kopfe werden die Papeln häufig nässend (breite Kondylome) oder geschwürig. Das makulöse und das papulöse Syphilid dauern viele Wochen und Monate an, bei geeigneter Behandlung meist nur 8—14 Tage. Vielfach hinterlassen sie auf stärker als normal pigmentiertem Grunde, zumal am Nacken, rundliche, ziemlich scharf begrenzte, helle Flecken (*Leucoderma syphiliticum*), die nach Monaten größer werden und dabei oft zusammenfließen, bis sie endlich, oft erst nach Jahren, verschwinden. Zuweilen tritt bei den Papeln des Gesichts und Halses eine schnelle Aufsaugung des zentralen Teils ein, während die peripherischen Teile als schwach erhabener Wall noch einige Zeit fortbestehen und dann unter Abschuppung heilen (circinäres Syphilid). Noch eine andere Form, das kleinpapulöse Syphilid, zeigt diese kreisförmige Anordnung seiner stecknadelkopf- bis hanfkorngroßen Knötchen. — Das pustulöse Syphilid zeigt ein eitriges Exsudat, das die Hornschicht emporhebt und zur Abstoßung bringt, wodurch krustenbedeckte oberflächliche oder tiefe Geschwüre (*Impetigo syphilitica* und *Ecthyma syphiliticum*) entstehen. Häufige Erscheinungen der sekundären Syphilis sind auch gleichmäßige Lichtung des Kopfhaars (*Defluvium capillorum*, vgl. § 255), Verdickungen oder Eiterungen des Nagelfalzes (*Paronychia*) u. s. w.

b) Schleimhauterkrankungen. Der Roseola syphilitica entsprechen rundliche, scharfbegrenzte Hyperämieen oder Erosionen der Schleimhaut, dem papulösen Hautsyphilid umschriebene, graue, flache Erhebungen (*plaques opalines*), schmerzhafte Schrunden und schmerzhafte, graubelegte Geschwüre, zumal der Schleimhaut des Mundes, Gaumens und Rachens, der Stimmbänder und der Epiglottis und der äußeren weiblichen Geschlechtsteile. Sie begleiten oft schon das erste Exanthem der Haut; bei geeigneter Behandlung heilen sie oft sehr schnell. An den Genitalien ähnen sie sehr den breiten Kondylomen. Die Gegend der Zungenwurzelbalgdrüsen zeigt oft eine eigentümliche glatte Atrophie.

c) Erkrankungen anderer Organe. Häufige Erscheinungen der sekundären Syphilis sind Iritis, die durchaus der gewöhnlichen entspricht, heftige, meist nächtlich auftretende Schmerzen der Tibia- und der Schädelknochen (*Dolores osteocopi*), Nachtschweiße, Trigeminus- und Interkostalneuralgieen, ausgedehnte oder umschriebene periostitische Knochenauftreibungen (*Tophi*) der

Schädel- und der Röhrenknochen, funktionelle Kontraktur im Biceps brachii, Gelenkschwellungen (*Rheumatismus syphiliticus*), Hodenatrophie.

3. Tertiäre Syphilis.

Den frühen oder sekundären Erscheinungen der konstitutionellen Syphilitis stellt man zum Teil in willkürlicher Abgrenzung, aber in praktisch berechtigter Weise die Spätformen, die nur in einem kleinen Teil der Fälle zur Entwicklung kommen, als tertiäre Syphilis gegenüber. Ihnen fehlt die Ansteckungs- und Vererbungsfähigkeit; sie sind oft durch lange Jahre, manchmal freilich nur durch kürzere Zeit von den Frühformen getrennt, führen im Gegensatz zu den Sekundäraffektionen fast immer zur Zerstörung des erkrankten Gewebes (ausgenommen an den Knochen, s. u.), und befallen sehr häufig auch die inneren Organe; ihre Verbreitung ist meist weniger gleichmäßig und ausgedehnt. Vorzugsweise handelt es sich um Granulationsgeschwülste, Gummata (s. u., Anatomie), die oft zum fortschreitenden Zerfall neigen und außerdem häufig durch ihren Sitz besondere Wirkungen ausüben. Zu den Spätwirkungen der Syphilis gehören ferner unregelmäßig intermittierendes Fieber ohne zu Grunde liegende örtliche Erkrankung, ferner arteriitische Veränderungen (vgl. syphilitische Arteriitis des Gehirns, § 190) und als nicht spezifische, aber häufige Folgekrankheiten Arteriosklerose, Epilepsie, Tabes und Progressive Paralyse der Irren, die in eigenen Abschnitten (§§ 10, 165, 191 und 204) behandelt sind. Wegen der besonders hervortretenden örtlichen Folgen sind auch die Mastdarmsyphilis (§ 94), die Lebersyphilis (§ 111), die syphilitische Spinallähmung (§ 164) und die gummöse Meningitis (§ 190) unter den Organkrankheiten beschrieben. Die wichtigsten übrigen Formen der tertiären Syphlilis sind:

a) Hauterkrankungen. Das tertiäre papulöse Syphilid ist in der Gestalt dem sekundären gleich, steht aber meist in Gruppen vereinigt und schreitet nach einer oder nach allen Richtungen fort, während seine älteren Teile allmählich unter Narbenbildung verschwinden. So kommt es zu kreis- oder nierenförmigen Figuren, die sich zuweilen, wenn mehrere zusammenfließen, über eine ganze Extremität ausdehnen (serpiginöse Form). Fast stets zerfällt ein Teil der Papeln geschwürig, so daß Mischformen mit dem ulzerösen Syphilid (s. u.) entstehen. Das tertiäre papulöse Syphilid der Hohlhand und Fußsohle (*Psoriasis tertiaria*) zeichnet sich durch flache Infiltrate mit serpiginösem Rande und dicken silberglänzenden Schuppen aus. Das ulzeröse Syphilid entsteht entweder aus dem papulösen oder aus dem gummösen. Die Geschwüre sind tief, eitrig belegt oder mit Krusten bedeckt, ihr Rand wird scharf und steil durch einen infiltrierten, geröteten Hautwall gebildet, oft sind sie in Halbkreis- oder Guirlandenform angeordnet, oder sie schreiten in Nierenform weiter. Zuweilen bilden sich vorragende Granulationen (*Framboesia syphilitica*), namentlich auf dem Kopf und im Bart. Die Dauer erstreckt sich ohne Behandlung oft auf Jahre, dabei treten aber selten tiefere Zerstörungen ein. Diese kommen vielmehr dem gummösen Syphilid (Hautgumma) zu, erbsen- bis wallnußgroßen, meist schmerzlosen Infiltraten der Haut oder des Unterhautzellgewebes, die im Zentrum langsam zu einer gummiartigen Flüssigkeit erweichen und schließlich in tiefe Geschwüre übergehen. Bei geeigneter Behandlung kommt es dagegen meist zur Resorption. — Die früher erwähnten eitrigen Nagelbettaffektionen gehören meist ebenfalls der tertiären Periode an.

b) Schleimhauterkrankungen. Sie kennzeichnen sich durch Gummata mit schnellem Übergang in Geschwüre, die häufig auf die tieferen Teile übergreifen. So kommt es zu tiefen Geschwüren und zu Perforation des weichen Gaumens, des harten Gaumens und des Nasengerüstes (Sattelnase) und schließlich auch der Nasenhaut. Auch im Rachen und Kehlkopf kommen Infiltrationen und Geschwüre vor. Überall können durch die Perforationen und durch die narbigen Heilungsvorgänge schwere Störungen entstehen.

c) Die tertiäre Periostitis und Ostitis führen gewöhnlich zu erheblichen höckerigen oder diffusen Auftreibungen an den Schädelknochen, der Tibia, Clavicula, am Sternum u. s. w., seltener handelt es sich um tiefe oder oberflächliche, gern zu Nekrose und Fistelbildung führende Gummata. Alle diese Affektionen verlaufen unter heftigen Schmerzen.

d) An den Gelenken kommen hartnäckige Ergüsse, Gummata der Gelenkkapsel oder der Knochenenden vor, namentlich am Kniegelenke. Seltener sind Gummata der Muskeln, der Hoden (schmerzlose, harte, diffuse Verdickung des Hodens), der Lunge (zumal in den infraklavikularen Teilen der Oberlappen), schwielige Entartungen der Muskeln, auch z. B. des Herzens.

e) Außer den S. 275 erwähnten syphilitischen Erkrankungen

des Nervensystems kommen häufig neuritische Veränderungen durch Syphilis vor, zumal an den Augen: Ptosis, Schielen, Doppelsehen, Pupillenstarre, Sehnervenatrophie mit Amblyopie und Amaurose. Über den Verlauf der konstitutionellen Syphilis läßt sich im allgemeinen sagen, daß die einzelnen Sekundärerscheinungen gewöhnlich in den ersten Jahren nach der Infektion nach monatelangen Zwischenräumen (Latenzzeiten), wo nur die Lymphdrüsenschwellungen zu bleiben pflegen, wiederkehren oder miteinander abwechseln; Tertiäraffektionen kommen manchmal schon nach wenigen, oft erst nach langen Jahren zum Ausbruch, auch sie wechseln wieder in längeren oder kürzeren Perioden ab. Die Folgekrankheiten (Tabes u. s. w.) kommen nicht selten in Fällen vor, wo sehr geringe Sekundär- und Tertiärerscheinungen eingetreten waren. Einzelne Fälle verlaufen mit dichter Aneinanderreihung der Erscheinungen und sehr frühem Auftreten der Tertiäraffektionen (galoppiernde Syphilis) oder mit auffallender Kachexie. Die hereditäre Syphilis (vgl. S. 337) äußert sich, wenn nicht durch Plazentaerkrankungen oder durch Absterben des Fötus Fehlgeburt entstanden ist, gewöhnlich in den ersten Lebensjahren, seltener erst nach 5—10 Jahren (*Syphilis hereditaria tarda*) in allgemeinen Ernährungstörungen, Rhinitis, Papeln der Mundschleimhaut, makulösem und papulösem Hautsyphilid und in besonders kennzeichnender Form als *Pemphigus syphiliticus neonatorum:* eitrige, meist erbsengroße Blasen, die den ganzen Körper oder vorwiegend Handfläche und Fußsohle einnehmen. Die Symmetrie und Vielgestaltigkeit der Exantheme (vgl. S. 338) ist auch bei der hereditären Syphilis vorherrschend. Knochenerkrankungen, oft mit Ablösung der Epiphysen, halbmondförmige Ausbuchtung des freien Randes der Schneidezähne (Hutchinson), rundliche Vertiefungen und Strichelungen der Zahnfläche u. s. w., Rhagaden um Mund und Anus, die mit linearen radiären Narben abheilen, weiße Hepatisation der Lungen und ausgebreitete gummöse Bindegewebswucherung der Leber sind die häufigsten weiteren Erscheinungen, die meist in gedrängterem Verlauf auftreten als bei der erworbenen Syphilis. Die meisten Kinder leben früh zu Grunde, die übrigen entwickeln sich meist sehr langsam, leiden vielfach an Idiotie, Epilepsie, zerebraler Kindergähmung (§ 187) und sind allgemein gegen hinzutretende Krankheiten wenig widerstandsfähig.

Anatomie. Die Primärsklerose und das papulöse Syphilid

sind einfach akute Entzündungen mit starker Rundzelleninfiltration und nur nach der Ursache spezifisch; dagegen sind die Tertiäraffektionen geschwulstartige Neubildungen mit Neigung zur Verkäsung und zur narbigen Schrumpfung oder sie verlaufen als chronische interstitielle Entzündung (vgl. Lebersyphilis, § 111).

Diagnose. Wenn die zahllosen Erscheinungen der Syphilis auch vielfach an andere Krankheiten erinnern, so machen doch fast immer der typische Verlauf, die bei der Beschreibung angedeuteten Eigentümlichkeiten, das Verhalten der Drüsenschwellungen u. s. w. die Erkennung leicht. Ohne eingehende Untersuchung des ganzen Körpers ist man allerdings oft den folgenschwersten Irrtümern ausgesetzt. In späterer Zeit sprechen Narben am Penis mehr für früheres Ulcus molle als für Syphilis, dagegen sind die Schwellung der Kubitaldrüsen, Hodenvergrößerung, Leukoderma u. dgl. wichtige Hinweise. Für die Erkennung des Primäraffekts sind besonders seine Entstehungszeit, die von Entzündungsreizen unabhängige harte Infiltration und die indolenten Bubonen wichtig. Die Anamnese läßt bei der tertiären Syphilis etwa in der Hälfte der Fälle in Stich!

Prognose. Weitaus die meisten Fälle von Syphilis werden bei geeigneter Behandlung geheilt, ohne daß es zu Tertiärerscheinungen käme. Ungünstiger Ernährungszustand, besonders Phthisis, Skrophulose und Alkoholismus und vorgeschrittenes Alter begünstigen schwerere Erkrankungsformen, aber im Einzelfall läßt sich nichts bestimmtes vorhersagen. Die Reihe der Sekundäraffektionen darf man erst dann für abgeschlossen erachten, wenn 3—5 Jahre lang keine Erscheinungen mehr aufgetreten sind. Das ist namentlich auch für die Frage der Eheschließung wichtig. Im Tertiärstadium, wo Ansteckung und Vererbung wegfallen, wird das Urteil wesentlich durch die Verkürzung an Leben oder Gesundheit bestimmt, die dem Kranken selbst aus gefährlichen Lokalisationen der Syphilis droht.

Behandlung. Der Primäraffekt darf nur örtlich angegriffen werden. Wird er erkannt, bevor die Infektion sich auf die Lymphdrüsen ausgebreitet hat, so ist die Ausschneidung im gesunden dringend zu raten, wenn sie dem Sitze nach möglich ist, die Syphilis kann dadurch kupiert werden. Im übrigen behandelt man ihn mit Reinlichkeit, Auflegen von amerikanischem Quecksilberpflaster oder bei Geschwürbildung mit Jodoform.

Gegen die Sekundäraffektionen ist Quecksilber das spezifische Mittel. Man beginnt damit, sobald Hautausschläge auftreten. Am besten sind Einreibungen mit *Unguentum Hydrargyri cinereum* (Schmierkur); man läßt von 30 Päckchen zu 2,0—4,0—5,0 (R. 45 i) jeden Tag eines langsam und kräftig in die Haut einreiben, herkömmlicherweise den 1. Tag am linken Arm, den 2. am rechten, den 3. am linken Unterschenkel, dann am rechten Unterschenkel, am linken und rechten Oberschenkel, und beginnt dann wieder von vorn. Jeden 3. Tag oder etwas seltener nimmt der Kranke statt der Einreibung ein Vollbad von 35° C. mit nachfolgender halbstündiger Einwickelung in wollene Decken. Sind danach die Erscheinungen noch nicht geschwunden, so müssen die Einreibungen fortgesetzt werden. Neuerdings hat WELANDER gezeigt, daß der Erfolg ebenso gut erreicht wird, wenn man bei sonst ganz demselben Vorgehen die Salbe nicht einreibt, sondern nur abends beim Schlafengehen aufstreicht und den bestrichenen Teil mit Leinenumschlägen (oder Binden) einhüllt. Wenn trotzdem Ekzem oder Erythem oder stärkere Albuminurie eintreten, greift man zu subkutanen Einspritzungen von Sublimat (R. 45 f), Kalomel (R. 45 d) oder Hydrarg. salicyl. (R. 45 g). Die beiden letztgenannten, unlöslichen Salze werden nur einmal wöchentlich eingespritzt. Man spritzt in der Gegend zwischen den Schulterblättern oder am Hinteren, tief in das Unterhautbindegewebe, die Spritze wird am besten mit absolutem Alkohol desinfiziert, Reiben und Massieren der Haut ist zu vermeiden. Entstehen doch Entzündungen, so sind sie nach chirurgischen Regeln zu behandeln. Der innerliche Gebrauch von Quecksilber bewirkt leicht Magen- und Darmstörungen, am besten wird Hydrarg. tann. (R. 45 h) vertragen. Bei allen Quecksilberkuren müssen der Mund 8—10 mal täglich mit Kali-chloricum-Lösung ($2^1/_2$ $^0/_0$) ausgespült und die Zähne nach jeder Mahlzeit gebürstet werden, das Rauchen ist zu verbieten. Entsteht trotzdem Schwellung des Zahnfleisches, so bestreicht man es leicht mit dem Höllensteinstift und setzt das Quecksilber einige Tage aus. Die Kost sei leicht verdaulich, aber nahrhaft, Spaziergänge sind gestattet, mit der nötigen Vorsicht gegen Erkältungen. Bei jedem Rückfall ist die Kur zu wiederholen, während der ersten Jahre aber auch ohne das drei bis vier mal im Jahre (FOURNIER, NEISSER). Bei neurasthenischen Syphilophoben sollen nur dann Kuren unternommen werden, wenn sichere Erscheinungen dazu drängen.

Die Tertiäraffektionen und die Knochenerkrankungen, die Schmerzen und die Schleimhautgeschwüre der Sekundärperiode und die galoppierende Syphilis reagieren am besten auf Jodkalium (3 mal täglich 0,5—2,0 in Wasser oder Selterwasser); zur Sicherung des Erfolges muß bei schwereren Affektionen eine Quecksilberkur nebenher gehen oder nachfolgen. Außerdem empfiehlt sich vielfach eine örtliche Behandlung; für die nässenden Papeln Bestreuung mit Kalomel, für die Schleimhautaffektionen Bepinselung mit 2—5 %iger Sublimatlösung, für die tertiären Geschwüre mit Jodtinktur oder Bedeckung mit Emplastrum Hydrargyri americ. Nie dürfen Gummata ausgeschnitten werden. Gegen die Kachexie kommen mit Vorteil Eisen und Chinin (R. 39 a) und Sanguinal (R. 83) in Anwendung. Die hereditäre Syphilis wird mit Kalomel, 0,005—0,01—0,02 dreimal täglich, etwa vier Wochen lang, oder bei ausgebreiteten Hautaffektionen mit Sublimatbädern (1,0—2,0 Sublimat auf ein Vollbad) behandelt, im allgemeinen 4—5 Wochen hindurch. Hereditär syphilitische Kinder dürfen keine Amme bekommen, um diese nicht anzustecken.

§ 232. Rose. Erysipelas.

Ursachen. Die Rose ist eine akute Infektionskrankheit, die durch Eindringen eines kettenbildenden Mikrokokkus in oft gar nicht bemerkbare Verletzungen der Haut oder der Schleimhaut entsteht. Wahrscheinlich ist der von Fehleisen als spezifisch beschriebene *Streptococcus erysipelatos* derselbe wie der gewöhnliche Eiterungserreger *Streptococcus pyogenes.* Scheinbar von selbst kommt das Erysipelas besonders im Gesicht vor; meist geht es dann von Schrunden des Naseneinganges oder der Ohrmuschel aus. Manche Personen erkranken häufig an Erysipelas.

Erscheinungen und Verlauf. Gewöhnlich beginnt die Rose mit Anschwellung und Rötung der Haut in der Gegend der Infektionstelle; die Schwellung und Rötung setzt sich meist mit scharfem Rande gegen die Umgebung ab. Häufig schreitet die Entzündung allmählich weiter (*Erysipelas migrans*), oft über große Teile des Körpers. In der erkrankten Haut oder Schleimhaut bestehen lebhafte Spannung und Schmerz. Daneben sind Fieber, nicht selten durch Frost eingeleitet und oft von hohen Graden, Kopfschmerz und allgemeines Unwohlsein, bei Gesichtsrose oft auch Benommenheit und Delirien vorhanden. Die Epidermis wird häufig zu kleinen oder großen wässerigen oder eiterigen Blasen abgehoben (*Erysipelas vesiculosum*, *bullosum* und *pustulosum*), oft kommt es zu Hautabszessen und Phlegmonen. Als Nebenkrankheiten kommen Lymphdrüsen- und Gelenkschwellungen häufig vor; Nephritis, Meningitis u. s. w. sind selten. Gewöhnlich tritt in 1—2 Wochen Heilung ein.

Behandlung. Die örtliche Behandlung verwendet kräftige Einreibungen der erkrankten Teile mit 1 $^0/_{00}$igem Sublimatlanolin und 20 $^0/_0$igen Ichthyolsalben (R. 47) oder Umschläge von Leinwand mit absolutem Alkohol, $^1/_4$ stündlich erneuert, mit trockner Leinwand und Gummipapier bedeckt, in schweren Fällen dichte Skarifikationen der Ränder mit nachfolgenden Sublimatumschlägen. Gegen die Allgemeinerscheinungen wirken abgekühlte Bäder (32 bis 28° C.) am besten.

§ 233. Kryptogenetische Septikopyämie.

Ursachen. Die septischen und pyämischen Erkrankungen, die in das Gebiet der Chirurgie gehören, kommen in seltenen Fällen ohne das für gewöhnlich so deutliche Hervortreten der Eingangpforte ihrer Mikroorganismen vor. Die örtlichen Erscheinungen am puerperalen Uterus, an kleinen Haut- oder Schleimhautverletzungen, an Geschwüren der Atmungs- und der Verdauungsorgane u. s. w. können so gering oder zur Zeit der Folgeerscheinungen schon so weit verheilt sein, daß die Untersuchung und die Sektion sie nicht mehr nachweisen können. Man bezeichnet diese Erkrankungen daher als kryptogenetische (nicht mehr wie früher als spontane). Anatomisch handelt es sich um mikroskopische Mikrokokkenembolieen (*Streptococcus pyogenes*) und um embolische Eiterungen von verschiedener Größe, auf die verschiedensten Organe verstreut; am häufigsten sind ulzeröse Endokarditis (Mitralis, seltener Aortenklappen), Abszesse der Lungen, Nieren, Leber, Milz, des Gehirns, des Herzens, der Muskeln, der Prostata, Schilddrüse, eiterige Entzündungen der Pleura, der Gelenke, der Hirnhäute und des Auges und umschriebene Blutungen der Haut, der Schleimhäute und serösen Häute, der Netzhaut u. s. w. Die Milz ist stets akut geschwollen. Den Ausgangspunkt für die zahlreichen Embolieen bilden vorzugsweise Lymphangitiden und Phlebitiden und weiterhin die ulzeröse Endokarditis.

Erscheinungen und Verlauf. Oft mitten im besten Wohlbefinden stellen sich Frösteln oder Schüttelfrost mit hohem Fieber, Kopf-, Kreuz-, Glieder- und Gelenkschmerzen und schweres Krankheitgefühl ein, oft auch Erbrechen und Durchfall, Benommenheit, Delirien und Krämpfe. Die Milz vergrößert sich schnell, das Fieber erreicht 41° und mehr und bleibt auf dieser Höhe oder wechselt mit vollkommenen Intermissionen ab, der Puls ist sehr beschleunigt, oft unregelmäßig, manchmal treten akute Herzdilatation oder Herzgeräusche auf; auf der Haut entstehen punktförmige oder ausgedehntere Blutflecken, zuweilen scharlachähnliche Ausschläge, im Auge weiße nekrotische Flecke oder Blutungen auf der Netzhaut oder eitrige Panophthalmie, an den Gelenken eitrige Ergüsse, an den Knochen osteomyelitische Entzündungen. Empyem und akute Nephritis können häufig nachgewiesen werden, dagegen sind die Lungenabszesse meist wegen ihrer Kleinheit nicht erkennbar. Die meisten Fälle verlaufen in wenigen Tagen tödlich, andere ziehen sich wochenlang hin und bieten dann die Möglichkeit der Genesung. Die *Diagnose* ist gewöhnlich sehr schwierig; am meisten bezeichnend sind noch die Haut- und Netzhautblutungen, die Gelenkschwellungen im Verein mit den schweren Allgemeinerscheinungen und gegebenenfalles das intermittierende Fieber. Im übrigen ist je nach dem Einzelfall die Unterscheidung von Abdominaltyphus, Meningitis, Urämie, Intermittens, akutem Gelenkrheumatismus und akuter Miliartuberkulose zunächst oft schwierig.

Behandlung. Man versucht Bäder, Antipyretica, Wein und Kognak in großen Dosen (bis $^1/_2$ stündlich 1 Eßlöffel voll); auch wohl Liq. Ferr. sesquichlor. (R. 39).

§ 234. Trichinosis.

Anatomie und Ursachen. Die Trichine, *Trichina spiralis*, kommt im entwickelten geschlechtsreifen Zustande als Darmtrichine und unentwickelt als Muskeltrichine beim Menschen, beim Schwein und bei verschiedenen anderen Säugetieren vor. Die Darmtrichine ist als fadenförmiger weißer Wurm von 1,5—3 mm Länge mit bloßem Auge sichtbar, die Muskeltrichine liegt als spiralig aufgerollter, 0,7—1 mm langer Wurm in einer oft verkalkten Bindegewebskapsel in einer Muskelprimitivfaser. Wenn trichinöses Fleisch in den menschlichen Magen gelangt, so werden die Kapseln aufgelöst; sind die Muskeltrichinen lebensfähig, so entwickeln sie sich im Darm in wenigen Tagen zu geschlechtsreifen Darmtrichinen, sie begatten sich, und nach 5—7 Tagen beginnt die Geburt der Embryonen (an 1600 aus einer Trichine). Diese durchbohren bald die Darmwand und gelangen durch Eigenbewegung im lockeren Bindegewebe, vielleicht auch durch die Lymph- oder Blutbahn, in die Muskeln, zuweilen nur vereinzelt, oft zu Millionen, während die Darmtrichinen mit dem

Kot abgehen. 12—14 Tage nach der Infektion liegen die Trichinen gestreckt in den Muskeln, deren kontraktile Substanz körnig oder wachsig entartet, nach 5—6 Tagen rollen sie sich zusammen, binnen 2 Monaten ist die Abkapselung (einzeln oder zu mehreren) vollendet (Fig. 65); sie können darin viele Jahre lebensfähig bleiben. Häufig findet man sie als zufälligen Nebenbefund bei menschlichen Leichen (in 1—2%). Durch Erhitzung des Fleisches auf 65° C., wo die rote Fleischfarbe in grau über-

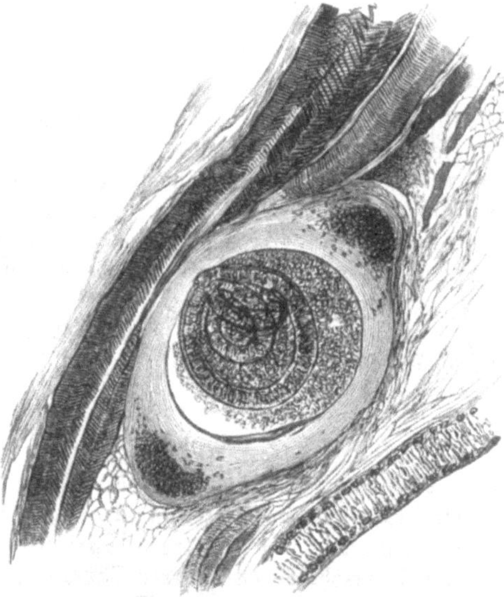

Fig. 65. Eingekapselte Muskeltrichinen mit beginnender Verkalkung der Pole. Vergr. 130. (Nach Perls.)

geht, werden sie zerstört, durch Pökeln in den tieferen Schichten erst nach 56—60 Tagen. Zum Nachweise benutzt man die Zwerchfellpfeiler, das Zwerchfell, die Zunge, die Kehlkopf-, Lenden-, Kau- und Interkostalmuskeln, wo sie sich am häufigsten finden, namentlich in der Nähe der Knochen- und Sehnenansätze.

Erscheinungen und Verlauf. Die Trichinosis beginnt bald nach der Übertragung meist mit Magenbeschwerden und mit zuweilen choleraartigen Durchfällen. In der 2. Woche oder später stellen sich gewöhnlich sehr heftige Schmerzen und Schwellungen der Muskeln ein, mit Bewegungstörungen, Aufhebung der Reflexe und der elektrischen Erregbarkeit, Kau- und Schlingstörungen, Heiserkeit und Atembeschwerden, die vom Zwerchfell und den Interkostalmuskeln ausgehen. Diagnostisch wichtig sind die kollateralen Ödeme, die sich am 7. Tage an den Augenlidern und im Gesicht, weiterhin auch an den Gliedern entwickeln. Daneben bestehen zunächst gleichmäßig anhaltendes, dann intermittierendes hohes Fieber, Kopfschmerzen, Mattigkeit, so daß ein Abdominaltyphus vorgetäuscht werden kann. Lobuläre Pneumonieen, Fettleber, fettige Entartung des Herzens und der Nieren können hinzutreten. Ein Drittel der ausgeprägten Fälle endet in der 3.—6. Woche durch Atmungsstörungen tödlich, die anderen heilen in kürzerer oder längerer Zeit. Vgl. § 243.

Behandlung. In der ersten 10—12 Tagen Kalomel und Rizinusöl in großen Gaben, besonders aber Glyzerin (Fiedler; stündlich 1 Eßlöffel), gegen die Muskelschmerzen langdauernde warme Bäder, Natrium salicylicum, Antipyrin u. dgl.

§ 235. **Milzbrand, Anthrax, Pustula maligna.**

Ursachen und Anatomie. Durch Eindringen von Milzbrandbazillen in Hautwunden oder von Milzbrandsporen in den Magendarmkanal kommt es bei Menschen zu einer akuten Infektionskrankheit, die je nachdem in einer umschriebenen Hautentzündung (Milzbrandkarbunkel, *Pustula maligna*), unter Umständen mit nachfolgender Allgemeininfektion, oder in hämorrhagischen verschorften Herden der Dünndarmschleimhaut mit schwerer Allgemeininfektion (Darmmilzbrand, *Mycosis intestinalis*), besteht. Der Milzbrand kommt besonders bei Rindern, Schafen und Pferden vor; die bereits 1849 von Pollender entdeckten und 1863 von Davaine als Ursache des Milzbrands erkannten Bazillen sind namentlich von Robert Koch in ihren Eigenschaften genau erforscht worden. Ihre sehr widerstandsfähigen Sporen können lange außerhalb des Tierkörpers leben; durch bestimmte Einflüsse kann man die Virulenz der Bazillenreinkulturen abschwächen und mit den abgeschwächten Kulturen Schutzimpfungen vornehmen. — Auf Menschen wird der Milzbrand meist direkt durch die Berührung kranker Tiere, ihrer Felle (bei Gerbern, Seilern, Lumpensammlern), durch infizierte Insekten u. s. w. übertragen.

Erscheinungen und Verlauf. Der Milzbrandkarbunkel beginnt meist an einer unbedeckt getragenen Hautstelle 5—7 Tage nach der Infektion in Form einer juckenden Hautröte, die im Zentrum schnell schwarz wird und unter starker Schwellung und

Rötung der Umgebung zu einer blauschwarzen hämorrhagischen Blase wird. Oft entstehen ringsum kleinere Bläschen. Die Lymphgefäße und Lymphdrüsen und die Venen entzünden sich, und es entstehen Fieber und Störung des Allgemeinbefindens. In günstigen Fällen stößt sich der Schorf ab, die Entzündung läßt nach und es tritt Heilung ein, in ungünstigen nehmen das Fieber und die Allgemeinerscheinungen zu, bis unter Delirien, Erbrechen nnd Durchfällen der Tod eintritt.

Der Darmmilzbrand, *Anthrax intestinalis*, beginnt oft schon einen Tag nach der Infektion mit Erbrechen, schmerzlosem zuweilen blutigen Durchfall, Atemnot, Herzklopfen und mäßigem Fieber. In wenigen Tagen erfolgt unter Verfall, Kyanose und subnormaler Temperatur der Tod. Manchmal kommen sekundär kleine Hautkarbunkel vor; zuweilen schließt sich der Darmmilzbrand erst nach Wochen an kleine primäre Hautpusteln an. Leichtere Fälle können heilen.

Behandlung. Der Hautkarbunkel wird entweder ausgeschnitten oder mit Hochlagerung und Eisblase behandelt; gegen den Darmmilzbrand kann man Kalomel (R. 45b) u. dgl. versuchen.

§ 236. **Rotz, Malleus.**

Ursache und Anatomie. Durch Übertragung der Rotzbazillen (Löffler) aus dem Nasensekret oder Geschwüreiter rotzkranker Pferde u. s. w. auf Hautwunden oder Schleimhäute von Menschen werden diese in seltenen Fällen von akutem oder chronischem Rotz befallen. Es entwickeln sich dabei Hautpusteln, die bald in fressende Geschwüre übergehen und tiefe Phlegmonen nach sich ziehen, und Embolieen in der Lunge, in den Nieren u. s. w., die in ihrem Verhalten den pyämischen Eiterherden gleichen, aber oft hämorrhagisch sind; durch Aspiration (ähnlich wie bei der Tuberkulose) kommen dann noch weiche, graugelbe lobuläre Herde zur Ausbildung. Beim chronischen Rotz bilden sich torpide, zuweilen vernarbende Haut- und Schleimhautgeschwüre.

Erscheinungen und Verlauf. Nach 2—8 tägiger Inkubation entstehen an der infizierten Hautstelle Rötung, Schwellung und weiterhin ein schankerartiges Geschwür, die Lymphgefäße und Lymphdrüsen entzünden sich, und häufig bedeckt sich die geschwollene Gegend mit pockenähnlichen Pusteln. Daran schließt sich dann die Allgemeininfektion, die in anderen Fällen das erste Krankheitzeichen darstellt: Frost, Fieber, Mattigkeit, Kopf- und Gliederschmerzen, nach einigen oder mehreren Tagen Katarrh und Geschwürbildung in der Nase mit stinkendem Ausfluß; ähnliche Veränderungen kommen am Rachen, im Munde, am Auge, im Kehlkopf und in den Bronchien vor, auch in der Haut bilden sich Pusteln und Abszesse. In den akuten Fällen tritt fast immer in 1—4 Wochen der Tod ein. Beim chronischen Rotz verlaufen dieselben Veränderungen weit langsamer (binnen Monaten) und gelinder und unter geringen Allgemeinerscheinungen; hier kann Heilung, aber auch durch akute Nachschübe tödlicher Ausgang eintreten. Die Diagnose gründet sich auf die Anamnese und die örtlichen Erscheinungen; die Nasenerkrankung kann am ehesten mit Syphilis oder in chronischen Fällen mit Lupus verwechselt werden. Die bakteriologische Untersuchung entscheidet.

Behandlung. Die Behandlung besteht örtlich in möglichster Antisepsis, im übrigen ist sie symptomatisch. Zuweilen soll eine Quecksilberschmierkur (vgl. § 231) gut gewirkt haben.

§ 237. **Aktinomykose.**

Nach Einwanderung des zu den Kladothricheen gehörenden Strahlenpilzes, *Actinomyces* (Fig. 66), in kariöse Zähne, in die Luft- oder in die Verdauungswege entstehen am Boden der Mundhöhle, in der Lunge und Pleura, im Darm u. s. w. schwammige Granulationsgeschwülste, die nicht selten in Form einer phlegmonösen Entzündung in verzweigten Fistelgängen weiterwuchern und häufig nach außen durchbrechen. Wahrscheinlich gelangen die Pilze an Pflanzenteilchen in den Körper. Von den ursprünglichen Herden aus können sich vielfache Metastasen bilden. Das Kennzeichen für die Aktinomykose sind schwefelgelbe, höchstens hirsekorngroße Körner im Eiter und im Granulationsgewebe, die vorwiegend aus kugeligen Pilzrasen mit strahlenartig angeordneten, am Ende kolbig verdickten Fäden bestehen. Die Aktinomykose der Mundhöhle erinnert äußerlich an die *Angina Ludwigii* (§ 58, 3), doch sind die Entzündungserscheinungen meist viel geringer; die Lungen- und die Darmaktinomykose machen zunächst unbestimmte Erscheinungen; immer sichert erst der Nachweis der pilzhaltigen schwefelgelben Körner im Eiter, im Auswurf oder im Darminhalt die Diagnose. Die *Behandlung* ist symptomatisch, in geeigneten Fällen chirurgisch.

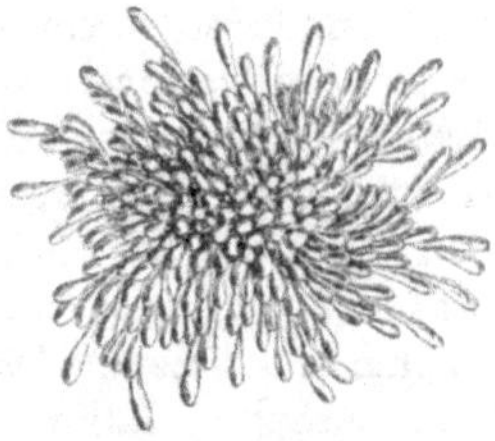

Fig. 66. Aktinomyces.

Neuerdings wird empfohlen, alle 8—14 Tage an verschiedenen Stellen der Geschwulst 2—4 Spritzen einer 1 $^0/_0$ igen Jodkalilösung einzuspritzen. Über Aktinomykose der Pleura s. § 46.

§ 238. Aussatz, Lepra.

Der Aussatz ist eine chronische Infektionskrankheit, deren Erreger, *Bacillus Leprae*, in der Form dem Tuberkelbazillus ähnelt. Die Krankheit ist erblich, wohl auch direkt übertragbar, in Norwegen, Finnland, den Ostseeprovinzen, der Bretagne und an der Riviera endemisch. Sie beginnt mit Monate oder 1—2 Jahre langem Prodromalstadium, worin Mattigkeit, Depression und Fieberbewegungen auftreten; dann entwickeln sich anfangs unregelmäßig, später besonders im Gesicht und an den Gliedern Papeln von Linsen- bis Flachhandgröße, zuerst rot, dann bräunlich und schuppend, *Lepra maculosa.* Zu dieser Zeit wird das Allgemeinbefinden besser. Die Papeln heilen zentral ab und hinterlassen atrophische Flecken. Auf diesen entwickeln sich dann die erbsen- bis haselnußgroßen rundlichen bläulichen Knoten der *Lepra tuberosa*, die besonders in den Augenbrauen und an den Gliedern oft zu großen Infiltraten zusammenfließen und nach längerer Zeit zu Geschwüren zerfallen. Auch die Augen und der Kehlkopf können so erkranken, in anderen Organen kommen nur lepröse Infiltrationen vor. Bei einer zweiten Form, *Lepra anaesthetica,* entsteht nach den Prodromen Pemphigus an den Gliedern, der oft Jahre lang rezidiviert und hellere oder dunklere wenig erhabene Flecken, *Morphaea,* hinterläßt, die allmählich von der Mitte her gefühllos werden, zusammenfließen und große Flächen einnehmen können. Dann kommt es zu multipler Neuritis mit Muskelatrophie, Lähmungen und Kontrakturen (vgl. § 156), wobei am häufigsten die Ulnares und Peronei und der Facialis befallen sind. Die Endglieder der Finger und Zehen werden schließlich nekrotisch abgestoßen. Zur *Behandlung* sind zahllose Mittel empfohlen. Danielssen hat im Lungegaardshospital in Bergen (Norwegen) nur das salizylsaure Natron (R. 61, 4 mal täglich 1,0, dann steigend, $^1/_2$—1 Jahr lang) bewährt gefunden, wenn zugleich blutige Schröpfköpfe, Dampfbäder abwechselnd mit Wannen- und Seebädern angewendet und allgemein hygienisches Verhalten durchgeführt wurden. Dabei könne die Lepra in ihrem Anfange geheilt werden.

IX. Krankheiten der Bewegungsorgane.

§ 239. Akuter Gelenkrheumatismus, Rheumatismus articulorum acutus, Polyarthritis rheumatica acuta.

Ursachen und Anatomie. Der akute Gelenkrheumatismus ist eine nicht ansteckende Infektionskrankheit, wahrscheinlich durch Mikroorganismen hervorgerufen, die sich im Erdboden entwickeln. Feuchte Wohnungen, naßkalte Witterung u. dgl. begünstigen die Erkrankung; epidemische Häufungen kommen vor. Einmalige Erkältungen geben nur selten die Ursache ab. Rückfälle sind sehr häufig. Anatomisch handelt es sich um seröse oder serofibrinöse Entzündung meist mehrerer oder zahlreicher Gelenke; häufig bestehen zugleich verruköse Endokarditis, seltener auch Perikarditis und Pleuritis, deren selbständige Formen wahrscheinlich auf dasselbe Krankheitgift zurückzuführen sind.

Erscheinungen und Verlauf. Über die Inkubationszeit ist nichts bekannt. Nach leichtem allgemeinen Unwohlsein, häufig auch mitten aus der Gesundheit heraus, treten unter Frost oder wiederholtem Frösteln Fieber und Gelenkschmerzen auf. Selten erkrankt ein Gelenk, meist werden mehrere Gelenke in einzelnen Schüben befallen, zunächst gewöhnlich die Knie und dann die Hand- und Fußgelenke, die Schulter-, Ellenbogen-, Zehen-, Finger-, Kiefergelenke, selten auch die Wirbelgelenke u. s. w., in der mannigfachsten Verbindung, Abwechslung und Aufeinanderfolge. Die Gelenke sind schmerzhaft und druckempfindlich, oft auch heiß, durch Erguß oder periartikuläres Ödem geschwollen und gerötet und sehr in der Bewegung behindert. Dem Verlauf der Gelenkveränderungen entspricht die Höhe und Dauer des meist unregelmäßigen Fiebers, das meist 40—41^0 beträgt. Das Allgemeinbefinden ist leidlich; hohe Pulsfrequenz und Neigung zu starken Schweißen sind die Regel; auch Miliariabläschen, Urtikariaquaddeln, *Erythema nodosum,* Hautblutungen u. dgl. sind häufig. Oft findet sich im Beginn Angina; manche Autoren sind geneigt, die Gelenkerkrankungen als Metastasen der Angina anzusehen. Einzelne Fälle zeichnen sich durch überaus hohe Fiebergrade und schwere Gehirnerscheinungen aus (zerebraler oder hyperpyretischer Gelenkrheumatismus, meist mit tödlichem Ausgang). Die wichtigsten Nebenkrankheiten sind die etwa bei $^1/_3$ der Fälle vorkommende, meist ohne subjektive Zeichen eintretende Endokarditis, fast immer in der verrukösen

Form (§ 2), ferner Perikarditis, Pleuritis. Als Nachkrankheiten kommen Muskelatrophieen, wahrscheinlich durch Neuritis, jedenfalls nicht durch die Inaktivität bedingt, besonders oft im Deltoideus, ferner Chorea, akute halluzinatorische Verwirrtheit und hartnäckige Anämie vor. Selten erreicht der Gelenkrheumatismus in 1—2 Wochen sein Ende, meist dauert er unter wechselndem Verlauf 3—6 Wochen, oft auch noch länger. Häufig hinterbleiben Herzklappenfehler, während die Gelenke bis auf die Neigung zu Rückfällen wieder normal werden. *Diagnostische* Irrtümer werden am ehesten durch die multiplen Gelenkerkrankungen bei Scharlach, Pyämie, Syphilis u. s. w. hervorgerufen. Gicht und Tripperrheumatismus unterscheiden sich meist leicht vom Gelenkrheumatismus durch ihre Beschränkung auf ein Gelenk.

Behandlung. Als Spezifikum bewährt sich in etwa der Hälfte der Fälle von akutem Gelenkrheumatismus die Salizylsäure; man giebt am besten das Natronsalz (R. 61, stündlich 1 g, bis zu 10 g in 24 Stunden). Wo die Wirkung auf die Gelenkaffektionen und das Fieber in frischen Fällen nicht schon am 3. Tage sehr deutlich ist, oder wo Übelkeit, Ohrensausen, leichte maniakalische Erregung oder Atemnot auftreten, verwendet man Antipyrin (3—6 mal täglich 1,0 in Wasser), Salol (5—8 mal täglich 1,0), Salipyrin (R. 81) oder Tolysal (R. 103). Ein Wechsel in den Mitteln ist auch dann angezeigt, wenn, wie häufig, Rückfälle eintreten. Nach manchen Beobachtungen sind sie seltener, wenn man von vornherein die angeführten häufigen kleineren Dosen giebt, als wenn man, wie Andere, z. B. vom Natr. salicyl. 3 mal täglich 4—5 g verordnet. In langsam verlaufenden Fällen sieht man auch von Jodkalium (R. 52) oder Chinin (0,5 dreimal täglich) gute Erfolge. Örtlich kann man in schweren Fällen Festlagerung mit Sandsäcken und Eisbeutel, später Priessnitzsche Umschläge, Salizylsalben (1 : 5 Lanolin) und Massage in Anwendung bringen. Daneben sind leichte aber kräftige Nahrung und Bettruhe bis zur vollen Besserung sehr wichtig. Bäder sind nur bei der hyperpyretischen Form und als warme Bäder beim Übergange in chronischen Gelenkrheumatismus ratsam.

§ 240. Chronischer Gelenkrheumatismus.

Ursachen und Anatomie. Unter der dauernden Einwirkung der beim akuten Gelenkrheumatismus genannten Schädlichkeiten kommt es in denselben Gelenken wie dort häufig zu schleichenden Entzündungen; nicht selten schließen sich solche auch an akuten Gelenkrheumatismus an. Wahrscheinlich handelt es sich dabei nicht um spezifische Infektionswirkungen, manchmal vielleicht um Bazillenverschleppung von Nasen-, Bronchial-, Vaginalentzündungen u. dgl. Anatomisch finden sich Wucherungen und Verdickungen der Synovialis u. s. w.; Exsudate fehlen gewöhnlich.

Erscheinungen und Verlauf. In den befallenen Gelenken bestehen meist ein Druck- oder Schmerzgefühl und eine gewisse Behinderung bei Bewegungen, die namentlich bei feuchtkaltem Wetter u. dgl. zunehmen. Fieber fehlt in der Regel; oft ist längere Zeit hindurch nur ein Gelenk erkrankt, selten sind es sehr viele. Zwischendurch kommen Anfälle von akutem Gelenkrheumatismus mit Fieber und Schmerzen in mehreren Gelenken vor; auch Muskelschmerzen und Neuralgieen sind häufige Begleiter oder Zwischenfälle. Endokarditis und ähnliche Nebenkrankheiten kommen dem chronischen Gelenkrheumatismus an sich nicht zu. Häufig geht die Krankheit in Arthritis deformans (§ 241) über.

Behandlung. Die bei akutem Gelenkrheumatismus wirksamen Mittel zeigen beim chronischen nur in den vorübergehenden Verschlimmerungen einige Wirkung, sonst kommt außer Salipyrin (R. 81) und Tolysal (R. 103) fast nur Jodkalium (R. 52) und bei gleichzeitiger Anämie Ferrum mit Chinin (R. 39 a) in Frage. Dagegen finden die örtlichen Mittel: Bepinselung mit Jodtinktur, reizende Einreibungen (Senfspiritus, Opodeldok), Einwicklungen mit Watte u. dgl., besonders aber die Massage mit Vorteil Verwendung, außerdem vorzüglich warme Bäder (Teplitz, Pfäfers), Kohlensäurebäder (vgl. am Schluß des Rezeptanhangs), Sol-, Jod-, Moor- und Schlammbäder (Nauheim, Oeynhausen, Tölz, Franzensbad, Mehadia), heiße Sandbäder, in allgemeiner und örtlicher Anwendung. Dampfbäder u. dgl. sind nur bei kräftigen Kranken und in ganz frischen Fällen ratsam.

§ 241. Arthritis deformans, Arthritis pauperum und Arthritis senilis.

Ursachen und Anatomie. Häufiger bei Weibern als bei Männern und vorzugsweise in den ärmeren Klasen oder aber im höheren Alter kommen chronische Wucherungs- und Degenerationsvorgänge in den knorpligen und weiterhin auch in den knöchernen Teilen und in den Kapseln und Bändern der Gelenke vor, die zu erheblichen Formveränderungen führen. Sehr häufig ist die Arthritis deformans der Ausgang eines chronischen Gelenkrheumatismus. Meist werden gleichzeitig oder nacheinander zahlreiche Gelenke befallen: Hüfte, Kniee, Finger-, Zehen- und Wirbelgelenke u. s. w.; im Alter sind die großen, bei der *Arthritis pauperum,* die schon bei Kindern vorkommt, die kleineren bevorzugt. Feuchte Wohnungen, schlechte Ernährung, Anstrengungen u. dgl. werden als besondere Ursachen angegeben. Allgemeine Arteriosklerose ist oft gleichzeitig vorhanden.

Erscheinungen und Verlauf. Häufig gehen der Arthritis neuralgische Schmerzen in den Gelenken vorauf; dann leidet allmählich die Beweglichkeit, und nun treten Verdickungen der Gelenkenden und zugleich Atrophie der benachbarten Muskeln hervor. Die kleineren Gelenke werden meist symmetrisch befallen. Die Hände nehmen eine eigentümliche Haltung an: leicht gebeugte, ulnarwärts subluxierte, manchmal dachziegelförmig übereinander gelagerte Finger mit verdickten Gelenken; die Daumen bleiben gewöhnlich frei. An der Hüfte sind Subluxationen ebenfalls häufig (*Malum coxae senile*); die Wirbelsäule wird steif (vgl. S. 230). Muskelatrophieen und Hautveränderungen kommen oft hinzu. Zwischen den Erkrankungen der einzelnen Gelenke liegen oft Monate und Jahre, im ganzen schreitet das Leiden aber unaufhaltsam weiter.

Behandlung. Abgesehen von der Besserung der hygienischen Verhältnisse, die allerdings oft schwer oder gar nicht durchzuführen ist, ist man vorzugsweise auf zwei Mittel angewiesen, Jodkalium (R. 52, 0,2—1,0—2,0 mehrmals täglich) und Arsenik (R. 12), die viele Monate hindurch angewendet werden müssen; Arsenik beeinflußt auch den gewöhnlich schlechten Ernährungszustand sehr günstig. Daneben wendet man warme Bäder und Sandbäder (vgl. § 240), Galvanisation, Massage und Heilgymnastik an. Madelung hat Einspritzungen von 20%iger steriler Jodoformemulsion in die Gelenke empfohlen.

§ 242. Muskelrheumatismus, Myalgia rheumatica.

Ursachen. Nach Erkältungen oder nach übermäßigen Zerrungen kommen meist in vereinzelten Muskeln oder Muskelgruppen akute Schmerzen vor, denen keine bekannten anatomischen Veränderungen zugrunde liegen; vielfach mag es sich um entzündliche Ödeme oder um Zerreißungen einzelner Fasern handeln. Außerdem leiden viele gegen „Erkältungen“ besonders empfindliche Menschen an chronischen oder bei jedem Witterungswechsel wiederkehrenden Muskelschmerzen, die man herkömmlich als Muskelrheumatismus bezeichnet, obwohl ihnen gewiß oft eine andere Bedeutung zukommt (Neuritis, Neurasthenie).

Erscheinungen und Verlauf. Es handelt sich um starke Druckempfindlichkeit und um Schmerzen in den Muskeln, die meist auch in der Ruhe bestehen, durch Bewegungen aber aufs äußerste gesteigert werden. In den akuten Fällen ist die Entstehung gewöhnlich sehr plötzlich. Zuweilen sind die Muskeln deutlich geschwollen. Die häufigsten Formen sind: *Myalgia capitis*, Rheumatismus der Kopfmuskeln; *Myalgia cervicalis* (Torticollis rheumaticus), Kontraktur in den Hals und Nackenmuskeln meist einer Seite; *Myalgia pectoralis* (Pleurodynia); Myalgia der Brust- und Interkostalmuskeln; *Myalgia lumbalis (Lumbago*, Hexenschuß); Myalgia der Lendenmuskeln. Je nach der Funktion sind erhebliche Störungen der Bewegungen (Atmung, Bücken u. s. w.) vorhanden. Gewöhnlich erfolgt nach einigen Tagen Heilung. Bei chronischem Muskelrheumatismus sind die Störungen viel weniger lokalisiert und ausgesprochen. Bei der *Diagnose* sind immer zunächst Rückenmarkkrankheiten, Neuralgieen, Wirbelerkrankung u. dgl. auszuschließen.

Behandlung. Von inneren Mitteln zeigen Natrium salicylicum (mehrmals täglich 2,0), Antipyrin und Salipyrin (mehrmals täglich 1—2 g) oft eine sehr auffallende Wirkung beim akuten Muskelrheumatismus. Örtlich kommen Massage, Faradisation und mit weniger sicherem Erfolge reizende Einreibungen, Blasenpflaster u. dgl. in Anwendung. Auch Dampfbäder sind namentlich im Volke sehr beliebt. Bei den chronischen Formen ist eine rationelle Abhärtung (Gewöhnung an regelmäßige Bewegung im Freien und an kühle Waschungen, Vermeidung übermäßigen Warmhaltens u. s. w.) wichtig; milde Kaltwasserkuren sind zur Einleitung besonders zu empfehlen. Auch Brunnenkuren (Marienbad, Wiesbaden) oder die bei Gicht angeführten Mittel (§ 270) finden oft ihre Anzeige.

§ 243. **Akute Polymyositis und Dermatomyositis.**

Ziemlich selten kommt eine zuerst von Wagner (1886) beschriebene akute sehr schmerzhafte harte Schwellung zahlreicher Muskeln, meist mit Rötung und Schwellung der benachbarten Haut und mit mäßigem Fieber vor. Wahrscheinlich handelt es sich in den meisten Fällen um sekundäre Streptokokkenansiedlung, also um eine Form der Septicopyämie, nach Otitis media,

Angina u. s. w. Die Krankheit erinnert an Trichinose und ist daher auch als Pseudotrichinose bezeichnet worden; die Anamnese und die Untersuchung ausgeschnittener Muskelteilchen ergeben die Diagnose. Von der multiplen Neuritis unterscheidet das Fehlen von Sensibilitätstörungen. Der Ausgang ist meist tödlich. Für die *Behandlung* werden PRIESSNITZsche Umschläge, Feststellung der Glieder durch Schienen und innerlich Natr. salicyl. wie beim akuten Gelenkrheumatismus empfohlen.

§ 244. Rhachitis, Englische Krankheit.

Ursachen und Anatomie. Am häufigsten im ersten und zweiten Lebensjahre, selten später oder schon beim Fötus finden sich bestimmte Störungen des Knochenwachstums, zumal mangelhafte Verkalkung des neugebildeten osteoiden Gewebes, ferner häufig osteoide Wucherungen im Periost, Wucherung der Knorpelzellen, Hyperämie des Knochenmarks, auch wohl vermehrte Knochenresorption. Diese Veränderungen kommen namentlich bei schlecht gepflegten Kindern vor, die direkte Ursache ist noch unbekannt, die Annahme mangelhafter Assimilation der Kalksalze der Nahrung oder vermehrter Bildung von Milchsäure, wodurch der Knochenkalk gelöst werde, ist unbewiesen. Vielleicht handelt es sich um eine Infektionskrankheit.

Erscheinungen und Verlauf. Gewöhnlich beginnt die Rhachitis zu Ende des 2. Lebensmonats oder erst mit dem Eintritt der Zahnung mit Dyspepsie, Bronchialkatarrh, Unruhe, Schwäche, Abmagerung u. dgl.; dann bilden sich allmählich die Knochenveränderungen aus, die meist an den unteren Epiphysen des Femurs, der Unterschenkel und Vorderarmknochen, an den Rippenknorpelansätzen und am Schädel am stärksten ausgesprochen sind. Der Schädel ist im Verhältnis zum Gesicht groß, die Stirn- und Scheitelhöcker springen gegenüber der Basis vor, die Fontanellen bleiben bis zum 4. Jahre und länger offen; zuweilen ist der Knochen (namentlich die Hinterhauptschuppe) stellenweise pergamentartig verdünnt und eindrückbar (*Craniotabes*). Die Zähne kommen verspätet, nicht paarweise, und in unregelmäßiger Stellung, der Unterkiefer ist verkürzt, in der Gegend der Eckzähne winklig geknickt und sein Zahnrand nach innen gerichtet, während der des Oberkiefers nach außen weicht. Die Knochenknorpelansätze der Rippen schwellen knotig an (rhachitischer Rosenkranz), die seitlichen Thoraxteile, wo das Zwerchfell ansetzt, sind sattelförmig eingezogen, und das Brustbein wölbt sich vor (Hühnerbrust, *Pectus carinatum*). Die Wirbelsäule wird oft kyphotisch (besonders im unteren Brustteil) und skoliotisch, das Becken platt, an den Extremitäten verdicken sich die Epiphysen am Hand- und Fußgelenk, die Beine werden krumm (Säbel- und O-Beine), so daß die Kinder watschelnd gehen, wenn sie endlich, oft erst mit 2 oder mehr Jahren, gehen lernen. Dabei sind die Knochen meist sehr druckempfindlich. Häufig kommen Infraktionen durch geringe Verletzungen vor. Die Milz und auch die Leber sind oft vergrößert. Rhachitische Kinder neigen sehr zu Kopfschweißen, zu Krämpfen, Glottiskrampf und Delirien, zu Krankheiten der Atmungs- und Verdauungsorgane. Manche sind sehr geweckt und frühreif, andere sind stumpf, lernen spät sprechen u. s. w. Der Verlauf erstreckt sich meist auf Jahre; akute Rhachitis mit Fieber, schmerzhaften Epiphysenschwellungen u. s. w., die binnen einigen Wochen günstig verlaufen, ist sehr selten und in ihrer Deutung streitig. Gewöhnlich beginnt die Heilung mit allmählicher Besserung der Knochenbildung, der Schwäche, des Aussehens. Die Knochenverbiegungen bleiben oft für das Leben, gewöhnlich werden die Knochen auffallend dick. Die Nebenkrankheiten führen nicht selten zum Tode.

Behandlung. Zweckmäßige Ernährung, reine Luft, Besserung der allgemeinen hygienischen Verhältnisse, Solbäder, Aufenthalt an der See u. dgl. bringen oft, aber durchaus nicht immer, gute Erfolge. Das wertvollste Mittel ist der Phosphor (Kassowitz, R. 69). Kalksalze sind wirkungslos, Leberthran, Salzsäure, Eisensirup ($^1/_2$ Theelöffel voll nach der Mahlzeit) sind häufig angezeigt. Die Knochenverkrümmungen bedürfen orthopädischer Behandlung; richtige Lagerung (auf Matratze statt Federbett) und Vermeidung verfrühter Steh- und Gehversuche sind dringend zu empfehlen.

§ 245. Osteomalakie, Halisteresis ossium.

Anatomie und Ursachen. Die Osteomalakie ist eine vorwiegend bei Weibern vorkommende Knochenerkrankung der Erwachsenen, wobei in der neugebildeten Knochensubstanz der meisten Knochen, an den Oberflächen wie an den Binnenräumen, die Kalksalze fehlen; zuweilen wird der größte Teil der Knochensubstanz an den spongiösen Knochen (Becken, Brustbein, Rippen, Wirbelsäule) durch kalklose, weiche Substanz gebildet. Gleichzeitig wird stellenweise neues Knochengewebe angesetzt. Als Ursachen gelten ungesunde Wohnung und Nahrung, häufige Schwangerschaften, zu langes Stillen u. s. w.

Erscheinungen und Verlauf. Die Erscheinungen sind oft lange Zeit sehr gering, so daß die entstandene Difformität des Beckens (osteomalakisches Becken, von den Trochanteren her zusammengedrückt, während Promontorium und Symphyse kartenherzförmig nach vorn rücken) erst bei der Untersuchung entdeckt wird. In anderen Fällen bestehen vorher unbestimmte Schmerzen in Kreuz, Rücken und Oberschenkeln, Gehschwäche und schwankender Gang mit kleinen, ruckweise ausgeführten Schritten. Die Wirbelsäule wird kyphotisch, das Brustbein winklig geknickt, die Beine werden krumm, dagegen bleiben die Schädelknochen unversehrt. Zuweilen lagern sich Kalksalze in Drüsen, Haut, Nierenbecken oder Blase ab. Die Sehnenreflexe sind oft erhöht, die Muskeln nicht selten atrophisch. Unter zunehmender Bewegungsunfähigkeit und Kachexie erfolgt in Laufe von Jahren der Tod, meist durch Pneumonie u. dgl. Heilungen sind weniger selten, seit die *Behandlung* mit Kastration (Fehling) und neuerdings mit Phosphor (vgl. § 244) eingeführt ist. Daneben sind gute Ernährung, Leberthran, Bäder u. s w. sehr wichtig.

X. Krankheiten der Haut.

§ 246. Vorbemerkungen.

Die Krankheiten der Haut sind, wenn sie auch größtenteils auf denselben allgemein pathologischen Gewebsveränderungen beruhen wie die Krankheiten der inneren Organe, wegen ihrer Vielgestaltigkeit zu einem Spezialfache geworden. Hier können nur die gewöhnlichsten Formen behandelt werden. Bei der Untersuchung empfiehlt es sich, zur leichteren Erkennung von den gewöhnlich in mehreren Stadien vorhandenen Veränderungen jedesmal die frischesten (oft unbedeutendsten) aufzusuchen.

§ 247. Entzündliche Hyperämien. Einfaches Erythem. Roseola. Urtikaria.

Verbreitete Hautrötungen bezeichnet man als Erythem, kleinfleckige als makulöses Exanthem oder Roseola; außer der Rötung besteht gewöhnlich geringe, mit dem Finger eben fühlbare Schwellung, auf Druck verschwindet die Röte vorübergehend. Erytheme entstehen durch Hitze, durch Kratzen u. dgl.,; Übergänge zu exsudativer Entzündung kommen vor. Die Roseolaflecken sind stets Zeichen von Allgemeinstörungen; so finden sie sich bei Abdominaltyphus, Syphilis, zuweilen nach Kuhpockenimpfung (während bei Pocken ein symptomatisches Erythem vorkommt) und nach gewissen Arzneien: Jod, Brom, Chloral, Chinin, Kopaivbalsam, Antipyrin u. s. w. Auch andere Arzneiexantheme kommen nach denselben Mitteln vor, namentlich Erytheme, Akne, Urtikaria. Außer der Beseitigung der Ursachen ist keine Behandlung nötig.

Eine verwandte Affektion ist die Urtikaria, die in Bildung linsen- bis fünfmarkstückgroßer roter oder blasser und dann mit einem roten Hof umgebener, beetartig erhabener Quaddeln besteht, die meist in kurzer Zeit spurlos verschwinden. Sie jucken stark, und durch das Kratzen entstehen häufig neue Quaddeln. Die Urtikaria beruht auf vasomotorischen Innervationstörungen, wozu manche Menschen besonders neigen, und wird entweder durch äußere Reize (Flohstiche, Brennesseln) oder durch gastrische oder genitale Störungen hervorgerufen (Indigestion, zumal Genuß bestimmter Speisen oder Stoffe, wogegen Idiosynkrasie besteht: Erdbeeren, Krebse, Morphium, Chinin, Jod u. s. w.; Darmschmarotzer, Menstruation und Gravidität). Namentlich die gastrische Form der Urtikaria verbindet sich oft mit Fiebererregungen und Störungen des Allgemeinbefindens (Nesselfieber). Außer der ätiologischen *Behandlung* sind Einreibungen mit Mentholspiritus ($3^0/_0$), Abreibungen mit Salzwasser ($3^0/_0$) und innerlich Natrium salicylicum (R. 61) und Atropin (R. 14a) gegen das zuweilen sehr hartnäckige Leiden anzuwenden.

Anhangweise seien hier die Störungen der Schweißabsonderung kurz besprochen. Außer im Fieber und bei Schwächezuständen (vgl. besonders Lungentuberkulose, S. 60) kommt Neigung zu allgemeinen Schweißen sehr häufig bei Neurasthenie, bei Hysterie, BASEDOWscher Krankheit u. dgl. vor, zuweilen nur einseitig (Hyperidrosis unilateralis), sodaß es nahe liegt, an eine Erkrankung des die Schweißdrüsen versorgenden Sympathicus zu denken, wie sie thatsächlich nach Traumen u. dgl. mit dieser Folge beobachtet ist. Bei Hemiplegikern ist Schwitzen der gelähmten Seite nicht selten, umgekehrt kommt z. B. bei Tabes völliges Aufhören der Schweißabsonderung (Anidrosis) vor. Sehr häufig beschränkt sich das übermäßige Schwitzen auf die Hände oder Füße, die dadurch feucht und kühl werden; an den Füßen, in der Achselhöhle, am After, zwischen den Oberschenkeln u. s. w. kommt es auch zu üblem Geruch und Wundsein (Intertrigo, vgl. S. 363). Anstrengungen, Affekte, Alkoholgenuß verstärken die Absonderung. Gegen die allgemeine Hyperidrosis verordnet man Abreibungen mit Salzwasser (2—3 %), gegen die örtlichen Schweiße große Sauberkeit, das offizinelle Salizylstreupulver, gepulverte Weinsteinsäure, gegen Fußschweiße Bepinselung der heilen Haut mit 5 %iger Chromsäurelösung (einige mal, mit 3 tägigen Pausen). Die schädlichen Folgen der „unterdrückten Schweiße" sind sagenhaft.

§ 248. **Vesikulöse und bullöse Hautentzündungen. Herpes. Miliaria. Ekzem. Pemphigus.**

a) Der Herpes (Bläschenflechte) besteht in gruppenförmig auf gerötetem Grunde stehenden Bläschen mit wasserhellem, dann sich trübendem und vertrocknendem Inhalt. Meist entspricht ihr Sitz dem Verlaufe eines Nervenstammes oder -zweiges und beschränkt sich auf eine Körperhälfte. Nach der Örtlichkeit unterscheidet man *Herpes facialis,* der am häufigsten an den Lippen vorkommt, *Herpes progenitalis,* an der Vorhaut, der Eichel oder den Schamlippen u. s. w. Stehen zahlreiche Bläschengruppen im Verlauf eines Nerven, so spricht man von *Herpes zoster,* Gürtelrose; er ist am häufigsten am Rumpf, *Zoster pectoralis,* an den Gliedern und der Stirn, fast immer nur an einer Hälfte und an der Mittellinie aufhörend. Oft liegen Nervenverletzung, Neuritis, Entzündungen der zugehörigen Ganglien (Ganglion Gasseri, Intervertebralganglien) zu Grunde. Neuralgische Schmerzen, heftiges Hautjucken, Störungen des Allgemeinbefindens begleiten oft den Ausbruch, sodaß man den Herpes als akute Infektionskrankheit aufgefaßt hat. Nicht selten bleiben Neuralgieen zurück. Herpes labialis ist häufig bei Pneumonie, Intermittens u. s. w., selten bei Abdominaltyphus. Die *Behandlung* besteht in Bestreichen mit Vaseline u. dgl.; gegen die Schmerzen und das Jucken giebt man Dowersches Pulver (R. 64a), Natrium salicylicum (R. 61), Acetanilid (R. 1), Salipyrin (R. 81) u. dgl.

b) Als Miliaria (*Sudamina*) bezeichnet man hirsekorngroße wasserhelle Bläschen mit mehr oder weniger rotem Hof (*M. crystallina* und *rubra*); sie treten namentlich nach starken Schweißen auf und vertrocknen bald.

c) Das Ekzem ist die häufigste und wichtigste von allen Hautkrankheiten. Man kann es als Entzündung der äußeren Haut bezeichnen wegen der gesteigerten Abstoßung von Epidermiszellen, der Hyperämie, der serösen und zelligen Exsudation, wozu sich in chronischen Fällen die Infiltration gesellt. Das Ekzem beginnt meist mit haufenweise stehenden etwa hirsekorngroßen, juckenden Knötchen (*Papulae*), die dann durch seröse Exsudation zu Bläschen (*Vesiculae*) und weiterhin bei stärkerem Reiz zu größeren flachen Platten zusammenfließen oder durch reichlichen Zutritt von Eiterkörperchen zu etwas größeren Pusteln (*Pustulae*) werden. Gewöhnlich platzen die Bläschen bald von selbst oder durch äußere Einflüsse, die Haut erscheint an zahlreichen Stellen und schließlich gleichmäßig exkoriiert, gerötet, geschwollen und mit dem nunmehr freien flüssigen Exsudat bedeckt (*E. madidans*, nässende Flechte), das schnell zu gelben bis grünlichen oder bräunlichen (impetiginösen) Krusten eintrocknet. Läßt schließlich die Exsudation nach, so werden noch die Hornschichten abnorm reichlich abgestoßen (*E. squamosum*, schuppendes Ekzem), bis zuletzt spurlose Heilung erfolgt. Von den genannten fünf Stadien ist meist das nässende am besten ausgeprägt, andere Male das schuppende. Das Ekzem entsteht durch mechanische, thermische oder chemische Reize (Anämie und Skrophulose steigern die Disposition für Ekzem), es schreitet fortlaufend oder sprungweise, bisweilen auf symmetrische Teile, weiter und kommt in einigen Wochen zur Heilung, oder es wird chronisch; das universelle Ekzem des ganzen Körpers dauert meist 6 Wochen und länger. Am häufigsten erkranken an akutem Ekzem das Gesicht (zuweilen erysipelähnlich), die Genitalien, die Hände und Füße, an den Händen entwickeln sich gewöhnlich besonders zahlreiche Bläschen und schmerzhafte Schrunden. Rezidive kommen häufig, oft zu bestimmten Jahreszeiten. Das chronische Ekzem verbleibt meist am längsten im nässenden Stadium. Es befällt gern den behaarten Kopf (Weichselzopf), das Gesicht, zumal an den Berührungstellen von Haut und Schleimhaut, die Glieder, die Genitalien. Am Unterschenkel näßt es oft besonders stark (Salzfluss) und führt zu Geschwüren (*Ulcera cruris*). Das an Hautfalten durch Reibung entstehende Ekzem, volkstümlich Wolf, nennt man *Intertrigo*. Das chronische Ekzem zeichnet sich vor dem akuten durch geringere Röte, Spannung und Schmerzen aus, zeigt aber meist heftigen Juckreiz und feste Infiltration. Gewöhnlich sind an verschiedenen Stellen verschiedene Stadien vorhanden, was die Unterscheidung von Psoriasis und Lichen meist leicht macht, wo Bläschenbildung und Nässen nicht vorkommen. Auch das chronische Ekzem heilt stets ohne Narbenbildung. Für die *Behandlung* empfehlen sich im nässenden Stadium Unguentum

Diachylon Hebrae oder Unguentum Hydrargyri album (letzteres auch mit Zusatz von Bismuthum subnitricum 1 : 10), messerrückendick auf Leinwand gestrichen und mit Flanellbinde angewickelt (Krusten müssen zuvor mit Olivenöl abgeweicht werden). Sehr bequem ist der Unnasche Zinkoxydpflastermull; auch die festeren Salben, Pasten (R. 4 b), sind zu empfehlen, weil sie ohne Verband haften. Waschungen sind zu unterlassen, alle Reize sorglich fernzuhalten. Wenig nässende akute Ekzeme behandelt man mit Streupulver (Zincum oxydatum pulv.), so namentlich die Vorhautekzeme. Im schuppenden Stadium sind Teerpräparate am besten (Pix liquida und Alkohol ana, 2mal täglich aufzutragen, oder Waschungen mit Teerseife). Wo Anämie oder Skrophulose vorhanden sind, bedürfen diese der Berücksichtigung.

d) Der Pemphigus (vgl. auch *Pemphigus syphiliticus*, § 231) besteht in der Bildung linsen- bis handgroßer, zunächst wasserheller, dann eitriger oder blutig gefärbter Blasen. Beim akuten Pemphigus, der namentlich bei Kindern unter hohem Fieber auftritt und wahrscheinlich infektiösen Ursprunges ist, erscheinen sie schubweise an verschiedenen Stellen der Haut und der Schleimhäute, beim chronischen auf einmal in unregelmäßiger Verteilung oder ebenfalls schubweise. In schweren Fällen entstehen aus den Blasen Geschwüre (*P. malignus*), oder es erfolgen in der Umgebung immer neue Eruptionen (*P. foliaceus*). Tödlicher Ausgang durch Erschöpfung ist nicht selten. Bei Neugeborenen kommt ein fast stets gutartiger Pemphigus in den ersten Wochen vor, der akut aber fieberlos verläuft. Die *Behandlung* aller Formen ist symptomatisch (Streupulver u. dgl.).

§ 249. **Pustulöse Hautentzündungen, Akne, Furunkel, Ekthyma.**

Durch Sekretstauungen in den Talgdrüsen (Mitesser, *Komedonen*) und durch Eindringen von Entzündungerregern entstehen in Form roter Knötchen entzündliche, meist in Eiterung übergehende Infiltrationen der Hautfollikel (Akne) oder tiefe, die ganze Haut durchsetzende Eiteransammlungen (Furunkel). Äußere Reize bilden die häufigste Ursache, bei Furunkeln auch Diabetes und kachektische Zustände; für die Akne besitzt das Pubertätalter eine besondere Anlage, auch manche Arzneien, namentlich Brom und Jod, befördern sie; Brust, Rücken und Gesicht sind ihr Lieblingsitz, während die Furunkel den Nacken, die Achselhöhlen u. s. w. bevorzugen. Die meist zahlreichen

Akneknoten werden ebenso wie die Komedonen durch sorgfältige, nicht zu stark reizende Hautpflege (gute Thymol- oder Ichthyolseife, morgens und abends anzuwenden), Bestreichen mit Salizylpaste (R. 4 b) Resorcinzinkpaste (R. 78) oder Schwefelkalksalbe (R. 19) behandelt, die morgens mit Seifenspiritus abgewaschen werden. Oft wirkt Arsen innerlich (R. 12) günstig. Einzelne Furunkel behandelt man mit Karbolquecksilbersalbenmull, zahlreich auftretende (Furunkulose) mit 10 %igem Salizylseifenpflaster. — Selbständige größere Pusteln, die besonders bei Kachektischen vorkommen, bezeichnet man gewöhnlich als Ekthyma.

§ 250. **Papulöse Hautentzündungen, Lichen, Prurigo, Erythema exsudativum multiforme, Erythema nodosum.**

a) Als Lichen bezeichnet man Knötchenausschläge, die nach Erreichung ihrer Wachstumgrenze ohne weitere Veränderungen durch Abschuppung zurückgehen. *Lichen scrophulosorum* besteht aus höchstens hanfkorngroßen, anfangs hautfarbigen, später bräunlichen Knötchen, die oft eine leichte Abschuppung zeigen und meist in Gruppen oder Kreisen stehen; am häufigsten sind sie am Rumpf. Fast immer sind deutliche Zeichen von Skrophulose vorhanden; selten kommt die Krankheit nach dem 2. Jahrzehnt vor. Sie heilt im Laufe einiger Monate unter entsprechender Allgemeinbehandlung. *L. ruber acuminatus* besteht aus hirsekorngroßen, mit dünnen Schuppen bedeckten derben, rotbraunen juckenden Knötchen, die zunächst unregelmäßig zerstreut sind, mit der Zeit aber entsprechend den normalen Hautfurchen in Reihen auftreten, zu größeren, chagrinlederartigen, rotbraunen, mit spärlichen Schüppchen bedeckten rauhen Infiltraten zusammenfließen und schließlich den ganzen Körper überziehen können, bis unter Abmagerung und Marasmus der Tod eintritt. *L. ruber planus* besteht aus wenig erhabenen, gelblichen oder rötlichen juckenden Knötchen von spiegelndem Glanze, ohne Schuppen; allmählich wachsen sie zu höchstens linsengroßen, rosenroten Papeln aus; dann bildet sich sehr häufig in ihrem Zentrum eine braune, sich vergrößernde Einsenkung, während am Rande neue Knötchen auftreten, so daß kokardenartige Zeichnungen entstehen. Der Rumpf und die Beugeseiten der Glieder sind am häufigsten befallen, meist in symmetrischer Weise. So schwere Störungen des Allgemeinbefindens wie beim *L. r. acuminatus* kommen nicht vor, wohl aber Übergänge zwischen beiden Formen. Eine Ursache ist nicht bekannt. Bei rechtzeitiger Erkennung werden beide durch die von Hebra eingeführte *Behandlung* mit Arsenik in steigenden Dosen sicher geheilt (von den Pillen R. 12 2 mal tgl. 1, jede Woche um 1 Pille steigend bis 3 mal tgl. 2); der Erfolg beginnt meist erst gegen Ende des zweiten Monats der Behandlung und ist in 3—4—12 Monaten vollendet.

b) Prurigo, Juckflechte; heftig juckende, stecknadelkopfgroße blasse oder blaßrote Knötchen, die meist schon vom 2. Lebensjahre ab durch immer neue Urtikariaeruptionen eingeleitet werden; sie befallen zuerst und am stärksten die Streckseiten der Unterschenkel, die Gegend des Kreuzbeins und die Nates. Durch das unvermeidliche Kratzen entstehen zahllose Wunden, die mit pigmentierten Narben abheilen, ferner chronische Lymphdrüsenschwellungen (Prurigobubonen) von oft bedeutender Größe, Hautverdickungen und kleienförmige Abschilferungen. Ursachen sind nicht bekannt, oft tritt die Prurigo familiär auf (Vererbung). Die *Behandlung* hat nur in frischeren Fällen einige Aussicht auf Erfolg; man verordnet Pilokarpin (R. 71, bei Erwachsenen 0,01—0,02 pro die subkutan), Atropin (R. 14) Antipyrin (0,05—0.15 mehrmals täglich), daneben Massage, Hautpflege, Bäder, Waschungen mit Teerseife u. dgl.

c) Das *Erythema exsudativum multiforme* beginnt mit kleinen, runden, stark geröteten Papeln, die schnell zu zehnpfennigstückgroßen Scheiben auswachsen, während das Zentrum einsinkt und mehr blaurot wird (*Erythema annulare*); durch Zusammenfließen kommt es zu guirlandenförmig begrenzten Figuren. Häufig tragen die Ringe zahlreiche einzelne oder zusammenfließende Bläschen (*E. vesiculosum, Herpes circinatus, Herpes iris*). Hand- und Fußrücken, die Streckseiten der Kniee und Ellbogen sind meist zuerst und allein befallen. Unter Eintrocknung der Bläschen kommt es in einigen Wochen oder Monaten zur Heilung; Nachschübe und Rückfälle sind häufig. Jugendliche Personen erkranken am häufigsten, in den Herbst- und Frühjahrsmonaten kommt die Krankheit nicht selten gehäuft vor. Die *Behandlung* ist symptomatisch.

d) Das *Erythema nodosum* ist eine dem akuten Gelenkrheumatismus verwandte Infektionskrankheit, wobei sich schnell linsen- bis walnußgroße blaßrote oder livide, druckempfindliche Knoten in der Haut bilden, gewöhnlich an den Unterschenkeln. Meist bestehen zugleich Fieber und Gelenkschmerzen. Die einzelnen Knoten werden unter Blutunterlaufung der Haut aufgesogen, während noch neue nachfolgen. In 2—4 Wochen erfolgt Genesung. Jugendliche Personen, Herbst- und Frühjahrsmonate sind auch hier bevorzugt. Die *Behandlung* ist dieselbe wie beim akuten Gelenkrheumatismus.

§ 251. Pruritus, Hautjucken.

Als Pruritus bezeichnet man ein ohne äußeren Reiz und Hautveränderung gewöhnlich in Anfällen auftretendes Hautjucken, daß die äußeren Geschlechtsteile und die Aftergegend bevorzugt. Das unvermeidliche Kratzen bewirkt oft Ekzeme und Narben. Die Anfälle bringen oft geistige Aufregung, Schlaflosigkeit, ja Lebensüberdruß mit sich. Gravidität, Klimakterium und Senium begünstigen das Leiden; manchmal tritt es besonders im Sommer oder im Winter auf. Für die *Diagnose* müssen Nephritis, Diabetes, Opium- oder Morphiumgebrauch, örtliche Reizung durch Parasiten oder Hauterkrankungen ausgeschlossen werden. Die *Behandlung* ist leider wenig erfolgreich; am ehesten nützen Bäder, Betupfen mit 5 $^0/_0$iger Karbollösung, Einsalben mit Dr. Schleichs Pasta serosa hydrarg. ichthyol., Beseitigung etwa bestehender Cystitis, Endometritis, Proktitis, innerlich Atropin (R. 14) und Bromsalze (R. 50).

§ 252. Psoriasis, Schuppenflechte.

Die Psoriasis besteht aus zahlreichen weißen Schuppenhäufchen auf trocknem, gerötetem Grunde. Sie ähneln anfangs aufgespritzten Mörteltropfen (*Psoriasis guttata*), vergrößern sich aber dann zu thalergroßen Flecken (*Psoriasis nummularis*) und fließen oft zu guirlandenförmig begrenzten Flächen zuasmmen (*Psoriasis gyrata*), wobei das Zentrum abheilen kann (*Psoriasis annularis*), Schließlich kann der ganze Körper damit bedeckt sein (*Psoriasis universalis*). Die Streckseite der Glieder, der behaarte Kopf und die Stirn sind bevorzugt, Hohlhand und Fußsohle bleiben im Gegensatz zur syphilitischen Psoriasis (§ 231) frei. In frischeren Fällen entstehen beim Ablösen der Schuppen oft kleine Blutungen, später gehen die oft sehr dicken Schuppen leichter ab. Beim Zustandekommen der Psoriasis spielt erbliche Anlage eine gewisse Rolle; Kontagiosität wird von manchen angenommen, ist aber nicht erwiesen. Gewöhnlich besteht das Leiden viele Jahre lang; Rückfälle sind häufig. Das Allgemeinbefinden wird nicht beeinträchtigt. Für die Diagnose sind der trockene Grund und die Lokalisation wichtig, gegenüber dem *Lichen ruber* das Fehlen von Knötchen. Die *Behandlung* sucht zunächst durch Einreibung mit Schmierseife und durch Bäder die Schuppen zu beseitigen; dann werden die Flecke mit Chrysarobin (R. 29) eingepinselt. Am Kopf darf das Mittel nicht verwendet werden, weil schwere Bindehautentzündungen eintreten können (die übrigens zuweilen auch durch Aufsaugung von anderen Körpergegenden aus entstehen); hier verwendet man Pyrogallussäure (R. 3) oder Teerpräparate (S. 364). Die Behandlung muß nach völligem Aufhören der Schuppung noch einige Zeit fortgesetzt werden. Die örtliche Behandlung wird durch monatelangen Gebrauch von Arsenik in der Weise wie bei *Lichen ruber* (§ 250) wesentlich unterstützt. Neuerdings ist auch die Schilddrüsenbehandlung empfohlen (§ 274).

§ 253. Hautblutungen, Purpura.

Hautblutungen kommen punktförmig (*Petechien*), streifenförmig (*Vibices*) oder ausgebreitet (*Ekchymosen*) zumal an den Unterschenkeln vor, unter Fieber und oft mit örtlichen Ödemen, Gliederschmerzen und Gelenkschwellungen verbunden, zuweilen als Ausdruck einer akuten Infektion (*Purpura rheumatica*), die wohl dem Gelenkrheumatismus verwandt ist. Die leichtesten, ganz ohne Übelbefinden verlaufenden Fälle bezeichnet man als *Purpura simplex*. Der Verlauf ist gutartig, die *Behandlung* besteht in Bettruhe und Verabreichung von Natrium salicylicum (R. 61). In diagnostischer Beziehung vgl. § 267.

§ 254. Akne rosacea, Kupferfinne.

Die *Akne rosacea* besteht in Erweiterungen der Gesichtskapillaren, woran sich meist knollige Bindegewebswucherungen anschließen. Die Nase ist gewöhnlich am stärksten betroffen und oft stark und entstellend verdickt (Pfundnase, *Rhinophyma*), Alkoholismus, Kälteeinwirkung, Magen- und Darmkatarrhe und Chlorose sind häufige Ursachen. Die *Behandlung* besteht in vielfachen Stichelungen der erweiterten Gefäße; bei geringen Graden genügt das Bestreichen mit 10 $^0/_0$iger Ichthyolsalbe, bei Geschwulstbildungen ist chirurgische Behandlung erforderlich.

§ 255. Alopecia, Haarschwund.

Vorzeitiger Haarschwund (Kahlköpfigkeit) kommt abgesehen von seinem Auftreten nach schwächenden Infektionskrankheiten (Typhus, Puerperalfieber, Syphilis u. s. w.) und nach Geschwüren und Favus der Kopfhaut zumal in zwei Formen vor, als *Alopecia pityrodes* (Schinn, Kopfschuppen) und als *Alopecia areata.* Im Gegensatz zu der gleichmäßigen Lichtung der Haare bei dem einfachen Haarschwunde nimmt die *Alopecia pityrodes* nur die mittleren Teile der Kopfhaut ein; sie beginnt mit der Abstoßung trockener weißer Schuppen und leichtem Jucken, dann tritt abnormer Haarausfall ein, der zunächst durch Wollhärchen teilweise ersetzt wird, und schließlich bildet sich eine deutliche Glatze aus. Die *Alopecia areata* (*Area Celsi*) endlich besteht in rundlichen kahlen Stellen, die bis zu Fünfmarkstückgröße wachsen und, wenn sie mit anderen zusammentreffen, große Teile des Kopfes oder den ganzen Kopf entblößen und sogar den Bart, die Brauen und die Wimpern ergreifen können. In den meisten Fällen kommt es nicht zu so schweren Veränderungen und zu baldigem vollem Ersatz. Ebenso pflegt es bei der einfachen *Alopecia* zu gehen, nur die syphilitische ausgenommen, deren Verlauf meist sehr langwierig ist. Die *Alopecia pityrodes,* die vielleicht durch Infektion (durch Bürsten u. s. w. der Friseure vermittelt) zurückzuführen ist, giebt nur bei frühzeitiger *Behandlung* günstige Aussichten. Am meisten empfehlen sich zweimal wöchentlich vorzunehmende Waschungen mit Seifenspiritus oder mit 1 $^0/_0$iger Natr. carb.-Lösung, danach mit Sublimatlösung (1 : 5000) und zuletzt mäßige Einölung. Zusatz von Rizinusöl (1 : 5) zum Haaröl wird gerühmt. Auch Schwefelsalben sind zweckmäßig (R. 94 b). Reizung der Kopfhaut ist zu vermeiden.

§ 256. Ichthyosis, Fischschuppenkrankheit.

Angeboren oder in den ersten beiden Lebensjahren beginnnend kommt eine ausgebreitete oder besonders an den Streckseiten der Glieder ausgebildete entzündunglose übermäßige Entwickelung der Hornschicht der Haut vor, wodurch die Haut runzelig und trocken und weißlich glänzend erscheint; bei den höheren Graden ist sie dagegen meist bräunlich pigmentiert. Abgesehen von der Entstellung und der lebenslänglichen Dauer ist die Ichthyosis ohne Bedeutung. Bei der *Behandlung* verwendet man Bäder, Seifenwaschungen und neuerdings Schilddrüsenextrakt (vgl. § 274).

§ 257. Elephantiasis.

Als Elephantiasis (*Elephantiasis Arabum* im Gegensatz zu *Elephantiasis Graecorum* = Aussatz) bezeichnet man eine chronische Verdickung einzelner Körperteile, die auf Lymphstauung und

Bindegewebsvermehrung beruht und sich an chronische Entzündungen (Ekzeme), Geschwüre, Eiterungen, an wiederholte Erysipele, an Lymphgefäß- und Drüsenentzündungen u. s. w. anschließt. Eine tropische Form wird durch Einwanderung von Parasiten (*Filaria sanguinis*) in die Lymphbahnen hervorgerufen. Am häufigsten sind die Unterschenkel oder die äußeren Geschlechtsteile betroffen. Die *Behandlung* besteht in Einwickelungen, Massage, zuweilen in chirurgischen Eingriffen.

§ 258. **Lupus, fressende Flechte.**

Der Lupus ist eine sehr chronisch verlaufende Form der Hauttuberkulose. Er beginnt mit der Entwickelung stecknadelkopf- bis erbsengroßer bräunlicher oder rötlicher Knötchen, die zuweilen zu Scheibenform zusammenfließen; weiterhin werden sie unter leichter Abschuppung mit Hinterlassung einer seichten Narbe aufgesogen (*Lupus exfoliativus*), oder sie zerfallen geschwürig (*Lupus exulcerans*) mit oft starker Ausbreitung nach der Fläche und in die Tiefe. Dadurch entstehen zumal im Gesicht, an der Nase u. s. w. oft entsetzliche Zerstörungen, doch bleiben die Knochen meist unversehrt. Die Schleimhäute ergreift der Lupus meist nur sekundär in direktem Übergange von der Haut aus und in der Form unebener, flacher Infiltrationen mit Geschwür- und Narbenbildung. Im Vergleich mit dem tertiären Syphilid kommt außer dem Beginn auf der Haut und dem Freibleiben der Knochen namentlich der flache, rote Grund des Lupusgeschwürs (gegenüber dem tiefen, eitrig belegten, steilrandigen syphilitischen Geschwür) in Betracht.

Die *Behandlung* besteht in der Zerstörung der Knötchen durch Ätzmittel (Arsenikpasten, Höllenstein), Galvanokaustik (Auskratzen mit dem scharfen Löffel); die Erfolge der Tuberkulinbehandlung (vgl. § 40) sind auch beim Lupus streitig.

§ 259. **Parasitäre Hautkrankheiten, Dermatomykosen.**

a) *Favus*, Erbgrind. Auf dem behaarten Kopfe, sehr selten auch an den Fingernägeln oder an anderen Hautteilen, bilden sich durch Eindringen eines Pilzes, *Achorion* Schoenleinii (Fig. 67), an der Haarbalgmündung zunächst kleine schwefelgelbe, unter der Hornschicht liegende Punkte, die langsam zu einem scheibenförmigen „Schildchen" *Scutulum*, auswachsen, das häufig in der Mitte von einem Haare durchbohrt wird. Die Scutula bestehen fast nur aus Favuspilzmassen. Die Hornschicht trocknet allmählich ein, das Scutulum liegt nun frei und wird allmählich abgestoßen, die befallenen Haare werden glanzlos, sehen wie bestäubt aus und gehen aus; bei ausgebreitetem Favus kann völlige Kahlheit eintreten. Die erkrankten Nägel werden bröcklig und zeigen gelbe Einlagerungen. Die meist in der Jugend durch Ansteckung beginnende Krankheit dauert meist Jahrzehnte. Die *Behandlung* besteht im Ausziehen der Haare mit der Pinzette, täglichen Seifenwaschungen und Einreibungen von Sublimatlösung (1 %) oder Pyrogallussalbe (Acid. pyrogall. 2,0, Lanolin. 20,0). Rückfälle sind häufig.

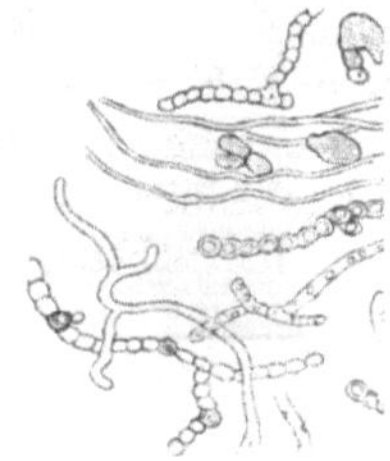

Fig. 67. Achorion SCHÖNLEINII. Vergr. ca. 700.

b) *Herpes tonsurans.* Durch Eindringen von *Trichophyton tonsurans* entstehen in der nicht behaarten Haut im Laufe einiger Tage aus kleinen roten Flecken stark juckende kreisförmige Scheiben, die in der Mitte spärliche weiße Schüppchen tragen, in der Peripherie einen geröteten Ring zeigen; zuweilen bilden sich um diesen noch ein zweiter und dritter Ring. Manchmal sind die Ringe mit Bläschen besetzt. Durch Weiterverbreitung und Zusammenfließen können große Hautbezirke erkranken. Auf dem behaarten Kopfe verursacht der Pilz rote schuppende Stellen, an denen die Haare dicht über der Haut abgebrochen sind; die noch vorhandenen am Rande sehen glanzlos und wie bestäubt aus. Bei der Weiterwucherung tritt hier im Zentrum keine Verheilung ein. Im Bart kommt es entweder zu Ringbildung wie in der nicht behaarten Haut, oder zur Entstehung von Pusteln, die oft zu großen und tiefen Infiltraten zusammenfließen (*Sykosis parasitaria*). Die Nägel werden durch Herpes tonsurans trübe und brüchig. Die Diagnose wird durch den Nachweis der Pilze in den Haaren und Wurzelscheiden gesichert. Die Krankheit ist leicht übertragbar. Die *Behandlung* besteht in Einreibungen mit Schmierseife und 5 %iger Naphtholsalbe, an den behaarten Stellen nach vorhergehender Epilation; die Haare kehren später wieder. Die nicht parasitäre Sykosis, eine einfache Akne der behaarten Teile des Gesichts, führt nie zu so tiefen Infiltrationen wie die parasitäre Form und ist von äußerst chronischem Verlauf; sie wird durch tägliches Rasieren, Epilation, Seifenwaschungen und Verband mit Unguentum Diachylon behandelt.

c) *Pityriasis versicolor,* bedeutungslose, hellbraune, oft sehr ausgedehnte Flecken auf der Haut des Rumpfes; in den abgekratzten Schuppen findet sich massenhaft der verursachende Pilz, *Mikrosporon furfur* (Fig. 68).

d) *Scabies*, Krätze. Die Krätzmilbe, *Acarus scabiei* (Fig. 69), mit bloßem Auge eben noch als graues Kügelchen erkennbar, verursacht durch ihr Eindringen in die Haut heftig juckende Knötchen oder Bläschen, die durch Kratzen vielfach in Pusteln und Exkoriationen umgewandelt werden. Außerdem erkennt man namentlich an den Händen unregelmäßig gebogene, 1—2 cm lange Linien aus helleren und dunkleren Punkten: die Gänge der befruchteten Milbenweibchen; in jedem Milbengange liegt eine Milbe nebst Eiern und Kotmassen. Die Männchen bewohnen

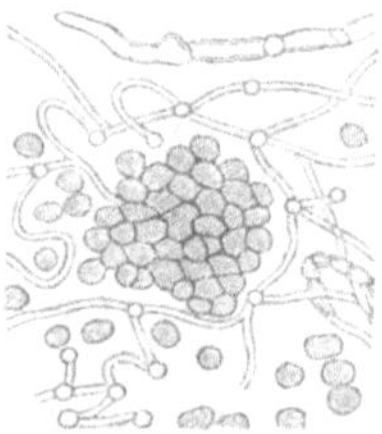

Fig. 68. Mikrosporon furfur. Vergr. ca. 700.

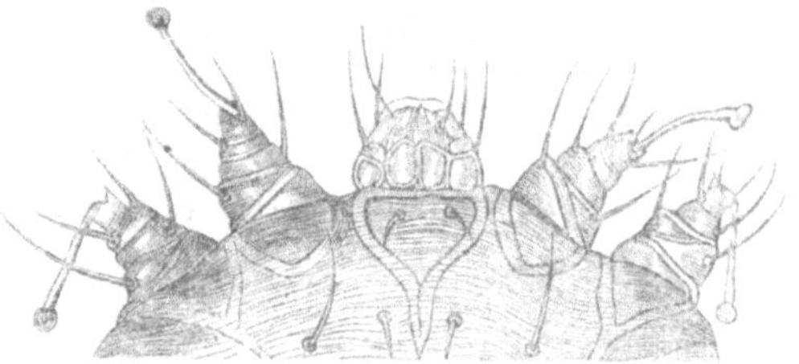

Fig. 69. Acarus scabiei. Vergr. ca. 200.

eigene kleine Gänge. Einige Wochen nach der Ansteckung, die meist durch Zusammenschlafen mit Krätzkranken entsteht, werden zunächst die Hände, die Beugeseiten der Arme, dann Achselfalte, Brustwarzen, Nabelgegend, Kniekehle und Fuß befallen, die übrigen Teile und namentlich der Kopf meist gar nicht oder doch viel weniger. Die durch das Kratzen bewirkten Hautveränderungen sind ebenfalls an den vorhin genannten Stellen am stärksten. Ekzeme und Hautjucken bleiben auch nach der Heilung oft noch längere Zeit bestehen. Die *Behandlung* besteht in einem Schmierseifenbade und nachfolgender Einreibung mit Perubalsam (10—15 g jedesmal) oder Styrax liquidus, die man im Laufe eines Tages 2—3 mal vornimmt; am Tage darauf wird ein Reinigungsbad gegeben. In der nächsten Zeit läßt man öfters baden und gereizte Hautstellen mit Kartoffelmehl einpudern.

XI. Allgemeine Ernährungstörungen.

§ 260. Vorbemerkungen.

Bei den im folgenden zu besprechenden allgemeinen Ernährungstörungen handelt es sich um Anomalieen der Blutbeschaffenheit und um krankhafte Veränderungen des Stoffwechsels, deren Ursachen großenteils noch so wenig bekannt sind, daß nicht einmal die primäre oder sekundäre Beteiligung des Blutes dabei festgestellt werden kann. Einige davon könnten vielleicht mit ebenso gutem Recht einer anderen Krankheitengruppe zugeteilt werden. Nur zum Teil sind sie durch die mikroskopische und chemische Untersuchung des Blutes erkennbar, fast immer werden sie es erst durch gewisse Folgeerscheinungen.

§ 261. Chlorose, Bleichsucht.

Ursachen. Unter Chlorose versteht man eine vorwiegend beim weiblichen Geschlecht und in den Entwicklungsjahren vorkommende Verminderung der roten Blutkörperchen und namentlich ihres Hämoglobingehaltes, die nicht auf nachweisbare Verluste an Blutfarbstoff u. s. w. zurückgeführt werden kann, dessen Ausscheidung thatsächlich herabgesetzt ist, sondern auf verminderter Leistung der blutbereitenden Organe, zumal des Knochenmarkes, zu beruhen scheint. Unzweckmäßige Lebensweise und Ernährung, geistige und geschlechtliche Einflüsse u. s. w. erhöhen die Neigung zur Chlorose, sind aber durchaus nicht in allen Fällen vorhanden.

Erscheinungen und Verlauf. Die Chlorose zeigt gewöhnlich eine so allmähliche Entwicklung, daß ihr Beginn nicht genau bestimmt werden kann. In vielen Fällen fällt zunächst eine bleiche Färbung der Haut (zumal an den Ohren) und der sichtbaren Schleimhäute den Kranken und ihrer Umgebung auf, häufig aber sind nur die in ihrer Vereinigung kennzeichnenden Äußerungen der Chlorose vorhanden: Atemnot und (meist nur subjektives) Herzklopfen bei schnellem Gehen, beim Treppensteigen u. s. w., leichte Ermüdbarkeit der Muskeln, Neigung zu Kopfschmerzen, Appetitlosigkeit, Hyperästhesie der Magennerven. Die fast immer vorhandene abnorme Erregbarkeit der Gefäße läßt häufig trotz der vorhandenen Anämie das Gesicht normal oder sogar lebhaft gerötet erscheinen. Ohnmacht- und Schwindelanwandlungen, Pulsbeschleunigung, Menstruationstörungen, Amenorrhoe sowohl wie Menorrhagieen (vgl. § 153), sind wohl ebenfalls auf die Zirkulationstörungen zurückzuführen. Am Herzen hört man nicht selten systolische Geräusche, entweder durch abnorme Schwingungsverhältnisse der in ihrer Ernährung gestörten Klappen oder durch mangelhafte Füllung der großen in das Herz mündenden Venen entstanden. Letztere Deutung ist allgemein anerkannt für das Nonnengeräusch, ein Brausen, das man bei Auskultation der *Vena jugularis interna* am Halse hört; durch Drehung des Halses nach der anderen Seite, wobei die Vene eine Kompression erfährt, während ihr hinter dem Brustbeingelenk liegender Teil vermöge seiner Anheftungen nicht zusammenfällt, kann man darin auch bei Gesunden einen Blutstromwirbel erzeugen und damit das Nonnengeräusch hervorrufen. In schweren Fällen gehören anhaltende Temperaturerhöhungen von 38—38,5° (chlorotisches Fieber) nicht zu den Seltenheiten. Die allgemeine Ernährung leidet oft sehr wenig, vielmehr setzen manche Chlorotische reichlich Fett an, wahrscheinlich weil sie sich wenig bewegen und durch die blutarme Haut wenig Wärme abgeben. Häufig verbindet sich die Chlorose mit allerlei neurasthenischen Erscheinungen (psychische Hyperästhesie, allgemeine Muskelschwäche, abnorme Speisegelüste, Kardialgie u. s. w.); andere nicht seltene Nebenkrankheiten sind Katarrh, Lageveränderungen und atonische Zustände des Uterus, die sich namentlich später im Puerperium geltend machen können, Verstopfung, in schweren Fällen Venenthrombosen. Das Zwerchfell steht gewöhnlich recht hoch, wohl wegen verminderten Volumens der Lunge; zuweilen ist Gastroptose nachweisbar. Wir haben auch Neuritis als Ursache von Schmerzen und Paresen der Beine beobachtet, die anfangs als einfache chlorotische Erscheinungen gedeutet waren. Zur Unterscheidung von sekundärer Anämie ist außer der Anamnese besonders darauf zu achten, ob nicht Lungentuberkulose, Magengeschwür u. dgl. vorliegen. Zuweilen ist es schwer zu entscheiden, ob die gleichzeitige Neurasthenie oder Uterusleiden, Menorrhagieen u. s. w. die Folge einer Chlorose oder die Ursache einer Anämie sind.

Behandlung. Das Spezifikum gegen die Chlorose ist das Eisen. Sehr häufig wird die Chlorose, die monatelang mit der besten Ernährung, mit Land- oder Seeaufenthalt u. s. w. vergeblich behandelt war, in wenigen Wochen durch Eisen geheilt. Die Zahl der zweckmäßigen Präparate ist sehr groß, und fast jeder Arzt hat sein Lieblingsmittel; wichtiger ist die Dosierung und der 4 bis 6 Wochen fortgesetzte Gebrauch. Als leicht verdaulich sind Ferrum lacticum (R. 39a), die BLAUDschen Pillen (R. 39b) und Liquor Ferri albuminati (3mal täglich 1 Theelöffel voll) besonders zu empfehlen. Ein Zusatz kleiner Dosen von Chinin (R. 39a, 3mal tägl. 0,02) erhöht die Wirkung oft auffallend und verdient namentlich dort Verwendung, wo Eisen erfolglos genommen war. Sehr gute Erfolge haben oft Sanguinal (R. 83), das auch die neurasthenischen Erscheinungen besonders gut beeinflußt, und Hämol (R. 44), Arsenik (R. 12) oder Schwefel (R. 94). Gegen einzelne Erscheinungen sind außerdem oft Salzsäure (R. 1a), bei Appetitlosigkeit Orexin (R. 65), Rhabarber und Strychnin (R. 79a), bei Menorrhagieen Hydrastis (R. 46a, b), bei Verstopfung Massage des Bauchs, bei neurasthenischen Beschwerden kleine Brommengen (R. 50) vorteilhaft. Neben den Arzneimitteln sind leicht verdauliche gute Ernährung (Fleisch, Eier, Milch), Vermeidung von körperlichen und geistigen Überanstrengungen, anstrengungsloser Genuß frischer Luft, Anregung durch Wannen-, Fluß-, Sol- oder Seebäder u. s. w. sehr wichtig. Zuweilen bewährt es sich, vor dem Aufstehen $^1/_2$ l Milch oder Sahne trinken zu lassen und die Morgenkost besonders reichlich und nahrhaft zu machen. Alkohol ist Chlorotischen nicht dienlich. Die neuerdings wieder empfohlenen Aderlaß- und Schwitzkuren wirken wahrscheinlich ebenso wie das Eisen anregend auf die blutbereitenden Organe.

§ 262. Perniziöse Anämie.

Ursachen. Die Perniziöse Anämie entspricht im ganzen dem Bilde einer schweren Chlorose, geht auch zuweilen daraus hervor, ist aber durch schwerere Blutveränderungen und fortschreitenden Verlauf davon getrennt. Es ist zweifelhaft, ob mangelhafte Blutbildung (wofür u. a. das Vorkommen kernhaltiger roter Blutkörperchen spricht) oder Steigerung des Blutkörperchenunterganges (Eisenablagerungen in der Leber u. s. w.) das Wesen der Krankheit ausmachen. Für zahlreiche Fälle ist die ursächliche Bedeutung von *Ankylostomum duodenale* (§ 98), Bothriocephalus latus, auch Taenia solium sichergestellt, andere wurden auf Syphilis, Magenkrebs, Schwangerschaft, schwere Blutungen u. s. w. zurückgeführt, es giebt aber jedenfalls auch Fälle von primärer perniziöser Anämie. Manche Autoren nehmen dabei infektiöse Einflüsse an.

Erscheinungen und Verlauf. Meist im mittleren Lebensalter, etwas häufiger beim weiblichen als beim männlichen Geschlecht, entwickeln sich ganz allmählich zunächst die Erscheinungen der Chlorose (s. d.); im weiteren Verlauf erreichen aber namentlich die Bleichheit, Muskelschwäche, Atemnot, Pulsbeschleunigung, Ohrensausen, die Kopfschmerzen und Ohnmachtzustände, die Appetitlosigkeit, die Apathie u. s. w. viel höhere Grade. Die Kranken werden daher bald bettlägerig. Das Fettpolster bleibt oft sehr gut erhalten. Häufig finden sich Vergrößerungen der Herzdämpfung, laute systolische Herzgeräusche, Erbrechen, Milzvergrößerung, Blutungen in die Haut und in die Netzhaut (oft ohne Sehstörung); die Temperatur ist häufig lange Zeit hindurch auf 38—39° erhöht, nicht selten sind die Knochen (Brustbein, Röhrenknochen) druckempfindlich (die anatomische Untersuchung des Knochenmarks hat häufig eine himbeergeléeartige Farbe desselben, Verschwinden der Fettzellen, zahlreiche kernhaltige rote Blutkörperchen u. s. w. ergeben). Wesentliche Veränderungen zeigt das Blut, es ist dünn, mißfarbig, die roten Blutkörperchen sind an Zahl vermindert (häufig auf $^1/_2$ Million statt 5 Millionen im ccm), teils sehr groß, teils sehr klein, von eigentümlicher Form (Hammer-, Biskuitform u. s. w., Poikilocythaemie, Fig. 70), zuweilen kernhaltig; die Zahl und Beschaffenheit der Leukocyten ist nicht verändert. Das Fieber und die Blutungen erklärt man als Folgen von Fermentintoxikation: das aus den zerfallenden roten Blutkörperchen frei werdende Hämoglobin zerstört weiße Blutkörperchen und läßt daraus Fibrinferment entstehen, das dann kapilläre Blutungen (durch Embolie) und Fieber hervorruft. Viele Fälle verlaufen binnen einigen Monaten tödlich, andere ziehen sich mit Stillständen und Besserungen jahrelang hinaus; Heilungen sind ziemlich selten. Die Todesursache liegt nicht selten in sekundären fettigen Entartungen des Herzens, der Nieren, der Leber u. s. w. Zuweilen entwickeln sich ziemlich schnell Parästhesieen, Ataxie und motorische Schwäche der Beine durch Erkrankung der Hinterstränge.

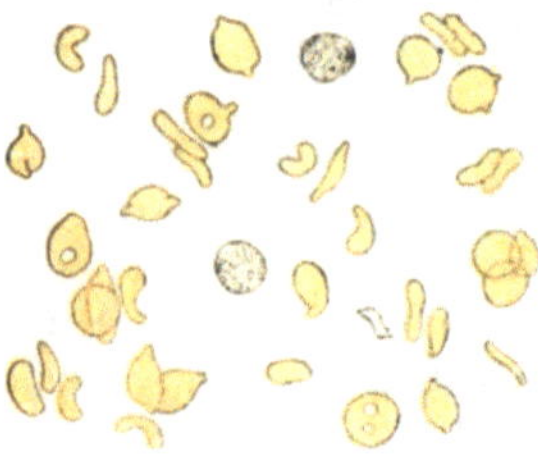

Fig. 70. Blutveränderungen bei perniziöser Anämie.

Behandlung. Die beobachteten Besserungen und Heilungen sind vorzugsweise dem Arsenik (R. 12) zuzuschreiben. Im übrigen ist die Behandlung dieselbe wie bei der Chlorose. Schnelle

Besserung wenigstens für einige Zeit kann man durch subkutane Injektionen von defibrinierten Blut. (v. ZIEMSSEN) erzielen. Vgl. auch Medulladen, § 263.

§ 263. Leukämie.

Anatomie und Ursachen. Eine dauernde starke Vermehrung der weißen Blutkörperchen (1 auf 10 bis 2 rote statt in der Norm 1 auf 600) kommt als selbständige Erkrankung vor infolge gesteigerter Produktion der weißen Blutkörperchen in der Milz, im Knochenmark oder in den Lymphdrüsen. Die lienale und die myelogene Form und ihre Verbindung sind viel häufiger als die lymphatische. Die Milz zeigt eine echte Hyperplasie der zelligen Elemente, sie ist sehr vergrößert (oft bis zum Gewicht von 5—10 kg), anfangs weich und zu Zerreißung geneigt, später durch Induration und Hyperplasie der Follikel brettartig fest. Die weißgelben Follikel stechen deutlich gegen die dunkle Pulpa ab. Die Kapsel ist meist stark verdickt. Die Lymphdrüsen bieten ganz entsprechende Veränderungen. Das Knochenmark zeigt bei sehr bedeutender Zellwucherung ein gelbliches, sonst ein himbeergeléeähnliches Aussehen; unter den Zellen finden sich reichliche kernhaltige rote Blutkörperchen. Auch die Solitärfollikel und die PEYERschen Plaques der Darmschleimhaut sind häufig hyperplastisch, und endlich kommen heterologe lymphatische Geschwülste in der Leber, in den Nieren u. s. w. vor. Das männliche Geschlecht und das mittlere Alter erkranken am häufigsten; Traumen der Milzgegend, Syphilis, Rhachitis, ungünstige Lebensverhältnisse werden als Ursachen angegeben. Infektiöser Ursprung ist nicht unwahrscheinlich.

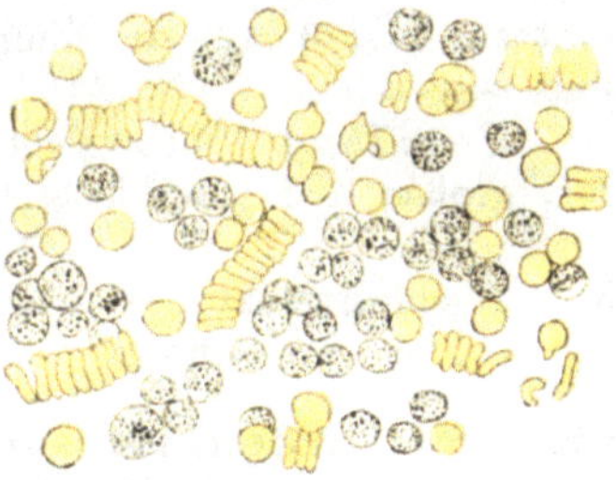

Fig. 71. Leukämisches Blut.

Erscheinungen und Verlauf. Das klinische Bild unterscheidet sich von dem der perniziösen Anämie (§ 262) höchstens durch die größere Häufigkeit schwerer Blutungen der Nase, der Lungen, des Darms, der Netzhaut und des Gehirns. Das Blut ist blaß und dünnflüssig, die weißen Blutkörperchen sind an Zahl stark vermehrt, zum Teil wie gewöhnlich polynukleär, z. T. klein und einkernig, z. T. aber auch einkernig und von doppelter Größe:

Markzellen, kennzeichnend für die Beteiligung des Knochenmarkes, endlich auch noch gekörnte (eosinophile) Zellen. Die Milz ist fast immer stark vergrößert, hart, mit scharfem, oft durch zwei Inzisuren gekerbtem Rande, der über die Mittellinie hinaus oder gar bis in die rechte Inguinalgegend reicht. Bei Beteiligung des Knochenmarkes ist zuweilen das Brustbein druckempfindlich, bei lymphatischer Leukämie sind die verschiedensten oberflächlichen Lymphdrüsen, oft auch die Mesenterial- und Peritonealdrüsen vergrößert. Häufig sind auch Blutungen oder weiße Flecken und Streifen (lymphoide Neubildungen) in der Netzhaut, Leberschwellung, Priapismus, in den Endstadien hohes Fieber vorhanden. Die Leukämie verläuft gewöhnlich in einigen Jahren tödlich durch Entkräftung, Abmagerung, Lungen- oder Darmerkrankungen oder Blutungen. Einzelne Fälle, akute Leukämie, führen unter den Erscheinungen der hämorrhagischen Diathese (vgl. § 266) in wenigen Wochen zum Tode. Heilungen sind sehr selten.

Behandlung. Man giebt Arsenik (R. 12 a u. b) in steigenden, großen uud lange fortgesetzten Gaben, außerdem am ehesten Chinin (R. 26 a, 0,5 täglich). Neuerdings wird Medulladēn Knoll, ein Extrakt des roten Knochenmarks, zu 5,0—15,0 täglich empfohlen (Sahli).

§ 264. Pseudoleukämie, Hodgkinsche Krankheit, Adenie, Malignes Lymphom.

Die Pseudoleukämie entspricht in ihrem Verlauf fast ganz der Leukämie, nur sind bei jener (unter vollkommen denselben anatomischen Veränderungen) meistens die Lymphdrüsen, erst in zweiter Linie die Milz und das Knochenmark befallen, Fieber und Blutungen sind seltener, vor allem aber fehlt die Vermehrung der weißen Blutkörperchen vollständig. Allerdings kommen zuweilen Übergänge der Pseudoleukämie in echte Leukämie vor. Die Drüsen wachsen oft zu sehr großen Geschwülsten an und können dann schwere örtliche Störungen verursachen. Verwechslungen verursachen zuweilen syphilitische Lymphome, die namentlich bei hereditärer Syphilis vorkommen. Die *Behandlung* ist dieselbe wie bei der Leukämie.

§ 265. Paroxysmale Hämoglobinurie.

Bei Auflösung zahlreicher roter Blutkörperchen tritt ihr Farbstoff, das Hämoglobin, in den Urin über, so z. B. nach Transfusion von Tierblut, nach manchen Vergiftungen und Infektionen (chlorsaures Kali, Arsen- und Schwefelwasserstoff, Morchelgift; Scharlach, Typhus, Malaria), ferner nach schweren Hautverbrennungen und bei dazu disponierten Menschen auch als selbständiges Leiden, Paroxysmale Hämoglobinurie, nach Kälteeinwirkung oder schwerer Anstrengung. In diesen Fällen beginnt der Anfall mit Frost und Hitze, Pulsbeschleunigung und großer Schwäche, oft kommen Übelkeit, Erbrechen, Leberschmerzen und nicht selten Ikterus hinzu. Ein Teil der Erscheinungen beruht auf Fermentintoxikation (vgl. S. 376). Die *Behandlung* besteht in Vermeidung des schädlichen Einflusses. Oft liegt Syphilis zu grunde, so daß eine Quecksilberkur nötig ist.

§ 266. **Skorbut, Scharbock.**

Unter Skorbut versteht man eine namentlich endemisch bei schlecht genährten und unter sonstigen ungünstigen Gesundheitverhältnissen (auf Seeschiffen, in Gefängnissen u. s. w.) lebenden Menschen, zuweilen aber auch ohne solche Einflüsse vorkommende Allgemeinkrankheit, die wahrscheinlich auf Infektion zurückzuführen ist. Bei Kindern ist neuerdings mehrfach Skorbut (Barlowsche Krankheit) durch zu lange fortgesetzte Ernährung mit (übermäßig?) sterilisierter Milch beobachtet. Es entstehen unter Mattigkeit, Kreuz- und Gliederschmerzen u. dgl. punkt- oder streifenförmige oder ausgedehntere, zuweilen auch blasenförmige Hautblutungen, die bei der geringsten Verletzung in Geschwüre übergehen, ferner Blutergüsse in das Unterhaut- und Muskelbindegewebe und ganz besonders eine eigentümliche Zahnfleischentzündung: bläuliche Anschwellung mit nachfolgender oberflächlicher oder tieferer Nekrose. Die Blutungen finden sich zumal am Rücken und an den Beinen und an Stellen, die einem Druck besonders ausgesetzt sind. Schleimhautblutungen kommen nur in schweren Fällen vor. Die Haut ist erdfahl, die Epidermis schuppt lebhaft ab. Oft ist die Milz geschwollen; zuweilen besteht Fieber. Als Nebenkrankheiten kommen Angina, Pneumonie, Gelenkschwellungen vor. Sporadische Fälle von Skorbut verlaufen meist günstig, endemische, wo die hygienischen Verhältnisse dieselben bleiben, enden gewöhnlich tödlich. Die *Behandlung* besteht in guter Ernährung, reichlicher Zufuhr von Luft und Licht und in sorgfältiger Hautpflege. Auch heiße Begießungen werden empfohlen. In der Kost legt man grünem Gemüse, Obst, Zitronensaft u. dgl. besonderen Wert bei. Von Arzneimitteln werden Chinadekokte (R. 25), Argentum nitricum

(2 mal täglich 0,01), Liquor Ferri sesquichlorati (5—10 mal täglich 5 Tropfen in starker Verdünnung) empfohlen. Wein und Kampher (R. 20) sind meist nicht zu entbehren. Über die Behandlung der Zahnfleischentzündung vgl. § 50.

§ 267. Blutfleckenkrankheit, Morbus maculosus Werlhofii.

Dem Skorbut, der ererbten Neigung zu spontanen und traumatischen Blutungen (Bluterkrankheit, Hämophilie) und den unter den Hautkrankheiten (§ 253) erwähnten Hautblutuugen *Purpura simplex* und *rheumatica* verwandt, aber von diesen durch die schwereren Erscheinungen, vom Skorbut durch das Fehlen der Zahnfleischentzündung unterschieden, stellt die Blutfleckenkrankheit insofern eine besondere Krankheitform dar, als dabei als Ausdruck einer hämorrhagischen Diathese ohne nachweisbare Ursache und vorübergehend Hautblutungen und zugleich Schleimhaut- und innere Blutungen (Nase, Mundhöhle, Magen, Gehirn, seröse Häute u. s. w.) auftreten. Infektiöse Einflüsse sind wahrscheinlich. Streng zu trennen sind spontane Blutungen, die sekundär bei Leukämie, Pseudoleukämie, schwerem Ikterus, Pocken u. s. w. eintreten. Die oft schwere Störung des Allgemeinbefindens, das häufig vorhandene Fieber, die wiederholt beobachteten Gelenkschwellungen und stärkere Magen- und Darmstörungen können zunächst die Unterscheidung der Blutfleckenkranheit von anderen Infektionskrankheiten schwer machen. Der Verlauf ist häufig ungünstig und oft über Monate ausgedehnt. Die *Behandlung* ist dieselbe wie beim Skorbut (§ 266).

§ 268. Skrophulose.

Die Skrophulose ist eine ererbte oder in der Kindheit erworbene Form der Tuberkulose, die sich namentlich in chronischen Lymphdrüsenentzündungen und in Neigung zu bestimmten Haut-, Schleimhaut- und Organveränderungen äußert. In den Lymphdrüsen handelt es sich um eine Verbindung von chronischer entzündlicher Hyperplasie des Stromas und Tuberkelentwicklung mit dem gewöhnlichen Übergange in Verkäsung; häufig gesellt sich Erweichung und auch in der Umgebung der Drüsen Eiterung hinzu, mit Durchbruch nach außen oder in Venen, wodurch akute allgemeine Miliartuberkulose entstehen kann. Die skrophulöse Lymphdrüsenentzündung schließt sich entweder an tuberkulöse Haut- oder Schleimhautgeschwüre an, oder sie entsteht, ohne daß die Tuberkelbazillen bei ihrem Eintritt in die betreffende Lymphbahn nachweisbare Veränderungen erzeugt haben. Die skrophulösen Erscheinungen sind zum Teil tuberkulöser Natur: Lupus, tuberkulöse Geschwüre der Nasenschleimhaut, tuberkulöse Knochen- und Gelenkleiden u. s. w., vielfach handelt es sich um Ekzem, Lichen, Schnupfen, Konjunktivitis, Keratitis, Otitis externa oder interna, Bronchial-, Darmkatarrhe u. dgl. ohne tuberkulöse Grundlage. Die hartnäckigen und oft wiederholten Haut- und Schleimhaut- und Drüsenkrankheiten mit ihren Folgen geben den Kindern vielfach ein besonderes Aussehen, das die Diagnose auf den ersten Blick ermöglicht. Die *Behandlung* hat vor allem eine allgemeine körperliche Kräftigung durch gute Ernährung, Hautpflege, Muskelübung und Lungengymnastik (z. B. mit dem sehr empfehlenswerten LARGIADERschen Apparat (Fig. 72); von Georg Engler in Stuttgart zu beziehen) und reichlichen Genuß von Luft und Sonne anzustreben. Die besten Erfolge hat der Aufenthalt an der See (Nord- oder Ostsee) im Verein mit Seebädern, die auch örtlich auf die Hautaffektionen am günstigsten einwirken, in zweiter Linie stehen die Solbäder, in dritter Land- und Gebirgsaufenthalt. Von Arzneimitteln wirken (außer dem als Nahrungsmittel wirkenden Leberthran) am besten Eisen (Liq. Ferri albuminati, 3 mal täglich $^1/_2$ Theelöffel), Jodeisenleberthran (2 mal täglich 1 Theelöffel voll), Guajakol (R. 43) und namentlich Kreosot (bei Kindern unter 6 Jahren 3 mal täglich 1—2 Tropfen mit Leberthran, bei älteren steigend bis 3 mal täglich 0,2). Sehr zweckmäßig sind die KREWELschen Sanguinalkreosotpillen (R. 83 b). Gegen die Drüsenschwellungen macht man Umschläge mit grüner Seife. Die übrigen Veränderungen werden nach den gewöhnlichen Regeln behandelt.

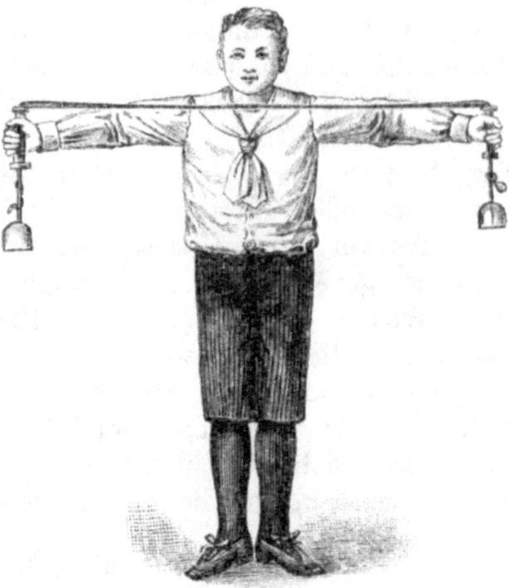

Fig. 72. LARGIADÈRscher Apparat.

§ 269. Addisonsche Krankheit, Bronzehautkrankheit.

Die Addisonsche Krankheit besteht in einer allmählich unter den Erscheinungen schwerer Anämie und Muskelschwäche sich ausbildenden ausgebreiteten oder fleckförmigen Verfärbung der Haut, die von einfach sonnenverbranntem bis zu mulattenähnlichem Aussehen wechselt. Am stärksten ist die Pigmentierung an den dem Lichte ausgesetzten und an den normaler Weise Weise pigmentreichen Hautstellen. Die Sklera und die Nagelbetten bleiben ungefärbt. Das Allgemeinbefinden wird durch Appetitlosigkeit, Erbrechen und Durchfälle im höchsten Grade beeinträchtigt; infolge der Anämie kommt es schließlich zu Schwindel und Ohnmacht, Delirien, Schlafsucht und Krämpfen, die nicht selten direkte Todesursache werden. Den regelmäßigsten anatomischen Befund in solchen Fällen bilden Veränderungen der Nebennieren, namentlich durch Tuberkulose, Karzinom, Gummata oder Hämorrhagieen, mit sekundärer Beteiligung der benachbarten Sympathicusgeflechte (*Plexus solaris* u. s. w.), und man ist geneigt, in dieser Folge der Nebennierenerkrankungen die Ursache der Addisonschen Krankheit zu sehen, obwohl in einzelnen Fällen bei dem genannten Befunde keine Bronzefärbung eingetreten war. Der innere Zusammenhang ist jedenfalls noch völlig unklar. Heilungen sind bisher nicht beobachtet, der Verlauf kann sich aber durch Remissionen einige Jahre hinziehen. Die *Behandlung* ist die der schweren Anämie (vgl. § 262).

§ 270. Gicht, Arthritis urica.

Anatomie und Ursachen. Die Gicht besteht in der Ablagerung harnsaurer Salze in die Gewebe, zumal in die Gelenkknorpel, in das Bindegewebe, die Haut und das Unterhautgewebe und in die Nieren. Von den Gelenken sind am häufigsten die Zehen- und Fingergelenke (Podagra und Chiragra) und die Kniee (Gonagra), seltener die Schulter (Omagra) befallen; meist entstehen bleibende Schwellungen, selten schließen sich kariöse Prozesse und Eiterungen an. In der Niere finden sich Harnsäureniederschläge in den Glomerulis und den Harnkanälchen (Gichtniere) und als Nierensteine im Nierenbecken; auch die Blasensteine gehen zum Teil auf Gicht zurück (vgl. § 138). Die Niere zeigt außerdem fast immer die Veränderungen wie bei Schrumpfniere. In der Haut finden sich die Gichtablagerungen besonders leicht erkennbar an den Ohrmuscheln. Eine häufige

Nebenkrankheit ist die Arteriosklerose. Als Ursachen der Gicht sind vor allem erbliche Anlage, überreichliche Ernährung (namentlich mit eiweißreicher Kost) und Alkoholzufuhr und chronische Bleivergiftung zu nennen. Das höhere Alter, das männliche Geschlecht und die wohlhabenden Stände sind am meisten disponiert. Deutliche Wechselbeziehungen bestehen zwischen Gicht, Fettleibigkeit und Diabetes. Bekannt ist die große Verbreitung der Gicht in England. Ob die eigentliche Ursache der Gicht in vermehrter Bildung oder in verminderter Ausscheidung der Harnsäure zu suchen ist, wo die Harnsäure entsteht, und weshalb sie vorzugsweise in den Gelenken abgelagert wird, ist noch vollkommen streitig; als ziemlich sicher kann betrachtet werden, daß abnorm große Mengen von Harnsäure im Blute kreisen (harnsaure Diathese), daß vor und nach dem Anfall (s. u.) die Harnsäureausscheidung vermindert ist, und daß eine abnorm saure Reaktion des Blutes und der Gewebesäfte die Ausscheidung der Urate an Gewebestellen begünstigt, die vorher, vielleicht durch den Reiz der gelösten Harnsäure, nekrotisch geworden sind.

Erscheinungen und Verlauf. Die Gelenkgicht (reguläre Gicht) beginnt nach mäßigem allgemeinen Unwohlsein oder ganz ohne Vorboten, gewöhnlich aber bei Leuten, die öfters an unbestimmten neurasthenischen und rheumatischen Beschwerden gelitten haben (sog. gichtische Anlage), meist in der Nacht mit heftigen Schmerzen und empfindlicher bläulicher Anschwellung des ersten Großzehengelenks (Podagra), Frösteln und mittlerem Fieber. Die Schmerzen und das Fieber lassen nach einigen Stunden nach, kehren aber in den folgenden Nächten in ähnlicher Weise wieder und verschwinden gewöhnlich erst nach 1 bis 2 Wochen. Gewöhnlich treten nach verschieden langer Zeit neue ähnliche, schwächere, aber länger dauernde Anfälle, vielleicht an einem anderen Gelenk, auf, und mit der Zeit bilden sich die Gelenkveränderungen nicht mehr wie anfangs vollkommen zurück, sondern es kommt zu den erwähnten knotigen Verdickungen der Gelenke, der Haut u. s. w. *(Tophus arthriticus)*, zuweilen auch zu Vereiterung, Fistel- und Geschwürbildung. In dem Eiter sind dann die Uratkrystalle nachweisbar. Nächst dem Großzehengelenk erkranken am häufigsten Ferse, Knöchel, Knie, kleine Gelenke der Hand. Der akuten Form der Gicht stellt man die meist erst nach langjähriger Gelenkgicht auftretenden Formen, wo die Gichtanfälle weniger regelmäßig und schmerzhaft auftreten, und wo außerdem gewöhnlich Störungen der inneren

Organe sich einstellen, als atypische Gicht gegenüber. Hier sind meist die Gelenke zwischen den Fingerphalangen verdickt (HEBERDENsche Knoten, Gichtfinger), auch Hauttophi und Ekzeme sind häufig. Von den inneren Erkrankungen kennzeichnen sich als wirkliche gichtische Affektionen am besten die *Nephritis* und die *Pyelitis urica,* wobei der Harn bei der Entleerung Harnsäurekrystalle und große Uratmengen zeigt. Weiterhin lassen dann Albuminurie und Herzhypertrophie die ausgebildete Schrumpfniere erkennen. Dagegen muß es oft zweifelhaft bleiben, ob die Ekzeme, Magen-, Darm- und Bronchialkatarrhe, die Herzbeschwerden *(Angina pectoris),* die Kopfschmerzen, Neuralgieen, das Brennen und die Psoriasisflecken der Zunge (vgl. § 55) u. s. w. auf die Gicht als solche oder auf die gemeinsamen Ursachen oder zum Teil auf gleichzeitige Nephritis, Arteriosklerose u. s. w. zurückzuführen sind. Der Verlauf erstreckt sich meist über viele Jahre; das Leben ist nur durch den Eintritt der Nierenschrumpfung mit ihren Folgen gefährdet. Die Erkennung ist nur dann sicher, wenn echte Gichtanfälle aufgetreten oder deutliche Tophi vorhanden sind.

Behandlung. Die Hauptanzeige bei der Behandlung der Gicht liegt in der Regelung der Ernährung. Gichtkranke sollen mäßig aber gut (Fleisch, Eier, Fett, viel grüne Gemüse) essen, reichlich Zitronensaft trinken (kurmäßig sind 4—8 Zitronen täglich empfohlen), Stärkemehl, Zucker und Alkohol stark einschränken. Während der Anfälle ist Suppendiät wünschenswert, Alkohol ganz zu verbieten. Viel Bewegung im Freien, Turnen, Reiten sind zu empfehlen, auch nach dem Anfall soll nicht lange Ruhe gehalten werden. Von Arzneimitteln haben die alkalischen Brunnen (Fachingen, Ems, Salzbrunn, Wildungen) und bei schwachen Verdauungsorganen die Kochsalzwässer (Wiesbaden, Kissingen, Selters), bei Fettleibigkeit Karlsbad, Marienbad, Tarasp gute Erfolge. Aus theoretischen Gründen werden das in manchen Brunnen in minimaler Menge enthaltene Lithium (R. 55), Piperazin (R. 72) und Calc. carbon. (2,0—4,0—10,0 pro die) empfohlen. Viel wertvoller sind laue Bäder oder Badekuren in Wiesbaden, Baden-Baden, Ragaz, Wildbad u. s. w. Den Gichtanfall behandelt man mit Bettruhe, Einhüllung des Gelenks mit Watte oder Salizylsalbe (Natr. salicyl. 10 $^0/_0$) und Verabreichung von Natrium salicylicum, Antipyrin oder namentlich Salipyrin (3 mal täglich 1—2 g); Colchicum, das nur schmerzstillend wirkt, giebt man am besten nur kurze Zeit, dann aber reichlich (3 mal täglich

30 Tropfen der Tinktur). Für Stuhlentleerung sorgt man durch Rizinusöl, Rhabarber oder Kalomel. Die chronischen Gelenkveränderungen werden nach den bei der *Arthritis deformans* (§ 241) gegebenen Andeutungen behandelt.

§ 271. Diabetes mellitus, Zuckerkrankheit, Zuckerharnruhr.

Ursachen und Anatomie. Der *Diabetes mellitus* ist eine allgemeine Ernährungstörung, wobei längere Zeit hindurch ein verschieden großer Zuckergehalt im Harn auftritt. Vorübergehender Zuckergehalt des Harns (*Glykosurie*) kommt namentlich nach Gehirnerschütterungen, bei Neurasthenie, bei Erkrankungen des verlängerten Markes, bei Krebs, Atrophie u. dgl. des Pankreas, bei akuten Infektionskrankheiten, nach Vergiftungen mit Kohlenoxeyd, Morphium u. dgl. vor. Bei Tieren läßt sich Glykosuri vorübergehend außer durch die bekannte *piqûre* Claude Bernards auch durch Einführung des Glykosids Phloridzin (von Mering), dauernd durch Pankreasexstirpation (von Mering und Minkowski) hervorrufen; Unterbindung des Ausführungsganges hat nicht diesen Erfolg, so daß vielleicht die Beteiligung des *Plexus solaris* bei der Exstirpation und bei den Pankreaskrankheiten nicht bedeutunglos ist. Die Glykosurie hat für die Theorie des *Diabetes mellitus* große Bedeutung, ist aber klinisch vollkommen davon zu trennen. Die Sektionbefunde bei *Diabetes mellitus* haben bisher keine bestimmte Veränderung ergeben; zuweilen findet sich gar nichts, in anderen Fällen sind Gehirngeschwülste und Apoplexieen, Gefäßerweiterungen am Boden des 4. Ventrikels, Veränderungen des Bauchsympathikus, Atrophie des Pankreas, Lebervergrößerung, Glykogenentartung der Henleschen Schleifen u. s. w. gefunden, als sekundäre Veränderungen namentlich Nierenhypertrophie, Amyloidentartungen, Atrophie der Geschlechtsdrüsen, Lungentuberkulose. Eine Erklärung der Krankheit wäre auch mit keinem dieser Befunde gegeben. Der abnorme Zuckergehalt des Blutes (worauf der Harnzucker zuückzuführen ist) kann entweder auf vermehrter Bildung oder auf vermindertem Umsatz von Zucker beruhen. Aus den Kohlehydraten der Nahrung wird bei der Verdauung direkt Zucker gebildet, außerdem wird aus jenen und aus den Albuminaten in der Leber, in den Muskeln u. s. w. Glykogen erzeugt. Dieses dient wahrscheinlich dazu, um nach Bedarf den Zuckervorrat im Blut zu ergänzen, der beständig verarbeitet wird und wohl die wesentliche Quelle der Kohlensäureausscheidung bei der Atmung ist. Bei den schweren

Diabetesfällen ist die Erzeugung von Glykogen aus Eiweiß vermehrt (F. A. HOFFMANN), während bei den leichteren nur die „Kohlehydrat-Glykogenie“ gestört ist. Nach der weniger wahrscheinlichen Annahme von EBSTEIN wird das Glykogen rascher und ausgiebiger in Zucker übergeführt, wenn in den Geweben durch Störung der Protoplasmathätigkeit weniger Kohlensäure als normal gebildet wird und dadurch deren hemmender Einfluß auf die saccharifizierende Thätigkeit der Drüsensekrete und Fermentlösungen vermindert ist. — Als disponierende Umstände werden Erblichkeit (neuropathische Belastung oder Vorkommen von Diabetes, Gicht oder Fettleibigkeit in der Familie), Arteriosklerose, Gehirn- und Rückenmarkerschütterungen, Gemütsbewegungen, organische Krankheiten des Nervensystems, Erkältungen, übermäßiger Genuß von Amylazeen, Gicht, Syphilis, Influenza, Malaria, Typhus, Scharlach u. s. w. angegeben. Das mittlere Alter und das männliche Geschlecht erscheinen bevorzugt.

Erscheinungen und Verlauf. Der Diabetes beginnt gewöhnlich ganz allmählich, nicht selten unter Verdauungsstörungen oder Kopfschmerzen, Schlaflosigkeit u. dgl.; andere Male sind Mattigkeit, Abmagerung u. dgl., namentlich aber starker Durst und bedeutende Vermehrung des Harns, dessen Tropfen beim Trocknen auf den Kleidern weiße Flecken hinterlassen, die ersten Krankheitzeichen, die dem Kranken bewußt werden. Die Abmagerung fällt um so mehr auf, weil der Appetit meist sehr rege ist. Nicht selten wird die Krankheit, auf die nichts Besonderes hingewiesen hatte, durch die Urinuntersuchung entdeckt. Abnahme der Geschlechtsfähigkeit, hartnäckige Neuralgieen, Wadenkrämpfe, Neuritiden, Verlust der Patellarreflexe, Katarrhe und Ekzeme der äußeren Geschlechtsteile (mit heftigem Jucken), Neigung zu Furunkelbildung und zu Durchfall, ferner Zahnkaries, Otitis media, Herzschwächeanfälle, Sehstörungen (*Cataracta*) u. s. w. treten oft schon früh hervor. Dagegen sind Lungentuberkulose und Nephritis (die sich aus der anfänglichen Nierenhypertrophie herausbildet) erst späterhin häufige Begleiter des Diabetes mellitus. Der Verlauf ist selten akut, in Wochen oder Monaten, meist chronisch (2 bis 10 Jahre) und zeigt dann wechselnde Besserungen und Verschlimmerungen, die namentlich mit der Einwirkung oder Aufhebung von Schädlichkeiten zusammenfallen. Dauernde Heilungen sind selten, jahrelanges Zurücktreten der Krankheit (intermittierender Diabetes) läßt sich aber bei geeigneter Lebensweise und Behandlung in zahlreichen Fällen erzielen.

Der Tod erfolgt durch Erschöpfung, durch akute Herzinsuffizienz infolge von Muskelentartung, durch Phthisis, Nephritis, Pneumonie, Gangrän, Apoplexie oder durch *Coma diabeticum* (s. unten).

Das wichtigste Zeichen des Diabetes ist die abnorme Beschaffenheit des Harns. Seine Menge steigt oft auf 3—5 und mehr Liter in 24 Stunden, er ist hell, oft durch Bakterien getrübt, reagiert sauer, riecht häufig obstartig (durch Aceton), zeigt ein hohes spezifisches Gewicht, gewöhnlich über 1025, oft bis 1040 und mehr, und enthält Traubenzucker von kaum nachweisbaren Spuren bis zu 10 und 14 %, meist aber zwischen 2 und 5 %, so daß die Tageszuckermenge nicht über 200 bis 300 g beträgt. Da der Prozentgehalt sehr wechseln kann, ist zu einem genauen Überblick auch die Kenntnis der 24stündigen Harnmenge erforderlich. Die für die ärztliche Praxis wichtigste Zuckerprobe ist die Trommersche: man setzt dem Harn im Reagenzglas $^1/_3$ seines Volumens Kalilauge hinzu, schüttelt gut um und fügt tropfenweise eine 2 %ige Lösung von Cuprum sulfuricum hinzu, so lange als sich beim Umschütteln der entstehende Niederschlag noch löst, was bei Anwesenheit von Zucker meist unter tiefblauer Färbung geschieht. Dann erhitzt man den oberen Teil der Flüssigkeit über der Spirituslampe, bis sich gelbrote Wolken von Kupferoxydul auszuscheiden beginnen. Das Auftreten des gelbroten Reduktionsniederschlages, das nun ohne Erhitzen weiter geht, beweist das Vorhandensein von Traubenzucker. Fällt die Probe unsicher aus (bei Zuckergehalt unter $^1/_2$ %), so wiederholt man sie an dem einige Stunden nach reichlicher Amylazeenmahlzeit entleerten Harn. Die Gärungs- und die Polarisationsprobe weisen auch geringere Zuckermengen nach. Für die quantitative Bestimmung, die unter Benutzung der genannten drei Methoden möglich ist, empfiehlt sich das einfache Verfahren mit Lohnsteins Präzisions-Urometer (Fig. 73, S. 388, mit Anweisung für 7,50 M. von L. Reimann, Berlin S. O., Schmidstraße 32, zu beziehen); der Zuckergehalt wird empirisch aus dem Unterschiede des spezifischen Gewichts des Harns vor und nach der Gärung berechnet. Eine annähernde Schätzung ermöglicht Bouchardats Formel: man multipliziert die beiden letzten Ziffern des spezifischen Gewichts mit 2, dann mit der Zahl der Liter Harn in 24 Stunden; von dem Produkt zieht man bei bestehender Polyurie 50—60 g ab, sonst 30—40 g, das Ergebnis ist die ungefähre Zuckermenge des Tages. Außer dem Zucker ist meist der Harnstoff des Urins erheblich vermehrt (Steigerung des Eiweißzerfalls im Körper), manchmal auch das Ammoniak. Die Zuckermenge wird in hohem Grade durch die Nahrung beeinflußt; bei vielen Fällen von Diabetes, der leichteren Form, kann man den Zucker durch Entziehung der Kohlehydrate ganz zum Verschwinden bringen, bei anderen nicht: schwerere Form. Im ganzen scheinen die traumatischen Diabetesfälle und die mit Pankreasveränderungen zwar im Anfange eher Aussicht auf Heilung zu haben, aber weiterhin mehr zu Koma und Phthise zu neigen, während die besonders oft fettleibigen Zuckerkranken, in deren Vorgeschichte Gicht und Fettleibigkeit vorkommen, meist länger leben.

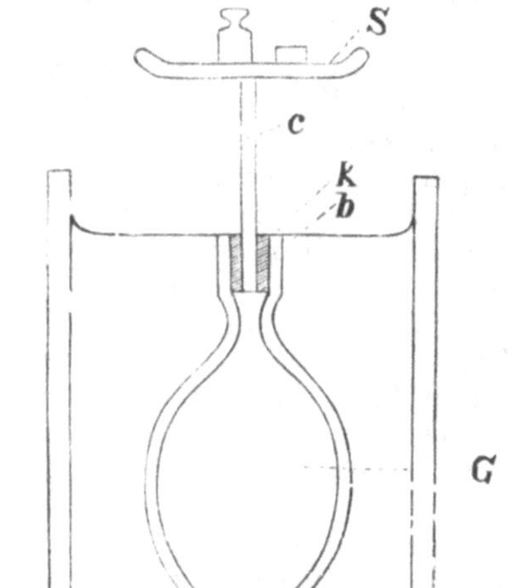

Fig. 73.
LOHNSTEINS Präzisions-Urometer (vgl. S. 387).

Eine äußerst wichtige, ziemlich häufige Erscheinung im Verlaufe des Diabetes ist das *Coma diabeticum* (KUSSMAUL). Zuweilen ohne jeden Anlaß, häufiger im Anschluß an Verdauungstörungen, ausschließliche Fleischkost, Gemütsbewegungen u. s. w. stellen sich Übelkeit, Kopfschmerzen, Unruhe und allgemeines Unbehagen und wachsende Benommenheit ein. Der Puls wird klein, tiefe, lange Einatmungen wechseln mit kurzen, seufzenden Ausatmungen (diabetische Dyspnoe, KUSSMAUL), zuweilen kommt Erbrechen, Durchfall u. dgl. hinzu. Unter erheblichem Sinken der Körpertemperatur (bis 30° C.) erfolgt endlich im tiefsten Koma der Tod, gewöhnlich innerhalb eines oder einiger Tage. Besserungen sind sehr selten und auch dann meist nur vorübergehend. Als Ursache des *Coma diabeticum* betrachtet man eine Selbstintoxikation, und zwar nach KUSSMAUL durch Aceton, dessen obstartiger Geruch in diesen Zuständen in der Atemluft und im Harn meist sehr hervortritt,[1] nach JAKSCH durch Acetessigsäure, nach STADELMANN durch die ihr verwandte Oxybuttersäure. Nicht mit dem *Coma diabeticum* zu verwechseln sind die plötzlichen Todesfälle durch Herzlähmung (s. oben).

Behandlung. In der Behandlung des Diabetes steht die Regelung der Diät in erster Linie. Um den gefährlichen Zuckergehalt des Blutes zu vermindern, muß zunächst die Zufuhr von Zucker und Kohlehydraten abgeschnitten werden. Die Kost soll daher vorwiegend animalisch sein (Fleisch aller Art, Fische, Eier, Käse, Speck, Butter); die Kohlehydrate muß man nach Möglichkeit durch Nahrungsfett, Leberthran u. s. w. ersetzen. Verschwindet dabei der Zucker im Harn, so versucht man zunächst Milch und weiterhin vorsichtig Semmel, Brot, Reis, grüne Gemüse, Bier und Rotwein, dagegen müssen die Kranken sich süßer Mehlspeisen, des Kuchens, Honigs, süßer Weine u. dgl. ganz enthalten. Als Getränk giebt man Wasser, kohlensaure Wässer u. dgl., Thee. Bleibt der Zuckergehalt trotz streng animalischer Kost, so handelt es sich um die schwere Form. Hier muß man, namentlich wenn Aceton im Harn auftritt, ebenfalls etwas nachgeben, grüne Bohnen, grüne Gemüse und Milch gestatten u. s. w. Häufig wirken Karlsbader Kuren und gewisse Arzneimittel auf das Befinden, den Durst und die Zuckerausscheidung günstig ein; namentlich Natrium salicylicum (3—5 mal täglich 2,0), dem sogar Heilungen zugeschrieben werden; Opium in großen Dosen (0,05 bis 0,1 bis 0,3! Op. pur. mehrmals täglich); Antipyrin (3—5 mal täglich 1,0); Semen Syzygii Jambolani (3 mal täglich 4—10 g); Kalksalze (Calc. carb. 3,5, Calc. phosph. 0,5 täglich, GRUBE). Ein Versuch damit muß jedenfalls angestellt werden. Sehr wertvoll sind Bäder und kühle Abreibungen und regelmäßige Muskelarbeit, die die Zuckerausscheidung direkt herabsetzt; bei kräftigen Kranken ist körperliche Arbeit, Reiten, Heilgymnastik, bei schwächeren Massage angezeigt. Gegen das *Coma diabeticum* sind nach der Auffassung, daß es sich um eine Säureintoxikation handle, große Dosen von Natrium carbonicum innerlich und intravenöse oder subkutane Infusionen von Kochsalzlösung und Natrium carbonicum empfohlen; die Erfolge sind unsicher, so daß die symptomatische Behandlung mit Bädern,

---

[1] Der Aceton enthaltende Harn wird nach Zusatz von blaßgelber Eisenchloridlösung burgunderrot (GERHARDTsche Reaktion).

Begießungen. Kampherinjektionen (R. 20b) noch nicht entbehrt werden kann. Operationen bei Diabetikern sind unter dem antiseptischen Verfahren nicht mehr so gefürchtet wie früher, wo Sepsis und Gangrän häufig nachfolgten.

§ 272. Diabetes insipidus, Harnruhr.

Ursachen. Wie der Diabetes mellitus der Glykosurie, so steht der Diabetes insipidus als selbständige Konstitutionskrankheit den verschiedenen Formen der Polyurie gegenüber, die bei Schrumpfniere, bei Hysterie, nach reichlichem Wassertrinken u. s. w. vorkommen. Die Ursache des Diabetes insipidus, der sich in bedeutender Vermehrung des Harns (8—10 Liter und mehr pro die) und sehr starkem Durst äußert, liegt meist in anatomischen Veränderungen innerhalb der Schädelhöhle; wahrscheinlich handelt es sich um Reizzustände in der Brücke und im verlängertem Mark. Erbliche neuropathische Belastung, direkte Vererbung, Gemütsbewegungen, Kopfverletzungen, Syphilis, akute Infektionskrankheiten, einmaliges übermäßiges Trinken werden als Ursache angegeben; das Jugendalter ist bevorzugt.

Erscheinungen und Verlauf. Der Diabetes insipidus beginnt meist allmählich, manchmal zunächst mit heftigem Durst, *Polydipsie,* gewöhnlich aber ist die Polyurie das primäre. Die getrunkenen Wassermengen werden schneller ausgeschieden als beim Gesunden. Der Harn ist sehr hell und leicht (1001—1004), verhältnismäßig reich an Harnstoff. Zunge und Haut sind trocken, die Organstörungen des Diabetes mellitus fehlen fast immer, nur Abmagerung, Schwäche und Neurasthenie sind meist vorhanden. Die Krankheit dauert oft Jahrzehnte, zuweilen geht sie in Diabetes mellitus über. Heilungen kommen öfters vor.

Behandlung. Von Arzneimitteln werden besonders Radix Valerianae pulv. (täglich 3—10 g in Pulver), Sekale (R. 87a) und Antipyrin (3—5 mal täglich 1 g) empfohlen.

§ 273. Krankhafte Fettleibigkeit, Adipositas nimia.

Ursachen. Die krankhafte Fettleibigkeit beginnt mit dem Eintreten von Beschwerden, die auf den Fettansatz zurückzuführen sind. Die Neigung dazu ist — beim Menschen nicht anders als beim Tier — nicht selten ererbt, ob direkt oder in Gestalt verminderter Oxydation im Stoffwechsel, ist nicht bekannt. Manchmal ist sie schon in der Kindheit erkennbar. Das Körperfett bildet sich aus dem Eiweiß, dem Fett und den Kohlehydraten der Nahrung; wenn bei normaler Zufuhr von zweien dieser Nährstoffe die zur Erhaltung des Stoffwechselgleichgewichts nötige Menge des dritten überschritten wird, muß der Fettansatz steigen. Ungenügende Körperbewegung und Alkoholgenuß, namentlich Biertrinken, begünstigen das erheblich. Wie sehr zerebrale Einflüsse auf die Fettleibigkeit einwirken, sieht man an dem Fettwerden vieler Geisteskranken bei gewissen Veränderungen ihres psychischen Zustandes trotz gleichbleibender Nahrung, Bewegung u. s. w. Auch Anämie begünstigt häufig den Fettansatz, und man kann eine anämische Fettleibigkeit der plethorischen gegenüberstellen. Frauen sind im ganzen mehr disponiert als Männer, namentlich nach Entbindungen und in den Wechseljahren.

Erscheinungen und Verlauf. Die ersten Zeichen der krankhaften Fettleibigkeit, deren äußeres Bild als bekannt vorausgesetzt wird, sind Schwerfälligkeit bei Bewegungen (mit Neigung zu Bequemlichkeit) und Kurzatmigkeit. Bedenklichere Erscheinungen sind Herzklopfen, Schwäche und gelegentliches Aussetzen des Pulses, Stauungsbronchialkatarrhe u. s. w.; sie sind auf Fettumwachsung oder -infiltration des Herzens (vgl. § 6) oder häufiger auf nachlassende Thätigkeit (Myodegeneration) des primär infolge der übermäßigen Ernährung u. s. w. (vgl. § 5) oder sekundär infolge der in gleicher Weise bedingten Arteriosklerose hypertrophischen Herzens bezogen worden. Hervorzuheben ist außerdem die Anlage der Fettleibigen für Gicht, Gallensteine, Schrumpfniere und Diabetes mellitus.

Behandlung. Alle Entfettungsmethoden haben den Grundsatz, die Zufuhr einzuschränken und den Umsatz zu steigern. Die Banting-Kur vermindert die Zufuhr von Fett und Kohlehydraten und giebt reichlich Fleisch: die Ebsteinsche Kur schränkt am meisten die Kohlehydrate, aber auch Eiweiß und Fett ein; Oertel erzielt durch sein entwässerndes und den Umsatz anregendes Verfahren (s. § 5) nicht nur die Gewichtabnahme, die dem Wasserverlust entspricht, sodern auch nachweisbare Einschmelzung von Fett, vielleicht infolge der verbesserten Kreislauf- und Oxydationsverhältnisse. Wirksam sind alle genannten Methoden; die Banting-Kur ist nicht zu empfehlen, weil sie zu eingreifend ist und leicht Erschöpfung und Herzschwäche hervorruft; der Ebsteinschen steht die Einförmigkeit ihres Speisezettels entgegen, die den Kranken die Durchführung erschwert; die Oertelsche erweckt zumal wegen der nicht selten entstehenden Verdauungstörungen und wegen der Neigung der Fettleibigen zu Gicht und Gallensteinen Bedenken, dagegen ist sie bei der anämischen Form und namentlich in den späteren hydrämischen Zuständen sehr zu empfehlen. Im allgemeinen ist eine Herabsetzung der Kohlehydratzufuhr, bei sehr allmählichem Vorgehen und unter sorgfältiger Beobachtung der Herz- und Muskelkraft, am zweckmäßigsten. Brunnenkuren, zumal mit den abführenden Wässern von Marienbad, Kissingen u. s. w., unterstützen die diätetische Kur wesentlich; wenn sie am Kurort durchgeführt werden, ist den Kranken die Beobachtung der Diätvorschriften wesentlich erleichtert. Bei der äußerst wertvollen methodischen Körperbewegung und Muskelarbeit muß noch besonders berücksichtigt werden, daß ihre zu reichliche Übung den Appetit zu sehr anregt und dadurch dem Kurplan gefährlich wird. Bei der anämischen Fettleibigkeit thun oft die Eisenpräparate (R. 39a und b) gute Dienste, bei der plethorischen nicht selten das Jodkalium (0,2—0,5 2mal täglich). Bei manchen Fällen, wo die Zunahme der Weichteile an Myxödem erinnert, wird man die besondere Behandlung dieses Leidens (vgl. § 274) versuchen, wodurch die Oxydation im Stoffwechsel wesentlich gesteigert wird.

§ 274. Myxödem.

Nach Exstirpation oder nach Entartung der Schilddrüse tritt nicht selten eine eigentümliche, myxomähnliche, gleichmäßige Verdickung der Weichteile, namentlich des Gesichts, weiterhin auch des Halses und der Glieder auf, meist unter fortschreitender geistiger und körperlicher Schwäche *(Cachexia strumipriva)*. Gewöhnlich werden das Gesicht bleich, die Zunge dick und blau, die Sprache langsam und schwerfällig, die Stimme tief, die Haut trocken und abschilfernd, die Nägel rissig. Alle diese Erscheinungen, die sich auch beim Kretinismus finden, werden (mindestens für die Zeit der Behandlung) erheblich gebessert, wenn die Kranken Schilddrüse einnehmen, entweder täglich 5—10 g rohe Hammelschilddrüse (auf Butterbrot) oder Thyreoidintabletten, etwa 0,3 der Drüsensubstanz entsprechend, oder besser Thyraden-Knoll, das die beiden wirksamen Stoffe, Thyreoantitoxin und Thyreojodin, enthält, tgl. 5—10 Tabletten oder endlich Thyrojodin-Bayer, tgl. 3—10 Tabletten zu 0,3. Bei zu großen Gaben aller dieser Präparate stellen sich Kopfschmerz, Zittern, Appetitlosigkeit, Herzklopfen, schwere Abmagerung ein (Thyreoidismus).

§ 275. Akromegalie.

In seltenen Fällen kommt nach Abschluß des allgemeinen Körperwachstums eine fortschreitende Größenzunahme der Hände, der Füße und des Gesichts vor, und zwar durch abnormes Wachstum der Knochen, nicht der Weichteile wie beim Myxödem. Zugleich bestehen meist Kopfschmerz und Sehstörungen (Neuritis optica und Atrophie), Diabetes insipidus oder mellitus u. s. w. Als Ursache hat man Geschwülste der *Hypophysis cerebri,* seltener der Thymusdrüse beobachtet. Eine wirksame *Behandlung* ist nicht bekannt.

XII. Kurze Übersicht der Vergiftungen.

§ 276. Akute Ätzvergiftungen.

Durch Trinken von Schwefelsäure, Salzsäure, Salpetersäure, Essigsäure, Oxalsäure, oxalsaurem Kali (Kleesalz), Ätzkali und Ätznatron, essigsaurem Blei, Sublimat- und Kupfervitriollösung u. dgl. werden örtliche Anätzungen der Mundhöhle, des Rachens, der Speiseröhre und des Magens erzeugt, deren leichtere Grade zur Heilung kommen (oft unter Speiseröhrenverengerung u. dgl.), während die schweren direkt oder durch die nachfolgende Entzündung zum Tode führen. Häufig entsteht akute hämorrhagische Nephritis; vielfach verbinden sich nervöse Erscheinungen und Kollaps mit den örtlichen. Gegengifte: gegen die ätzenden Säuren Magnesia usta, mehrere Theelöffel voll in Wasser, gegen Ätzalkalien: Essigwasser, Zitronensaft, gegen Metallsalze: Eiweiß, Milch.

Salmiakgeist, salpetrige und schweflige Säure bewirken eingeatmet heftige Entzündung der Luftwege. Behandlung s. § 16.

§ 277. Phosphor und Arsenikvergiftungen.

Phosphor- und Arsenikvergiftung bringen außer Gastroenteritis, die beim Arsenik viel stärker ist und unter choleraähnlichen Erscheinungen verläuft, in den nächsten Tagen, namentlich wenn der Tod nicht vor Ablauf einer Woche eintritt, schwere Veränderungen an den drüsigen Organen, zumal an der Leber, am Magen, an den Nieren hervor, die wesentlich in körniger und fettiger Entartung bestehen. Bei Phosphorvergiftung tritt infolge der Leberveränderungen Ikterus auf. *Behandlung:* Magenpumpe, Brechmittel, bei Phosphor nichtrektifiziertes Terpentinöl ($^1/_2$ Theelöffel voll in Schleim), bei Arsenik gebrannte Magnesia oder das Antidot. arsen. der Apotheken (Magnesia und Eisenoxydhydrat). Die chronische Phosphorvergiftung (z. B. bei Arbeitern in Zündholzfabriken) bewirkt Nekrose des Unterkiefers, die von kariösen Zähnen ausgeht, die chronische Arsenikvergiftung (bei Arsenikarbeitern, durch giftige Tapeten) Magen- und Darmkatarrh, Konjunktivitis, Hautaffektionen, Kachexie. Die Verhütung gehört ins Gebiet der Hygiene.

§ 278. **Chronische Blei- und Quecksilbervergiftungen.**

1) Fortgesetzte Aufnahme von Blei durch den Magen (Maler, Schriftsetzer u. s. w., die z. B. während der Arbeit essen) bewirkt Kachexie, Bleikolik mit Verstopfung, hartem eingezogenen Bauch, Bleilähmung (Neuritis, degenerative Atrophie zumal des Radialisgebiets), Gelenkschmerzen ohne objektive Grundlage, meist im Knie, Gehirnerscheinungen (*Encephalopathia saturnina,* Krämpfe, Delirien, Bewußtlosigkeit, Amaurose), endlich nicht selten Gicht und Schrumpfniere. Die Bleikolik (Krampf der Darmwand) wird mit Opium (R. 64a und b) oder Chloralhydrat (R. 27) behandelt, denen auch die Verstopfung am besten weicht. Im übrigen laue Bäder, Jodkalium (R. 52).

2) Chronische Quecksilbervergiftung, (nach Quecksilberkuren, häufiger bei Spiegelarbeitern u. s. w.) äußert sich durch Stomatitis (§ 50), Magen- und Darmkatarrh (gleich der akuten oft durch dysenterische Prozesse im Dickdarm), Kachexie, Aufregung, Intentionszittern *(Tremor mercurialis)* vgl. S. 198. *Behandlung* der Stomatitis s. § 50, der übrigen Erscheinungen mit heißen Bädern, Jodkalium (R. 52) u. s. w.

§ 279. **Vergiftung durch chlorsaures Kali.**

Größere Mengen von Kalium chloricum (bei Kindern ausnahmsweise schon 2—5 g) bewirken häufig schwere Vergiftungserscheinungen, Umwandlung des Blutfarbstoffs in Methämoglobin, Übertritt desselben in den Harn (Methämoglobinurie) ikterische Hautfärbung, Braunfärbung des Blutes und der Organe, akute Nierenveränderung durch Ausscheidung der zerstörten roten Blutkörperchen, meist tödlichen Ausgang. Die Haupterscheinungen sind Erbrechen, Durchfall, Atemnot, Kyanose und Herzschwäche, Oligurie, Delirien, Koma. Man soll daher das Kali chloricum bei innerlichem Gebrauch vorsichtig dosieren (vgl.

S. 92) und es nicht bei nüchternem Magen geben. Bei Kranken mit Fieber, Atemnot und verminderter Alkaleszenz des Blutes sei man doppelt vorsichtig. Nephritiker dürfen nie chlorsaures Kali einnehmen.

§ 280. Vergiftungen durch Gase und Dämpfe.

1) Kohlenoxydvergiftung tritt nach Einatmung von Kohlendunst und von Leuchtgas ein. Schwindel, Kopfschmerz, Benommenheit bis zu völliger Bewußtlosigkeit, allgemeine Krämpfe, Aufhören der Atmung sind die Haupterscheinungen. Das Blut ist hellkirschrot und zeigt im Spektrum Kohlenoxydhämoglobinstreifen. Als spätere Folgen sind Pneumonie und Encephalitis beobachtet. *Behandlung:* Frische Luft, künstliche Atmung, Bäder und Begießungen.

2) Schwefelwasserstoffvergiftung (Einatmung von Kloakengas) erzeugt Bewußtlosigkeit, Krämpfe, Kyanose. Das Blut ist tintenschwarz. *Behandlung:* Frische Luft, künstliche Atmung, Bäder und Begießungen.

3) Blausäure, die aus Cyankalium durch Säuren (schon durch die Kohlensäure der Atemluft beim Daraufhauchen) frei wird, ruft meist sofortigen Tod hervor. In weniger schweren Fällen (namentlich nach Verschlucken von Cyankali) treten Krämpfe, sehr langsame, tiefe Atmung, Herzschwäche, Anästhesie, Bewußtlosigkeit auf. *Behandlung:* Blutentziehung, Brechmittel, künstliche Atmung, Bäder und Begießungen.

§ 281. Vergiftungen durch Anästhetica, Alkohol, Karbolsäure.

Chloroform, Chloralhydrat, Äther, Alkohol und Karbolsäure bewirken bei schwerer Vergiftung Bewußtlosigkeit, Anästhesie, Aufhören der Atmung und der Herzthätigkeit. Bei Alkohol- und Karbolsäurevergiftung gehen dem Koma zuweilen epileptiforme Krämpfe voraus; bei Chloroform-, Chloralhydrat- und Äthervergiftung sind die Pupillen weit, bei Alkoholvergiftung weit oder eng, bei Karbolvergiftung eng; bei der letzteren sind außerdem nach dem Verschlucken leichte örtliche Ätzwirkungen zu beobachten; der Harn ist oder wird allmählich dunkeloliven-grün. *Behandlung:* Bäder mit Begießungen, künstliche Atmung, bei Karbolvergiftung eßlöffelweise Glaubersalz (event. durch Schlundsonde). Über den chronischen Alkoholismus vgl. § 283.

§ 282. Alkaloidvergiftungen.

Opium und seine Alkaloide bewirken Erbrechen, Betäubung, Pupillenverengerung, Atmungs- und Herzlähmung. *Behandlung:* Eis auf den Kopf, Magenpumpe, schwarzer Kaffee (dessen Tanningehalt das Alkaloid ausfällt), Atropin (R. 14c, 0,001 und mehr subk.), Bäder und Begießungen. Über Morphinismus vgl. § 284.

Tollkirsche und ihr Alkaloid Atropin bewirken Trockenheit im Halse, Pupillenerweiterung, Unruhe, Klopfen der Karotiden, rotes Gesicht, Delirien, Halluzinationen, Krämpfe, Bewußtlosigkeit. *Behandlung:* Morphium (R. 57b).

Bilsenkraut und seine Alkaloide Hyoscyamin und Hyoszin, ebenso Schierling mit Coniin bewirken motorische Lähmung, Benommenheit, Koma. *Behandlung:* Bäder und Begießungen.

Fingerhut (Digitalis) und seine Alkaloide bewirken Pulsverlangsamung, weiterhin Pulsbeschleunigung, Dyspnoe, Ohnmacht, Kollaps, Benommenheit. *Behandlung:* Kampher (R. 20b), Koffein (R. 31b), Bäder, Begießungen.

Tabak und Nikotin bewirken Pulsverlangsamung, Herzschwäche, Beklemmung, Erbrechen, Delirien, Koma. *Behandlung:* Schwarzer Kaffee, Bäder, Begießungen. Die chronische Nikotinvergiftung zeigt sich in Herzklopfen, Gefühl von Herzschwäche, Händezittern, Sehschwäche, Schwindel, Zusammenschnürung im Schlunde, Rachen- und Magenkatarrh, manchmal in tabesähnlicher heilbarer Ataxie (bei Zigarrenarbeitern). Behandlung symptomatisch, Tabakgenuß zu verbieten, ev. nikotin-freie Zigarren.

Brechnuß (Nux vomica) und Strychnin bewirken Tetanusanfälle (§ 213). *Behandlung:* Magenpumpe, weiterhin Morphium (R. 57b), Chloralhydrat (R. 27).

Giftige Pilze bewirken Magen- und Darmreizung, Kopfschmerzen, Koma; Fliegenpilz- (Muskarin-) Vergiftung auch Delirien und Krämpfe. *Behandlung:* Brechmittel (reichliches Trinken von lauem Wasser), Bäder und Begießungen. Das Gegengift des Muskarin ist Atropin (R. 14c).

Kokain bewirkt Unruhe, Schlaflosigkeit, Halluzinationen, Anfälle von Tetanus und Trismus, Herzlähmung. *Behandlung:* Einatmung von Amylnitrit (1—2 Tropfen), Bäder, Begießungen.

§ 283. Chronischer Alkoholismus.

Der gewohnheitmäßige Genuß alkoholischer Getränke bewirkt sehr häufig körperliche und geistige Schädigungen, um so eher und schwerer, je konzentrierter das Getränk, je ungünstiger der allgemeine Ernährungszustand und je jünger der Trinkende ist. Das Maß, das ohne Schaden vertragen wird, ist ganz außerordentlich verschieden; bei Vielen rufen schon sehr kleine Mengen, die im Volke für völlig harmlos gelten, üble Folgen hervor. Die wichtigsten Erscheinungen des chronischen Alkoholismus sind: chronischer Katarrh des Rachens (§ 62), des Magens (§ 75), Stuhlträgheit (§ 84); Leberanschwellung (§ 108), und bei Schnapstrinkern Leberzirrhose (§ 100), ferner Arteriosklerose (§ 10), Herzhypertrophie (§ 5), Schrumpfniere (§ 128), Neuritis (§ 156), Zittern, Neurasthenie (§ 208), Epilepsie (§ 204), Apoplexieen (§ 182), Sehstörungen, endlich die geistigen Störungen[1]: Schwäche des Verstandes, des Willens und namentlich der ethischen Gefühle, Selbstmordneigung, Delirium tremens, Polyneuritische Geistesstörung und Dementia paralytica. Außerdem ist zu beachten, daß chronische Alkoholisten eine verringerte Widerstandsfähigkeit gegen Pneumonie, Typhus, Cholera u. s. w. haben und ihnen sehr leicht zum Opfer fallen.

Die Verhütung des chronischen Alkoholismus beruht vor allem auf der öffentlichen Belehrung über die Gefahren des Alkohols, auf der Hebung der Lebenshaltung und der Ernährung der niederen Klassen und auf dem Schutz der Schwachen und Gefährdeten durch Abstinenzvereine u. dgl. Jeder Arzt sollte Mitglied des „Deutschen Vereins gegen den Mißbrauch geistiger Getränke“ sein (Geschäftsführer Dr. W. Bode in Hildesheim), schon um sich über der Stand den Alkoholfrage zu unterrichten. Der Trinker kann nur in eigenen Anstalten bei mindestens halbjähriger Behandlung geheilt und später nur durch völlige Enthaltsamkeit (als Mitglied des Blauen Kreuzes oder des Guttemplerordens) vom Rückfall geschützt werden. Arzneimittel sind unwirksam, auch das mehrfach empfohlene Strychnin (0,001—0,003—0,006 allmählich steigend täglich subkutan eingespritzt) kann wohl nur als Unterstützungsmittel der Anstalt betrachtet werden. Ebenso steht es mit der hypnotischen Suggestion. Nasse Abreibungen, Bäder u. s. w. sind schon durch die bei keinem Trinker fehlende Neurasthenie angezeigt, die übrigens nicht selten auch die Ursache des Triebes zum Trinken ist.

§ 284. **Chronischer Morphinismus.**

Bei Neuropathischen erzeugt die Morphiumeinspritzung ein Wohlbefinden und eine Steigerung der Leistungsfähigkeit, die zu

[1] Vgl. Dornblüth, Kompendium der Psychiatrie, S. 133 ff.

beständiger Wiederholung des Gebrauches treibt. Nach einigen Monaten treten Verlangsamung des Vorstellungsverlaufes, Gedächtnisschwäche, Abnahme der ethischen Gefühle u. s. w., auf körperlichem Gebiete häufig Blasen- und Darmstörungen, Albuminurie, leichte Ataxie der Beine, Impotenz, Amenorrhoe, Dyspepsie, Trockenheit der Haut mit Neigung zu Akne und Furunkeln, örtliche oder allgemeine Schweiße, Locker- und Weichwerden der Zähne, Pupillenverengerung, Akkomodationstörungen, Herzarhythmie, Frösteln, Fiebererregungen u. s. w. Für die Diagnose des von den Kranken häufig verleugneten Leidens kann der Nachweis des Alkaloids, das auch nach der Einspritzung im Magen ausgeschieden wird, im Mageninhalt (vgl. S. 97) wichtig sein. Die *Behandlung* kann nur in einer besonders dazu eingerichteten Anstalt erfolgreich vorgenommen werden; man entzieht das Morphium am besten so schnell, wie es ohne Gefahr geschehen kann (vgl. Kompendium der Psychiatrie, S. 139). Die Verhütung des Leidens liegt wesentlich in der Hand der Ärzte, die das wichtige, aber gefährliche Mittel (und namentlich die Injektionspritze) nie dem Kranken überlassen und es nie an sich selbst gebrauchen sollten.

XIII. Rezepte und Verordnungen.

Die links von jedem Rezept stehenden Zahlen bezeichnen ungefähr den Preis in Pfennigen, bei der für die mittlere Praxis üblichen Ausstattung.

1. *Acetanilid (Antifebrin)*, 0,5! 4,0!
℞ Antifebrin 0,3—0,5
D. tal. dos. VI. S. Ein-
(50) oder mehrmal ein Pulver.
(Trocken auf die Zunge,
dann hinunterspülen).
Vgl. S. 43. 55. 66. 204. 219. 238. 283. 303. 331. 362.

2. *Acidum hydrochloricum.*
a) ℞ Acid. hydr. dil. 10,0
S. Nach der Mahlzeit 5—10
(50) Tropfen in einem Weinglase Wasser.

b) ℞ Acid. hydrochl. 0,3—0,5
(30) Aq. dest. ad 100,0
S. 2stündl. 1 Theel. (für Kinder).

c) ℞ Acid. hydrochl. 1,0
(65) Tct. Aur. 5,0
Sir. spl. 20,0
Aq. dest. ad 200,0
MD. 2stündl. 1 Eßlöffel.

d) ℞ Acid. hydrochl. 1,5
(95) Cinchonin.
Chinidin. āā 0,5.
Extr. et pulv. Gent. q. s.
F. pil. 60. DS. 2—3 Pillen vor dem Essen.
Vgl. S. 66. 102. 104. 107. 122. 127. 172. 375.

3. ℞ *Acid. pyrogall.* 3,0
(125) Lanolin. 27,0
M. f. ungt. DS. Salbe.
Vgl. S. 368. 371.

4. *Acidum salicylicum.*
a) ℞ Acid. salicyl. 0,5
D. tal. dos. XV ad caps.
(140) amyl. S. 3—5mal tägl.
1 Kapsel.
Vgl. S. 107. 181. 188.

b) Acid. salicyl. 1,0
(100) Vaselin. 25,0
Zinc. oxyd.
Amyli āā 12,0
M. len. terend. F. pasta.
Vgl. S. 364. 365.

5. *Aloë.*
a) Extr. Aloës
(60) Pulv. Rhei āā 2,0
F. c. Spir. q. s. pil. 30.
D.S. Abends 1—3 Pillen.

b) Extr. Aloës 2,0
(90) Extr. Hyoscyam. 0,5
Extr. Colocynth. 1,0
F. pil. 30. D.S. Abends 1—2 Pillen.
Vgl. S. 129.

6. ℞ *Liq. Ammon. anis.* 10,0
D.S. 5mal tägl. 2—5 Tropf.
(50) auf Zucker für Kinder,
5mal 20 Tropf. für Erwachsene.
Vgl. S. 34. 51. 104.

7. ℞ *Ammon. embel.* (Merck) 0,3
D. ad caps. amyl. S. Morgens nüchtern zu nehmen.
Vgl. S. 140.

8. *Amylenhydrat.* 4,0! 8,0!
℞ Amylenhydrat. 20,0
D.S. Abends 1 Theelöffel
(215) voll (= 4 ccm), in Bier zu nehmen.
Vgl. S. 303.

9. ℞ *Antipyrin.* 0,5—1,0
D. tal. dos. VI. S. Ein-
(115— oder mehrmal ein Pulver
190) in Wasser oder Rotwein.
Vgl. S. 41. 55. 184. 218. 238. 283. 307. 331. 354. 366. 389. 390.

10. ℞ *Apomorphin. hydrochl.* 0,02! 0,1!
a) ℞ Apomorph. hydrochl.
Morph. hydrochl. āā 0,03
(100) Acid. hydrochl. gtt. III.
Aq. dest. 130,0
Syr. Alth. ad 150,0
M.D. ad. vitr. nigr. S. 4 mal tgl. 1 Eßl. (Expektorans).
Vgl. S. 34. 36. 66. 317. 331.

b) ℞ Apomorph. hydr. 0,05
60) Aq. dest. 5,0
M.D.S. $^1/_2$—1 Spritze subk. zu injizieren. (Brechmittel; Kindern $^1/_4$ Spr.)
Vgl. S. 37. 102.

11. *Argentum nitricum,* 0,03! 0,2!
a) ℞ Arg. nitr. 0,3
(65) Argill. 3,0
M.F. c. Aq. dest. q. s. Pil. 30. D.S. 3 mal tägl. 1 Pille.
Vgl. S. 233. 238. 272. 281. 293.

b) ℞ Arg. nitr. 1,0
(70) Aq. dest. ad 100,0
M.D. Ad vitr. nitr. S. Äußerl.
Vgl. S. 25. 189.

c) ℞ Arg. nitr. 0,05
(35) Amyl. 10,0
M. f. pulv. D.S. Äußerlich.
Vgl. S. 25.

d) ℞ Arg. nitr. 1,0
(100) Bism. subnitr. 9,0
Talc. 90,0
M. f. pulv. D.S. Äußerlich.
Vgl. S. 188.

e) ℞ Arg. nitr. 0,4
(120) Bals. Peruv. 4,0
Vaselin. ad 20,0
M. f. ungt. D.S. Salbe.
Vgl. S. 336.

12. *Arsenicum. Acid. arsenic.* 0,05! 0,02!
a) ℞ Acid. arsenicos. 0,3—0,5!
Pip. nigr. 3,0—5,0
(65) Gi. Arab. 1,0
Aq. dest. q. s.
F. pil. 90. D.S. 2 mal tägl. 1 Pille und mehr während der Mahlzeit.

b) ℞ Sol. Natr. arsenic. (0,1)
(45) 10,0
D.S. Tgl. $^1/_4$—2 mal tägl. 1 Spritze subk.

Weniger zweckmäßig und ohne andere Vorzüge ist die Fowlersche Lösung: Liq. Kal. arsen. 0,5! 0,2!

c) ℞ Liq. Kalii arsen. 5,0
(55) Aq. Menth. pip. 10,0
M.D.S. 3 mal tgl. 6 Tropfen, steigend bis 3 mal 18.
Vgl. S. 43. 66. 76. 166. 174. 195. 203. 219. 238. 272. 275. 283. 303. 306. 307. 311. 335. 336. 366. 368. 375. 376. 378.

13. ℞ *Rad. Artemisiae pulv.* 2,0
(125—155) —4,0
D. tal. dos. XV. Abends 1 Pulver in warmem Bier.
Vgl. S. 299.

14. *Atropinum sulfuricum* 0,001! 0,003!
a) ℞ Atropin. sulf. 0,005
(55) Argill. q. s.
F. pil. 30. D.S. Abends 1 Pille und mehr.
Vgl. S. 83. 117. 184. 218. 293. 361. 367. 396.

b) ℞ Atropin. sulf. 0,03
Acid. arsenic. 0,06
(140) Chinin. hydr. 4,0
Extr. Gent. 4,0
F. l. a. pil. 60. D.S. 1—4 Pillen täglich.
(LEBERT'sche Asthmapillen.)

Vgl. S. 63.

c) ℞ Atropin. sulf. 0,003
(45) Aq. dest. 10,0
M.D.S. 2mal tgl. 1 Spritze subkutan.

Vgl. S. 66. 184. 294.

15. *Folia Belladonnae* 0,2! 1,0!
Extr. Belladonn. 0,05! 0,2!
℞ Extr. Belladonn.
Fol. Belladonn. āā 0,5
(75) Succ. Liq. q. s. F. pil. 60. Morgens 1—2, weiterhin 4—5 Pillen (TROUSSEAU).

Vgl. S. 129. 184.

16. ℞ *Bismut. subnitr.* 0,1 —0,3
(95—105 —0,5
—115) Sacch. 0,5.
M. f. pulv. D. tal. dos. X. S. 3mal täglich 1 Pulver.

Vgl. S. 117. 120. 121.

17. ℞ *Boracis* 4,0—6,0
(60) Aq. dest. ad 200,0
M.D.S. Äußerlich.

Vgl. S. 77. 80.

18. ℞ *Bromoform* 10,0—20,0
D.S. ½jähr. Kind 3 × 3 gtt.
(90— tägl., 1jähr. 3 × 4—5 gtt.
140) tägl., 3jähr. 3 × 10 gtt. tgl., 8jähr. 3 × 16 gtt. tägl., nie bei leerem Magen.

Vgl. S. 41.

19. ℞ *Calcii sulfurat. pur.* 1,0-3,0
Lanolin.
(85) Adip. āā 5,0
M. f. ungt. D.S. Äußerlich.

Vgl. S. 365.

20. ℞ *Camphora.*
a) Camph. trit. 0,05—0,1
(110) Gi. Arab. 0,3
M. f. pulv. D. tal. dos. X ad chart cer. S. 3—4mal tägl. 1 Pulver.

b) ℞ Ol. camphor. 20,0
(45) D.S. Mehrmals 1—2 Spritzen subkutan.

Vgl. S. 4. 11. 18. 34. 36. 47. 51. 56. 66. 93. 116. 122. 126. 144. 172. 195. 265. 315. 328. 330. 380. 390. 396.

c) ℞ Kampherspiritus 100,0
(65) Zur Einreibung.

d) ℞ Camph. monobrom. 0,1
(100— —0,3
110) Sacch. 0,3
M. f. pulv. D. tal. dos. X ad chart. cer. S. 3mal tägl. 1 Pulver.

Vgl. S. 15. 303.

21. ℞ *Extr. cannab. ind.* 0,6
Pulv. Gent.
(85) Extr. Gent. q. s.
F. pil. 30. D.S. 3mal tägl. 1 Pille.

Vgl. S. 283.

22. *Tinct. Cantharidum,* 0,5! 1,5!
℞ Tct. Cantharid. 10,0
(55) D.S. 3mal tgl. 5 Tropfen in Haferschleim.

Vgl. S. 98.

23. ℞ *Extr. Cascarae Sagradae sicc.* 3,0
(120) Muc. Gi. Arab.
Pulv. Liq. q. s.
F. Pil. 30. D.S. 3mal tägl. 2 Pillen.

Vgl. S. 129.

24. ℞ *Cer. oxal.* 0,1
(120) Sacch. 0,3
M. f. pulv. D. tal. dos. XV. S. 3—5mal tgl. 1 Pulver.

Vgl. S. 114. 117. 172. 238.

25. ℞ *Cort. Chin.* 20,0
Acid. sulf. dil. 3,0
(75) Coq. c. Aq. font. q. s. ad colat. 200,0
D.S. 4—5 mal tgl. 1 Eßl. voll.
Vgl. S. 379.

26. *Chininum hydrochloricum.*

a) ℞ Chin. hydrochl. 0,1—0,6
(90—125) D. ad capsul. amyl. S. Mehrmals tgl. 1—2—3 Kapseln.
Vgl. S. 43. 55. 166. 218. 219. 283. 289. 328. 330. 332. 335. 378.

b) ℞ Chin. hydrochl. 2,0
(75) Aq. dest. ad 100,0
M.D.S. 2 mal täglich soviel Theelöffel, wie das Kind Jahre zählt.
Vgl. S. 41. 315.

Wenn verweigert, so giebt man ZIMMERsche Chininschokoladetabletten zu 0,06 oder 0,1 oder verordnet

c) ℞ Chin. bihydrochl. (ZIMMER) 2,5—3,0
Aq. dest. 10,0
M D.S. Tgl. 2 Einspritzungen am Rücken, jedesmal soviel dg Chinin, wie das Kind Jahre zählt.

d) ℞ Tinct. Chin. compos. 50,0
(115) D.S. tägl. $^1/_2$—1 Theelöffel voll vor der Mahlzeit.
Vgl. S. 66. 107.

e) ℞ Chinin. hydrochl. 0,3
(115, 105) Natr. salicyl. 0,5
(oder Acetanilid. 0,5)
M. f. pulv. D. tal. dos. V ad caps. amyl. S. Ein bis zwei Kapseln am Tage.
Vgl. S. 218.

27. ℞ *Chloral. hydrat.* 1,0—3,0
(80—90) Aq. dest.
Sir. Aur. cort. āā 20,0
M D.S. In 2 Teilen z. n.
Vgl. S. 43. 162. 172. 275. 294. 308. 394.

28. ℞ *Chloroform.* 10,0
(70) Spir. 90,0
M.D.S. Zur Einreibung.
Vgl. S. 219.

29. *Chrysarobin.* 5,0
Traumaticin. (od. Lanol.)
(165) 45,0.
M.D.S. Äußerlich.
Vgl. S. 368.

30. *Codeinum phosph.* 0,1! 0,4!

a) ℞ Tabl. Codein. KNOLL (0 02)
(100) No. 10.
D.S. 1—3 mal tgl. 1 Tabl.

b) ℞ Cod. phosph. 0,3
(115) Chin. hydr. 0,6
F. l. a. pil. 30. D.S. 3—5 mal tägl. 1 Pille.

c) ℞ Codein phosph. 0,5
(115) Aq. dest. 10,0
M.D.S. $^1/_2$—1 Spritze subkutan.

Vgl. S. 11. 25. 32. 34. 36. 43. 66. 72. 74. 112. 117. 307. 328.

31. *Coffeinum.* 0,5! 1,5!

a) ℞ Tablett. Coffein. (0,1) No. X.
(115) D.S. Mehrmals täglich 1—3 Tabletten.

Coff. natrio-benz. 1,0! 3,0!

b) ℞ Coffein. natr. — benzoic.
(60—90) 2,0—5,0
Aq. dest. 10,0
M.D.S. 2—4 mal tägl. $^1/_2$—1 Spritze subkutan.

Vgl. S. 4. 11. 18. 36. 46. 47. 56. 74. 93. 172. 283. 315. 330. 396.

32. a) ℞ *Decoct. rad. Colombo* (15,0) 180,0
(80) Syr. Alth. 20,0
M.D.S. 3—5 mal tägl. 1 Eßl.

b) ℞ Decoct. rad. Colombo (5,0) 100,0
(70) Sir. Alth. 20,0
M.D.S. 2 stündl. 1 Kinderlöffel (für Kinder).

c) ℞ Tct. Colombo 50,0
(35) M.D.S. 4 mal tägl. 20—40 Tropfen bis 1 Theel.

Vgl. S. 120.

33. ℞ *Elixir Condurango* (WALTHER) 100,0
(150) D.S. 2—3 mal tgl. 1 Theel. voll.

Vgl. S. 113.

34. ℞ Caps. elast. *Balsam. Copaiv.* (0,6) No. 30.
(105) D.S. Tägl. 2—4 Kapseln.

Vgl. S. 155. 188.

35. ℞ *Cotoin.* 0,1
(350) Sacch. 0,3
M. f. pulv. D. tal. dos. XV. S. 5 mal tägl. 1 Pulver.

Vgl. S. 122.

36. a) ℞ *Dermatol.* 10,0
Lanolin. 20,0
(265) Vaselin. 70,0
M. f. ungt. D.S. Äußerlich.

b) ℞ Dermatol. 20,0
(195) D.S. Streupulver.

Vgl. S. 336.

37. *Folia Digitalis.* 0,2! 1,0!

a) ℞ Fol. Digital. pulv. 1,5
(Chin. hydrochl. 0,3)
(75) Succ. Liq. 2,5
F. l. a. pil. 30. D.S. 3—4 mal täglich 2 Pillen.

b) ℞ Infus. fol. Digit. (1,0) 130,0
(65) Sir. spl. 20,0
M.D.S. 2 stündlich 1 Eßl.

Wir ziehen die Form a) der zweiten vor.

Vgl. S. 4. 11. 15. 18. 36. 74. 172. 268.

38. ℞ *Ferropyrin* (KNOLL) 1,0—1,5
(105— Aq. dest. 180,0
115) Sir. Aur. cort. ad 200,0
M.D.S. 3 mal tägl. 1 Eßl.

Vgl. S. 116.

39. *Ferrum.*

a) ℞ Ferr. lact. 10,0
(Chin. hydrochl. 1,0)
(100) Pulv. Alth.
Muc. Gi. Arab. q. s.
F. pil. 90. D.S. 3 mal tägl. 2 Pillen.

Vgl. S. 11. 43. 93. 155. 203. 217. 238. 288. 303. 345. 355. 375.

b) ℞ Pil. Ferr. BLAUD. No. 100.
(125) D.S. 3 mal tägl. 2—3 Pillen.

Vgl. S. 155. 203. 288. 375. 392.

c) ℞ Tct. Ferr. pom.
(55) Sir. spl. āā 15,0
D.S. 3 mal tägl. ½ Theel. (für Kinder).

Vgl. S. 375. 381.

d) ℞ Sir. Ferr. jod. 50,0
D.S. 3 mal tgl. 20 Tropfen
(95) bis 1 Theel. in Zuckerwasser oder Wein (Kindern 3 mal tgl. 5—20 Trpf.)

Vgl. S. 157. 166. 175. 195.

e) ℞ Liq. Ferr. sesquichl. 20,0
(35) D.S. Mehrmals tgl. 5 Tropf. in starker Verdünnung.

Vgl. S. 92. 132. 258. 347. 380.

f) ℞ Liq. Ferr. sesquichlor. 20,0
(35) D.S. Ein Theel. voll auf ½ l Wasser, davon ½ stündl. 1—2 Minuten lang zu inhalieren.

Vgl. S. 66.

40. ℞ *Capsul. gelat. Extr. Filic.* (1,0).
D. No. 10. S. Morgens nüchtern in zwei Partieen z. n.,
(270) ½ Stunde später ein Abführmittel (nicht Rizinusöl!).

Vgl. S. 140. 142.

41. ℞ *Decoct. cortic. Frangulae*
(60) (20,0) 150,0
D.S. 3mal tägl. 1 Eßl. voll.
Besser der häuslichen Bereitung zu überlassen: Faulbaumrindenthee, 1 Eßl. auf 1 Tasse gekocht, davon eßlöffelweise zu nehmen.
Vgl. S. 129.

42. ℞ *Cort. Granati* 30,0
Mac. c. aq. frig. 300,0 per
(130) horas XII, dein coq. ad reman. colat. 250,0
Sir. Zingib. 15,0
M.D.S. Morgens nüchtern in 2 Port. mit $^1/_2$stünd. Zwischenzeit zu nehmen.
Vgl. S. 140.

43. ℞ *Guajacol. carb.* 0,5
D. tal. dos. XX. S. 2mal
(365) täglich 1—2 Pulver nach dem Essen.
Vgl. S. 381.

44. ℞ *Haemoltabletten*(0,25)No.30.
(225) S. 3mal tgl. 1—2 Tabletten.
Vgl. S. 375.

45. *Hydrargyrum.*

a) ℞ Hydrarg. *chlorat.* 0,2
(125) Sacch. 0,3
M. f. pulv. D. tal. dos. XV.
S. 3—5mal tgl. 1 Pulver.
Vgl. S. 11. 18. 46. 74. 102. 122. 155. 157. 172. 174.

b) ℞ Hydrarg. *chlorat.* 0,3—
(55—65) 0,5—1,0
Sacch. 0,5
M. f. pulv. D. tal. dos. III.
S. Zwei Pulver in halbstündig. Zwischenräumen zu nehmen.
Vgl. S. 85. 120. 126. 140. 141. 153. 256. 258. 283. 315. 327. 330. 331. 332. 335. 349. 350. 385.

c) ℞ Hydrarg. *chlorat.* 0,005—0,01—0,03
(95) Sacch. lact. 0,3
M. f. pulv. D. tal. dos. X.
S. 3mal tägl. 1 Pulver (für Kinder).
Vgl. S. 104. 141. 260. 345.

d) ℞ Hydrarg. *chlorat.* 2,0
(65) Ol. oliv. opt. 10,0
M.D.S. Alle Wochen 1mal nach kräft. Umschütteln eine Spritze in die Glutäen einspritzen.
Vgl S. 237. 275. 394.

Hydrarg. bichlorat. 0,02! 0,1!

e) ℞ Hydrarg. *bichlorat.* 0,01
(50) Aq. dest. 100,0
D.S. Zu Einspritzungen in die Harnröhre, 3mal tgl.
Vgl. S. 188.

f) ℞ Hydrarg. *bichlorat.* 0,1
(50) Aq. dest. 20,0
M.D.S. Tägl. $^1/_2$—1 Zweigrammspritze subkutan.
Vgl. S. 237. 275. 344.

g) ℞ Hydrarg. *salicyl.* 1,0
(65) Ol. Oliv. opt. 10,0
M.D.S. 5—6 Wochen hindurch jede Woche 2mal 1 Grammspritze voll subkutan zu injizieren.
Vgl. S. 237. 275. 344.

h) ℞ Hydr. *tannic. oxydul.* 3,0
Pulv. Liq.
(100) Succ. Liq. q. s. ut f. pil. 60
DS. 3mal tägl. 1—2 Pillen nach der Mahlzeit. Kindern 0,02—0,04 pro die in Pulver.
Vgl. S. 217. 228. 258. 275. 344.

i) ℞ Ungt. Hydrarg. *cin.* 2,0
(385— —4,0—5,0
450 D. tal. dos. XXX ad chart.
—505) cer. S. zur Einreibung.
Vgl. S. 257. 275. 344. 351.

46. *Hydrastis Canadensis.*

a) ℞ Extr. fluid. Hydr. Can. 50,0
(190) D.S. 3mal tgl. 20 Tropfen in Wasser.

b) ℞ Extr. Hydr. Can. sicc. 3,0
(Extr. Secal. corn. 3,0)
(150) Pulv. Liq. q. s.

F. pil. 30. D.S. 3mal tägl. 2 (1) Pillen.

Vgl. S. 203. 375.

47. *Ichthyol.* 10,0 (20,0)
(240— Lanolin.
285) Adip. āā 45,0 (āā 40,0)
M. f. ungt. D.S. Äußerlich.

Vgl. S. 346. 368.

48. *Jodoform.* 0,2! 1,0!
℞ Jodoform. 2,0
(205) Ol. Cacao 25,0
M. div. in part. aeq. X.
F. suppositoria.

Vgl. S. 131. 135.

49. ℞ *Infus. rad. Ipecac.*(0,5) 180,0
(70) Sir. Alth. ad 200,0
M.D.S. 1—2stündl. 1 Eßl. (Für Kinder 0,2 : 100 1—2stündlich 1 Theel.)

Vgl. S. 34. 36. 66. 138. 315.

50. *Kalium (Natrium) bromatum.*

a) ℞ Kal. brom. 0,5—1,0—2,0
(80— D. tal. dos. X. S. In einem
90— Glase Wasser oder Selters
110) zu nehmen.

(Natr. brom. greift den Magen weniger an.)

b) ℞ Glas brausendes Bromsalz SANDOW.
(150)
S. $^1/_2$ oder 1 beigeg. Meßglas voll in Weingl. od. Wasserglas voll W. z. n. (1 Meßglas enth. Kal. brom. 1,2, Natr. brom. 1,2, Ammon. brom. 0,6.)

Vgl. S. 15. 27. 74. 184. 188. 204. 218. 219. 289. 293. 294. 299. 303. 308. 311. 367. 375.

51. *Kalium chloricum.*

a) ℞ Kal. chloric. 5,0
Aq. dest. 180,0
(75) Glycerin. 15,0
M.D.S. 2stündlich 1 Eßl. (Dosierung für die verschiedenen Alter vgl. S. 78.)

b) ℞ Trochisci Kal. chlorici
(100) (0,2) No. 20
D.S. (vgl. S. 78)

Vgl. S. 77. 78. 79. 84. 92. 181. 344.

c) ℞ Kal. chloric. 5,0
(75) Aq. dest. 200,0
D.S. Gurgelwasser (nicht verschlucken).

Vgl. S. 78. 86. 92. 315. 320. 344.

52. ℞ *Kal. jodat.* 10,0
Aq. dest. 130,0
(110) Aq. Menth. pip. 20,0
M.D.S. 3mal tgl. $^1/_2$—1 Eßl. voll.

Vgl. S. 10. 12. 15. 21. 34. 36. 37. 55. 56. 76. 219. 228. 233. 237. 241. 272. 275. 278. 281. 335. 344. 345. 354. 355. 356. 392. 394.

53. ℞ *Flor. Koso* 5,0
D. tal. dos. III. S. Stündlich
(60) 1 Pulver in Wein.

Vgl. S. 140.

54. *Kreosotum* 0,2! 1,0!

a) 100 Kreosotleberthrankap-
(150) seln (0,1 Kreosot).
3mal tägl. 2—12 (!) Kapseln.

b) ℞ Kreosot. 10,0 (!)
(70) Tinct. Gent. 20,0
M.D.S. 3mal tgl. 20—80 (!) Tropfen in Verdünnung.

Vgl. S. 66. 381.

Am meisten zu empfehlen:

c) Kreosotal (= Kreosotkar-
(400) bonat) 50,0
Tägl. $^1/_2$ — 3 Theel., z. B. in Apfelmus oder rein mit Nachtrinken von Kaffee.

55. 1 Glas Brausendes Lithium-
(150) salz (SANDOW).
S. Morgens 1 Meßglas voll in einem Glase Wasser.

Vgl. S. 183. 384.

56. ℞ *Menthol.* 0,5
(60) Chloroform. puriss. 5,0
M.D.S. 3—5 Tropfen in die Hand gießen u. einatmen.
Vgl. S. 22.

57. *Morphium hydrochlor.* 0,03! 0,1!
a) ℞ Morph. hydrochl. 0,002
(95— —0,005—0,01—0,02
100) Sacch. 0,3
M. f. pulv. D. tal. dos. X.
S. nach Bedarf 1 Pulver (die 1. Dosis bei Hustenreiz, die anderen gegen Schmerzen).

b) ℞ Morph. hydrochl. 0,2
(50) Aq. dest. 10,0
D.S. $^1/_4$—$^1/_2$—1 Spritze subkutan.
Vgl. S. 12. 15. 18. 25. 32. 34. 36. 43. 66. 72. 83. 95. 112. 116. 117. 144. 162. 179. 183. 195. 218. 275. 328. 396.

58. ℞ *Tinct. Myrrhae*
(60) Tinct. Ratanhae āā 10,0
DS. Zum Bepinseln des Zahnfleisches.
Vgl. S. 78.

59. ℞ *Naphthalin. puriss.*
(100) Sacch. āā 0.3
M. f. pulv. D. tal. dos. X ad chart. cerat. S. 4 mal tgl. 1 Pulver.
Vgl. S. 59. 141. 327.

60. ℞ *Naphthol.* 2,5
Lanolin.
(120) Adip. āā 23,0
M. f. ungt. D.S. Äußerlich.
Vgl. S. 371.

61. *Natrium salicylicum.*
a) ℞ Natr. salicyl. 10,0
Aq. dest. 140,0
(100) Succ. Liq. 10,0
M.D.S. 1—2 stündl. 1 Eßl. voll.

b) ℞ Natr. salicyl. 0,5—1,0
(55— D. tal. dos. V. S. Stündlich
60) 1 Pulver in Selterswasser, Rotwein oder dgl.
Vgl. S. 72. 150. 162. 217. 218. 283. 288. 349. 352. 354. 357. 358. 361. 362. 368. 384. 368.

62. ℞ *Natr. sulfur.* 50,0
(30) D.S. 1 Eßl. voll in $^1/_4$ Liter warmen Wassers.
Vgl. S. 187. 193.

63. a) 10 *Tablett. Nitroglycerin.*
(100) (0,0003—0,001)
3 mal tgl. 1 Tablette.

b) ℞ Nitroglycerin 0,2
Spir.
(80) Aq. Menth. āā 15,0
M.D.S. 2—5—10 Tropfen zur Zeit.
Vgl. S. 12. 15. 63. 218.

64. *Opium* 0,15! 0,5!
a) ℞ Pulv. Ipecac. opiat. s. Pulv. Doweri 0,3
(100) Sacch. 0,2
M. f. pulv. D. tal. dos. X.
S. 3 stündl. 1 Pulver.
Vgl. S. 36. 56. 116. 188. 195. 362. 394.

b) ℞ Op. pulv. 0,5
(65) Succ. Liq. q. s.
F. pil. 30. D.S. 2—3 mal tägl. 1 Pille.
Vgl. S. 43. 219. 293. 299. 308. 389. 394.

Tinct. Op. spl. 1,5! 5,0!
c) ℞ Tinct. Opii simpl. 10,0
(60) D.S. Mehrmals tägl. 3—5 Tropfen.
Vgl. S. 120. 127. 130. 132. 134. 138. 144.

d) ℞ Tinct. Op. benzoic. 20,0
(50) D.S. Mehrmals tgl. 20—50 Tropfen.
Vgl. S. 34. 51.

e) ℞ Opii 1,0
(200) Ol. Cacao 25,0
M. div. in part. aeq. X.
F. suppositor.
Vgl. S. 121. 181. 207.

65. ℞ *Orexin.* 0,25
(365) Sacch. 0,3
M.S. pulv. D. tal. dos. XX.
S. 2mal tägl. 1 Pulver.
Vgl. S. 375.

66. *Paraldehyd.* 5,0! 10,0!
℞ Paraldehyd. 10,0
(70) Aq. dest. 90,0
M.D.S. Ein Drittel oder die Hälfte auf einmal in ein. Weinglas Wasser.
Vgl. S. 303.

67. ℞ *Pelletierin. tann.* 0,5—1,5
D S. Morgens nüchtern in
(95— Wasser z. n., $^1/_2$ Stunde
165) nachher 1 Abführmittel.
Vgl. S. 140.

68. *Phenacetin.* 1,0! 5,0!
(75— ℞ Phenacetin. 0,5—1,0
100) D. tal. dos. VI. S. 2mal tägl. 1 Pulver.
Vgl. S. 283.

69. *Phosphorus.* 0,001! 0,005!
a) ℞ Phosph. 0,01
(110) Ol. jec. Asell. 100,0
M.D.S. 1—2mal tgl. 1 Theel.

b) ℞ Phosph. 0,01
Lipanini 30.0
(130) Sacch.
Pulv. Gummi arab. āā 15,0
Aq. dest. 40,0
M.D.S. 1—2mal tgl. 1 Theel.
Vgl. S. 27. 288. 359. 360.

70. *Physostigmin. salicyl.* 0,001! 0,003!
℞ Physostigmin.salicyl.0,01
(45) Aq. dest. 10,0
D.S. $^1/_2$—1! Spritze subk., bei Ekel und Übelkeit aussetzen.
Vgl. S. 134. 307.

71. *Pilocarpin.hydrochl.*0,02!0,05!
a) ℞ Pilocarp. hydrochl. 0,3
Pulv. Liq.
(560) Succ. Liq. q. s.
F. pil. 30. D.S. Zur Zeit 1—2 Pillen.

b) ℞ *Pilocarpin.* 0,1
(205) Aq. dest. 10,0
D.S. 1 Spritze subkutan.
Vgl. S. 92. 172. 366.

72. ℞ *Piperazin.* 1,0
D. tal. dos. XX. S. Tägl.
(1725) 3—5 Pulver in Selterwasser.
Vgl. S. 183. 384.

73. *Pix liquida.*
a) ℞ Pic. liq.
(30) Spiriti ana 5,0
M.D.S. Äußerlich.

b) ℞ Pic. liq. 2,0
Lanolin. 10,0
M. f. ungt. D.S. Äußerlich.
Vgl. S. 364.

74. *Plumbum aceticum.* 0,1! 0,5!
a) ℞ Plumb. acet. 0,01—0,02
(145) Sacch. 0,3
M. f. pulv. D. tal. dos. XX.
S. 3mal tägl. 1 Pulver.
Vgl. S. 21.

b) ℞ Plumb. acet. 0,03—0,05
(100) Opii 0,01—0,02
Sacch. 0,3
M. f. pulv. D. tal. dos. X.
S. 2—3mal tgl. 1 Pulver.
Vgl. S. 120. 121.

c) ℞ Plumb. acet. 0,1—0,5
(70) Aq. dest. 200,0
D.S. Zu Einspritzungen in die Harnröhre.
Vgl. S. 188.

75. ℞ *Podophyllini* 0,3
Rad. Rhei pulv. 3,0
(60) Aq. dest. gtt. q. s.

F. pil. 30. D.S. Abds. 1—2—3 Pillen.
Vgl. S. 129. 152.

76. ℞ *Pulp. Tamar. dep.* 30,0
(55) D.S. 2—3 Theel. voll.
Vgl. S. 315.

77. ℞ Decoct. cort. *Quillay.* (5,0) 180,0
(60) Sir. spl. 10,0
M.D.S. 2stündl. 1 Eßl.
Vgl. S. 36. 66.

78. *Resorcinum.*

a) ℞ Resorcin. 0,1
(70) Infus. Chamomill. 60,0
M.D.S. 2stündl. 1 Theel.
Vgl. S. 104.

b) ℞ Resorcin. 2,5—5,0
(109—130) Zinc. oxyd.
Amyl. āā 5,0
Lanolin. 10,0
M. pasta.
Vgl. S. 81. 365.

79. *Radix Rhei.*

a) ℞ Rad. Rhei pulv. 3,0
(Extr. Strychn. 0,3)
(75) Aq. dest. gtt. q. s.
F. pil. 30. D.S. 3mal tägl. 2 Pillen 1/2 Stunde vor dem Essen.
Vgl. S. 107. 129. 375. 385.

b) ℞ Tct. Rhei aq.
Tct. amar.
(65) Tct. Zingib. āā 10,0
M.D.S. 3mal tgl. 30 Tropf. vor dem Essen.
Vgl. S. 107. 375.

80. a) ℞ Rizinusöl 50 gr, davon 1—2 Eßlöffel in heißem
(45) schwarzem Kaffee oder in einfachem Bier.
Vgl. S. 102. 120. 128. 130. 134. 138. 140. 256. 258. 315. 332. 335. 349. 385.

b) ℞ Ol. Ricin. 30,0
Ol. Iecor. 20,0
(65) Gi. Arab. q. s. m. f. l. a.
Emulsio c. Aq. 150,0
Sir. spl. 20,0
M.D.S. 3stündl. 1 Theel.
Vgl. S. 121. 130. 258. 315.

81. ℞ *Troch. Salipyrin.* RIEDEL 1,0
No. XV. S. 3mal täglich
(325) 1 Plätzchen.
Vgl. S. 22. 84. 203. 217. 218. 283. 307. 330. 351. 354. 355. 357. 362. 384.

82. ℞ *Salol.* 1,0—2,0
(160—225) D. tal. dos. XV. S. 3mal tägl. 1 Pulver.
Vgl. S. 120. 354.

83. *Sanguinal.*

a) ℞ Sanguinalpillen (KREWEL).
(200) 1 Glas zu 100 Stück, davon 3mal tägl. 3.
Vgl. S. 43. 93. 217. 303. 330. 345. 375.

b) ℞ Sanguinal-Kreosot-Pillen
(200) (KREWEL). 1 Glas zu 100 Stück, 3mal tägl. 2—3.
Vgl. S. 381.

84. ℞ Caps. gelat. c. *Ol Santali* (0,3) No. 50.
(315) D.S. 3mal tägl. 2—3 Kapseln nach der Mahlzeit.
Vgl. S. 188.

85. *Santonin* 0,1! 0,5!
℞ Troch. *Santonin.* (0,05)
(65) No. 10.
D.S. 3mal tägl. 1 Tablette.
Vgl. S. 141.

86. *Scopolamin. hydrobrom.* 0,0005! 0,002!

a) ℞ Scopolam. hydrobr. 0,01
(60) Pulv. Liq.
Succ. Liq. āā q. s.
F. pil. 30. D.S. 3—4mal tägl. 1 Pille. (Als Beruhigungsmittel für Epileptiker und Deliranten 1—2mal tägl. 1—2!—4! Pillen.)
Vgl. S. 83. 272. 294. 306.

b) ℞ Scopolam. hydrobr. 0,005
(45) Aq. dest. ad 10,0
D.S. 1/2—1! Spritze subkutan.
Vgl. S. 272. 294. 306.

87. *Secale cornutum.*

a) ℞ Extr. Secal. corn. 5,0
(140) Pulv. et Succ. Liq. āā q. s.
M. f. pil. 90. D.S. 3mal tgl.
1—3 Pillen.

Vgl. S. 66. 184. 203. 238. 247. 272. 278. 288. 303. 390.

b) ℞ Extr. Secal. corn. 1,0
Aq. dest. 5,0
(65) Acid. carbol. 0,1
M.D.S. Zu subkutanen Einspritzungen.

Vgl. S. 21. 66. 116. 132. 201. 247.

c) ℞ Extr. Sec. corn. 0,5—1,0
(190— Ol. Cacao 20,0
200) M. div. in p. aeq. X. F. suppositoria.

Vgl. S. 184. 203.

88. ℞ *Infus. rad. Senegae* (15,0) 150,0
(120) Tct. Opii benz. 5,0
Succ. Liq. dep. 10,0
M.D.S. 2stündl. 1 Eßl. voll.

Vgl. S. 34. 36. 51.

89. *Folia Sennae* 50,0

a) 1 Eßlöffel voll in einer Tasse
(100) kalten Wassers die Nacht über stehen lassen, den Abguß nüchtern trinken.

Vgl. S. 129. 172. 258.

b) Kurellasches Brustpulver
(80) 50,0
(Pulv. Liquiritiae compos.)
S. Abends 1 Theel. voll.

Vgl. S. 45. 128. 258.

90. ℞ *Fol. Stramon. pulv.* 50,0
(100) D.S. Einen Theelöffel voll verbrennen und den Rauch einatmen.

Vgl. S. 43.

91. *Strophantus.* Tct. Strophanti 0,5! 2,0!

a) ℞ Tinct. Strophanti 15,0
(75) D.S. 3mal tägl. 5—10 Tr.

b) ℞ *Strophantin.* 0,01
(145) Sach. 0,3
M. f. pulv. D. tal. dos. X.
D.S. 2mal tägl. 1 Pulver.

Vgl. S. 11. 18. 288.

92. *Semen Strychni* 0,1! 0,2!
Strychn. nitr. 0,01! 0,02!

a) ℞ Strychn. nitr. 0,06—0,15
(60) Argill.
Succ. Liq. q. s.
F. pil. 30. D.S. 2—3mal täglich eine Pille.

Vgl. S. 117. 217. 218. 233. 238. 242. 244. 247. 272.

b) ℞ Strychn. nitr. 0,005—0,02 —0,1!
(45) Aq. dest. 10,0
D.S. 1—2mal tgl. 1 Spritze subkutan.

Vgl. S. 30. 93. 242. 244. 247. 397.

Tinct. Strychn. 1,0! 2,0!

c) ℞ Tct. Strychn. 10,0
(55) D.S. Mehrmals tägl. 5—15 Tropfen.

Vgl. S. 107. 184.

d) Vgl. ℞ 79a.

93. ℞ *Styrac. liq.* 10,0
(65) Ol. oliv. 20,0
M.D.S. Äußerlich.

Vgl. S. 372.

94. a) ℞ *Sulfur. dep.* 10,0
(65) Sacch. lact. 20,0
M. f. pulv. D.S. 3mal tgl. 1 Messerspitze voll.

Vgl. S. 375.

b) ℞ Sulf. praec. 3,0—5,0
(100) Lanol. 2,0
Adip. benz. 30,0
M.D.S. Salbe.

Vgl. S. 369.

95. ℞ *Tannalbin.* 1,0 (bei Kin-
(160) dern 0,5).
D. tal. dos. VI. S. Täglich 3 Pulver in 2stündigen Zwischenräumen.

Vgl. S. 120.

96. ℞ *Tannigen* 20,0.
(285) D.S. 3—5 mal tgl. 1 Messerspitze voll.
Vgl. S. 120.

97. *Tart. stibiat.* 0,2! 0,5!
℞ Tart. stibiat. 0,1—0,3
(60) Aq. dest. 200,0
D.S. 1—2stündl. 1 Eßl.
Vgl. S. 55.

98. *Oleum Terebinthinae.*
℞ Caps. gelat. c. Ol. Tereb.
(105) rectif. 0,6
No. 30. D.S. 2—3 Kaps. tgl.
Vgl. S. 36. 37. 181.

99. *Terpinum hydratum.*
a) ℞ Terpin. hydrat. 3,0
Gi. Arab. pulv.
(75) Succ. Liq. āā 1,5
F. Pil. 30. D.S. 3 mal tgl. 2 Pillen.

b) ℞ Terpin. hydrat. 2,0
(85) Spir., Aq. dest. āā 40,0
Sir. Aur. cort. 25,0
M.D.S. 2stündl. 1 Eßl.
Vgl. S. 36.

100. ℞ *Tct. amar.* 20,0
(50) D.S. Mehrmals tgl 20 Tr.
Vgl. S. 107.

101. *Theobromin. salicyl.* (*Diuretin*) 1,0! 8,0!
(380) ℞ Theobrom. salicyl. 1,0
D. tal. dos. X. ad chart. cer.
S. Tägl. 4—6 Pulver in heißem Wasser z. nehmen.
Vgl. S. 11. 18. 74. 155. 172. 174.

102. ℞ *Thymol.* 1,0.
(130) D. tal. dos. VI ad caps. amyl.
S. 2 mal tgl. 2 Kaps. z. n.
Vgl. S. 142.

103. ℞ *Tolysal.* 0,5
(195) D. tal. dos. X. D.S. 1 Pulver.
Vgl. S. 283. 354.

104. ℞ Tabl. *Trional.* Bayer. (1,0)
(135) No. V. D.S. Abds. 1—2 Tabl. in heißer Milch.
Vgl. S. 303. 304.

105. ℞ *Ureae* pur. 10,0 (nach acht Tagen 20,0)
(155) Aq. dest. 200,0
D.S. Stündl. 1 Eßl. (zwei Wochen lang).
Vgl. S. 155.

106. *Radix Valerianae.*
(65) Baldriantropfen 30,0
3 mal tägl. 10—20 Tropfen.
Vgl. S. 15. 127. 299.

107. ℞ *Zinc. oxyd.* 0,03—0,3
(115) Sacch. 0,3
M. f. pulv. D. tal. dos. XV.
S. 3 mal tägl. 1 Pulver.
Vgl. S. 293.

108. ℞ *Zinc. sulf.* 0,5
Aq dest. 180,0
(150) Glycerin. 20,0
Jodoform. 5,0
M.D.S. Wohlumgeschüttelt zur Einspritzung in die Harnröhre (3 mal tägl.).
Vgl. S. 188.

109. ℞ Sol. *Zinc. sulfocarbol.* (1,0)
(65) 200,0
D.S. Zur Einspritzung in die Harnröhre.
Vgl. S. 188.

110. *Lösungen zur Tuberkelbazillenfärbung.*
a) ℞ Acid. carbol. liquef. 5,0
Aq. dest. 100,0
(75) Fuchsin. 1,0
Filtra et adde Spirit. 10,0
b) ℞ Acid. nitr. pur. 20,0
Aq. dest. 30,0
(85) Spirit. 50,0
Dazu Methylenblau bis zur gesättigten Lösung.
Vgl. S. 63.

Künstliche Mineralwasser und Arzneibäder. Wenn ein bestimmter Brunnen nicht am Kurorte selbst, sondern am Wohnorte des Kranken, in einem Land- oder Seebadeaufenthalt u. dgl. getrunken werden soll, so ersetzt man die natürlichen Brunnenwasser mit großem Vorteil durch die bequemeren und durchschnittlich um $^1/_{20}$ billigeren Mineralwassersalze von SANDOW in Hamburg. Darin sind die bedeutenderen Brunnen in ihren wirksamen Teilen genau nachgebildet. Jeder Flasche Brunnensalz ist ein Meßglas eingefügt, dessen Salzmenge in einem Wasserglase voll Wasser (200 ccm) gelöst ganz dem natürlichen Brunnen entspricht.

Nach der Zusammensetzung seien die wichtigsten hier zusammengestellt:

a) Alkalische Quellen: Emser Kesselbrunnen, Kränchen, Viktoriaquelle; Fachinger; Neuenahrer Sprudel; Salzbrunner Oberbrunnen und Kronenquelle; Vichy gr. grille.

b) Alkalisch-salinische Quellen: Egerer Franzquelle; Elsterer Salzquelle; Karlsbader Sprudel; Marienbader Kreuzbrunnen; Tarasper Luciusquelle.

c) Kochsalzquellen: Baden-Badener Hauptquelle; Homburger Elisabethquelle; Pyrmonter Salzquellen; Sodener; Wiesbadener Kochbrunnen.

d) Bitterwasser: Friedrichshaller; Ofener Hunyadi Janos, Püllnaer, Saidschützer, Sedlitzer.

e) Erdige Wasser: Lippspringer Arminiusquelle; Wildunger Georg-Viktor und Helenenquelle.

f) Jodhaltige Wasser: Heilbrunner Adelheidsquelle; Krankenheiler Jodsodaquelle; Radeiner; Salzschlirfer Bonifaciusquelle.

g) Eine Anzahl der vorstehenden (besonders Karlsbader, Emser, Marienbader, Ofener Bitterwasser) wird auch in „Besteckform“ dargestellt, d. h. mit einer Vorrichtung, die im Wasser Kohlensäure entwickelt.

h) Kohlensäure-Bäder kann man ebenfalls künstlich in bequemer Weise durch ein Präparat von SANDOW herstellen. Durch Zusatz von Staßfurter Badesalz, 2—5—10 kg auf ein Vollbad von 200—250 Liter (1—5 %, Salzgehalt; für Kinder $^1/_4$—$^1/_2$ kg auf 50 Liter) kann man kohlensaure Solbäder herstellen.

Vgl. S. 10. 18. 35. 107. 112. 120. 128. 129. 131. 145. 150. 152. 162. 175. 183. 195. 203. 217. 226. 233. 238. 288. 303. 355. 356. 357. 384. 392.

XIV. Thermometerskalen.

Réaumur.	0	+ 4	8	12	16	20	24	28	32	36	40	80
Celsius.	0	+ 5	10	15	20	25	30	35	40	45	50	100
Fahrenheit.	+ 32	+ 41	50	59	68	77	86	95	104	113	122	212

$$x^0 R. = \frac{x \cdot 5}{4}{}^0 C.$$

XV. Maximaldosen der Arzneimittel,

die der Arzt nicht überschreiten darf, ohne ein Ausrufungszeichen hinzuzusetzen.

	Pro dosi	Pro die
Acetanilidum	0,5	4,0
Acidum arsenicosum	0,005	0,02
„ carbolicum	0,1	0,5
Agaricinum	0,1	—
Amylenum hydratum	4,0	8,0
Apomorph. hydrochl.	0,02	0,1
Aq. Amygdal. amar.	2,0	8,0
Argentum nitric.	0,03	0,2
Atropin. sulfuric.	0,001	0,003
Auro-Natrium chlor.	0,05	0,2
Cantharides	0,05	0,15
Chloralum formamidat.	4,0	8,0
„ hydrat.	3,0	6,0
Chloroformium	0,5	1,0
Cocainum hydrochlor.	0,05	0,15
Codeïnum phosph.	0,1	0,4
Coffeïnum	0,5	1,5
Coffeïn. natro-benz.	1,0	3,0
Cuprum sulfuric.	1,0	—
Extract. Belladonnae	0,05	0,2
„ Colocynthid.	0,05	0,2
„ Hyoscyami	0,2	1,0
„ Opii	0,15	0,5
„ Strychni	0,05	0,15
Folia Belladonnae	0,2	1,0
„ Digitalis	0,2	1,0
„ Stramonii	0,2	1,0
Fructus Colocynthid.	0,5	1,5
Gutti	0,5	1,0
Herba Conii	0,5	2,0
„ Hyoscyami	0,5	1,5
Homatropinum hydrobrom.	0,001	0,003
Hydrargyr. bichlorat.	0,02	0,1
„ bijodat.	0,02	0,1
„ cyanat.	0,02	0,1
„ oxydatum	0,02	0,1
„ „ via humida parat.	0,02	0,1

	Pro dosi	Pro die
Jodoformium	0,2	1,0
Jodum	0,02	0,1
Kreosotum	0,2	1,0
Liq. Kal. arsenicosi	0,5	2,0
Morphin. hydrochlor.	0,03	0,1
Oleum Crotonis	0,05	0,1
Opium	0,15	0,5
Paraldehydum	5,0	10,0
Phenacetinum	1,0	5,0
Phosphorus	0,001	0,005
Physostigmin. salicyl.	0,001	0,003
Pilocarpin. hydrochlor.	0,02	0,05
Plumbum aceticum	0,1	0,5
Santoninum	0,1	0,5
Scopolaminum hydrochlor.	0,0005	0,002
Semen Strychni	0,1	0,2
Strychnin. nitric.	0,01	0,02
Sulfonalum	2,0	4,0
Tartarus stibiatus	0,2	0,5
Thallinum sulfuric.	0,5	1,5
Theobromin. natrio-salicyl.	1,0	8,0
Tinct. Aconiti	0,5	2,0
„ Cantharidum	0,5	1,5
„ Colchici	2,0	5,0
„ Colocynthidis	1,0	5,0
„ Digitalis	1,5	5,0
„ Jodi	0,2	1,0
„ Lobeliae	1,0	5,0
„ Opii crocata	1,5	5,0
„ „ simplex	1,5	5,0
„ Strophanthi	0,5	2,0
„ Strychni	1,0	2,0
Tubera Aconiti	0,1	0,5
Veratrinum	0,005	0,02
Vinum Colchici	2,0	5,0
Zincum sulfuricum	1,0	—

Register.

FSC
www.fsc.org
MIX
Papier | Fördert gute Waldnutzung
FSC® C083411

Kolibri 360 GmbH
Ferdinand-Jühlke-Straße 7
99095 Erfurt, Deutschland
produktsicherheit@kolibri360.de